现代神经外科手册

（第三版）

主编　周良辅

复旦大学出版社

编委会

主　编　周良辅
副主编　毛　颖　朱　巍　陈　亮
编　者(按姓氏笔画排序)：

丁兴华	马德选	王　晨	王　鑫	王明贵	王知秋
王恩敏	车晓明	毛　颖	尹士杰	石卫琳	田彦龙
史之峰	冯　睿	尼加提	朱　巍	朱剑虹	庄冬晓
刘正言	刘佩玺	刘晓东	齐曾鑫	江汉强	汤旭群
汤海亮	孙　安	孙　兵	孙一睿	寿佳俊	寿雪飞
花　玮	杜倬婴	杨伯捷	李培良	吴　刚	吴泽翰
吴雪海	吴瀚峰	邱天明	邹　翔	汪　洋	汪慧娟
沈　明	沈　超	宋剑平	张　荣	张　铮	张　超
张艳蓉	张海石	陆　琳	陈　功	陈功(小)	
陈　亮	陈星宇	陈峻叡	岳　琪	金煜峰	周良辅
郑　康	郑名哲	郎黎琴	郎黎薇	赵剑斓	胡枢坤
胡　锦	施奕敏	姜时泽	宫　晔	姚成军	秦宣锋
秦晓华	秦智勇	袁　强	顾士欣	顾宇翔	柴敏茵
倪　伟	徐　铭	徐　锋	徐　斌	徐宏治	殷志雯
奚才华	栾世海	高　亮	高　超	郭欢欢	唐　超
黄若凡	曹晓运	常　川	韩　晞	谢　清	谢　嵘
谢立乾	赖　兰	雷　宇	虞　剑	路俊锋	蔡加君
廖煜君	潘之光				

秘　书　薛　俊　丁赛能

　　《神经外科手册》第二版(2001年)出版至今已经20年了,神经外科现状已是今非昔比,新知识、新理论、新技术和新设备日新月异。读者对本手册再版的呼声日益强烈,特别是国家神经疾病医学中心启动后,为了提高我们的医疗质量,为了更好地服务广大患者,需要更好地规范和统一临床行为。为此,在科内同仁的支持下,我们编写了第三版《神经外科手册》,以飨读者。

　　第三版《现代神经外科手册》除了对保留章节的内容作了大幅度修订之外,还增加了低颅压及其综合征、非惊厥性癫痫、新冠肺炎病毒引发脑部病损、2021年WHO中枢神经系统肿瘤分类及解读、人工智能在临床医学应用等30多项新的内容。删去少用的技术如小脑延髓池穿刺,把帕金森病外科治疗、顽固性疼痛外科治疗和脑神经疾病合并为功能神经外科一章。脑死亡扩容为脑死亡、心死亡和器官移植,并入神经外科常用基本技术及其他一章内。特别要指出,本版增加二维码图片和照片使本手册图文并茂,增添了阅读感受。

　　参加本手册编写的编者是复旦大学附属华山医院神经外科的青年骨干,他们具有扎实的临床实践经验和专科知识,编写内容由各亚专科的负责人和本人审阅。本手册内容力求简明、实用和新颖。需详细参考和进一步提高者,可阅读本人主编的《现代神经外

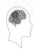

科学》（第三版）等有关专著。

　　本人殷切希望本手册能成为神经外科医生日常工作的好帮手，为实现我国神经系统疾病医、教、研跻身世界先进行列添砖加瓦。

中国工程院院士

国家神经疾病医学中心　主任

复旦大学神经外科研究所　所长

复旦大学上海医学院华山医院神经外科　主任

上海神经外科临床医学中心　主任

周良辅

2021 - 11 - 20

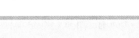

Preface 第二版前言

虽然本手册自 1993 年出版以来深受读者欢迎,但是,由于近年来神经外科发展迅猛,新知识、新理论、新技术、新设备和器械层出不穷,很有必要对手册内容进行修订和增补。在原上海医科大学出版社的鼓励和支持下,我们经过 1 年努力,终于完成了再版工作。

新版《神经外科手册》除对保留章节内容作修订外,还在第一章增加 PET、MEG、CTA、MRA、FMRI,第四章增加营养不良和营养支持,第五章对闭合性颅脑损伤和并发症、后遗症作了较大修订,并增加国外颅脑损伤诊治指南,第六章增加 WHO(2000 年)最新神经系统肿瘤分类,并对内容进行大幅度修订和增补,第八章增加烟雾病,第九章增加艾滋病,第十一章增加脊髓栓系症、脊髓空洞症,第十七章增加神经导航外科、神经内镜外科、颅底外科、锁孔外科、分子神经外科和微侵袭神经外科,第十八章增加术后病人的监护等。

虽然新版的作者有约 1/3 更换,但是我们仍坚持第 1 版编写的原则,内容力求简明、实用和新颖。我们希望它能成为神经外科医生临床实践中的好助手。需详细参考和提高本专业者,我们建议可阅读本人主编的《现代神经外科学》等有关专著。

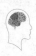

在新世纪，我们把新版《神经外科手册》呈献给读者，恳望你们提出宝贵意见，以便再版时修正。

复旦大学

中国红十字会

华山医院教授

周良辅

2001 年 5 月

随着医学科学的飞跃发展，新知识和新技术不断涌现，为了提高医疗质量，统一技术操作常规，使临床实践科学化和规范化，我们组织科内同仁编写了《临床袖珍手册·神经外科》一书，系统介绍神经外科病人的一般处理，神经外科常见疾病的诊断、治疗和常用急救操作技术，以及神经外科围手术期处理及病人的护理等，附录部分还包括神经外科临床工作常用的数据和表格。内容力求简明、实用和新颖。本书可供神经外科医生，尤其是住院医生、研究生、进修医生和实习医生参考。

由于编写时间仓促，水平有限，错误和疏漏之处在所难免，恳望读者提出宝贵意见，以便再版时修正。

上海医科大学
中国红十字会
华山医院教授

周良辅

1993 年 8 月

Contents 目　录

第一章　神经外科患者的一般诊疗处理

第一节　病史与体格检查

一、病史的采集

采集病史务必真实客观，抓住重点。应按照专科和亚专科病史采集栏目内容逐项填写。基本内容包括：

患者基本信息：姓名、年龄、性别、籍贯、职业、住址、联系方式、身份识别方式等。

主诉：患者就诊的主要原因和对明显不适的陈述，简明扼要，不用医学术语。原则上不超过 20 个字。

现病史：应涵盖疾病发生、发展的整个过程，包括每个症状发生的时间、形式、性质，有无明显诱因，症状发展、波动、缓解情况，有无伴随症状，以及进行过的检查、治疗及疗效等。还应主动询问患者未提及的有助于诊断的症状，并记录关键阴性症状。不要遗漏其他系统影响本病的疾病史。

常见症状：主要有头痛、瘫痪、感觉障碍、抽搐、视力障碍及昏迷等。

（1）头痛：①有无外伤、发热、中毒、高血压、眼科和耳科病史等。②头痛的部位和范围。③头痛的性质。④头痛的规律。⑤头痛的程度。⑥头痛的伴随症状。

（2）瘫痪：①瘫痪的程度。②瘫痪的范围。③发生的缓急。④发生发展的顺序。⑤伴发症状。

（3）感觉障碍：包括感觉减退、感觉缺失、感觉异常、感觉过敏和疼痛等，以及其性质、范围、发展顺序和有无其他伴随症状等。

（4）抽搐：①有无诱因。②发作的类型和过程。③发作的伴随症状。④发作后的情况。⑤持续时间和发作间歇期的长短。⑥治疗和疗效。

（5）视力障碍：包括视力下降、失明、视野缺失和复视等，发生的时间、性质、发展过程及伴随症状。

（6）昏迷或惊厥：有无外伤史、饮酒、服用过量药物或毒物毒品等。起病的缓急、持续时间、前后的伴随症状。有无精神及心理疾病史。

（7）大小便改变：排尿、排便频率变化，是否费力，能否解尽，有否失禁或困难，性状。

（8）其他情况：包括患者饮食和营养情况，有无纳差、异常消瘦、肥胖，睡眠情况。

入院前曾进行过的检查、诊断，既往和目前用药情况，各种过敏史。

过去史：①生长发育史；②个人史；③既往史，既往神经系统和其他系统疾病史。

家族史：询问亲属有无类似疾病，有无遗传病、高血压、心血管病和肿瘤病史等。

二、体格检查

神经系统疾病的症状、体征常是全身性疾病的一部分，在神经系统检查之前，必须了解全身情况。

一般情况:患者意识、交流和配合检查情况,有无精神症状,情绪是否平稳,有无痛苦表情。检查体温、脉搏、血压、呼吸等生命体征。观察全身发育和营养状况。观察头颅的形状和大小,有无畸形、创伤或手术切口瘢痕,有无颅骨缺损,骨窗压力如何。有无特殊面容,有无眼睑肿胀、眼球突出、眶周青紫。口唇是否苍白、发绀,齿龈是否增生。外伤患者有无鼻腔、耳道血液或清亮液体流出。检查颈部、胸部、腹部和会阴部以及背部、四肢。观察全身色素是否沉着、毛发分布。

神经系统检查:应依次检查高级神经活动、脑神经、感觉系统、运动系统、共济运动、反射和病理反射、自主神经功能等。

1. 高级神经活动　包括精神状态、意识、言语等。

(1) 意识改变。包括:①清醒;②迟钝或混乱;③嗜睡;④昏睡;⑤浅昏迷;⑥深昏迷。根据 Glasgow 昏迷评分(Glasgow coma scale, GCS)定量评定,主要包括睁眼、语言反应和运动反应(表 1-1)。记录方式为:E-V-M,如 E4V5M6＝GCS 15。气管插管(tracheal intubation)或气管切开(tracheotomy)的患者,语言无法评估,用 T 表示,如 E4VTM6＝GCS 10T。

表 1-1　Glasgow 昏迷评分

分类	症状	分数
睁眼反应(E)	自动睁眼	4
	呼唤睁眼	3
	疼痛睁眼(非压眶刺激)	2
	不睁眼	1
语言反应(V)	言语正确(对时间、人物、地点定位良好)	5
	言语混乱(定位错误)	4
	胡言乱语(咒骂、叫喊等)	3
	仅有呻吟	2
	无言语	1

续 表

分类	症状	分数
动作反应（M）	遵嘱活动	6
	疼痛定位	5
	逃避动作	4
	仅有屈曲反应（去皮质状态）	3
	仅有伸直反应（去大脑状态）	2
	不活动（弛缓状态）	1
	总分	15

特殊意识障碍，包括：①运动不能性缄默（akinetic mutism）；②去大脑皮质综合征（decorticate syndrome）；③闭锁综合征（locked-in syndrome）。

记忆、情感和智能：包括合作程度、对答情况、时空定向力、记忆、理解、计算、推理、情绪、有无幻觉和妄想等。可请认知中心专职人员采用量表评估，智能的评价应基于患者的文化程度进行综合评价。

（2）言语：

1）失语：包括运动性失语（又称表达性失语或 Broca 失语）、感觉性失语（又称听觉性失语或 Wernicke 失语）、传导性失语、经皮质运动性失语（又称前部孤立综合征）、经皮质感觉性失语、混合性失语、完全性失语、命名性失语、单纯性词聋（又称听觉性言语失认）、单纯性词盲（又称视觉性言语失认或无失写的失读症）。

2）构音困难：包括弛缓性构音困难、痉挛性构音困难、混合性构音困难、运动亢进性构音困难、运动低下性构音困难、共济失调性构音困难。

失认和失用：失认，检查包括视觉性失认、听觉性失认。失用，给患者某日常用具，请其做出使用动作等。言语失用症：与构音困难不同，言语失用症无言语肌群的力量或协调运动的损害，是由于言语发音所必需的程序运作的丧失,无法控制运用这些肌群构成有意义的语言所致,表现为声音扭曲、音调或节奏错误、表达前后不一致,常伴精细运动障碍。

2. 脑神经

(1)嗅神经:非刺激性芳香性物质或嗅棒,先请患者闭目,按紧或填塞一侧鼻孔,仔细嗅闻,说出有无气味和什么气味,再换一侧。

(2)视神经:包括视力、色觉、视野及眼底。

1)视力:分远视力和近视力,两眼需分别测试。视力严重减退者,用在若干距离内数指、1 m内或眼前手动或光感来表示。

2)色觉:用色盲检查图。

3)视野:先用手试粗测法,必要时用视野计法。

4)眼底:要求在不扩瞳的情况下完成,应注意有无视盘水肿、视神经萎缩、视网膜有无出血或血管周围渗出等。

(3)动眼神经、滑车神经和展神经:三者合称眼球运动神经,可同时检查。①外观:眼裂有无增宽或变窄。有无上睑下垂,眼球有无凸出、凹陷、斜视、同向偏斜等。②眼球运动:有无受限、眼震等。③瞳孔:大小、形状、位置,对光反应和调节反应。

(4)三叉神经:①感觉功能:分别仔细检查分布区域皮肤的触觉、温觉及痛觉,同时还需鉴别是周围性还是中枢性感觉障碍。②运动功能,包括颞肌饱和度、咀嚼肌肌力、张口后下颌有无歪斜等。③反射:角膜反射、下颌反射。

(5)面神经:①运动:观察患者两侧面肌是否对称,如有无额纹、眼裂大小、鼻唇沟深浅等。患者做睁眼、皱眉、闭眼、露齿、鼓腮、吹哨等动作,有无缺陷和不对称。观察上颜面和下颜面的肌肉运动,区分周围性或中枢性面瘫。②舌前2/3味觉。③反射:眼轮匝肌和口轮匝肌反射。④唾液和泪液分泌情况。

（6）听神经：①耳蜗神经：听力测定，有气导、骨导，包括音叉检查、林纳（Rinne）试验、韦伯（Weber）试验、电测听。②前庭神经：前庭系统涉及躯体平衡、眼球运动、肌张力、体位和脊髓反射以及自主神经等各方面，应了解有无眩晕、眼震和平衡失调，并可做变温和旋转试验。

（7）舌咽神经、迷走神经：观察患者有无声音嘶哑、鼻音，有无吞咽困难、呛咳，观察悬雍垂静止时是否居中，软腭动作是否对称，检查咽反射、软腭反射、舌后 1/3 的感觉和味觉。内脏功能如脉搏、呼吸、血压、胃肠功能等。

（8）副神经：观察胸锁乳突肌和斜方肌的轮廓和对称性，嘱患者做转头、耸肩动作并施加阻力，注意对抗力度和肌肉坚硬度。

（9）舌下神经：观察舌在口腔中的位置、形态及向各个方向运动情况和肌力。

3. **感觉系统**　可分浅感觉、深感觉和复合感觉（图 1-1）。浅感觉包括轻触觉、痛觉、温度觉；深感觉包括肢体位置觉、深部痛觉和震动觉；复合感觉包括关节被动运动的方向觉、立体辨知觉、皮肤的图形认知觉等精细感觉。

扫描二维码
查看图 1-1

4. **运动系统**

（1）肌营养状态：观察肌肉有无萎缩或肥大。

（2）肌力检测：见表 1-2。

表 1-2　肌力的分级

分级	表　现
5	正常肌力
4	可抵抗重力和一定的阻力
3	可抵抗重力，但无法抵抗阻力

分级	表 现
2	无法抵抗重力,但可在水平面移动肢体
1	仅有轻微肌肉收缩,不能产生动作
0	完全瘫痪

（3）肌张力：有否增高或减低。可描述为折刀样（锥体系受损）、齿轮样或铅管样痉挛（锥体外系受损）。

（4）不自主运动：常见有舞蹈样动作、手足徐动症、静止或运动性震颤、抽搐、肌阵挛、肌束颤动等。

（5）共济运动：分平衡性和非平衡性两类。检查平衡性共济运动时，观察患者站立、起坐、转身及行走，包括闭目难立征（Romberg征）、联合屈曲现象。非平衡性共济运动检查主要观察肢体动作是否协调，有无辨距不良、动作分解及轮替动作困难，检查指鼻试验、鼻-指-鼻试验、跟-膝-胫试验、反跳试验、快复动作试验。

（6）步态：观察患者的行走情况和姿势，嘱患者做闭目直行、脚跟-脚尖行走、单脚跳等动作。常见的异常步态有：感觉性共济失调步态、小脑性步态、偏瘫步态、痉挛步态、急行步态、"额叶"步态。

5. 反射

（1）临床上将反射强度按以下分级（表1-3）：

表1-3 反射强度分级

分级	表 现
—	反射消失
+	反射存在,但减弱
++	反射正常
+++	反射增强
++++	反射明显增强或阵挛

（2）常见浅反射、深反射和病理反射见表1-4～1-6。

表1-4　浅反射

反射	检查方法	反应	支配肌肉	支配神经	节段定位
角膜反射	轻触角膜	闭眼睑	眼轮匝肌	三叉神经、面神经	脑桥
咽反射	轻触咽后壁	软腭上举或呕吐	各咽缩肌	舌咽神经、迷走神经	延髓
腹壁反射	轻划腹部上部皮肤	上腹壁收缩	腹横肌	肋间神经	胸7～8
	轻划腹部中部皮肤	中腹壁收缩	腹斜肌	肋间神经	胸9～10
	轻划腹部下部皮肤	下腹壁收缩	腹直肌	肋间神经	胸11～12
提睾反射	刺激大腿上内侧皮肤	睾丸上举	提睾肌	生殖股神经	腰1～2
跖(足底)反射	轻划足底外侧	足趾和足向跖面屈曲	足趾肌等	坐骨神经	骶1～2
肛门反射	轻划或刺激肛门周围	括约肌收缩	肛门括约肌	肛尾神经	骶4～5

表1-5　深反射

反射	检查方法	反应	支配肌肉	支配神经	节段定位
下颌反射	轻叩微张的下颌中部	下颌上举	嚼肌	三叉神经第3支	脑桥
肩胛反射	叩击双侧肩胛间	肩胛骨向内移动	大圆肌、肩胛下肌	肩胛下神经	颈5～6
肱二头肌反射	叩击置于肱二头肌肌腱上的检查者手指	肘关节屈曲	肱二头肌	肌皮神经	颈5～6
肱三头肌反射	叩击置于鹰嘴上方的肱三头肌肌腱	肘关节伸直	肱三头肌	桡神经	颈6～7

反射	检查方法	反应	支配肌肉	支配神经	节段定位
桡骨膜反射	叩击桡骨茎突	肘关节屈曲、旋前及手指屈曲	肱桡肌、肱三头肌、旋前肌、肱二头肌	正中神经、桡神经、肌皮神经	颈5～8
膝反射	叩击髌骨下方的股四头肌肌腱	膝关节伸直	股四头肌	股神经	腰3～4
踝反射	叩击跟腱	足向跖面屈曲	腓肠肌	坐骨神经	腰5～骶2

（3）病理反射：

1）巴宾斯基征（Babinski sign）：是最重要的病理反射，是锥体束受损的特征性反射，也称病理性跖反射或拇趾背屈征。

2）查多克征（Chaddock sign）、奥本海姆征（Oppenheim sign）、戈登征（Gordon sign），三者阳性反应同巴宾斯基征。

3）握持反射。

4）霍夫曼征（Hoffmann sign）：临床上仅在该反射强烈或双侧明显不对称时才有意义。

5）脊髓自动反射。

6）额叶释放现象：①咀嚼反射；②掌颏反射；③抓握反射和摸索反射；④吸吮反射；⑤拱嘴反射：将手指或叩诊锤轻置于患者上或下嘴唇，可引起拱嘴动作，类似于吸吮反射；⑥蹙眉反射。

表1-6　临床常见病理反射

名称	检查方法	反应
霍夫曼征	左手托住患者腕部，右手食指中指夹住患者中指，用拇指向下弹拨患者中指指甲	患者其他手指掌屈
掌颏反射	轻划患者手掌大鱼际肌皮肤	同侧颏肌收缩

名称	检查方法	反应
抓握和摸索反射	用物体接触患者手指	手部出现握持和摸索动作
巴宾斯基征	在足底外缘自后向前划过	足拇指背屈，余足趾跖屈散开
查多克征	划过外踝处	
奥本海姆征	用力沿小腿胫骨自上向下划过	
戈登征	用手捏压腓肠肌	

6. 脑膜刺激征　对急性剧烈头痛、呕吐、意识障碍患者均应做脑膜刺激征检查。

（1）Brudzinski 征（布氏征）：又称屈颈试验，检查者一手托于患者枕部使其屈颈，另一手置于患者胸前，检查颈部的阻力。

（2）Kernig 征（克氏征）：患者仰卧，检查者将患者一侧髋部屈曲至90°，再被动伸直膝部。虽然一般膝部都不能完全伸直，但如果大、小腿间夹角不到135°时即发生疼痛和股后肌群痉挛，则为 Kernig 征阳性。

7. 自主神经　包括心血管自主神经功能检查，皮肤自主神经功能检查；膀胱功能检查，直肠和性功能检查。

（寿佳俊）

第二节　诊断性检查

一、腰椎穿刺

适应证

1. 诊断性穿刺

（1）测量脑脊液（cerebrospinal fluid，CSF）压力和动力学检

查,了解椎管有无阻塞。

（2）CSF 实验室检查,了解出血、感染等。

（3）穿刺造影:注入造影剂,进行 CT、MRI 扫描。

2. 治疗性穿刺

（1）引流 CSF（蛛网膜下腔或脑室）降低颅内压,如开颅术中降低颅内压。

（2）引流蛛网膜下腔出血（subarachnoid hemorrhage，SAH）后的血性 CSF、颅脊腔感染的炎性 CSF 等。

（3）注射药物,如抗生素、糖皮质激素、麻醉药等。

（4）腰椎穿刺持续引流:如一段时间内需要连续释放 CSF,可通过套管针放入软管持续引流。

禁忌证

（1）有显著颅内压增高者。

（2）穿刺部位有软组织感染者。

（3）患者躁动不安或危重。

操作方法

术前向患者和家属说明检查目的与必要性,减少顾虑,争取合作。

患者侧卧,头和身体保持在同一水平。腰部后弓,膝部弯曲到胸前,选择腰 3～4 或腰 4～5 间隙穿刺,后者相当于两髂嵴最高点的连线水平。消毒皮肤,2% 利多卡因局麻后,在选定的腰椎间隙,垂直刺入,保持穿刺针在中线平面,在此平面进针时有紧实感,针尖遇到骨质无法深入时,将针略向头端方向倾斜,针尖穿过黄韧带和硬脊膜时,有轻微的阻力减轻感,此时针尖可能已经进入蛛网膜下腔。取出针芯,转动针尾即有 CSF 滴出。如无 CSF 滴出,可退到皮下,略改变方向后,再行刺入。测压并留取标本化验后,应放

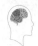

回针芯后,再将针拔出。用无菌纱布轻压迫穿刺点片刻,再用胶布固定。嘱患者去枕平卧 4～6 h。

行腰椎穿刺持续引流时,因穿刺针内径较大,引流 CSF 速度宜慢,避免因压力下降过快导致患者不适或脑疝。穿刺针的开口应朝头端,软管经穿刺针送入蛛网膜下腔,见 CSF 流出,继续朝头端置入 10～15 cm 后拔出穿刺针。安装接头并连接引流袋,将抗虹吸引流瓶挂于脑室平面并根据引流量调整。

注意事项

(1) 测压前,患者解除弯腰抱膝体位,全身放松,以免压迫颈静脉和腹腔静脉,使压力呈假象升高。

(2) 测压时,如液体上升较快,可用手指压住测压管末端,使液柱缓慢上升。如拔出针芯时,见 CSF 喷出,提示压力很高,则不应测压,立即放回针芯,拔除穿刺针,用无菌纱布轻压穿刺点,并立即静脉滴注 20％甘露醇。

(3) 压腹试验:腰椎穿刺后,用手掌压迫腹部使椎管静脉压增高,观察 CSF 压力变化。手掌加压后压力上升,手放松后下降,可证实穿刺针针头确在蛛网膜下腔内。

(4) 腰椎穿刺持续引流期间应注意各个无菌部位的敷料是否清洁干燥,如发现敷料潮湿,常提示 CSF 漏,应立即检查原因,解除 CSF 外渗现象并及时更换清洁敷料。持续引流开放时患者应卧床,患者翻身等体位改变时,应保持引流瓶与头部的相对位置,避免 CSF 过度引流或引流不出。患者需要坐起时应当双重夹闭引流管,避免 CSF 流出。

二、 脑脊液测压和实验室检查

脑脊液压力测定(腰椎穿刺)

1. 正常　成人侧卧位,正常 CSF 压力为 0.7～1.8 kPa(5～

13.5 mmHg 或者 70~180 mmH$_2$O)。

2. 异常　CSF 压力高于 1.96 kPa(200 mmH$_2$O)为颅内压增高,低于 0.7 kPa(70 mmH$_2$O)为低颅内压。

3. 临床意义　初压高于正常,多见于颅内占位性病变,各种原因所致的脑肿胀、脑积水,也可见于尿毒症、呼吸和循环系统的某些疾病。初压低于正常,甚至为负压,常见于低颅压、蛛网膜下腔梗阻。

脑脊液实验室检查

1. CSF 实验室检查　包括常规(外观、显微镜检查)、生化(蛋白质、糖、氯化物)和特殊检查(蛋白电泳、免疫球蛋白、酶、神经梅毒检查等)。

2. 临床意义　见表 1 - 7。

三、硬脑膜下穿刺

适应证

前囟未闭的婴幼儿患者,疑有硬脑膜下血肿、积液或脓肿。抽出液体或注入药物治疗。

禁忌证

(1) 头皮感染者。

(2) 有出血倾向者。

操作方法

经前囟外侧角,用 8~9 号注射针,垂直或稍向外侧刺入,一般进针 0.5~1 cm。抽吸时要慢,以免颅内压下降过快。穿刺点切勿太靠近内侧角以防误入矢状窦,若进针已达 1 cm,仍未抽到液体,可以缓慢退出针头,同时抽吸,但抽吸力要小,以免损伤皮质血管。

表1-7 常见脑脊液检查的临床意义

疾病	侧卧位压力 kPa(mmH₂O)	外观	碘酸试验	细胞数	蛋白质 (g/L)	糖 (mmol/L)	氯化物 (mmol/L)	其他
正常脑脊液 CSF	0.69~1.76 (70~180)	清,无色	阴性	<5×10⁶/L	0.15~0.45 0.1~0.25 0.1~0.15	2.85~4.2 2.85~4.2 3.08~4.5	119~128	
结核性脑膜炎	增高	磨砂玻璃状,有薄膜	强阳性	增加(单核)	增加	减少	减少	结核分枝杆菌涂片(+)
化脓性脑膜炎	增高	浑浊,淡黄	强阳性	增加(多核)	增加	减少	减少	细菌涂片
脊髓瘤	正常或降低	正常或黄色	阴性或强阳性	正常或略增	正常或增加	正常	正常	压颈试验可有阻塞
脑瘤	增高	正常	阴性或阳性	正常或略增	正常或略增	正常	正常	离心涂片可见瘤细胞
脑出血	增高	血色或微浑浊,黄色	阳性	红细胞	略增	正常	正常	3管标本血色相同
穿刺损伤	正常	血色或微浑浊,黄色	阳性	红细胞	略增	正常	正常	第2、3管标本血少

四、脑室穿刺

适应证

1. 诊断性穿刺　疑脑膜脑炎取 CSF 标本做实验室检查。

2. 治疗性穿刺

（1）行脑室引流，迅速缓解颅内压，特别对枕大孔疝是一种急救性措施。

（2）开颅手术时或手术后用于控制脑积水、降低颅内压。

（3）脑室出血，特别是第 3、4 脑室有积血。

（4）脑室内注入药物治疗难以控制的颅内感染。

（5）CSF 分流手术，放置分流导管。

禁忌证

（1）穿刺部位有明显感染者。

（2）有大脑半球血管畸形或血供丰富的肿瘤时，穿刺必须慎重。

（3）有明显出血倾向者。

操作方法及应用范围

脑室操作方法见图 1-2。

1. 额入法（穿刺侧脑室前角）　最常用的脑室穿刺部位。

扫描二维码
查看图 1-2

方法：颅骨钻孔部位在冠状缝前 1 cm，旁开中线 2～2.5 cm，穿刺方向与矢状面平行，对准两外耳道假想连线，深度不超过 5 cm。

2. 枕入法（穿刺侧脑室三角区）　常用于脑室-小脑延髓池分流术和后颅窝手术中及手术后的持续 CSF 引流。

方法：颅骨钻孔部位选于枕外隆凸上方 6～7 cm，旁开中线

3 cm,穿刺方向应与矢状面平行,对准同侧眉嵴。穿刺深度不超过 5～6 cm。

3. 侧入法(穿刺侧脑室三角区) 常用于脑室-心房或脑室-腹腔分流等。

方法:在外耳郭 1 cm 作颅骨钻孔后,用穿刺针垂直刺入或在外耳道上方和后方各 3 cm 处钻孔穿刺。

4. 经潘氏点(Paine's point)法 常用于经改良翼点入路(特别是破裂动脉瘤)手术中降低脑压。

方法:穿刺部位在前颅窝外侧眶板上方 2.5 cm 线、外侧裂前 2.5 cm 线的直角交叉点。垂直进针约 5 cm。改良潘氏点穿刺进针点在侧裂前 4.5 cm 处,进针深度 3～4 cm。

5. 经眶穿刺法 适用于枕大孔疝时的紧急抢救,一般不作常规穿刺用。

方法:穿刺部位在眼眶上缘中点眼眶内 0.5～1 cm,用小圆凿经皮凿开眶顶,用脑针向上 45°角穿刺并稍向内侧,穿入侧脑室前角底部。

6. 经前囟法 适用于前囟未闭的婴幼儿。

方法:经前囟侧角穿刺,其方向与额入法相同。前囟大者与矢状面平行刺入;前囟小者,针尖稍向外侧。

五、颅内压监测

适应证

(1) 重症颅脑损伤(traumatic brain injury, TBI):①GCS≤8 分。②头部 CT 影像学异常(颅内血肿、挫伤、肿胀、环池受压)。③TBI 术后。

(2) 脑出血:大量出血(>30 ml)的脑出血患者,尤其是幕上脑出血破入脑室的患者。

（3）中枢神经系统感染：尤其是 GCS＜9 分，病情进行性加重。

（4）其他需要进行持续颅内压监测的神经重症患者。

常用方法

将微型压力换能器置入颅内，将压力转换成电势，进行测量和记录。由于换能器放置部位不同，可引出脑室内压、硬脑膜外压、硬脑膜下压和脑组织压等。其中脑室内压力较准确，必要时还可放出 CSF，有治疗作用。

压力图像

1. 正常颅内压表现　为较平直、低波幅的图像。

2. A 波　即高原波，发生在颅内压升高的情况下，压力突然呈间歇型的大幅度波动，表明颅内压代偿能力已趋近完全丧失。

3. B 波　一种节律性振荡，可能与入睡时的周期性呼吸有关。

4. C 波　为不稳定的动脉压引起的颅内压波动。

六、经颅多普勒超声检查

经颅多普勒超声检查（transcranial Doppler，TCD）是指将低发射频率和脉冲技术相结合，使多普勒超声波得以穿透颅骨进入颅内，获得脑底血管的多普勒信号。过去的 TCD 仅展现血管波形，血管的深度只能靠检测窗口来推算。由于采用动力运动模式（PMD），现在的 TCD 能够同时显示检测血管的波形、深度、血流方向和信号强度等，使其应用范围扩大，检测更准确。

适应证

1. 临床诊断　用于颅内动静脉畸形、海绵窦动静脉瘘、脑血管狭窄和闭塞、脑栓塞、脑死亡、锁骨下盗血综合征、烟雾病的诊断，评估 SAH 的脑血管痉挛的发生、发展。

2. 危重患者监护　用于心、脑血管患者围手术期脑血流监护。间接监测颅内压。

3. 功能评价　了解 Willis 环侧支循环和脑血流自动调节功能；颈动脉内膜剥脱术，血管内介入术，脑血管旁路移植术的术前、术中、术后功能的评价。

操作方法

（1）在检查颅内血管前，先用连续多普勒仪检查颈部颈总、颈内、颈外动脉血流，除外颅外脑血管病变的可能。

（2）由于颞骨较薄，枕大孔和视神经孔、眶上裂为天然骨孔，均有利于超声穿透，经颞部窗可测定大脑中动脉、大脑前动脉、大脑后动脉血流速度；经枕部窗测定基底动脉、椎动脉及小脑后下动脉的血流速度；眼动脉和颈内动脉血流速度可经眶部窗测得。

观察指标和正常值

对每例患者均应记录受检血管的收缩峰血流速度、舒张期末血流速度、平均血流速度及搏动指数。各颅底动脉和颅外脑血管收缩峰、舒张期末血流速度，平均血流速度及搏动指数的正常值见表1-8。

◈ 七、超声检查

1. 术中颅脑超声检查　能够在术中提供病灶的实时影像，相比 MR 导航不受组织移位影响，操作简便。术中无颅骨干扰，超声图像分辨率高。一般使用 5 MHz 或以上的小凸弧形高频探头，体积小，近场图像分辨率高并兼顾远场视野。常用 0.9% 氯化钠溶液作为耦合剂，通过注射超声造影剂，也可进行手术中超声造影。

表1-8 经颅多普勒超声测定30例正常人左右侧各自颅底动脉和颅外供脑动脉血流及搏动指数的结果

血管 (n)	取样深度 (cm)	血流速度 (厘米±s·cm/)						搏动指数	
		收缩峰		舒张末期		平均血流速度			
		L	R	L	R	L	R	L	R
MCA(30)	5.0~5.5	94.6±19.8	91.6±21.8	41.4±12.2	39.2±12.6	59±14	57±15	0.92±0.14	0.94±0.14
ACA(30)	6.5~7.0	78.9±19.1	75.7±20.4	32.7±9.0	31.5±10.1	48±12	45±12	0.97±0.13	1.02±0.18
PCA(29)	6.5	60.5±13.9	57.3±15.2	25.8±7.1	25.8±8.0	37±9	37±10	0.85±0.25	0.88±0.10
PW BA (30)	7.5~8.0	60.7±13.2		27.3±7.1		39±9		0.88±0.15	
VA(30)	5.5~6.0	50.6±60.1	51.0±12.0	21.0±4.6	21.4±6.1	32±6	33±7	0.98±0.17	0.95±0.16
OA(30)	5.0	41.4±7.1	41.6±7.6	10.3±2.1	10.4±2.3	21±3	21±3	1.50±0.19	1.51±2.1
ICA (L25 R26)	6.5	64.9±18.4	62.7±2.0	23.7±9.2	24.4±10.3	37±12	37±13	1.14±0.28	1.07±0.26
PCCA (28)		72.7±14.4	82.1±15.2	16.11±4.0	17.8±4.6	36±6	39±7	1.62±0.20	1.66±0.20
CW DICA (28)		64.2±10.9	67.1±13.7	25.5±7.0	24.1±7.2	39±8	39±9	1.04±0.26	1.15±0.27
DECA (L27 R28)		66.3±14.6	69.8±16.2	14.9±5.8	15.3±5.0	32±7	34±8	1.64±0.33	1.65±0.25

注:n,例数。

通常脑回声呈宽大的带状低回声，脑沟为条索样高回声，脑室为无回声暗区，大脑镰等膜性结构为高回声带。

适应证：①微小病灶术中定位。②判断病灶边界。③引导穿刺。④动静脉畸形术中判断供血动脉与引流静脉。⑤术中多普勒超声判断动脉瘤夹闭情况及正常血管通畅性。⑥超声- MR 融合导航。

2. 超声在脊髓外伤中的应用　超声对脊髓损伤患者兼具诊断与治疗作用。超声影像包括 B 超、多普勒超声和谐波超声。治疗性超声采用聚焦超声（focused ultrasound，FUS），能够无创地将超声波聚焦于治疗靶区，聚焦超声分为高强度聚焦超声（HIFU）和低强度聚焦超声（LIFU）。

（1）诊断性超声的适应证：①术中鞘内结构观察。②实时脊髓血流检测和灌注评估。③分子影像：如炎症因子监测、白质丢失监测、干细胞分布示踪等。

（2）治疗性超声（目前大多处于临床前研究阶段）的适应证：

1）HIFU：①外周神经传导阻滞；②神经痛；③外伤后脊髓空洞；④热溶栓；⑤促进血脑屏障开放。

2）LIFU：①血管通透性（血脑屏障）调节；②神经调控；③局部给药；④神经保护（上调内源性神经保护因子）；⑤免疫调节。

◈ 八、头皮脑电图检查

头皮脑电图（scalp electroencephalography，EEG）检查是在头皮特定区域放置电极，将头皮电极捕获的脑生物电信号转变为交流电信号，再通过多极放大并记录。目前常规电极放置法均参照国际脑电图和临床神经生理联盟委员会推荐的 10 - 20 系统。

基本概念

1. 波率　是指某种波在1 s 内重复的次数，用 Hz 表示。脑电波的波率分为 4 个频率带：δ 频率带，≤3 Hz；θ 频率带，4～7 Hz；α 频率带，8～13 Hz；β 频率带，≥14 Hz（通常 14～40 Hz）。EEG 的频率带，在临床上是评价病变的重要标准之一。≤8 Hz 的波为慢波，≥13 Hz 的波被称为快波。

2. 波幅　代表一个波的高度，用微伏（μV）表示。通过测定一个波，从波峰作一垂线至波谷两点连线交点的距离与在相同增益和滤波条件下所记录的标准信号高度比较来确定。两侧相应部位的波幅应该是对称的，波幅的不对称常由脑外因素引起。

3. 波形　是 2 个电极间电位差变化的形式，可有以下类型。

（1）正弦波：波的上行及下降支清楚圆滑。

（2）单时相和双时相波：单时相波是一种自基线向上或向下的单一方向的偏转，而双时相波则包括基线上与基线下 2 个成分。

（3）棘波：形似尖钉，一个棘波所占时间为 20～70 ms。

（4）尖波：尖波呈尖峰样，与棘波不同之处在于它所占的时间＞70 ms；在 70～200 ms，通常上行支较陡，下行支较坡。

（5）复合波：是由 2 个或 2 个以上连续的波组成。如棘慢复合波：由一个棘波和一个慢波组成，例如 3 Hz 棘慢复合波、4～5 Hz 棘慢复合波等。不同的复合波代表的临床意义不同。

4. 时相关系　指在一个或多个导联中，脑波的同步性与极性关系。如果在不同导联，它们的波峰和波谷发生在同一时间，称之为同时相；如果波峰、波谷未发生在同一时相，谓之异时相。若 2 个波峰方向完全相反，呈 180°的异时相，则称为时相倒置。时相倒置在双极描记时是脑电波电位起源的标志，具有定位意义。

5. 异常波出现的方式　①长程，持续出现 5～10 s。②短程，持续出现 1～2 s。③节律性，有规律地反复出现。④无规律性，如高度节律失调，其波型、波幅、波率毫无规律，散在或偶尔出现。⑤游走性，指在某一区域在某时发生的波，在另一区域、在另外的时间发生。

正常头皮脑电图

1. **组成**　觉醒时正常成人 EEG 是以 α 波为基本波和偶有少量散在快波和慢波所组成。

（1）基本波：

1）以 α 波和 β 波为主,分布正常（α 波主要分布于枕、顶部,β 波主要分布在额、颞部）。

2）两侧对称,左右对称部位的 α 波频率差不应超过 20%；波幅差在枕部不超过 50%,其他部位不超过 20%。

3）波幅不应过高,α 波平均波幅<100μV,β 波应<50μV。

4）在睁眼、闭眼、精神活动及感觉刺激时 α 波有正常的反应。

（2）慢波：为散在的低波幅慢波,主要见于颞部,多为 θ 波。任何部位均不应出现连续性高波幅的 δ 或 θ 波。

（3）睡眠时脑波应左右对称。

（4）无发作波：觉醒及睡眠时均不出现棘波、棘慢波综合等病理性发作波。

2. **常见波形**　正常成人 EEG 常见的波形有 α 形,β 形,不规则形,去同步化形及 α、β 交替形 5 种。

（1）α 形 EEG：以 α 节律占优势的图形称为 α 形 EEG（其又可分为 4 型）。

（2）β 形 EEG：由 β 波所组成,占正常成人 EEG 的 6% 左右。

（3）不规则形 EEG：主要特点为 α 波不规则,调幅现象不明显,调节也较差,频率前后可相差 3 次/秒以上。此型见于 10% 的正常人。

（4）去同步化形 EEG：α 波波幅较低,多在 20μV 以下,且以 10μV 左右为多见,其出现频率也低。β 波波幅更低（不超过

$10\,\mu V$），致使快波成分有时难以计算，此型约见于 7% 的正常人。

（5）α波与β波交替形 EEG：其特点为 α 波与 β 波交替出现，α 波与 β 波波幅大致相同。本型见于老年前期。

异常头皮脑电图

异常 EEG 分为 4 种基本类型：①癫痫样活动。②慢波。③波幅的异常。④偏离正常类型的异常。

以下是成人 EEG 的异常判定标准：①基本节律的平均波幅特别高或特别平坦，并由低波幅的慢波混入。②基本节律对于各种生理刺激一侧或两侧缺乏反映。③基本节律波幅两侧明显不对称，差别>50%；或两侧波频率相差 20%。④超过正常量的慢波活动，特别是局灶性出现时。⑤觉醒和睡眠描记中有肯定的棘波/尖波/棘慢或尖慢复合波。⑥高波幅的慢波、快波爆发出现。过度换气中出现 2 次以上的爆发性活动。⑦睡眠时出现的顶部尖波、睡眠纺锤、K 综合波明显不对称。

1. **持续性异常 EEG**　多见于大脑半球占位性病变或半球切除术后，以及重型脑外伤后遗症、一氧化碳中毒后遗症、去皮质状态和重型精神病等。异常类型包括：①持续性、局限性脑波消失。②持续性、局限性慢波。③持续性、广泛性脑波消失。④持续性、广泛性慢波。随着现代影像学技术的发展，已较少通过异常 EEG 来对颅内病灶进行定位。

2. **癫痫样放电（发作性异常 EEG）**　癫痫样放电系指在 EEG 描记中，以爆发形式出现，与诊断明确的癫痫患者波形相似的电活动，如棘波、尖波、棘慢复合波等。其中某些形式的电活动（癫痫波形）对癫痫具有特殊的诊断意义。

（1）棘波、棘慢复合波、多棘慢复合波：

1）棘波是癫痫性放电最特征性的表现之一。棘波的出现表明脑部有刺激性病灶。在慢波背景上出现的棘波,常提示来自癫痫灶或其附近区域,一般认为棘波电压越高处,越接近于病灶。在正常背景上出现的棘波,一般波幅较低,周期较长,多由远处的病灶传播而来。如在 EEG 描记中出现棘波数量上逐渐增多现象或形成棘波节律,预示临床发作即将发生。各种类型的癫痫均可出现棘波。

2) 棘慢复合波是由棘波和 200～500 ms 的慢波所组成。均为负相波,波幅一般在 150～300 μV,两侧同步性阵发,以额区最明显。这种异常电位可能起源于皮质深部的中线组织,或始于视丘,而影响的皮质只限于背内侧核的投射部分。典型 3 次/秒棘慢节律,为失神发作的特殊放电波形。节律性的棘慢复合波的频率多为 2.5～3.5 次/秒,这种节律性复合波,若局限性出现则多为局限性癫痫,若两侧同步性出现则多为全身性癫痫。

3) 多棘慢复合波是由几个棘波和一个慢波所组成,常为成串连续出现或不规则出现。常预示痉挛发作,是肌阵挛性癫痫最具特征的波形之一。

(2) 尖波、尖慢复合波:

1) 尖波的意义与棘波相同,也是常见的癫痫性放电的特征波形之一。为棘波在时间上的延长。可见于各种类型癫痫发作间歇期 EEG。

2) 尖慢复合波多见于部分性癫痫,弥漫性尖慢节律见于全身性癫痫,表示脑组织深部存在较广泛的癫痫病灶。

(3) 多棘波群:为 2～6 个棘波成簇的单独(不与慢波构成复合波)出现,主要见于肌阵性癫痫。当棘波连续出现、数量不断增多、频率加快(其频率每秒可达 20～30 次)或由一个脑区逐渐扩散于整个大脑时,则预示患者将出现癫痫发作或为发作开始时的 EEG 表现,多为临床发作的表现。

（4）高峰节律紊乱：高波幅的棘波、尖波、多棘波或多棘慢复合波及慢波在时间上、部位上杂乱地、毫无规律地出现的一种独特波形，主要见于婴儿痉挛，具有明显的年龄特征，大多数（70%）在1岁以内出现，4岁以后几乎不再出现。高度节律失调预示着患者存在着严重的脑损伤。

（5）发作性节律波：也叫阵发性或爆发性节律，在背景 EEG 上出现阵发性、高波幅的慢节律（θ 节律或 δ 节律）、α 节律或快节律（α 节律），多呈高波幅发放，与背景 EEG 有明显区别，表现为突然出现、突然消失。多源于中央脑系统病灶发出，被认为是癫痫 EEG 特征性表现之一。

常见癫痫的脑电图特点

1. 全面性发作

（1）全身强直阵挛发作：10～20 Hz 低波幅快节律（强直期），波幅渐高，频率减慢，并有反复慢波插入（阵挛期）→发作后广泛性电抑制。

（2）肌阵挛发作广泛性 1.5～3 Hz 棘慢复合波或多棘慢复合波发放。

（3）典型失神发作：双侧对称同步 3 Hz 棘慢复合波节律性暴发，过度换气试验可诱发。

（4）不典型失神发作：全导 1.5～2.5 Hz 不规则棘慢复合波、慢波发放。

（5）强直发作：全导 10～20 Hz 棘波节律性暴发，或广泛性低波幅去同步化快波。

（6）失张力发作：广泛性低波幅去同步化，或全导棘慢复合波、慢波发放。

（7）肌阵挛发作：全导多棘慢复合波暴发 0.5～1 s。

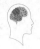
（8）眼睑肌阵挛：全导 4～6 Hz 棘慢复合波节律性暴发，闪光刺激及过度通气（HV）可诱发。

（9）肌阵挛失神发作：双侧对称同步 3 Hz 棘慢复合波节律性暴发。

（10）痉挛发作：全导高波幅慢波、棘慢复合波 0.5～1 s，可复合低波幅节律性快波→广泛性去同步化或低波幅快节律 3～5 s。

2. 局部性发作

（1）局部感觉性发作：局部节律性棘波、尖波或慢波，取决于发作起源部位。有时头皮 EEG 无明显异常发现。

（2）局部运动性发作：

1）局部阵挛性发作：一侧额、中央、顶区为主的节律性棘波、尖波或慢波。

2）不对称强直发作：一侧额区为主的尖波、尖慢复合波节律，或广泛性低波幅去同步化快波；亦可表现为一侧枕区为主的持续尖波、棘慢复合波发放。

3）典型自动症：多数为弥漫性不规则慢波，或颞区 4～7 Hz 尖波节律或 θ 节律。

4）过度运动性自动症：多数 EEG 被大量运动伪差掩盖，有时可见额区棘尖波发放。

5）负性肌阵挛：对侧中央区高波幅棘慢复合波。

6）痴笑发作：额区或额颞区阵发性发放，有时头皮 EEG 无明显发放。

7）偏侧阵挛发作：对侧半球为主的节律性尖波、尖慢复合波或不规则慢波活动。

8）继发全身性发作：局灶性发放扩散至双侧半球，可不对称或不同步。

九、脑电地形图检查

脑电地形图（brain electrical activity mapping，BEAM）检查是用计算机定量分析脑电的一种方法。将头皮电极上取得的电活动经电子计算机处理、电模数转换、快速傅里叶转换（FFT），计算成功率，将每个电极处的不同频率的功率制成直方图，称为功率谱。应用插入法计算的原理，将电极间空白处填入计算好的功率，以黑白的灰阶或彩色分级制成一种二维空间图形，称 BEAM。根据不同频段的灰阶或彩色等级的不同，可以了解不同部位不同频率脑电的分布情况。

临床应用

BEAM 和 EEG 一样，作为一种诊断和鉴别诊断的辅助手段，对癫痫、脑外伤、脑血管病、脑肿瘤和炎症等的诊断、定位、估计预后有一定的参考价值，且在图形上比 EEG 更直观易认。

硬脑膜下 EEG（subdural EEG，SDE）：为了精确定位癫痫灶，采用了长程介入性监测的方法。手术开颅在蛛网膜表面覆盖硬脑膜下电极片，关颅后行连续监测 2～3 周，用于观测发作期脑电图，并可采用皮质电刺激定位功能区。硬脑膜下电极能够覆盖广泛的皮质表面，对起源于功能区附近皮质或皮质下浅部致痫灶特别有帮助。但对深部放电敏感性低，定位较差，此时常采用 SEEG。

十、立体三维脑电图检查

立体三维脑电图（stereoelectroencephalography，SEEG）检查是以临床症状-皮质放电-神经解剖为依据，采用立体定向的方法，三维立体地植入深部电极，对癫痫放电的起源、传播形式进行记录，从时空上对癫痫病灶进行定位评估，了解脑皮质三维脑电传播网络形式，对致痫灶进行精准定位。与传统的硬脑膜下电极和深部电极比，SEEG 的优势在于：①更容易记录深部皮质和皮质下区域的放电，包括脑沟深部、大脑纵裂表面尤其是扣带回等深部结构和岛叶等；②能够定位硬脑膜下电极无法定位的癫痫灶；③对于某些怀疑是多灶癫痫需要监测双侧半球的病例，SEEG 是唯一的选择；④可根据每个患者特定的解剖、电生理与临床表现，确定癫痫灶的可能部位，定制个体化的植入策略，并可以从三维空间绘制癫痫网络，精确定位癫痫起源；⑤创伤小，风险较低，即使电极埋植后仍无法定位致痫灶，也无需再次手术，直接于病房拔除电极即可。但 SEEG 也有空间分辨率相对低、有创伤性、价格相对昂贵等不足。

并发症

1. 颅内出血　2.9%～38%（SEEG），10.7%～88%（SDE）。

2. 脑脊液漏　1/277（SEEG），11.9%（SDE）。

3. 颅内感染　0～4%（SEEG），4%～10.8%（SDE）。

十一、脑诱发电位检查

脑诱发电位（evoked potential，EP）检查是指感觉传入系统受到刺激时，在皮质某一局限区域记录到的电位变化。

诱发电位特征

（1）诱发电位的产生与刺激有严格的时间关系，即潜伏期。

（2）某种刺激在某一感觉通路上有一定的反应形式，表现为特定的波形。

（3）诱发电位有一定的空间分布范围，兴奋沿一定的神经通路传导，在相应部位才能记录到。

分类

根据刺激的种类不同,常用的诱发电位检查方法有 4 种:①视觉诱发电位;②脑干听觉诱发电位;③躯体感觉诱发电位;④运动诱发电位。

临床意义

1. 视觉诱发电位（VEP）

（1）正常人 VEP 图形和潜伏期:正常人大脑枕部皮质 VEP 为一组复合波形,在 100 ms 左右出现一个大的正相波,称为 P100 波,其峰间潜伏期正常值各医院实验室稍有差异。

（2）临床应用:

1）发现视路的隐匿脱髓鞘病灶。

2）探查视路上的早期压迫性损害。

3）鉴别功能性和器质性视觉障碍。

4）对于某些原因不明的视觉损害患者,有助于寻找病损部位。

2. 脑干听觉诱发电位（BAEP）

（1）正常 BAEP 图形:正常 BAEP 10 ms 内共产生 7 个正波,其中Ⅴ波最高耸,Ⅳ波和Ⅴ波常以复合形式出现,少数正常人Ⅵ波和/或Ⅶ波可不出现。Ⅴ波有 6 种不同形态。临床上最实用可靠的诊断标准是峰潜伏期和由此推导出的波峰间潜伏期。

（2）临床应用:

1）BAEP 是一种客观的测听方法（电反应测听法）,不受年龄限制,常用于聋哑患者、神经官能症和意识障碍患者的听力检查。

2）听神经瘤检测:BAEP 是听神经瘤患者的首要筛选性检查方法,对于瘤体小而 CT 不能发现的病变诊断意义更大。听神经瘤常见的 BAEP 改变是只有Ⅰ波,后面的波形成分消失,早期的改变只是波间潜伏期延长。

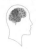

3) 脑干损害的定位诊断:若损害波及听觉传导路径,则在障碍水平以下的 BAEP 各波正常,在损害水平以上的各部位出现 BAEP 异常,主要表现为波消失、潜伏期延长、波形异常或失对称。

4) 脑死亡的判断:从昏迷发展到脑死亡的过程中,BAEP 波幅下降,各波逐渐消失,最后仅残存 I 波或完全消失。

5) 后颅窝及脑干手术的安全监护,BAEP 一般不受麻醉药物的影响,因此可用于手术中追踪监护,以保证手术的安全。

6) BAEP 还应用于运动神经元疾病及多发性硬化的研究。

3. 躯体感觉诱发电位(SEP)

(1) SEP 的正常波形:在头皮上记录到的 SEP 为一组多相电位。

(2) 临床应用:

1) 内囊病损:SEP 异常的特征为病灶侧全部成分缺如或波幅明显降低,对该症具有很高的诊断价值。

2) 顶叶皮质病变:SEP 表现为 P1N1 正常,其后成分全部或部分缺如,波幅低及峰间潜伏期延长等。

3) 局限性异常病灶:如有失语、同向偏盲等症状时,SEP 表现为 P2N2 的低波幅或缺如。无论是血肿、血管障碍或肿瘤均有患侧 SEP 波幅降低的倾向。

4) 弥漫性脑部病损:如去大脑皮质综合征病例,其 SEP 可两侧缺如。

5) 脑干与脊髓障碍:脊髓后索损伤可致 SEP 潜伏期延长、波幅降低及波形改变。脊髓丘脑索损害而后索受累时与此相反。

6) 外周神经障碍:感觉神经疾病可见于各波峰潜伏期延长,严重者可缺如。运动神经元疾病则 SEP 正常。

7) SEP 检查还能作为感觉障碍是功能性疾病或器质性疾病的鉴别手段。

4. 运动诱发电位（MEP）　通过电或磁刺激运动皮质及其传导通路，下行经过皮质脊髓束，最终以复合肌肉动作电位（CMAP）的形式产生可以测量的电生理信号。临床上常使用CMAP的潜伏期和波幅作为监测指标。MEP是唯一值得信赖的运动通路监测方法。

（1）临床应用：由于MEP刺激会产生明显的痛觉，因此运动诱发电位主要用于全麻状态下的术中监测，包括如下几方面。

1）邻近运动皮质和皮质下运动通路的颅内占位手术中定位大脑运动皮质和皮质下运动通路。

2）监测运动神经通路的完整性。

3）预测术后运动功能状况。

4）监测颈动脉内膜剥脱或颅内动脉瘤手术时的皮质及皮质下缺血。

（2）监测方法：

1）经颅电刺激运动诱发电位（transcranial electrical MEP，Tce - MEP）：Tce - MEP广泛应用于监测运动传导通路的完整性，从而达到最大限度切除病灶并保护运动功能。

2）直接皮质电刺激（direct cortical stimulation，DCS）和直接皮质下电刺激（direct subcortical stimulation，DsCS）：运用术中直接电刺激技术，既可行术中皮质功能定位，又可行皮质下神经传导束的功能监护与追踪，是目前脑功能区定位的金标准。DCS定位大脑运动皮质主要适应证是位于功能区内或附近（如中央区、补充运动区、放射冠和内囊）的半球胶质瘤。

◈ 十二、神经传导检查

在周围神经全长（从近段至支配肌肉）选择数点进行电刺激，记录从刺激至肌肉开始收缩的时间。神经冲动沿某一长度的神经传导所需的时间即神经传导速度。感觉神经传导速度也可用类似的方法测定。

病变神经传导往往减慢,且由于有髓鞘和无髓鞘轴突的不均等参与,反应模式可能表现出潜在的电位分散性。然而,当神经病变仅影响小的无髓鞘或薄的有髓神经纤维时,或者当肌肉病变引起乏力时,检测结果通常是正常的。

◈ 十三、肌电图检查

肌电图(EMG)是肌肉动作电位的记录,可用于诊断神经或肌肉疾病。

正常肌电图

(1) 肌肉静止时无电活动出现,称电静息。

(2) 在针电极插入肌肉的瞬间,受刺激肌纤维产生短暂的电活动,称为插入电位。

(3) 当肌肉轻微收缩时,使一个运动单位被激活,它所支配肌纤维的电活动的总和称为单个运动单位电位,多为双相或三相,时限为 3~10 ms。

(4) 肌肉中度收缩时,几个运动单位被激活,出现数个运动单位,称为混合相。

(5) 当肌肉大力收缩时引起许多运动单位的电位活动,频率增加至 50~150 次/秒,这些电位相互重叠干扰,难以辨认每个电位的轮廓,称为干扰型。

(6) 正常 EMG 的波幅最高不超过 4 μV。

临床应用

(1) 当电极插入肌肉后或移动电极后有持续的电活动,以及在静息时肌纤维颤动,EMG 出现正尖波,提示肌纤维失神经支配。

(2) 若收缩时运动单位数量不减少,仍呈干扰型,但波幅降低,运动单位的时程缩短,多相波增多,则提示肌病。

(3) 若收缩时运动单位电位明显减少,呈单纯相或混合相,而波幅明显增高,时程延长,并有纤颤波、正尖波或束颤波,提示下运动神经元疾病。

(4) 周围神经损害用力收缩时 EMG 表现为单运动单位型或混合型,波幅正常或减低,常见纤颤波或正尖波,电位平均时程延长。

(5) 脑神经监测:

1) 脑神经监测适应证:常用于幕下肿瘤及涉及脑神经操作的监测,如听神经瘤、颅底后外侧肿瘤及后组脑神经神经鞘瘤。根据具体手术入路及部位选择。

2) 刺激参数:恒流刺激或恒压刺激,相应刺激间期 $0.1\sim0.2$ ms,对应正常神经刺激反应阈值 $0.05\sim0.5$ mA 和 $0.05\sim0.2$ V,刺激频率 $1\sim10$ Hz。

3) 动眼神经、滑车神经及展神经监测:动眼神经记录电极放在同侧眼外肌上;滑车神经记录电极放在同侧上外斜肌上;展神经记录电极放在同侧外直肌上。

4) 三叉神经监测:记录电极放在同侧咀嚼肌上,观察肌肉收缩及记录肌肉动作电位。手术监测时可能会出现口轮匝肌和咬肌互相干扰,可根据刺激神经后出现肌肉收缩的反应潜伏期鉴别:面神经反应潜伏期大约为 7 ms,三叉神经一般 <5 ms。

5) 面神经监测:EMG 常用于监测术前面神经功能完整性,指导鉴别面神经与周围组织的关系,肿瘤切除后用于评估面神经功能保留情况。记录导联设置在术侧眼轮匝肌和口轮匝肌或额肌,肿瘤切除后,在脑干端以 $0.05\sim0.2$ mA 的强度刺激面神经得到诱发电位,提示面神经功能保护良好。

6）听神经监测:以 AEP 的方式在术中监测听神经功能。

7）舌咽神经监测:一对针电极插在手术侧的软腭上来间接记录茎突咽肌的肌电活动。

8）迷走神经监测:记录电极可贴附在气管插管上（在手术时）。

9）副神经监测:记录电极放在同侧斜方肌或胸锁乳突肌上。

10）舌下神经监测:记录电极放在舌头上。

◈ 十四、脑磁图

由于脑部神经元活动可引起脑电流,脑电流可产生磁场,称为脑磁场。脑磁图（magnetic encephalography，MEG）检查是通过生物磁探测器,经头皮监测脑磁场的时空变化。

脑磁图特征

（1）记录神经元突触后电位所产生的脑磁场变化,直接反映脑功能的变化。

（2）是目前最灵敏的无创癫痫定位手段。

（3）MEG 反映神经元细胞内电流的变化（EEG 是记录胞外电流）。MEG 对脑表浅磁场空间分辨率高（EEG 是对深部电流敏感）,MEG 结合 EEG 可提高定位准确性。同样,MEG 与结构 MRI 或 fMRI 结合,利用各自优点互补,为 MEG 解剖定位和脑功能研究开拓新方向。由于 MEG 和 MR 各自信号采集的特殊性,目前不能同时操作,只能分开操作,再把数据相互融合。

临床应用

（1）功能皮质定位。

（2）癫痫灶定位。

（3）脑功能损害程度评估。

（4）神经精神疾病，语言障碍、认知、痴呆、胎儿神经系统疾病等。

（李培良）

第三节 影像学检查

◈ 一、CT检查方法

CT扫描是指用X线对人体作断层扫描，测得不同层面、不同组织对X线吸收的信息，通过计算机处理，组成该体层图像的方法。通常以水对X线的吸收系数为0，空气为$-1\,000$，骨骼为$+1\,000$，其他组织的X线吸收系数则以此为参照，称之为CT值，用亨氏单位（Hounsfield unit，Hu）表示。当CT值与脑实质相近，称为等密度病变，否则，称低或高密度病变。静脉注射造影剂可提高组织的密度对比，称为增强扫描。

（一）头部CT平扫

患者多取仰卧位，常以听眦线为基线，自基线向上连续扫描10～15个层面，层距一般为5～10 mm。必要时可加扫冠状面和特殊CT扫描：①薄层扫描：用于观察病变的细节。②重叠扫描：用于小病灶的观察，减少漏诊。

适应证

（1）颅脑外伤。

（2）脑梗死和脑出血的鉴别诊断等。

（3）骨折、颅底病变和钙化、脊椎病变。

（二）头部 CT 增强扫描

CT 增强扫描是利用造影剂在正常组织和病变组织时的分布、浓集和扩散规律不同,产生不同增强效果的方法来诊断病变。

适应证

（1）无条件行 MR 扫描的脑肿瘤、脑脓肿、肉芽肿、脑寄生虫病。

（2）脑出血,用于了解"点征"来判断血肿增大风险。

（三）CT 灌注扫描

CT 灌注扫描(CT perfusion,CTP)是在静脉快速推注对比剂时,对感兴趣区层面进行连续 CT 扫描,从而获得感兴趣区时间—密度曲线,反映组织或病灶内造影剂的灌注情况,了解血流微循环分布。

适应证

（1）急性脑缺血,区分梗死核心与缺血半暗带。

（2）慢性缺血性疾病,如烟雾病等的脑血流灌注评估。

（3）肿瘤性质鉴别。

（四）CT 血管成像

CT 血管成像(computed tomography angiography,CTA)为非创伤性的血管造影术。在了解血管情况的同时,还可了解血管与周围组织或病灶的关系,但是 CTA 对小血管的显示不清楚,有时有图像重建的伪影,后颅窝血管重建效果较差。

适应证

（1）急性脑出血、SAH,用以明确颅内血管病变情况。

（2）急性缺血性卒中,明确血管闭塞部位。

(3) 颅内动脉瘤或脑动静脉畸形等诊断。

(4) 明确颅内肿瘤血供。

CT 静脉成像(CTV)是特殊的 CT 血管成像。当造影剂在静脉血管内达到峰值时,利用螺旋 CT 进行快速容积扫描,应用三维血管重建技术来显示脑静脉系统。适应证为:①静脉系统病变:如静脉窦血栓、静脉畸形等。②判定颅内肿瘤对静脉窦的累及情况。③了解镰旁、松果体区、岩斜区等手术部位静脉分布、粗细及与肿瘤的关系等情况,为制定手术计划提供信息。

禁忌证

碘过敏者忌作增强扫描和血管成像。

(五) 双能量 CT

双能量 CT(dual-energy CT, DECT)指用 2 种能量的 X 线对物体进行扫描和成像。由于不同物质对不同能量的 X 线有不同的吸收系数,但有相似的 CT 值,因此,DECT 可以分辨出不同物质,单能量 CT(即常规 CT,球管电压 $\geqslant 140$ kV)则不行。此外,DECT 扫描时间缩短,X 线辐射剂量也减少。目前 DECT 可分:①双球管(低能量球管电压 $70 \sim 100$ kV,高能量球管 $140 \sim 150$ kV);②单球管,配备可切换不同能量的设备(如开关、闪烁层、过滤器等)。数据化的 DECT 使后处理的迭代算法、三维重建更自动化,图像分辨率提高,时间节省。

适应证

(1) 胸腹病变。

(2) 脑脊髓病变:颅脑外伤、脑出血、脑缺血、脑静脉血栓形成等。

二、 MRI 检查

在磁场中,生物组织的原子核、电子、中子、质子等都有自旋和磁矩特性。如它们是双数,自旋和磁矩将相互抵消,没有磁场;如是奇数的原子核如^1H、^{13}C、^{18}F、^{31}P,即具磁场。如外加射频能量,自旋的中子、质子和原子核将发生共振,不仅引起原子核有相位变化,且吸收能量后跃迁到较高能态,即称MR。当停止射频刺激,原子核、电子、中子、质子又恢复到激发前自旋状态,此过程为弛豫。这些变化产生的信号被探及放大和成像,可反映物质的形态、功能和性质。

适应证

适用颅脑和脊髓各种器质性与功能性病变的诊断、鉴别诊断、术前规划、术后评估与随访,也用于胶质瘤、垂体瘤等手术中评估。

禁忌证

(1)体内有磁性物体者。

(2)幽闭恐惧症患者。

(3)严重心功能紊乱,包括新近发生心肌梗死的患者。部分无法关机的心脏起搏器患者。

(4)孕妇,特别是早孕阶段。

(5)使用无抗磁功能的可调压分流管的患者,需在MR检查后调压测压。

(一)基础概念

1. T_1加权(T_1W) T_1W图像(T_1WI)上的灰阶与T_1弛豫时间成反比,即T_1弛豫时间越短,信号强度越高,在图像上越亮(越白);T_1弛豫时间越长,信号强度越低。

2. T_2加权(T_2W) T_2W图像(T_2WI)上的灰阶与T_2弛豫时间成正比,即T_2弛豫时间越短,信号强度越低,在图像上越黑;T_2弛豫时间越长,信号强度越高。

3. 弥散加权(DW) 异于依赖质子的自旋和密度成像的T_1

加权和 T_2 加权,DW 是由水分运动如布朗运动、各项同性或异性扩散来成像。ADC 为 DW 的表观弥散系数,图像信号与 DW 相反。

4. 液体抑制反转恢复（FLAIR）的水抑制技术　因减少 T_2W 的水高信号干扰,提高分辨率。

5. 磁敏加权成像（SWI）和快速 T_2^* 成像　快速 T_2^* 是利用横向磁化矢量受内外磁场不均匀影响,产生信号衰变成像,是二维的。SW 是三维的快速 T_2^*,提高了空间分辨和磁敏对比率。

6. 磁共振波谱（MRS）　利用不同物质在磁场中的化学位移,显示不同代谢物质,目前常用氢质子波谱,有单、多体素检查法,以后者多用。

7. 成像序列

（1）自旋回波序列（spin echo, SE）:常规 MRI 序列。所获得的信号强度取决于质子密度、T_1 和 T_2 弛豫时间,而所测得的实际信号又取决于重复时间（time of repection, TR）和回波时间（time of echo, TE）。短 TR 和短 TE（TR<500 ms, TE<30 ms）可获得 T_1W 图像,长 TR 和长 TE（TR>2 000 ms, TE>60 ms）可获得 T_2W 图像。介于两者之间的（TR 500~2 000 ms, TE 30~60 ms）是质子密度加权图像。

（2）反转恢复序列（inverse recovery, IR）:包括短反转时间反转恢复（short TI inversion recovery, STIR）脂肪抑制技术和 FLAIR 的水抑制技术。可帮助显示被脂肪和自由水掩盖的某些病变。

（3）快速成像序列:传统的自旋回波（SE）序列成像较慢,快速成像序列如快速自旋回波（fast spin echo, FSE）、平面回波成像（echo planner imaging）和梯度回波（gradient echo, GRE）,显著提高成像速度和质量。常用于 MRI 血管造影、水抑制成像、弥散加权成像（DWI）、灌注成像和脑功能成像等。

（二）功能磁共振成像、磁共振血管成像、磁共振静脉成像

1. 功能磁共振成像（Functional magnetic resonce imaging, fMRI） 反映脑功能状态的 MRI 技术。广义的 fMRI 包括 DWI、灌注加权成像（perfusion weighted imaging，PWI）、血氧水平依赖（blood oxygenation level dependent，BOLD）和磁共振波谱（MRS），狭义的 fMRI 仅指 BOLD。

（1）DWI：主要用于诊断早期脑梗死，在脑梗死发生后 $1\sim6$ h 内能够显示病灶所在。鉴别富含脂质成分的病灶，如胆脂瘤、脑脓肿，上述病灶 DWI 呈高信号。

（2）弥散张量成像（diffusion tensor imaging，DTI）：DTI 可以描述主要的投射纤维（如锥体束、内囊、放射冠），连接纤维（如胼胝体、前连合）及联合纤维（如弓状束、额枕束和钩状束）。脑肿瘤可反映肿瘤对脑白质纤维束完整性及走行轨迹产生的影响。

（3）灌注加权成像（PWI）：定量观察正常脑白质内的脑血容量（CBV）、平均通过时间（MTT）和局部脑血容量（rCBV）。可用于脑梗死的评估，包括脑梗死的预后推测、脑梗死的溶栓治疗效果。也可用于恶性脑肿瘤的定性诊断及术后随访。

（4）BOLD 的 MRI：用于定位和分析脑功能及脑功能区手术规划。BOLD 分任务态与静息态 2 种：

1）任务态 BOLD：用特定的任务（如视觉、运动、语言等）刺激，激活相应的脑功能皮质区，从而引起局部脑血流量和氧交换量的增加，氧的供量大于氧的消耗量，其结果导致氧合血红蛋白比例增加，促使局部的 T_2 加权信号增强。

2）静息态（又称非任务态）BOLD：静息态指的是受试者清醒、静息平卧、闭眼、平静呼吸、固定头部并最大限度地减少头部及其他部位的主动与被动运动，同时要求尽量不要做任何思维活动的

状态下扫描。相比任务态,具有更好的患者依从性。可用于儿童、阿尔茨海默病、癫痫、注意缺陷多动症及精神分裂症等多种疾病。当患者因病变无法完成任务态扫描时,可用静息态 BOLD 替代,协助术前确定功能区位置。

2. 磁共振血管成像(magnetic resonance angiography, MRA)　是利用 MRI 特殊的流动效应的血管造影。主要方法有 2 种:时间流逝法(TOF)和相位对比法(PC)。颅脑 MRA 可查出 90%~95%的颅内动脉瘤,常用作首选的筛选方法。对伴有颅内出血患者,MRA 不能代替 DSA 血管造影。MRA 还可检出颅脑和颈部血管硬化,但较难检出小动脉硬化和小血管脉管炎等。MRA 除了利用流动原理成像(如 TOF)之外,也可利用顺磁性造影剂(如 PC)缩短 T_1 时间的原理来提高血管的信号,显示更细小的血管病变。高分辨率 MRI 血管管壁成像等技术、薄层 SE 序列扫描,利用血管流空效应,重建后显示出低信号的血流(一般 MRA 方法血流均为高信号)。可以清晰地显示血管管壁及其强化情况。动脉瘤壁是否强化对判断动脉瘤的稳定性及破裂可能提供参考依据。

3. 磁共振静脉成像(MRV)　作用与 CTV 类似。但无辐射、无需注射造影剂的特点。缺点是受血流状态的影响较大,对血流慢的静脉窦和小静脉显示不确切。临床通常首选用来评估脑膜瘤对静脉窦的影响。

三、 脑数字减影血管造影术

数字减影血管造影术(DSA)是目前诊断脑血管疾病的金标准。

适应证

(1) 脑血管疾病,如动脉瘤、动静脉畸形、动静脉瘘、血管狭

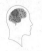

窄、急性脑梗死等。

（2）血供丰富的脑瘤如血管网状细胞瘤、孤立纤维瘤、脑膜瘤等。

（3）了解某些颅外病变的血供情况，如颈动脉体瘤、头皮血管畸形等。

（4）血管内介入手术。

禁忌证

（1）有严重出血倾向者。

（2）严重的动脉硬化及严重高血压者。

（3）有严重肝、肾、心、肺疾患者。

（4）手术处皮肤、软组织感染者。

（5）碘过敏患者。

（6）脑疝或脑干功能衰竭或休克者。

术前准备

（1）出、凝血时间检查。

（2）穿刺部位皮肤准备。

（3）患者不合作或小儿患者拟用全麻者应术前禁食。向患者及其家属做好解释工作，取得患者的配合和家属的同意（签字）。

造影技术

1. 动脉穿刺可酌情选用以下部位

（1）股动脉：穿刺部位应在腹股沟韧带下方 2～3 cm，动脉搏动最明显处。患者平仰卧，下肢稍外展。

（2）桡动脉：患者手掌心向上，在腕关节上方 1～2 cm 处，桡动脉搏动最明显处进针（近端入路）或以第 1 掌骨和第 2 掌骨交汇处的径向顶点作为远端桡动脉穿刺的骨性定位标志（远端入路）。

（3）颈动脉：穿刺部位在胸锁乳突肌内缘，气管外侧，甲状软骨水平下,动脉搏动最明显处。特殊情况下使用。

2. 操作步骤

(1) 患者仰卧,穿刺部位常规消毒铺巾。

(2) 局麻后,用 Seldinger 法进行穿刺,穿刺针与皮肤呈 30～45°角,动脉搏动最明显处进针,要求穿透动脉前后壁,见穿刺针有纵向搏动后,退出针芯少许,再缓慢退出针鞘,见动脉血喷出后,轻轻将针鞘送进 1～2 mm,重新置入针芯。用手固定穿刺针。

(3) 拔出针芯,置入导丝后,退出针鞘,同时以手指压迫动脉穿刺点片刻。

(4) 沿导丝放入导管鞘,内含扩张管。

(5) 拔出导丝及扩张管,经导管鞘插入造影导管进行选择性插管。

(6) 选择性插管可采用以下操作方法:在 X 线荧光屏透视下,从左到右或从右到左依次选择主动脉弓上的 3 个分支。

(7) 选择位于导管头左侧的血管,可逆时针旋转导管;选择导管头右侧的血管时,可顺时针旋转导管。注意造影导管头端不能超出第 2 颈椎水平。

(8) 造影过程中,以导管鞘支臂连接加压 0.9%氯化钠溶液行持续冲洗,以防造影管外壁附壁血栓形成,每隔 10～15 min,需用 1：25 的肝素液冲洗导管腔,更换的导管应用肝素液冲洗后备用。

术后处理

造影完毕,拔出导管时,先让动脉穿刺口喷血,以清除导管头端可能发生的凝血块,然后压迫动脉穿刺口(不是皮肤切口)10～15 min。若凝血困难,可按鱼精蛋白与肝素 1：1 的比例,中和肝素,促使凝血。血止后穿刺部位用无菌纱布覆盖,沙袋加压包扎,卧床至少 12 h。应观察动脉穿刺口远端的血循环情况。

常见并发症与处理

1. 插管所致并发症及其处理

(1) 暂时性动脉痉挛:见于多次穿刺和插管时间过长。不及时处理可导致血栓形成。处理:可从导管内推注尼莫地平并观察变化。

(2) 局部血肿:因凝血功能障碍、反复插管、压迫止血不当所致。小的血肿可自行吸收。若引起血液循环障碍,如肢体远端静脉回流受阻或动脉搏动消失时,应立即处理。先给予局部湿热敷和静脉注射肝素 100～150 mg,数小时后仍无效者,应行血肿清除术。

(3) 假性动脉瘤和动静脉瘘:假性动脉瘤表现为穿刺部位有局限性搏动性肿块,动静脉瘘除可扪及搏动性肿块外,还可闻及血管杂音。应及早手术切除假性动脉瘤,动静脉瘘者应修补缝合动、静脉壁。

(4) 插管器械折断于动脉内,动脉粥样硬化斑脱落栓塞、血栓形成等。若引起循环障碍,应及时处理,如动脉内溶栓或切开取出异物、血栓等。

(5) 少见的尚有动脉壁切割、血管破裂、心功能改变、气体栓塞等,均应根据临床症状及严重程度作相应的处理。

2. 造影剂所致并发症及其处理

(1) 造影剂过敏,轻者无需处理,重者可出现休克、惊厥、喉头水肿、支气管痉挛、肺水肿等。应着重于预防,对有过敏史者,术前可静脉注射地塞米松 5～10 mg,并配备抢救器械和药品。一旦发生过敏反应,即采取相应抢救措施。

(2) 癫痫发作和脑水肿等。每次造影剂总量不超过 3.5 ml/kg,即便是非离子型水溶性造影剂,也应＜5.0 ml/kg。一旦发生上述情况,应立即抢救,如 0.9%氯化钠溶液血管内冲洗,适当使用糖皮质激素、利尿剂,降低颅压,抗癫痫及吸氧等。

3. 神经系统并发症及其处理

(1)表现为暂时性运动、感觉障碍,角弓反张,意识不清,一侧动眼神经麻痹和对侧偏瘫,一过性黑矇和视野缺损等。应立即拔管,给予吸氧、脱水剂、右旋糖酐-40和丹参溶液等。

(2)癫痫,常为大发作。应立即停止造影,给予抗癫痫治疗。

(3)颅内动脉瘤或血管畸形破裂出血,应立即行气管插管、吸氧,给予止血剂和降颅压处理,必要时行急诊开颅手术。

四、 脊髓数字减影血管造影术

适应证

(1)椎管内血管性病变,如脊髓动静脉畸形、动静脉瘘、阻塞性脊髓血管病变。

(2)椎管内占位性病变,如脊髓血管网状细胞瘤。

禁忌证

详见本书第十三章第四节"脑脊髓血管造影技术"章节。

术前准备

详见本书第十三章第四节"脑脊髓血管造影术"章节。

造影技术

常用选择性脊髓动脉造影。经股动脉穿刺插管。为显示颈段脊髓动脉,要行双侧椎动脉、肋颈干、甲状颈干选择性造影;胸腰段则选用肋间动脉和腰动脉造影。造影剂总量为每根动脉 3～5 ml。每根肋间动脉和腰动脉造影完毕后,均应迅速退出导管,以免发生脊髓缺血。

硬脑膜外椎静脉造影常用股静脉导管插入法。导管头插入腰升静脉或髓内静脉,以气垫压迫下腔静脉,注入造影剂 25～40 ml,

可使椎静脉显影。

术后处理

详见本书第十三章第四节"脑脊髓血管造影术"。

常见并发症及处理

详见本书第十三章第四节"脑脊髓血管造影术"。

五、 椎管数字减影脊髓造影术

利用和血管造影类似的高分辨 X 线造影机,通过对硬脊膜内注射的造影剂进行显像,诊断椎管内脑脊液漏及漏口定位。俯卧位椎管数字减影脊髓造影(digital subtraction myelography, DSM)可用于腹侧快速漏的诊断,侧卧位 DSM 可诊断多种不同类型的漏,尤其是隐匿性的脑脊液-静脉漏。现以侧卧位 DSM 说明操作步骤。

(1) 所需材料:20 G 腰穿针、欧乃派克 300 造影剂、0.9％氯化钠溶液、2 个 10 ml 针筒、2 个 30 ml 针筒、1 个三通、1 根连接管(183 cm)。

(2) 此操作为 2 日操作,每日检查脊髓一侧,每日造影剂最大剂量为 10.2 ml。将 11 ml 造影剂分为 6 ml 和 5 ml 各一份装入 10 ml 注射器中,6 ml 用于上胸段以上节段显影,完成后再注射 5 ml 用于下胸段以下节段显影。

(3) 患者体位:侧卧位,并用定制的楔形枕将臀部垫至高于肩膀水平。尽可能使用可以前后倾斜的造影床以利于控制造影剂流动的方向和速度。移除中线透视位置所有可能干扰成像质量的电极、静脉管路及衣物等。

(4) 根据患者情况可采用全麻、中度镇静联合局麻或单纯局麻的麻醉方式。

（5）穿刺步骤同普通腰穿。通过前后位和侧位透视确定针尖位置，当位于椎管中央时，推注少量碘造影剂确认。

（6）将0.9％氯化钠溶液冲洗针筒以及造影剂注射针筒通过三通与连接管相连，不进行排气操作。另一端与腰穿针相连。

（7）注射6 ml造影剂，然后快速转换至0.9％氯化钠溶液，用5 ml 0.9％氯化钠溶液进行冲管。注射造影剂2 s后嘱患者屏气，并开始摄片。摄片时间应≥45 s，如患者不能耐受后期可缓慢轻柔呼吸。下胸段以下节段操作同前，注射量为5 ml，注射后应立即进行摄片。

（8）操作结束后拔出腰穿针，用消毒敷料进行包扎。次日再行对侧检查。

六、 单光子发射断层扫描

单光子发射断层扫描（SPECT）是以发射单光子的放射性核素为显像剂，应用探测器在体外旋转，从不同角度采集脏器中放射性药物分布的信息，通过计算机数据处理和断层重建，获得脏器组织的横断面、矢状面及冠状面的三维图像。SPECT的解剖定位不够精确，因此在临床应用方面受到了一定的限制。目前常用于临床研究的SPECT脑血流显像剂主要有锝标记的六甲基丙二基胺肟（^{99m}Tc - HMPAO）和锝标记的双半胱乙酯（^{99m}Tc - ECD）。两者在脑内的分布在一个广泛的范围内与脑血流呈正比。由于血流灌注与脑功能密切相关，故脑SPECT血流灌注显像又可称为功能性脑显像。

适应证

（1）痴呆。

（2）脑血管疾病。乙酰唑胺（diamox）脑血流负荷试验由于可估计脑血流灌注的储备能力，提高了对短暂性脑缺血发作

(transient ischemia attack，TIA)的阳性诊断率。乙酰唑胺是一种脑血管扩张剂，静脉注入 1 g 后 20～30 min 可以使正常脑组织局部脑血流量(rCBF)增加 20％左右，而病变血管的反应不明显，这样就可以使病变区 rCBF 减低表现得更为明显。

(3) 癫痫。

(4) 帕金森病。

七、 正电子发射断层显像

正电子发射断层显像(PET)是分子水平上进行人体功能显像，其显像原理是利用超短半衰期正电子核素示踪剂如^{18}F、^{13}N、^{11}C 等注入人体，然后采用探头探测这些核素参与体内代谢，与负电子结合释放出一对伽马光子，通过计算机断层显像方法显示人体大脑、心脏等主要器官的结构和代谢功能。

各类显影剂 PET 的特点

1. 葡萄糖 PET（^{18}F‐FDG） 是目前最常用的肿瘤 PET 的显像剂，已成功地应用于临床肿瘤的良、恶性鉴别，肿瘤恶性程度评价及肿瘤治疗效果监测等。但^{18}F‐FDG 仍然存在缺陷，包括特异性差(对脑瘤)、本底代谢高、存在一定的假阳性和假阴性。在显示低代谢肿瘤(如低级别胶质瘤、脑膜瘤等)上存在困难，需要通过延迟显像来降低本底。

2. 氨基酸 PET（^{11}C 标记的甲硫氨酸，^{11}C‐methionine，^{11}C‐MET） 正常脑皮质对^{11}C‐MET 的摄取较低，图像上脑本底较 FDG 明显减低。在脑肿瘤浸润范围确定、坏死区确定、近脑皮质区的低度恶性肿瘤的检出、复发或残存病灶与治疗后坏死的鉴别、早期疗效评价等方面具有特定价值。

^{18}F 标记的 L‐酪氨酸 O‐(2‐[^{18}F]氟代乙基)‐L‐酪氨酸

（^{18}F - FET）　克服了^{11}C - MET 半衰期只有 20.4 min 的缺点，可以让酪氨酸有足够的时间滞留在肿瘤细胞内，而周围脑组织代谢洗脱后使肿瘤显示清楚，尤其是对分化程度好的胶质瘤具有高度敏感性。炎性细胞对^{18}F - FET 摄取明显减低，低于 FDG 甚至MET，因而在区分各种治疗所致的炎症、坏死与肿瘤复发方面具有独特价值。

3. ^{11}C 标记的胆碱（^{11}C - choline）　肿瘤组织胆碱摄取量的多少在一定程度上代表了肿瘤的增殖速率。脑肿瘤胆碱 PET发现：脑肿瘤胆碱标志化合物（choline containing compound，CCC）的含量高于正常脑组织；高度恶性胶质瘤的 CCC 含量要高于低度恶性胶质瘤；慢性放射性坏死的 CCC 含量要低于间变性肿瘤；放疗临床证实有效者，随访肿瘤组织 CCC 含量降低。

4. 硝基咪唑类乏氧显像剂^{18}F - FMISO（^{18}F-fluoromisoni-dazole）　可选择性地与肿瘤低氧细胞结合，是一种较好的低氧显像剂。

5. ^{11}C -氟马西尼（^{11}C-flumazenil）为代表的苯二氮䓬受体显像剂和以^{11}C - WAY100635 为代表的 5-羟色胺受体显像剂用于癫痫显像的研究。

6. 2-（4′-N-^{11}C-甲氨基苯）- 6-羟基苯并噻唑（^{11}C - PIB）　一种衍生自硫代黄素 T 的荧光染料，用于评价淀粉样蛋白。用于痴呆患者的检查。

7. ^{18}F - DOPA PET、^{11}C - CFT、^{18}F - FP - CIT、^{18}F - DTBZ VMAT2 显像　用于帕金森病的诊断与评估。

适应证

1. 脑肿瘤

（1）可鉴别良、恶性脑肿瘤。

（2）可显示恶性胶质瘤的最大边界，有利于肿瘤放疗定位。

（3）鉴别肿瘤复发与放射性坏死，前者病灶区高代谢，后者为无代谢。

（4）肿瘤活检部位的选择。

2. 肿瘤转移的全身监测

3. 癫痫　PET可以检测人脑的血流、氧代谢、葡萄糖代谢、蛋白质代谢、受体分布等，如恶性肿瘤原发及转移灶葡萄糖高代谢。对癫痫病灶的定位具有独特的优势，可对90%以上的CT和MRI检查为阴性的原发性癫痫病灶进行精确定位，为外科手术或伽玛刀切除癫痫病灶提供了科学依据。

4. 阿尔茨海默病　主要表现为脑组织的葡萄糖利用减少，脑血流和脑氧代谢率减低。对阿尔茨海默病的早期诊断及与其他类型认知症的鉴别具有重要价值。

5. 脑血管病　PET可以测定rCBF、局部脑氧代谢率（rCMRO$_2$、局部氧摄取率（rOEF）、局部脑血流容积（rCBV）有助于脑血管病的诊断、血流储备和疗效的评价。

6. 帕金森病　对多巴胺（dopamine，DA）能神经递质系统进行显像，可早期鉴别特发性震颤、进行性核上性麻痹等疾病。

7. 抑郁症　表现脑葡萄糖代谢率弥漫性降低。

8. 脑功能研究　利用局部脑葡萄糖代谢率影像研究人脑功能。

9. 神经精神药物的药理学研究

10. 其他　心脏病、其他脏器肿瘤的诊断。

（李培良）

第一节　心肺复苏和脑复苏

一、常用肺复苏的操作

(一)开放气道

确保气道通畅是心肺复苏的关键。

适应证

(1)无呼吸昏迷者。

(2)呼吸缓慢、费力(濒死样呼吸),伴发绀者。

(3)心脏骤停开始时可出现短暂类似癫痫发作的动作,抽搐发作停止后患者无反应,呼吸消失或异常者。

方法

(1)头后仰-下颏上提法。

(2)头后仰-颈部上提法。

(3)双手抬颌法。

注意事项

(1)先取仰卧位,气道通畅后,如呼吸、心跳存在,改取头侧位,以便取出口腔异物。

（2）第1种方法操作时避免食指和中指压迫颈部。

（3）第2种方法不宜用于颈部外伤者。

（4）第3种方法最适用于颈部外伤者，但此法不易与人工呼吸相配合，须经训练后使用。

（5）有假牙者不必取出，以利于口对口呼吸。

（二）口吹气人工呼吸

抢救者呼出气体中含氧18％，产生10.7 kPa(80 mmHg)的肺泡氧张力，足够维持患者生命所需的浓度。

适应证

无呼吸者。

方法

（1）口对口呼吸法。

（2）口对鼻人工呼吸法，适用于牙关紧闭或口部外伤者。

（3）口对口鼻人工呼吸法，适用于婴幼儿。

（4）口对气管切开口人工呼吸法，用于气管切开者。

注意事项

（1）应在密闭状态下向上述各部位吹气，每次吹气1.5 s。吹气量视患者体型大小决定，吹气速度均匀，缓慢吹入。

（2）开始应迅速向肺内吹气2次，每次1.5 s，吹气量为800～1 200 ml。此后持续人工呼吸（12次/分）。

（3）人工呼吸可并发胃扩张，引起胃内容物反流，吸入气道，造成复苏失败。一旦发生，立即将患者侧卧，压迫上腹部，让胃内气体和内容物排出，再行人工呼吸。

（4）对于未经训练者或无条件进行人工呼吸者，可仅进行胸外心脏按压。

（三）面罩气囊人工呼吸器和呼吸机机械通气

方法

1. 面罩气囊人工呼吸

（1）将面罩与患者口面部紧密接触，亦可不用面罩，将气体输出口接入气管插管导管外端。

（2）挤压气囊，每次压入肺的空气为 500～700 ml（成人），即 10～15 ml/kg。

（3）呼吸频率为 12～15 次/分。

（4）压气时见患者胸廓上抬或呼气时见面罩内部出现气雾，证明人工通气有效。

2. 呼吸机机械通气

（1）吸入氧浓度（FiO_2）：

1）发绀、窒息后或缺氧时可吸入纯氧，即 FiO_2 为 1（100％ O_2），稳定后将 FiO_2 降低到能保障 PaO_2 达到 10.6～13.3 kPa（80～100 mmHg）的最低要求。

2）长期机械通气者，为预防长期吸入高浓度氧而导致肺氧中毒（肺硬变），一般调节 $FiO_2 < 0.5$。如未达到正常 PaO_2，可增加呼气末正压（PEEP）。

（2）潮气量（VT）：初期 VT 为 8～10 ml/kg，成人为 350～450 ml。

（3）呼吸频率：

1）成人 10～15 次/分，婴幼儿为 20～30 次/分，新生儿 30～60 次/分。

2）$PaCO_2$ 下降，呼吸性碱中毒时，将 VT 减少，呼吸频率增加，可使 $PaCO_2$ 恢复正常。

（4）PEEP：

1) $FiO_2 < 0.5$ 时,若无法达到正常的 $PaO_2 > 8$ kPa(60 mmHg),即应将 PEEP 从 0.49 kPa(5 cmH$_2$O)逐渐增大,但不得>1.96 kPa(20 cmH$_2$O)。

2) 由于将 PEEP 增大,可使静脉回流减少和心脏前负荷降低。因此,这种通气适用于肺水肿、肺顺应性不良和肺泡萎缩倾向者。

注意事项

1. 机械通气疗效判断

(1) 机械通气工作 2 h 和患者病情稳定 8 h 后,应分别进行动脉血气分析,以指导呼吸机参数的调整。

(2) PaO_2 的数值可指导 FiO_2 和 PEEP。FiO_2 上升,PaO_2 随之上升。如 PaO_2 不足,即加用 PEEP,可使 PaO_2 增加。

(3) $PaCO_2$ 的数值可用来指导呼吸频率和潮气量。如 $PaCO_2$ 过高,可施行所谓的过度通气,即将呼吸频率加快,潮气量增加,使 $PaCO_2$ 下降。

2. 机械通气的并发症和防治

(1) 气压伤:即机械通气使用后并发气胸、间质性肺气肿、纵隔气肿、皮下气肿、心包内积气及气腹等。

1) 预防措施:不用高 PEEP,避免大潮气量。

2) 治疗:改用间隙指令通气模式,即在患者低潮气量呼吸数次后,人工增加一次深呼吸。同时积极治疗并发症。

(2) 感染:使用呼吸机患者呼吸机相关肺炎的感染率在 40% 以上,加强呼吸道护理,定期监测感染指标,必要时根据培养结果、影像学结果、当地细菌流行资料等选取合适的抗生素进行抗感染治疗。

二、 常用心脏复苏的操作

（一）胸前心脏叩击法

适应证

心脏骤停数分钟以内者。

方法

术者在距患者胸部上方 30 cm 处握拳，用小鱼际肌侧方，对胸骨中央用力一击，但不可全力强击。

注意事项

心脏停搏超过数分钟及婴儿禁用本法。

（二）心内穿刺注射

适应证

复苏药物经静脉或气管内给药无法进行者。

方法

1. 胸骨旁穿刺法　采用长 9 cm 及 18～22 号针头，接上装满药液的注射器。在胸骨左缘第 4～5 肋间，距离中线 4～5 cm 垂直进针，针尖指向胸骨下，针头进入心脏，即可吸出血液，再进针少许，注入药液。

2. 剑突下穿刺法　在剑突与肋弓间，针与腹部皮肤呈 30～45°角。针尖指向右肩和胸骨柄之间的锁骨中点，吸出血液提示针头已进入心脏。

注意事项

穿刺不当可并发气胸、冠状动脉损伤及将药物注入心肌等。

（三）心脏按压

胸外心脏按压：可使收缩压达 13.3 kPa（100 mmHg），平均动脉压在 5.3 kPa(40 mmHg)以上,舒张压较低,颈动脉血流为正常的 1/4～1/3。

适应证

(1) 心脏停搏。

(2) 心室纤维颤动。

方法

(1) 患者仰卧,取头低足高位。背部垫以硬板。

(2) 按压时操作者双臂绷直,肘关节固定不动,切忌左右摆动,使每次压力直达胸骨。

(3) 术者双手掌在患者胸骨下 1/3 处有节律地按压,向下按压幅度为 5～6 cm,按压频率 100～120 次/分,按压和开放时间比例为 1:1。

注意事项

(1) 无高级气道(气管插管或气管切开)的成人心肺复苏术(CPR),两次呼吸时间应在 10 s 以内;按压应间断进行,可每 2 min 进行一次生命体征检查,允许暂停 5 s 进行气管内插管等操作,气管插管成功率要求在 95% 以上。

(2) 按压用力过大可引起胸壁各层组织、肝、脾、肾、肺及心血管损伤和出血,亦可导致胃内容物反流及肺栓塞。

(3) 儿童年龄越小按压频率越快、幅度越小。

(4) 凡合并有胸廓畸形、心包填塞、胸部穿透伤、肝及脾大以及妊娠后期者禁用合并本法。

开胸心脏按压:不仅能选择性地使动脉压升高,组织灌流增加,而且还能直接探查心脏停搏的原因并控制其出血。

适应证

(1) 胸外心脏按压无效者。

（2）手术室开胸患者。

（3）严重胸壁或穿透性胸部损伤者。

（4）心包填塞者。

（5）胸廓和脊柱变形，肺气肿桶状胸。

方法

（1）患者取仰卧位，左上肢外展，于左侧第4～5肋间，自胸骨左缘到腋中线切开胸壁。

（2）用牵开器拉开第4～5肋骨，先将手指进入胸腔按压心脏2～3次，再避开心包膜表面大血管和神经，从前方切开心包。

（3）心脏按压频率80次/分。

（4）如出现心室颤动，应采用体内电除颤；如肺动脉大出血，则阻断肺门；心跳慢者，则安装心脏起搏器。

注意事项

（1）手术准备和操作应尽快、尽早。

（2）如出现心室颤动，心脏按压和反复除颤抢救必须持续1 h以上。

（3）按压时用40℃0.9％氯化钠溶液反复冲洗心脏周围，使心肌保持湿度，促使心脏复跳。

（4）心跳恢复后，应妥善止血，并用抗生素溶液冲洗伤口，以防感染。放置胸腔引流数日。

（5）开胸按压心脏必须在气管内插管和正压机械通气下进行。

（6）抢救停止指标：①心跳恢复正常；②已按压30 min仍处于深昏迷、瞳孔散大、呼吸停止、心跳未见恢复者。

（四）心肺复苏的协调

方法

1. 单人法

（1）胸外心脏按压和人工呼吸之比为 30∶2。

（2）进行 4 个循环后在 5 s 内判断有无呼吸和脉搏。

（3）如无脉搏和呼吸,按上述方法周而复始进行抢救。

2. 双人法

（1）胸外心脏按压和人工呼吸之比为 30∶2。

（2）心脏按压 15～30 次后停止 1～1.5 s,另一个人作 2 次人工呼吸,应避免两者重叠。

（3）已作气管内插管者,人工呼吸时不必停止胸外心脏按压。

3. 小儿、婴幼儿心肺复苏

（1）1 人或 2 人抢救时胸外心脏按压和人工呼吸比例均为 5∶1。

（2）10 岁以下,用单手行胸外心脏按压,80～100 次/分,胸骨下压 2.5～3.5 cm。

（3）婴幼儿用 2 个手指按压胸骨,另一只手托持孩子的背部,与之对抗,100～120 次/分,胸骨下压 1.5～2.5 cm。

注意事项

未作气管插管时,应避免心脏按压和人工呼吸重叠进行,否则将引起气体进入胃内,导致胃扩张,使胃内容物反流入气管内,造成心肺复苏失败。

三、心肺脑复苏

（一）心脏与呼吸停止的原因

心肌梗死、肺水肿、外伤、电击伤、药物(肾上腺素、地高辛)、低血压、缺氧、血碳酸过高、体温过低、尿素及电解质紊乱等。

（二）心脏与呼吸停止的处理

根据昏迷、呼吸停止和有没有颈动脉搏动，作出明确诊断。记录发生的时间，立即开始心肺复苏。

（1）敲击胸部，可有助于室性心律失常的中止。再查颈动脉搏动。如仍旧缺如，继续如下处理。

（2）召唤紧急会诊。

（3）清洁气道，头后仰，捏紧鼻子，作 2 次口对口呼吸，使肺扩张。

（4）以胸骨下 1/3 处为中心，作 30 次胸外心脏按压，利用躯干的重量，经伸直的肘部传至手掌进行按压，其频率为 100～120 次/分。

（5）仅在作口对口呼吸时，才停止胸外心脏按压，其比例为 30：2。

（6）一旦援助人员赶到，除非作气管插管或直流电除颤时，应连续进行胸外心脏按压，记数按压次数，在没有重新开始按压前，此记数应＜10 次。如气管插管失败，给氧气袋和面罩通气，并重新开始按压。在按压 15 次后，让麻醉师再次作气管插管。

（7）尽快作直流电除颤（200～300 J）。它应优先于其他的急救操作，这是因为室上性心动过速、心室颤动是最常见的致命性心律失常，而直流电除颤是终止心室颤动最有效的方法。

（8）专人管理呼吸：立即经氧气袋吸入 100％纯氧。

（9）专人建立中心静脉导管或静脉导管（不用小腿）。如采用周围（臂）静脉，每次给药后，应抬高和抚摸手臂，以助药物达到心脏。

（10）安放心电图导线：心电图比较容易判断心律失常类型（注意：心电机械分离表示心电图有心活动图形，但无机械搏动）。

每次给药后等待并观察心电图变化 1 min,再作下一步处理。

(11) 不要将注意力的重点转移到监护仪上而停止手中心肺复苏的操作。

(三) 其他要点

应有专人负责在每次除颤后检查脉搏,使用除颤器,或诊断心律,要分工明确,仅做分内事,不指挥别人。但应有一人纵观全局,作出一切决定。

(1) 如有任何导致心脏停搏的动脉血氧过少的问题,应首先经鼻导管给予 100% 氧。

(2) 除了小孩、体温过低、中毒疾病以外,复苏持续大约 20 min 后,如仍无反应,方放弃抢救。

(3) 如患者心跳恢复,将患者置于稳定的侧卧位,并监测生命体征。

(4) 打电话与患者家属或有关人员联系。

(四) 心脏与呼吸停止的治疗方案

1. 心室纤维颤动

(1) 心前区捶击。

(2) 直流电除颤 200 J;检查脉搏;当再充电时,作 30 次胸外心脏按压;观察监护仪的各项指标。

(3) 直流电除颤 200 J;检查脉搏;当充电 360 J 时,作 30 次胸外心脏按压;观察监护仪的各项指标。

(4) 直流电除颤 360 J;检查脉搏;观察监护仪的各项指标。

(5) 气管插管。

(6) 建立静脉输液导管:肾上腺素 1 mg,静脉注射。并进行:①30 个心肺复苏序列,每个序列包括胸外心脏按压 30 次,通气 2 次。②除颤 360 J。③除颤 360 J。④除颤 360 J。

（7）返回到第（6）项,并依次完成3圈。

（8）在周而复始3圈后考虑:①重碳酸盐;②抗心律失常(利多卡因、胺碘酮);③将电击板改成前后位,并给360 J;④换除颤器。

2. 无心肌收缩搏动

（1）心前区捶击。

（2）检查心电图导线和增益。

（3）心室纤维颤动尚不能解除者,给予200 J - 200 J - 360 J除颤。

（4）如解除心室纤维颤动,可给予气管插管,给100%氧,建立静脉导管。

1）肾上腺素1 mg,静脉注射。

2）做10个系列心肺复苏,每个系列包括胸外心脏按压30次,通气2次。

3）阿托品3 mg,静脉注射(仅1次)。

4）有无电活动? 如有进行下一步;如无则返回第1）～第3）项,并周而复始完成3圈。

（5）在完成以上3圈后,考虑给予肾上腺素1 mg,静脉注射。

3. 心电机械分离

（1）除外心脏压塞、张力性气胸、循环血量减少、广泛性肺水肿、药物过量、体温过低。

（2）气管插管,给予100%氧、建立静脉导管:肾上腺素1 mg,静脉注射。心肺复苏10个系列,每个系列包括胸外心脏按压30次;通气2次。

（3）返回至第（2）项。

（4）考虑给予以下药物:加压素、钙(如钙离子减少;钾离子增加;钙拮抗剂过量)、重碳酸盐、肾上腺素(1 mg 静脉注射)。

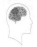

（5）药物剂量：

1）肾上腺素 1 mg(1∶1 000)。

2）重碳酸盐 1 mmol/kg(1 ml 8.4%＝1 mmol；50 ml 为标准剂量)。

3）利多卡因 100 mg,静脉注射。

4）胺碘酮 150 mg,静脉注射。

（五）心肺复苏注意事项

（1）如建立静脉输液导管失败,肾上腺素剂量可增加 2～3 倍,经气管插管内注入。

（2）除非进行电击除颤,心肺复苏停止时间不要超过 10 s。

（3）肾上腺素是首选药物:在心脏按压时,可增加心肌和脑血流,所以,长时间心肺复苏时,每隔 3～5 min 给予 1 次。

（4）解除酸中毒时,与其使用重碳酸盐还不如应用适当的通气。如果没有有效通气,重碳酸盐可使细胞内酸中毒加重(细胞外 CO_2 在对高的 HCO^{3-} 反应时,迅速返回细胞内),而且,其过量将导致棘手的心律失常。因此,重碳酸盐仅用于复苏延长时。

（5）心内注射不宜提倡,它极少有机会使药物抵达心室,并使胸外心脏按压终止时间延长,还可产生许多并发症,如气胸、心脏和冠状动脉撕裂伤,以及心内肾上腺素所致的心律失常。当有心电活动(如 P 波)的依据时,起搏是最适合的方法,常使用经静脉心室起搏(或经胸起搏,但效果差)。对完全性心脏传导阻滞进行起搏前,酌情使用阿托品(0.6 mg/5 min,以使脉搏保持在 60 次/分以上,极量为 2 mg)和异丙肾上腺素注射(以 2 μg/min 开始)。

（六）脑复苏

患者呼吸和心搏停止 10 s,脑组织可因缺氧引起损害,表现为意识障碍。缺氧 4～6 min,神经细胞即可发生不可逆的病理改变。

脑与心肺损害互为因果,形成恶性循环,最终导致脑死亡。脑复苏应针对以下 4 个方面进行治疗。

1. 促进脑再灌注　①使用甘露醇脱水,以减轻脑水肿,降低颅内压,增加脑血流;②用钙离子通道拮抗剂解除血管痉挛,减轻脑缺血;③使用右旋糖酐-40 和丹参促进脑再灌注等。

2. 加强氧和能量供给　①避免高氧血症,研究表明氧分压过高($>200\,mmHg$)可促进氧自由基生成,加重氧化应激损伤,影响预后;而高压氧治疗有利于在脑低灌注状态下纠正脑无氧代谢,使脑能量增加,纠正脑组织酸中毒;②三磷酸腺苷(ATP)、辅酶 A、B 族维生素、维生素 E、胞磷胆碱等脑代谢促进药,有助于脑功能恢复。

3. 降低脑细胞代谢　①低温治疗可降低脑氧耗,减轻脑水肿;②使用镇静、镇痛、抗癫痫药物,能减少脑耗氧量。

4. 纠正可能引起继发性脑损伤的全身和颅内因素　①水电解质紊乱、酸碱失衡均可影响正常脑代谢,引起脑水肿,应予及时纠正;②高血糖可加剧脑内酸中毒,低血糖也可损害神经细胞,均应避免;③机械通气时 $PaCO_2$ 宜保持在正常范围内($35\sim45\,mmHg$),避免过低造成脑血管收缩,脑血流降低;④血压不稳定和心律不齐可损害脑血液循环,应积极避免。

(七)药物治疗

1. 肾上腺素　可促使自主心搏恢复。在心脏按压同时,应经气管内或静脉注射肾上腺素 1 mg,每隔 3～5 min 给药 1 次。气管内给药时,患者暂取头高足低位,将肾上腺素 1 mg 加入 0.9％氯化钠溶液稀释成 10 ml,用一根长于气管导管的塑料管通过气管导管内注入,也可直接经气管切开套管或环甲膜穿刺注入。注药后用呼吸囊挤压 2 次,以利药物扩散至肺泡。

2. 对症对因治疗　复苏后应尽快鉴别休克原因,并迅速对症对因治疗。如对低血容量休克者,根据原因,补充相应液体;对于非失血性休克患者,可使用血管活性药物,将血压稳定在正常范围内;对感染性休克应尽快(1 h 内)使用敏感抗菌药物控制感染;对于神经外科围术期卧床患者,应避免遗漏大面积肺栓塞导致的梗阻性休克引起的心脏骤停;高颈段手术患者应考虑神经源性休克引起的心脏骤停。

3. 纠正酸中毒　呼吸和心脏停搏后即可出现酸中毒。呼吸性酸中毒经改善通气后可以得到缓解,代谢性酸中毒则需要使用 $NaHCO_3$ 治疗。一般先给予 $NaHCO_3$ 1 mmol/kg,静脉滴注,然后根据血气结果调整用量。

4. 呼吸管理　在复苏中,保持呼吸道通畅,及时发现和处理并发症尤为重要。最常见的并发症是张力性气胸、肺水肿和肺炎,需对因处理。复苏早期可用纯氧人工呼吸,稳定后宜将 FiO_2 降为0.4。如使用呼吸机控制呼吸,宜选间歇性正压通气,以免气道压力过高而致静脉回流受阻,加重脑水肿。

5. 血压管理　目前指南建议避免低血压(MAP 低于65 mmHg),将 MAP 目标定为达到足够的尿量[$>0.5\,ml/(kg \cdot h)$]。

6. 体温管理　院外心脏骤停患者应接受亚低温治疗,温度目标为32~36℃,维持时间至少 24 h;而院内心脏骤停患者也应接受亚低温治疗。心肺复苏后 72 h 避免发热。

(八) 心肺脑复苏后处理

应有一位高年资医生负责处理。将患者转往 ICU 进行监测(包括 12 导联心电图、动脉血气、肝肾功能、电解质、尿量)和治疗。

(娄才华　吴　刚)

第二节　气管插管法

气管插管是最可靠的保持气道通畅的方法,能防止肺内异物的吸入。

适应证

(1) 昏迷、反射消失伴气道阻塞,或气道易误吸入者。

(2) 严重低氧血症和/或高碳酸血症,或其他原因需要长期使用机械通气者。

(3) 自主呼吸微弱或停止,需紧急建立人工气道行机械通气者。

(4) 颅内压增高需要过度通气者。

方法

1. 经口腔气管内插管

(1) 静脉诱导麻醉和肌肉松弛剂抑制咽反射。

(2) 选用与年龄及性别相适应的导管型号。

(3) 患者肩下垫枕头,头后仰。

(4) 经口腔插入咽喉镜,挑起会厌,暴露声带及声门。

(5) 经声门插入带气囊导管。

(6) 接上人工呼吸器,挤压人工呼吸器上的气囊,见胸廓上抬,听诊闻及呼吸音,证实导管进入气管。

2. 经鼻气管内插管

(1) 选用导管,比经口插的导管小1～2号。

(2) 插入侧鼻腔内涂布局麻药。

(3) 沿鼻底部插入导管,导管入咽喉部后的操作与经口插管相似。

（4）经鼻插入的导管比经口腔插入的导管放置时间要长，也易于口腔护理。

注意事项

（1）为了防止气管误吸和利于同步人工呼吸，可将导管气囊充气。

（2）无咽反射者，无需诱导麻醉可直接经口插管。

（3）有咽反射存在，无法经口插入导管者，可改用经鼻腔插入导管法。

（4）喉头水肿、急性喉炎等上呼吸道存在梗阻时，气管插管难度大，需备气管切开或环甲膜穿刺。

（5）鼻出血、各种鼻病患者，以及颅底骨折患者，禁用经鼻气管插管法。

（吴才华　关　刚）

第三节　气管切开和环甲膜穿刺法

（一）气管切开术/经皮气管切开法

适应证

（1）上呼吸道梗阻，如声门麻痹等。

（2）各种疾病所致昏迷，1周内无法拔除气管内插管者。

（3）需长期保持气道通畅，减少误吸和气道无效腔。

气管切开法

（1）患者仰卧，肩下垫枕，头后仰，保持正中位。

（2）颈和上胸部常规消毒铺巾,第 3～4 气管环表面皮肤局麻。

（3）纵形切开颈前部正中皮肤,上自甲状软骨下缘,下至胸骨上切迹。

（4）分离气管前组织暴露气管。

（5）于正中线由下向上挑开第 3～4 气管环。

（6）撑开气管切口,插入气管导管后取出管芯。

（7）切口周边垫上纱布保护切口,导管两端系带绕过患者颈后扎牢。

经皮气管切开法

（1）体位正中仰卧,头后伸,肩部垫高,下颌、喉结、胸骨上切迹三点一线。

（2）穿刺点选第 2～4 软骨间隙,常规消毒铺单,利多卡因局麻。

（3）套管加针芯,后接注射器,经穿刺点垂直刺入,当有突破感后,回抽有气体,证明在气管内。

（4）取出针芯,再次接注射器回抽有气,确认套管在气管内。

（5）置入导丝,以 Seldinger 法先后扩张皮下组织和气管间隙。

（6）沿导丝置入气管套管,拔除导丝,固定气管套管。

（7）接呼吸机查看监测波形,确认气管套管位于气管内。

注意事项

（1）气管切开和经皮气管切开可并发局部出血、感染、皮下气肿、气胸、导管滑出及气管食管瘘等,应注意避免。

（2）术后按要求进行常规护理。

（3）拔管时,应先试堵管 24～48 h 后(此前如气管导管粗大,应先更换小号),患者呼吸平稳,安睡如常,方可拔管。

(二)环甲膜穿刺法

适应证

(1)气管内有出血或异物导致上气道急性梗阻。

(2)喉源性呼吸困难。

(3)气管插管有困难或病情紧急而需要快速开放气道。

方法

(1)患者取仰卧位,头后仰。

(2)术者左手固定甲状软骨,右手持 10 ml 注射器。

(3)从环甲间隙进针。向后下方穿刺,其方向与环状软骨表面皮肤的平面成 30~40°夹角。

(4)针尖刺入气管即可吸出空气,可经针头吸除痰液,给氧或行高频人工呼吸。

注意事项

(1)本法简单易行,可在 30 s 内完成,适用于紧急开放气道困难,其他方法一时无法施行者。

(2)本法可并发局部感染和出血,仅作为紧急措施,一旦病情稳定,应尽快改用气管切开术。

(吴才华 关 刚)

第四节　经皮动脉穿刺、静脉穿刺插管、漂浮导管插入法

（一）经皮动脉穿刺法

适应证

（1）需抽取动脉血做实验室检查者。

（2）监测动脉压。

（3）紧急动脉输血。

方法

（1）抽取少量肝素来回湿润采血所用的注射器和穿刺针，使其肝素化，并将注射器内多余的肝素液和空气驱出。

（2）穿刺部位常规消毒铺巾，穿刺点用利多卡因注射一小皮丘，以镇痛。

（3）行桡动脉穿刺时，伸展腕部，穿刺部位在腕褶痕上方1.3～2.5 cm，针头与皮肤呈45～60°角。行肱动脉穿刺时，肘关节伸直，掌心向上，在肘褶痕稍上方进行穿刺，针头与皮肤呈45～60°角。行股动脉穿刺时，患者仰卧，大腿伸直外展，在腹股沟韧带下方，腹股沟褶痕水平进行穿刺，针头与皮肤呈90°角。

（4）针尖刺入动脉，注射器内即可出现血液。如穿刺时未见回血，则慢慢退针，出现回血立即停止。如为动脉输血或监测血压，应将穿刺针向动脉管腔送入1 cm；如为采血，即按以下步骤进行。

（5）抽取2～3 ml 血，拔出穿刺针，穿刺部位至少压迫5～10 min。

（6）垂直握住注射器,针尖向上,排除其所有气泡,并加针尖套,或将针尖插入软木塞中;也可出去针头,用橡皮帽套闭针筒末端。

（7）注射器在两手掌中间搓动 4～5 次,使血与肝素充分混匀。

（8）将注射器放置冰水中,立即送检。

注意事项

（1）选择血管内径要足够大,以防动脉栓塞。

（2）穿刺点应在易于护理的部位,避免在易感染的部位穿刺。

（3）如患者有凝血机制障碍或高血压时,拔出穿刺针后,穿刺部位压迫止血时间需延长。

（二）经皮静脉穿刺插管法

适应证

（1）急救需从静脉输血、输液,而穿刺周围浅静脉无法进行者。

（2）需长期经静脉输液、给药或高营养治疗者。

（3）测定中心静脉压。

方法

（1）穿刺部位常规消毒、铺巾、局麻。

（2）将注射器和穿刺针肝素化后,保持抽吸状态。

（3）各穿刺部位的操作方法:

1）锁骨下静脉穿刺:

A. 患者仰卧,肩下垫枕,头转向穿刺对侧。

B. 于右侧锁骨中点稍偏外侧下方 2～3 cm 进针,向颈切迹上方 2～3 cm 方向推进,针头刺入血管,即有血液抽入注射器内。

C. 将外套针推入血管内 5 mm, 固定针头, 拔出针芯, 手指堵住外套针口, 以防空气进入。

D. 将肝素化导管插入外套针, 插入深度超过外套针 2~3 cm, 患者头转向右侧, 右肩上举, 导管无阻力地送入 15 cm, 即到上腔静脉。

2）颈外静脉穿刺：

A. 体位同锁骨下静脉穿刺。

B. 压迫锁骨上部, 使在胸锁乳突肌中点处, 自前向后越过的颈外静脉充分怒张。

C. 穿刺怒张的颈外静脉, 插入导管时颈部向肩屈曲, 使其易入上腔静脉。

3）颈内静脉穿刺：

A. 体位同锁骨下静脉穿刺。

B. 在胸锁乳突肌后缘与颈外静脉交叉点进行穿刺, 针头向颈切迹方向推进, 针头进入血管, 注射器即可抽取血液。

C. 置管同颈外静脉插管。

4）尺侧皮静脉穿刺：

A. 患者平卧位, 肘关节伸直。

B. 肘上进针, 将导管送至腋窝后上肢外展外旋。

C. 导管无阻力送入 40~50 cm, 即进入上腔静脉。

5）股静脉穿刺：

A. 患者仰卧, 右下肢伸直, 轻度外旋和外展。

B. 在耻骨联合外侧 2 横指, 腹股沟下方 2 横指, 股动脉搏动内侧 1 cm 处穿刺。

C. 针尖与皮肤呈 45°角, 因股静脉位于股动脉内侧, 穿刺时应沿后者内侧进行, 插入导管长 40~50 cm, 即达下腔静脉。

注意事项

（1）有凝血机制障碍和穿刺部位有感染者禁忌采用本法。

（2）穿刺插管术前、术中、术后必须严格执行无菌操作，以防感染。

（3）不能强力勉强插入，穿刺失败可再试穿，3次失败应改其他方法。

（4）应将导管缝合固定于皮肤，严防滑脱、扭曲、折断。

（5）留置时间较久者（2～4周），应每周更换敷料3～4次，保持局部皮肤清洁干燥。一旦发生感染，即需拔出导管，并将导管尖端送细菌培养（需氧和厌氧）。

（6）保持静脉输液通畅，禁止从导管内抽血、输血或输血浆，以免导管因血液凝固而阻塞。

（7）密切观察穿刺部位有无血肿形成，锁骨下静脉穿刺尚须观察有无并发气胸、液胸或血胸，并予及时处理。

（8）避免导管末端与空气相通，以防气栓。

（三）漂浮导管插入法

适应证

（1）急性心肌梗死。

（2）各种心脏病伴有严重心力衰竭，需要进行血管扩张药物治疗者。

（3）急性肺动脉栓塞，产生肺动脉高压者。

（4）危重患者手术等。

（5）心脏直视手术后患者的监测及治疗。

（6）休克肺、急性肺水肿或其他疾病出现心功能不全、休克者。

方法

（1）全部操作按外科无菌手术要求进行。

（2）向球囊内注入 1～1.5 ml 气体,观察有无球内充气、偏心,再将其置于 0.9％氯化钠溶液,观察其完整性,然后用肝素 0.9％氯化钠溶液冲洗管腔,严密关闭三通接头,以保证空气不进入管腔。

（3）确定导管进入的部位,必要时可以通过透视明确。

（4）按上述静脉穿刺插管术将漂浮导管插至肺动脉,同时进行压力监护。

注意事项

（1）为预防心律失常,插入导管前应注入利多卡因。插管过程中若出现心律失常,应改变导管位置,并给予抗心律失常药物。

（2）插管前必须仔细检查导管,充气量不得超过 1.5 ml,充气速度不宜过快,以防气囊破裂。

（3）应避免心导管在肺动脉中多次移动和气囊过度扩张,以免导致肺栓塞。

（4）如置管时间超过 48 h,应预防性使用抗生素,定期更换敷料,以防局部感染和静脉炎。

（5）在锁骨下静脉穿刺时应避免误伤胸膜。

（6）应避免导管扭曲打结,若发生扭曲,应及时退出或更换。发生打结,应将导管轻送轻抽,使结松开。

（7）每隔 1～2 h 使用含有肝素的 0.9％氯化钠溶液冲洗管路系统,使管道保持通畅。

（奚才华　吴　刚）

第五节 动脉切开、静脉切开、 中心静脉压测定法

(一) 动脉切开法

适应证

需动脉输血,但无法进行经皮动脉穿刺者。

方法

(1) 局麻下按常规无菌手术要求进行。

(2) 常选桡动脉,于桡骨茎突内上 2 cm 处纵行切开皮肤,约 2 cm。

(3) 显露桡动脉后,于远心端暂时阻断血流。近心端用动脉穿刺针刺入动脉,退出针芯,有回血证实穿刺成功,即更换钝头针芯,并将针头向动脉内推进 2~3 cm。肝素溶液封管备用。

(4) 缝合切口,用缝线固定针头,防止脱出。

注意事项

停止动脉输血时,只要将针头拔出、剪断,抽去束缚动脉的丝线,局部加压包扎即可止血,无需结扎动脉,以免肢体末端缺血。

(二) 静脉切开法

适应证

(1) 需要补液或输血(如休克时),而静脉穿刺困难者。

(2) 烦躁不安,静脉穿刺无法妥善固定者。

(3) 比较长期的补液或输血,预估静脉穿刺针无法持久固定者。

方法

常选用的切开部位为大隐静脉（低位或高位均可），也可选尺侧皮静脉、肘正中静脉或颈外静脉。

注意事项

（1）切口长 1.5～3 cm 即可；不可太深，以免伤及深部血管和神经。

（2）显露静脉后，亦可埋置静脉套管针，不必切开和结扎静脉。

（3）每日清洁消毒伤口，一旦感染及早拔除导管。发生静脉炎时，除拔除导管，还需抬高患者患肢，局部热敷，并给予抗菌治疗。

（4）套管针留置一般不超过 3 d，塑料管可留置 5 d，留置时间越长，静脉炎发生率越高。

（三）中心静脉压测定

适应证

（1）原因不明的休克患者，或经初步治疗后无明显改善时，中心静脉压测定有助于鉴别低血容量休克与非低血容量性休克。

（2）大型手术时，为便于了解术中患者血容量的变化而做准备。

（3）大量输血、输液时，中心静脉压的测定有助于指导补液速度，避免容量负荷过重。

方法

1. 测压途径　参考本章第四节中的"静脉穿刺插管术"。

2. 测压方法

（1）将插入静脉的导管借助三通开关与输液器及测压管

相连。

（2）以患者平卧时第4肋腋中线水平为测压管"0"点的位置。如果患者体位改变，"0"点位置需重新校正。

（3）先将测压管内充满液体，再关闭输液器，使测压管与静脉相通，待液柱缓慢降至稳定位置时，该水柱的垂直高度读数即为中心静脉压值。

（4）测量后将测压管关闭，开放输液器，以保持静脉通畅。

注意事项及临床意义

（1）测压管留置时间一般不超过5d，长时间留置易发生静脉炎或血栓性静脉炎。一旦发生，须使用抗生素等治疗。

（2）中心静脉压仅反映当时回心血量与心功能状态，其正常值为0.59~1.18kPa(6~12cmH$_2$O)。

（3）血压及中心静脉压均低于正常，常为低血容量的表现，应快速补充血容量。

（4）若补充血容量后中心静脉压迅速上升，而血压上升不明显，提示有心功能不能适应容量的恢复，应予减缓补液速度，并使用药物改善心功能。若血压上升，亦应减缓补液速度。

（奚才华　吴　刚）

第六节　脱水疗法

各种类型的脑水肿可以导致颅内压升高。未经控制的颅内压升高会导致脑疝和最终死亡。为减轻脑水肿，降低颅内压，常需要采用脱水疗法。

常用药物

1. 渗透性脱水剂　通过增加血浆渗透压,促使脑组织中的水分转移至血液内;并通过在近端肾小管中形成高渗透压而产生利尿作用;同时,高血浆渗透压抑制脉络丛分泌,减少脑脊液生成,从而达到降颅内压目的。

(1) 20%甘露醇:为大分子高渗溶液,不通过血脑屏障。它具有双重作用机制,首先通过扩张血容量和降低血黏度,而改善脑的循环;接着是血浆的渗透效应使脑水肿的液体顺浓度梯度从脑组织进入血管内。单次给药剂量控制在 0.25～1 g/kg 体重,每 4～8 h 一次即可有效地降低升高的颅内压。低血容量和低血压(收缩压<90 mmHg)时,脱水效果不好,应先纠正。甘露醇的使用以快速点滴或间断注射为宜(30 min 内)。因为如果缓慢点滴,不仅不会产生有效的脱水效果,而且一旦血脑屏障不完整,它本身会穿过血脑屏障而把液体拉入脑的细胞间隙。因此,甘露醇在应用时血脑屏障应该完整,血浆渗透压≤300 mmol/L。

(2) 甘油果糖:能通过正常和受损的血脑屏障,对肾功能无影响,同时也能改善脑微循环。一般成人每次 10%甘油果糖 250 ml,静脉注射,每天 2 次。作用比甘露醇慢。因甘油有溶血,点滴速度宜缓慢(60 min 内)。

(3) 高渗盐水:一般使用 3%的氯化钠溶液,单次静脉注射 100 ml。宜用于甘露醇无效者。应注意:①血脑屏障不完整时,高渗盐水可进入脑组织,加重脑水肿;②高钠血症;③诱发充血性心力衰竭、低钾血症、凝血功能障碍。

(4) 其他:如人血白蛋白,也能在一定程度上提高血浆渗透压,降低颅内压,如配合其他利尿剂,效果更佳。

2. 利尿剂　通过增加肾小球滤过率,减少肾小管对钠离子、钾离子等的重吸收而产生利尿作用，使脑组织和全身脱水，降低颅内压。此类药物脱水效果不如渗透性脱水剂，且易引起水、电解质平衡紊乱。

（1）呋塞米（速尿）：在利尿性脱水同时，能抑制分泌脑脊液。常规单次剂量 10～40 mg，静脉注射，可多次使用或与甘露醇联合应用。作用快而短。在肾功能不全时亦无禁忌。

（2）托拉塞米：为高效髓袢利尿药。与呋塞米相比，托拉塞米利尿作用起效快、作用持续时间长、排钾作用弱，10～20 mg 托拉塞米的利尿作用相当于 40 mg 呋塞米。

（3）利尿酸钠：剂量为每次 25～50 mg，肌内注射或静脉滴注，每日 1～2 次。

（4）其他口服利尿剂：氢氯噻嗪（双氢克尿噻），25～50 mg，每日 2～3 次；氨苯蝶啶，50 mg，每日 3 次；乙酰唑胺，0.25～0.5 个，每日 3 次。

3. 类固醇激素　可以用于治疗脑肿瘤或者脑部放射治疗引起的患者脑水肿。该类药物具有改善血脑屏障、降低毛细血管通透性，稳定细胞膜离子通道等作用。地塞米松由于其最小的糖皮质激素作用而作为首选药物，常用剂量为 5～10 mg，一般单独使用，不宜加入甘露醇内静脉滴注。对于脑外伤患者，则不作推荐。

应用原则和注意事项

（1）在进行脱水治疗时，应关注患者的血浆渗透压。渗透性脱水药通常在患者血容量充足，且血浆渗透压≤300 mmol/L 时使用才是安全和有效的。

（2）紧急情况下应选用快速、强效的药物。慢性颅高压可选用脱水效果缓和的口服制剂。

（3）有严重的心、肝、肾功能障碍者，使用脱水药物应慎重。

呋塞米、甘油果糖相对较安全。

（4）有免疫抑制、消化道溃疡出血者，慎用类固醇激素。

（5）注意监测水、电解质和血浆渗透压。

（6）休克的患者，应在休克得到纠正后再使用脱水剂。

（7）记录每日液体的出入量。成人每日输入液量宜控制在1 500～2 000 ml，发热、多汗或气管切开者应酌情增加液体量。

（8）颅内压增高原因的治疗。

（奚才华 吴 刚）

第七节 降温疗法

降温疗法是采用人工冷却（包括物理和药物）的方法对患者进行目标性降温的特定治疗手段。根据目标体温的设定，临床常用的降温范围轻度（32～35℃）、中度（28～32℃）、重度（20～28℃）和深度（<20℃）。重度和深度降温曾用于复杂的心、脑手术麻醉，现已少用。亚低温（30～35℃）曾一度用于重症脑外伤，因弊多于利，现也少用。诱导性常温（36.5～37℃）现已证实对脑有保护作用。

适应证

（1）脑外伤，尤其是 GCS<8 分的重型和特重型颅脑外伤。

（2）缺血性脑卒中。

（3）自发性脑出血。

（4）动脉瘤性蛛网膜下腔出血。

（5）难治性癫痫持续状态。

（6）广泛的脑挫裂伤、脑水肿。

（7）伴有颅高压倾向的急性肝衰竭。

（8）脊髓损伤。

（9）中枢性高热。

（10）心肺脑复苏后。

降温方法

有多种可行的方法被用于患者降温。包括水/乙醇擦浴,冰水、冰袋浸浴,预冷冻冷却毯,水循环降温毯,水循环散热服,冰盐水静脉滴注,体外膜肺氧合,药物冬眠制剂等。其中冰水浸浴和冰袋法,简便易行,效果好。

常用的冰袋和冷却毯适用于颅脑损伤患者。在降温前可根据需求给予一定剂量的冬眠合剂。在患者的大血管途径部位放置冰袋,或启动冷却毯,密切观察患者的呼吸、心率、血压、肛温等,若患者出现寒战,说明药量不足,可追加用药。每 4～8 h 1 次(1/3～1/2 剂量)。维持 2～3 d。

在选择使用一个降温方法和装置时,治疗小组应考虑：①启动降温治疗的场所；②何时开始降温治疗等反应能力；③治疗过程中快速诱导低温和维持低温等能力；④控制复温的能力；⑤用于降温治疗等设备的便携性；⑥不良反应等处理能力；⑦所使用方法对病房给予其他治疗等影响；⑧成本。

注意事项

（1）冬眠制剂对呼吸有抑制作用,应密切关注患者呼吸状况,备好人工呼吸装置。

（2）治疗过程中,若不能达到目标体温,可以考虑追加药物剂量。

（3）治疗过程中,要根据患者年龄、肥胖程度、体表面积、麻醉深度、周围环境温度等影响降温速度的因素,及时调整治疗策略。

（4）降温治疗结束，应避免快速复温，以免增加颅内压急剧升高的风险。

（5）复温阶段要特别关注癫痫的发作。

风险与不良反应

降温治疗的不良反应主要表现在心血管系统、血液系统、免疫系统及代谢等方面。

（1）降温过程中会出现低血压，全身血管阻力增加，心排出量降低等并发症，随着降温程度加深，可出现严重的心律失常。这些都需要及时处理，一旦出现心室颤动，应立即停止降温，进行心脏按压或者电击除颤。

（2）低温会导致凝血功能障碍，治疗过程中要监测包括血小板功能障碍及凝血功能障碍等。

（3）低温抑制了患者对应激、感染及炎症等正常适应性发热反应，由于免疫受到抑制，患者感染风险增加，因高度警惕隐匿性感染及其他组织损伤。

（4）降温治疗过程中会出现低钾血症和酸中毒。血浆钙、镁及血糖也可发生改变，应给予监测，及时纠正。

（5）皮肤与冰块接触时间过长，易发生皮下脂肪坏死，低温也会使皮肤易受机械压迫损伤。复温过程需要防止烫伤。

（6）低温会导致胃肠道淤血，引起胃肠功能紊乱。

（7）复温时体表血管会扩张，可造成有效血容量不足，继而引发休克。可适当补充血容量，适时给予血管活性药物。

（奚才华 吴 刚）

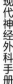

第八节 呼吸机的使用

呼吸机使用(机械通气)的目的,是帮助患者完成有效的肺泡通气和气体交换,对颅脑损伤高颅内压者,短时的过度通气能使脑血管收缩,降低颅内高压。

因此,首先要确定是否有机械通气的指征,然后确定机械通气的模式,根据患者的具体情况,选择合适的模式和呼吸机参数。

适应证

(1) 呼吸频率>30 次/分。

(2) FiO_2>40%时 PaO_2<60 mmHg。

(3) $PaCO_2$ 增高伴有显著呼吸性酸中毒,例如 pH<7.2。

(4) 呼吸肌疲劳。

(5) 严重左心衰竭。

操作方法

(1) 正确连接呼吸机回路和湿化器,检查有无漏气。检查氧气接口和空气接口是否密闭,完成呼吸机自检过程。

(2) 根据患者实际情况(意识情况、有无自主呼吸等)选择合适呼吸机通气模式,常用呼吸机通气模式有同步间歇指令通气(SIMV)、压力支持通气(PSV)等。

(3) 设定呼吸频率(RR):预设 RR 可以保障最低通气频率;在呼吸中枢受抑制或有严重呼吸肌疲劳时,以控制通气为主,RR 一般为 12~16 次/分;若患者有一定的自主呼吸能力,可选择较低的预设 RR,一般设置在 6~10 次/分。

(4) 潮气量(Vt):对于肺外疾病患者,强调使用大于自然呼吸的 Vt,一般为 10～15 ml/kg;肺容积缩小时,强调常规 Vt,一般为 8～12 ml/kg;对于严重肺损伤患者,强调小 Vt(6～8 ml/kg)。

(5) 吸气流量设置:一般情况下,方波流量宜选择 40～60 L/min,递减流量波为 60～90 L/min。

(6) 吸呼气时间设置:在肺外疾病患者,吸:呼比的选择与自然呼吸相似或略长,一般为 1:2;阻塞性肺疾病患者应延长,一般为 1:2.5;限制性肺疾病患者应缩短,一般为 1:1.5。

(7) 触发灵敏度设置:触发水平过高将导致触发困难,过低容易导致假触发。压力触发一般设置为 -2～-1 cmH$_2$O,自主呼吸较弱时触发水平可为 -1～-0.5 cmH$_2$O,呼吸驱动较强时应为 -3～-2 cmH$_2$O;流量触发大约为 2 L/min。

(8) 给予 PEEP,一般水平为 5～10 cmH$_2$O。

(9) 气道压:在压力控制或压力限制模式下,可设定气道峰压,通常设定在 35 cmH$_2$O 以下。

疗效评估

(1) 评估患者基本生命体征在机械通气后是否改善,如呼吸频率、心率和血氧饱和度等指标。

(2) 评估呼吸机自动监测报警系统,尤其是气道峰压报警,高压报警多见于咳嗽、气道分泌物堵塞、管道扭曲、人机不协调等,低压报警多见于管道脱落或漏气、患者与呼吸机脱离等。

(3) 动脉血气监测:一般在应用机械通气后 30 min,应常规进行动脉血气分析。以后每当呼吸机参数有较大的调整,均应在 30 min 后再作一次动脉血气分析。

(4) 影像学监测:机械通气后可行床旁胸部 X 线检查,明确人工气道的位置;了解肺部感染情况;监测机械通气过程中有无并发症等。

机械通气的撤机

（1）在撤机之前，应确定已经纠正了患者导致呼吸衰竭的原因和并发症；还需要注意患者营养状态以及液体和电解质的平衡；选择呼吸的最佳体位，保证腹内压较低；必须给予充分的镇痛。

（2）应尽快改为自主呼吸（压力支持）模式。

（3）在自主呼吸 20～30 min 后需查血气分析。短期机械通气的患者，如果动脉血气和呼吸模式达到脱机条件，咳嗽反射好并能清除痰液时，可拔除气管插管；长时间机械通气（＞1 周）的患者，必须经过至少 24 h 的 CPAP 呼吸模式。

（4）撤机过程中出现患者躁动、大汗、呼吸急促（＞30 次/分）、心动过速（＞110 次/分）、呼吸性酸中毒（pH＜7.2）、二氧化碳分压上升和低氧血症（SaO_2＜90％）等，应重新连接呼吸机。

并发症

（1）呼吸机诱发肺损伤：过高的气道压可发生过度膨胀损伤；PEEP 水平不足以维持肺泡复张时，肺泡将随呼吸发生周期性开闭而造成损伤；长时间吸入高浓度氧时可造成肺损伤和肺不张。

（2）人机不同步：可能因患者因素或呼吸机参数设置原因而导致人机不同步，如触发不同步、气流不同步或切换不同步等。

（3）气压伤：呼吸机参数设置不合适可引起肺泡破裂，引起气胸、纵隔气肿、皮下气肿等，严重时可危及生命。

（4）对血流动力学等影响：正压通气可影响静脉回流，减少右心室充盈，从而影响左心排出量。

（5）医院获得性肺炎：机械通气患者有发生呼吸机相关性肺炎的危险，床头抬高、持续声门下分泌物吸引等措施可减少呼吸机相关性肺炎的发生。

（吴才华 吴 刚）

围手术期(perioperative period)是指从确定手术治疗时起,到手术有关的治疗结束的一个诊疗阶段。

第一节　手术前的准备

任何神经外科手术都应尽可能充分准备和规划。

一、全身检查

(1) 术前通过复习病史、体格检查、实验室检查和其他辅助检查对患者的全身情况进行全面评估,包括心、肝、肾、肺等功能,判断患者是否能够耐受手术。

(2) 术前常规检查:血常规、尿常规、生化检查(肝、肾功能,电解质,血糖等)、传染病检测[病毒性肝炎、获得性免疫缺陷综合征(acquired immunodeficiency syndrome,AIDS,简称艾滋病)、梅毒等]、凝血功能测定、血型鉴定、交叉配型实验,以及胸 X 线片和心电图,60 岁以上的患者加做心脏彩超和肺功能检查,鞍区肿瘤患者需检查内分泌功能,育龄期妇女如有必要,应检查 β-人绒毛膜促性腺激素水平以除外妊娠。

(3) 患者的既往的疾病史、药物过敏史、服用抗凝剂或抗血小板药物或靶向抗凝剂史等。

二、 专科检查

确认专科病的相关检查已完善,如:有内分泌障碍的患者,应检查内分泌功能;怀疑颅内感染的患者,如无腰椎穿刺禁忌证,应行腰椎穿刺检查脑脊液的生化、常规及细菌学指标。通常情况下,神经外科的患者都酌情行头部 CT、MRI 和血管造影等检查。

三、 诊断与鉴别诊断

手术前需明确病变的定位诊断(病变的部位)和定性诊断(病变的性质),后者有时难以确定,需全面考虑其鉴别诊断和多套处理方案制定,以便"胸有成竹,临危不惧,不慌不乱,处置稳当"。

四、 术前的医患沟通

由于患者及家属对病情和手术缺乏了解,往往会对手术、麻醉等产生恐惧、对疾病预后悲观等心理问题,医务人员应面对面,坐下来向家属(如家属同意,患者可同时参加)解释病情的发展、手术的必要性、手术的风险和可能并发症及手术的效果等,如有替代治疗方案也应一并说明并客观分析其利弊,充分尊重患者的知情权和自主选择权。这样可以取得患者和家属的信任和配合,减轻他们的焦虑,增加他们的理解和配合。

最后取得患者或其委托人在术前签署相关医疗和法律文件,包括授权委托书、手术知情同意书、麻醉同意书、监护室知情同意书、输血同意书、冷冻病理检查同意书和特殊材料植入同意书等。

五、 术前小结

应包括术前讨论,简要病情小结,术前诊断,鉴别诊断,手术指征,手术名称和方式,麻醉方式,注意事项,是否有植入物等。

◈ 六、术前的一般准备工作

上述准备完成后,一旦决定手术时间,需要通知手术室和麻醉科,手术室护士和麻醉科医生将进行术前访视和准备。另外,需注意以下几点。

(一)带入手术室用品

(1)病史,影像片。

(2)抗生素、脱水药、止血药和抗癫痫药物等。

(二)备血

根据病情,准备好足够数量的成分血或全血。

(三)皮肤准备和手术部位标记

(1)术前2~3d需检查有无皮肤感染、过敏等情况;每天用温肥皂水洗头,手术当天剃发。经鼻-蝶手术患者,需在术前1d剪去鼻毛并清洁。

(2)手术部位标记:①主刀或一助做标记。②最晚在麻醉前进行标记,并应让患者或家属参与。③标记符号为"YES",禁忌用"X"。

(四)饮食准备

择期手术需在术前8h禁食,术前2h禁水。特殊情况如脊髓手术可能影响排便功能而造成术后肠胀气,或者粪便可能污染手术切口,则需在术前进行清洁灌肠。(参见本章第四节"强化神经外科术后患者康复")

(五)癫痫的防治

1. 原有癫痫病史 照原来口服抗癫痫剂,检测血浓度。

2. 无痫病史　口服丙戊酸钠 0.2 g tid×7 d 或 0.4 g tid×3 d，测血浓度。

（宋剑平）

第二节　手术中的处理

根据手术的轻重缓急将手术分为以下：①急诊手术，如急性颅内血肿、脑疝（脑外伤引起或肿瘤引起），急性脑积水等，这些手术要求在进行必要的检查后，在最短时间内施行手术，以挽救生命；②限期手术，如一些恶性肿瘤的切除术，或其他一些进展较快疾病的手术，需要在一定期限内完善术前检查，进行手术干预；③择期手术，如一些进展缓慢的良性肿瘤切除，或复杂病变的手术，或者颅骨缺损修补手术，可以在充分准备的基础上，择期手术。

❖　一、影像学的确认与术中应用

在手术室术前应复习所有的影像片。

（1）进一步明确诊断。

（2）评估术中遇到的困难和突发情况。

（3）指导设计手术入路。

（4）神经导航系统可辅助进行多种神经外科手术，该系统可以帮助准确确定病灶边界和使手术微创化。

（5）术中血管造影和荧光素血管造影。

（6）术中磁共振成像、术中 CT 扫描成像。

（7）术中 X 线透视。

二、 手术体位和切口设计

1. 手术切口的设计　原则上尽量位于发际内,注意皮瓣的血供和美观,有利于骨窗充分暴露手术部位,同时尽量减少对脑组织的暴露和牵拉。

2. 手术体位　①应根据手术入路和患者全身情况选择。②体位不影响颅脑的血循环和颅内压,一般头抬高 15～30°。同时,要有利于呼吸道的通畅和麻醉医师的观察,避免患者的肢体和躯干受压或受牵拉。③应用头架固定装置:避开静脉窦,注意防止穿透颅骨,引发颅内出血。

三、 手术室准备工作的术前确认

(1) 术中电生理检测,包括躯体感觉,运动及脑干诱发电位。

(2) 手术显微镜、神经内镜和外视镜检测和调试。

(3) 腰大池引流:对术中需引流脑脊液、控制颅内压者,放置腰穿引流装置,便于术中需要时开放。

四、 术前暂停核查

(1) 主持:主刀或一助主持,麻醉医师、护士参与。

(2) 内容:读出患者姓名,住院号,性别,年龄,手术方式等。麻醉师陈述麻醉要点。手术护士告知手术器械,物品灭菌合格等。

(3) 上述步骤结束后,手术医师、麻醉科医师和护士应大声回答"好",不得用默认、点头等表示。

(4) 手术安全检查表:签字确认。

五、 术毕集体宣布

(1) 由手术医师、麻醉医师和护士三方面共同参与。

（2）由手术护士主持，对以下信息进行确认：患者姓名，住院号，性别，年龄，手术方式，手术用物（特别脑棉片）清点对数，手术用药，输血，冰冻报告核查，病理标本，各类导管和患者去向等。

六、抗生素应用

1. 适应证　有感染高危因素的Ⅰ类切口手术。

2. 药物　推荐第一或二代头孢菌素，如头孢菌素过敏，可用克林霉素，磷霉素，如有 MRSA 阳性史者，可用万古霉素。

3. 用药时机　皮肤（黏膜）切开前 0.5～1 h 或麻醉开始时给药 1 剂量。万古霉素应切皮前 1～2 h 给药。

4. 追加指征　手术时间＞3 h 或成人失血量＞1 500 ml，追加1 剂量药物。

七、癫痫的防治

（1）适应证：术中有癫痫发作，急诊手术无术前用药者。

（2）麻醉结束后，静脉推注丙戊酸钠 800 mg。出手术室应继续口服或静脉滴注用药。

（宋剑平　庄冬晓）

第三节　手术后的处理

手术后处理的原则是促进患者伤口愈合、促进疾病的恢复和功能的改善，同时避免手术引起的并发症。

一、复苏室复苏

患者经全麻手术后往往还处于麻醉状态,此时应进入复苏室由麻醉医生进行复苏。这个过程通常需要 1~3 h。如患者较长时间意识不能恢复,或出现计划外的神经功能障碍,应及早进行头颅 CT 和 EEG 检查。当患者生命体征平稳、意识和神经功能基本恢复后,再转入神经重症监护室。

二、神经重症监护病房监护

神经重症监护病房(NICU)监护内容:

(1) 体位:①术式取坐位手术者,术后仍应半坐位 1~2 d。怀疑伴有脑脊液漏的患者,术后应采用去枕平卧位 3~7 d。其他体位术后患者以上半身抬高 30°为宜。②对于尚未完全清醒的患者,术后应侧卧位,头部转向一侧,防止发生气道堵塞引起窒息。术后如果发生呕吐,需要及时清理口腔分泌物,防止发生误吸。对于后颅或脑干手术患者,吞咽功能可能受到影响,也应尽量采取侧卧位,防止误吸和窒息。

(2) 生命体征观察:包括意识、瞳孔、血压、脉搏和呼吸等。术后 6 h 内,每小时观察 1 次,平稳者以后 6 h 内每 2 h 观察 1 次,再以后每 4 h 观察 1 次,历时 1~2 d。

1) 意识:GCS 评分下降 2 分以上,如由意识清转入昏迷或由浅昏迷转为深昏迷,或提示颅内压增高或血肿者,应在保证患者基本生命体征平稳的前提下,快速寻找原因(如急诊 CT 检查),同时给予相应处理,如开放脑室引流管、脱水治疗等。如 CT 显示无明显异常,引起昏迷其他可能的原因包括:癫痫(包括无惊厥性癫痫)、缺氧窒息、休克、酮症酸中毒、下丘脑反应、高血氨等,应做相应处置。

2）瞳孔：术毕即应注意患者的瞳孔大小、形态和直接、间接对光反应。如术毕即出现一侧瞳孔扩大、直接对光反应消失，间接对光反应存在者，提示该侧视神经损伤；如直接和间接对光反应均消失，提示该侧动眼神经损伤。如术后经一段时间后，出现两侧瞳孔不等大，常提示颅内血肿，即应做相应检查处理。

（3）血压、脉搏和呼吸：

1）血压应保持收缩压在 110～140 mmHg，舒张压在 60～90 mmHg，脉搏 70～80 次/分，呼吸频率 10～20 次/分。保持呼吸道通畅，如患者呼吸道有大量分泌物，或患者意识不清，应考虑气管切开或鼻腔插管。

2）心率、脉搏异常，但心电图检查正常者，常见病因如高热、容量过多或过少、降压药物（如尼卡地平）、升压药（如多巴胺），注意对症处理；单纯心率减慢原因不明者，注意是否存在甲减和低血钾。如异常心电图（心律失常）需请相应科室会诊。

3）出现气促、气喘、呼吸困难。需考虑是神经系统还是呼吸系统原因。如是呼气性通气障碍，应注意是否存在高热、声带麻痹、呼吸衰竭、哮喘病史等。可尝试鼻咽或口咽通气道辅助通气，如氧饱和度不能改善、吸痰困难、长期昏迷者，考虑气管插管或气管切开，必要时呼吸机支持。对周期性呼吸不规则或困扰，排除呼吸系统原因，应考虑中枢神经系统原因，特别是伴有意识障碍的脑干及其周边手术者，应做 EEG 监测、头 CT 或 MR 检查。拔除气管插管前注意可用地塞米松静推减少喉头和气管水肿。伴有哮喘者可用喘定等扩气管药物对症处理。尤其需要注意的是，监护仪氧饱和度正常不代表不存在组织缺氧，对于不明原因的昏迷、累及呼吸中枢或后组颅神经的手术、长期气管切开欲封管等患者，需注意定期监测血气。

4）血压增高，脉搏和呼吸变慢（Cushing 反应），常提示急性颅

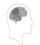
内压增高或血肿,应立即采取抢救措施。

(4)体温:

1)术后体温即升高,及术后3～4 d内低热或偶尔的体温升高者多为术后吸收热,以观察为主,38.5℃以下可物理降温,以上可用一般退热剂(使用解热镇痛药物时,注意可能诱发白细胞减少)。

2)术后高热持续不退,或≥3～4 d后出现发热,尤其是异常高热(＞38.5℃),应考虑出现感染的可能,如颅内感染、伤口感染、肺部或泌尿道感染等,应分别进行相应检查和治疗。长期置管者应送血、尿培养;有深静脉导管者,拔除之送培养。

3)抗生素治疗后,需注意体温变化趋势,定期复查血常规、肝肾功能和脑脊液结果,如治疗1周左右效果欠佳,注意调整药物。使用药物期间还需观察是否存在过敏(多见躯干皮疹,也可引起发热)、血三系抑制等情况。如抗生素治疗效果不佳,需注意可能存在病毒感染可能,必要时送脑脊液PCR检查。

4)下丘脑反应性高热、感染性休克,高热不退,可予冰毯降温,注意须补足液体量,监测血压和电解质。

5)恶性高热:详见本书第五章第六节"高热"。

三、引流

引流通常指脑室外引流和腰椎穿刺引流。通过引流可以观察颅内压力,可以将脑室内的积血引出,可以检测脑脊液明确是否有颅内感染。引流需注意引流瓶的高度,控制每日引流量。达到引流效果后,术后3～4 d拔除,最晚不超过10 d。不论是硬脑膜外的引流还是硬脑膜下或者脑室的引流,都应当观察引流是否通畅和记录每日引流量和引流颜色和性状,定期送化验报告。脑室引流管要注意防止倒吸造成气颅。

四、 感觉、运动功能观察

注意评估患者语言感觉和运动功能。脊髓术后应观察感觉水平(用龙胆紫标记)、呼吸和肢体运动情况,以及大小便功能。

五、 饮食

(1) 常规术后当天禁食,对于无意识障碍及吞咽障碍者,术后第1天流质,术后第2天改半流质,术后3d可酌情改普食。

(2) 病变累及后组颅神经或延髓,术后尝试饮水伴有明显呛咳、声嘶、吞咽困难者(可采用洼田饮水试验进行评估),应给予鼻饲。长期昏迷患者也应予以鼻饲。鼻饲最好采用空肠管,缓慢泵注,减少返流和呕吐并发症。每日能量补充应尽可能大于2000 kcal。

(3) 糖尿病患者根据标准体重计算能量需求,予以无糖流质→无糖半流质→糖尿病饮食。测四点血糖,并联合使用降糖药或胰岛素(如血糖极高或者出现酮症,必要时泵注)。

(4) 围手术期禁食人参等中成药补品。

(5) 鞍区肿瘤的患者如伴有高钠,补液改糖水调制,予低盐或无盐饮食,并根据血钠情况予以蒸馏水口服。但如考虑血钠潴留,可查24 h尿钠、尿比重等鉴别,必要时可用利尿剂增加排钠量。

(6) 危重患者建议术后营养科早期干预。

六、 液体和电解质补充

为减少发生脑水肿,术后3d内每日静脉入液量建议不超过2000 ml(尿崩者除外)。补液可用0.9%氯化钠溶液或葡萄糖盐水充配。尤其是尿量增多时,需注意电解质变化。为减少脱水药导致的电解质紊乱可能,根据化验结果,适当补钾(原则为见尿补钾,口服为主;如需快速补钾时用静脉方法)、钠(浓钠补液时注意补液速度不能太快,避免出现脱髓鞘病变)。如出现高钾,注意是否存在肾功能不全,可利用胰岛素、利尿剂等治疗,必要时透析。

◈ 七、脱水剂应用

脑和脊髓手术后,常发生水肿,因此术后应酌情应用脱水剂(详见本书第二章第六节"脱水疗法")。

◈ 八、其他

1. 抗生素应用 ①一类切口术后预防性抗生素应用,至第二天拔除引流管后停抗生素。②再次手术、老年患者、手术切口有脑脊液外引流装置或植入物、术后意识障碍或呼吸障碍者,可适当延长使用抗生素并根据病原学或经验用药调整抗生素应用。病史中应记录抗生素延长使用的原因。③出现感染性休克,应完善病原学相关检查及感染科会诊。

2. 镇痛 可用退热镇痛剂如散利痛、塞来昔布等,慎用有抑制呼吸作用的吗啡类药物。

3. 制酸药 如奥美拉唑、艾司奥美拉唑等,防治应激性溃疡。

4. 化痰药 对于后组颅神经影响、老年患者、长期昏迷者,需注意加强翻身拍背,雾化及静脉化痰药物处理。

5. 癫痫

(1) 术后丙戊酸钠(或丙戊酸钠)静脉维持 1～2 d 后,改口服剂量维持 1 周,并监测药物浓度。如无癫痫发作,可停药。如发生癫痫,按癫痫长期治疗。长期使用抗癫痫药物者出现不明原因性癫痫加重或意识下降,需注意可能出现的药物不良反应(例如高血氨)。

(2) 癫痫持续状态,应按阶梯用药[详见本书第五章第四节"癫痫(包括非惊厥性癫痫)"]。

6. 切口　①术后短期有渗血或者脑脊液渗出,需及时处理并更换和保持敷料平燥。②切口的引流管在术后24～48 h拔除。如果有逐渐增多的皮下积液、皮肤表面张力高,可在抽吸积液后加压包扎。③伤口在拆线前应3～4 d换敷料一次,夏季或患者易出汗时,应经常换药,同时检查伤口。伤口拆线前以无血痂附着为宜,否则拆线后需注意可能因血痂附着处下方表皮伤口可能愈合不佳而哆开感染。④拆线时间:幕上者术后7～8 d拆线,幕下者在术后9 d拆线,颈、胸、腰段脊髓病变术后伤口在12～14 d拆线,腹部切口术后7～10 d拆线,四肢伤口术后14 d拆线。二次手术后的伤口再在上述基础上延期2 d左右拆线,并需更加注意换药观察伤口情况(尤其伴有放疗,Y型切口者)。营养不良和糖尿病患者组织修复能力差,切口愈合慢,可延长几日拆线。

7. 呕吐　呕吐频繁者,应寻找原因和给予相应处理,可用甲氧氯普胺或司琼类药物。注意小儿患者忌用甲氧氯普胺。喷射性呕吐可能存在颅内高压,需寻找原因并及时处理。

8. 高血糖　对于术前无糖尿病的患者,术后高血糖多由应激反应引起,一般无需特殊处理或仅需对症治疗。鞍区肿瘤术后、糖尿病患者术后高血糖需注意积极监测和治疗。不明原因的异常血糖增高,需注意是否出现胰腺炎。

9. 排便功能　术后便秘3 d者,在有肛门排气情况下,给予开塞露、乳果糖口服液、酚酞等,避免高位灌肠。

10. 泌尿系统感染　对需要长期留置导尿管的患者,应当定期进行膀胱冲洗,以预防感染。同时还要锻炼患者的膀胱功能,以便尽早拔除导尿管。

11. 经过颞肌的切口　在早期即应鼓励患者作张口运动。

12. 鞍区肿瘤术后　注意监测内分泌功能和补充激素,伴有尿崩者注意每日监测电解质,对症处理。

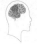

13. 60岁以上老年患者的特殊注意事项　术后当天注意监测 DIC 和血黏度,注意观察血压、血糖等情况。常规使用弹力袜/气压裤,鼓励患者早期活动,注意观察是否存在肢体肿胀等。

(宋剑平　庄冬晓)

第四节　强化神经外科术后患者康复

◈　一、强化康复外科的概念

术后强化康复(enhanced recovery after surgery,ERAS),是指通过运用各种经循证医学证实有效的术前、术中及术后措施,阻断手术应激、减轻并发症,降低患者生理及心理创伤,进而缩短住院时间,降低再入院风险及死亡风险,加速患者的术后康复。

◈　二、神经外科强化康复应用经验

华山医院神经外科结合临床经验和国内外文献,提出"ERAS方案13条",具体实施措施如下:

(一)术前宣教

1. 向患者和家属宣教　用文字加图像的方式解释自入院至出院的一系列流程,包括术前准备、麻醉手术及苏醒过程、术后监护、患者任务、效果、后续治疗和康复锻炼等。

2. 面对面谈话　让患者及家属直观熟悉围手术期细节和医疗流程,对手术体验有足够先入感受,减少心理应激,提高承受力,同时熟悉术前、术后的护理和配合要点,减少意外发生。

（二）术前戒断吸烟和饮酒及气道管理准备

1. 戒烟酒　推荐术前 1 个月起禁止吸烟与饮酒。门诊宣教后,在停烟酒后 1 月后方收住入院,以期减少术后呼吸道及消化道应激。

2. 术前存在慢阻肺以及通气困难的患者　术前应行肺功能测试及动脉血气分析,小气道通气障碍者推荐术前 1 个月开始使用支气管扩张剂、喷雾剂等药物。此措施也适用于高龄患者。

（三）术前 2 小时口服碳水化合物溶液

1. 理论基础　研究表明,在机体功能正常的情况下,采取麻醉开始前 2 h 禁入清流质,6 h 禁入固体食物,不增加术中胃内容物反流窒息的风险,但可减少患者术前口渴饥饿感,降低手术恐惧烦躁症状,防止饥饿引起的应激代谢。在获得麻醉科、营养科等辅助科室的支持与合作后,修改术前隔日晚间开始禁食禁水常规符合 ERAS 理念。

2. 目前做法　手术前日 22:00 起禁食,但可少量多次进饮低糖液体,手术日清晨至术前 2 h 可服用 200～400 ml 清质碳水化合物溶液。但该措施不适用于糖尿病患者。

3. 溶液配方　每 100 ml 中含葡萄糖 0.2 g,果糖 1.3 g,麦芽糊精 0.7 g,多聚糖 10 g,钠 0.05 g,钾 0.122 g,氯 0.006 g,钙 0.006 g,磷 0.001 g,镁 0.001 g。400 ml 口服溶液共含 50.4 g 碳水化合物,渗透压为 260 mOsm/(kg · H_2O),pH＝4.9,可提供能量约 200 kcal。溶液均在术前 1 d 新鲜配制,并灭菌消毒(温度 121～126℃,维持 30 min)。密封保存在 4℃ 至手术日使用。也可采用商品化的口服溶液。

（四）血栓形成的防治

深静脉血栓（deep venous thrombosis, DVT）及肺栓塞

(pulmonary embolism，PE)是神经外科术后患者意外死亡的重要原因。虽然绝大多数的 DVT 是无症状,且不导致不良事件发生。

1. 术前血栓形成风险评估

(1) ＞60 岁。

(2) 伴其他高危因素的患者,如恶性肿瘤、DVT 家族史、血液高凝状态、肥胖、口服避孕药、下肢瘫痪或外伤等。

(3) 常规术前检查外,应注重血黏度、凝血功能、血脂、心脏超声、肺功能、颈动脉及下肢深静脉 B 超检查。

2. 措施

(1) 术后 48 h 停用止血药。

(2) ＞60 岁或有上述高危因素者,术后常规使用分级加压弹力袜或应用间歇充气加压泵。

(3) 运动障碍患者请康复科指导早期床上运动。

(4) 不常规使用抗凝剂,但患者出现血栓栓塞症状或明确诊断为 DVT 者,使用低分子肝素并随访凝血功能和血栓情况。

(五) 抗生素预防和备皮

术区感染(surgical site infections，SSI)发生率约为 1%。合理使用围手术期抗生素(切开皮肤前 1 h 至术后 24 h)能有效降低 SSI 发生风险。

措施:

(1) 注重头部卫生,入院后经常清洗头部。

(2) 尽量缩短剃发到切皮时间,提倡手术当日在手术室或室外剃发。局部剃发与头发剃光相比,并不增加感染风险。

(3) 麻醉后头皮用乙醇等消毒擦洗、去油脂,然后再严格按常规消毒铺巾。

(4) 约 32% 的切口感染由金黄色葡萄球菌引起,因此皮肤切开前 1 h 内应用头孢唑啉钠 3 g 静脉滴注。

（5）其他：0.9%氯化钠溶液冲洗伤口、用生物胶代替缝线或钉皮机、控制围术期血糖、伤口负压吸引等，皆可有助降低 SSI 风险。

（六）头皮切口局部阻滞

通过局部注射麻醉药物，阻断支配特定部位皮肤、皮下组织、肌肉和骨膜的神经。全麻患者，头皮浸润和局部神经阻滞可减少全身镇静止痛药物用量，改善术后 2 个月内病理性神经痛评分，减少患者应激反应。

手术前操作：用罗哌卡因溶液沿手术切口行头皮浸注麻醉或阻滞头皮神经。相关神经主要包括：①耳颞神经（三叉神经下颌支）；②颧神经颧颞支（起源于三叉神经上颌支的颧神经末端）；③眶上神经（起源于三叉神经眼支）；④滑车上神经；⑤枕大神经；⑥枕小神经。

（七）避免低温

（1）在手术中常规检测患者核心体温，体温应保持 36.5±0.5℃以上。

（2）覆盖被毯。

（3）控制手术室空调温度 25±2℃；使用补液加温器。

（4）术区冲洗使用温 0.9%氯化钠溶液。

（5）麻醉苏醒期及术后 6 h 内同样应注意保温。

（八）术后即刻及出神经重症监护病房前行头颅影像学检查

术后进 NICU 前或进 NICU 即刻行头颅 CT、MRI 检查。尽早评估术区情况，及时发现出血、梗死等严重不良事件，以便及时采取有效应对措施。

出 NICU 前（通常为术后次日 12:00 前）再次复查头颅 CT 平

扫,结合患者状况评判是否转入普通病房。

(九) 防止术后恶心呕吐

术后恶心、呕吐在神经外科术后患者中发生率可高达 47%,可引起颅内压增高,甚至导致颅内出血和水肿,因此应防治。

(1) 术前或麻醉苏醒前可预防性应用止吐药,如甲氧氯普胺 10 mg 或昂丹司琼 4~8 mg。

(2) 视情况用药可以延后到术后 3 d。

(十) 液体平衡

(1) 术后 3 d 内观察、记录患者每日出入量,保证每日有效入量 2 500~3 000 ml。

(2) 估计患者前日丢失的液体量,如呕吐、腹泻等丧失的液体量适量增减补液量。

(3) 体温>37℃,每升高 1℃,多补 3~5 ml/(kg·d)。

(4) 重症患者参考心脏输出量和尿量、颅内状况决定输液量。术中无创心排出量监测能帮助更为精确地了解容量状态。

(十一) 术后早期进食及肠内营养

神经外科手术不同于消化道手术,对消化道直接影响小,且 ERAS 要求阿片类药物用量尽可能减少,因此术后肠麻痹并不常见。

(1) 清醒且拔管 4 h 后可口服清流质营养辅助品,配成 1 kcal/ml 溶液,每次 30~50 ml,每 1~2 h 1 次。

(2) 术后 24 h 起加量至每次 100~200 ml,每 2~3 h 1 次,并根据耐受逐步过渡到半流质;术后 72 h 起予普食。

(3) 若患者术后经口进食困难,或后组颅神经麻痹、昏迷者,应留置胃管,术后给予经胃管鼻饲流质,剂量如前。

（十二）早期下床活动

早期活动有助于避免肌肉萎缩、预防DVT。

（1）手术顺利的患者术后24 h鼓励做床上简单四肢活动，并坐起，以无头昏眩晕为度。

（2）术后48 h起可下床静坐，逐渐过渡到扶走，活动量以不觉疲劳为度。

（3）做操加强深呼吸、锻炼腹式呼吸、督促翻身咳痰。

（4）合理使用非阿片类镇痛药，控制术后恶心、呕吐有助于鼓励早期活动。

（十三）身体管道管理

（1）术后患者自主呼吸恢复、意识清醒后，在手术室或麻醉复苏室内尽早可拔除气管插管。

（2）术后早期开始膀胱功能训练。对膀胱功能恢复、无泌尿系统疾病、且不需要记录每小时尿量者，24～48 h内移除导尿管，有助于减少泌尿系统感染，并有利于恢复早期活动。

（3）伤口皮下出血和皮下积液可以通过术中仔细止血和有效缝合而避免，放置伤口引流装置可以有效减少皮下血肿和积液的产生，尤其在幕上手术术后。但应在48 h内拔除负压引流球。

（4）一般72 h内拔除中心静脉置管。

◇ 三、 强化康复外科在老龄化环境中的价值

人口老龄化是当前世界人口结构变化的主要特征。2021年第7次人口普查发现，60岁及以上人口占18.70%，65岁及以上人口占13.50%，我国已经成为世界上老年人口最多的国家之一。对老年人疾病谱系研究发现，心脑血管病、肿瘤、跌倒等意外损伤

是老年人常见的致死致残性病因。这些疾病的发生呈明显的年龄递增性,给个人、家庭和社会带来沉重负担。因此,应合理配置医疗资源、更新群众健康观念、强化应对措施。

老年手术患者相较于年轻患者基础疾病多且复杂、恢复能力弱、术后并发症多,需要在术前、术中、术后全程注重细节管理,帮助老年患者及早度过危险期,这对于远期恢复和预后有很大帮助。许多具体措施与 ERAS 非常吻合,因此 ERAS 对老年患者尤其重要。入院后要求改变老年患者的不良生活习惯,积极控制并发症,开展多学科联合会诊评估,严格把握手术指征,针对高危因素进行有效干预,综合调整患者身体状态应对手术。同时,应针对老年手术患者身体基础条件较差、耐受能力不强的特点,控制术中创伤程度,调整外环境与内环境并重,协调多种治疗手段相结合,并制定个体化的围手术期预防治疗及应急方案,利用多学科合作平台组成临床医护团队,全方位多维度监测老年手术患者的生理心理状态,利用早期康复管理理念,不仅帮助实现缩短住院时间、降低住院费用的目标,而且加速老年患者康复,回归社会和家庭。

(施奕敏)

第五节　医疗纠纷与医学伦理

医患双方是医疗活动得以进行的载体,医患关系是医疗活动中最重要、最基本的人际关系,医患关系包括医务工作者和患者及其家属两方面,和谐的医患关系是医疗活动得以顺利进行的前提和基础。

104

一、 医疗纠纷的定义和类型

医疗纠纷通常是指医患双方对医疗过程、医疗结果、造成这些后果的原因，以及对这些后果的处理方法等存在分歧，其核心内容是患者及其家属对诊疗、护理、预防、保健、康复过程的某些环节不满意，认为医务人员存在失职行为或技术过失。医疗纠纷在司法实践中，又可分为医疗民事纠纷、医疗行政纠纷和医疗刑事犯罪三大类。另外还有些情况，如非法行医或无证行医、利用医疗犯罪（故意杀人、故意伤害）等均不属于医疗纠纷，并不在此讨论。

二、 医疗纠纷的双方

医疗服务中，医患双方各自作为社会一员，都拥有人格和尊严，需要相互理解和相互尊重。大量事实说明：医患纠纷的发生往往与医患双方有关。

（一）医务人员

根据医务人员有无过失，还可以将医疗纠纷分为医疗过失纠纷和非医疗过失纠纷。

1. 医疗过失纠纷 是指因医务人员在诊疗、护理、预防、保健、康复、工作中的过失而引起的纠纷。包括失职行为和技术过失导致的医疗事故或医疗差错。

2. 非医疗过失纠纷 无医疗过失纠纷和医疗意外原因引起的纠纷。无医疗过失纠纷最多的情况是医疗意外和并发症。医疗意外原因引起的纠纷多由于医疗服务质量、服务态度等问题所致，一般虽不构成医疗事故，但却反映了医院的服务质量和医务人员的道德素养。

（二）患者和家属

患者要充分认识到：医学是一项高科技性、高风险性的技术，医疗中的每个环节都存在复杂性和多变性。目前国内外一致承认医疗确诊率只有 70％左右,各种急救成功率也只有约 70％。即使在医学高度发达的国家,仍有相当一部分疾病诊断困难,治愈无望,不少疾病仍存在较高的误诊率。在疾病诊治过程中始终存在成功与失败两种可能性。有些患者和家属不理解医学的特殊性,对现代医学给予过高的期望,对医疗效果追求绝对完美。因此,一旦没有达到预期目的,就误认为是医院或医生不负责任,对医疗过程产生怀疑或不信任。还有的患者和家属仅凭对医学的一知半解或道听途说,就以主观臆断来评判医务人员的医疗行为,甚至提出无理要求让医务人员给予满足,干涉医疗行为;有的则对医务人员有偏见,隐瞒病史和缺乏信任感,不遵从医嘱等,当出现不良后果时,就将责任推向医务人员。因此,提高医疗部门自身素质,纠正患者不良的就医行为和动机,是避免医患纠纷发生的一个重要环节。

◈ 三、神经外科医疗纠纷产生的原因

(一)医方问题

1. 管理的缺陷

(1)医院和科室工作目标出现偏差:在社会主义市场经济条件下,有的医院和管理者曾出现乱收费、乱开大处方、乱做不必要的检查,甚至开非医药类商品。诊疗过程中对检查、用药缺乏透明度,侵犯了患者的利益,造成患者不满意,而引发经济纠纷。

(2)缺乏有效的管理、监督和处理制度:特别是未形成规范化管理,对各类并发症、高危因素和可能发生的意外缺乏处理预案和缺少重视,或有各项工作制度但缺乏执行监督。

(3)医院现有的医疗应急体系不能满足危重患者的抢救需

要,尤其是后勤保障应急体系亟待完善。例如医院意外停电,院内应急电源或人工呼吸气囊未能马上启动,会影响依赖机械呼吸机患者的抢救引发医疗纠纷。

2. 素质问题

(1)技术水平:由于医师年资低等原因,紧急情况时应变能力差,对高危因素考虑不足,对异常情况不能及时正确地处理,或安于现状,主动学习意识较差,或自高自大,主观臆断,不认真执行三级查房制度及危重患者的讨论制度,导致误诊误治。

(2)粗心大意:医务人员在诊疗过程中受主管或客观原因对可能存在的风险估计不足,准备不充分,导致漏诊。

(3)服务态度:虽然有一部分原因是因为医生太忙,无暇过细地做工作,但更多的情况是医师缺乏人文关怀思想,医务人员有时言辞草率,缺乏耐心解释、缺乏同情,或轻率许诺甚至斥责患者。

3. 法制观念及维权意识淡薄　医务人员在日常诊疗活动中有意或无意地损害了患者的合法权益,或病历记录不全,或侵袭性操作未能按常规告知患者及家属并获取签署知情同意书。

4. 医疗设备陈旧老化　陈旧老化的设备设施会导致检验结果不准确、图像不清,易造成漏诊或误诊。

(二)**患方问题**

1. 过高期望值与医疗实际不符　详见本节"患者和家属"。

2. 其他　个别患者利用现有体制的漏洞及社会对弱势群体的同情,夸大事实,毫无理由的索赔。加之法制不健全,专业"医闹"的出现,医院又存在着息事宁人,"大事化小,小事化了"的心理,草率决定赔偿,为患者恶意索赔创造了条件。

(三)**深层问题**

1. 医疗卫生管理制度欠完善　从 20 世纪 80 年代开始,在全国范围内进行了大规模的医疗卫生体制改革,医疗卫生事业发展迅速,取得了一定进展。但是,其法规制度的建立却相对滞后或混乱,例如,《关于民事诉讼证据的若干规定》规定"因医疗行为引起的侵权诉讼,由医疗机构就医疗行为与损害结果之间不存在因果关系及不存在医疗过错承担举证责任",按此规定,只要患者对诊疗结果不满意,就可以将医院推上被告席。医院得承担证明自己"清白"的举证任务,只要医院拿不出确凿证据,就将承担败诉的后果。此"规定"目的是为了保护患者的利益,使医生诊治中更慎重,采取的医疗措施更严谨更科学。而实际上,医患双方都对这种制度存在误认,一方面,医生除了有"如履薄冰,如临深渊"的心理压力外,会从法律层面考虑、设置各种自我防护性的文书甚至采取防御性医疗;另一方面,患者更不信任医方,随时随地保留证据,有的患者家属公开或秘密使用摄像机、录音机,恶化了医患关系。

2. **国家财政对医疗卫生投入不足** 我国的经济虽然在增长,但是在医疗卫生事业的发展和医疗卫生事业的投入相对不足。现在全国医疗卫生事业的投入,约仅占世界医疗卫生事业投入的3%,也就是说我们用了世界上3%的医疗投入负担着全世界22%人口的医疗卫生工作,所以捉襟见肘。这难免造成人均医疗资源的缺乏,难以满足所有患者的康复需求,这是构成医疗纠纷的原因之一。

3. **医疗费增长过快** 近5年来,我国的人均门诊和住院费用平均每年分别增长13%和11%,明显高于人们收入增长幅度(城市8.9%,农村2.4%)。医疗费用增长过快的背后,一是药品价格、医用耗材价格和大型设备的价格过高,中间环节多,分销商利益空间大;二是医院得不到足够的经济补偿,医院管理者过度依赖市场,出现不规范的行为,赚钱养医院;三是现行医疗保障制度的原则虽然是低水平、广覆盖,可实际是水平确实不高,覆盖并非很广。在人们不得不看病时，花钱得不到他们认为对应的疗效，必然就会产生利益冲突，引发医疗纠纷。

4. 其他　媒体不恰当报道、宣传等都是影响医疗纠纷的重要社会因素。

四、 和谐医患关系的建立

（一）尊重生命，重视与患者之间的沟通

医患关系是医生与患者之间的互动和面对关系，这种互动是一种社会交流活动，主要是人的心理和行为交往的过程，通过沟通，铸就信任，这是规避和处理医疗纠纷的伦理关键。

（1）沟通的内容务必具体。

（2）沟通的方式力求形象。

（3）沟通的节奏应区分急缓，例如对于急症硬脑膜外出血、脑疝、脑动脉瘤破裂等分秒必争的疾病，须"快三拍"。特殊情况特殊对待，不能一味地只认患者签字，抢救小组可采取兵分几路、分工合作的方法来争抢时间，让患者家属感知医院、医生对待生命的态度。对于脑深部肿瘤或预后不理想的疾病，则需要"慢三拍"。术前谈话时间要提前，要给患者及家属预留出足够的考虑时间和心理空间。要鼓励患者或家属使用互联网等载体来获取疾病知识，从第三方获取的信息他们往往觉得可信。在此基础上，医生可以用更为专业、精准的话语来解释，一方面患者及家属能听得懂，另一方面则提高对风险的接受度。

另外，神经外科疾病因其发展和转归有其不可确定性和不可预见性，对此，在充分的入院沟通、围手术期沟通外，沟通还需要贯穿于术后、出院等众多环节。

（二）爱岗敬业，提升医务人员素质

坚持"救死扶伤，全心全意为人民服务"的根本宗旨。牢记医

109

疗"有时是治愈,常常是帮助,更多是抚慰"。作为一名医生,必须把更多的注意力集中到患者的体验和意愿上,而不仅仅局限于疾病本身。实践证明,医生的修养和素质越高,医患矛盾就越少。

(三) 减轻压力,营造和谐环境

随着社会现代化步伐的加快,对医疗事业而言,医疗纠纷是一个潜在的并日益凸显的巨大威胁。因此,面对现实压力,医院与医师要正确认识和适应目前的执业环境,加强和谐内部关系的建设,缓解执业压力,调动医师们的积极性和创造性。

(四) 加强管理,规范医疗行为

建立完善和监管各项规章制度是医院科学管理和各项工作正常运转的保障。

（唐　起）

第一节　临床观察

一、意识观察

意识是判断颅内病变严重程度及其预后的重要指标,根据意识障碍水平可以分为以下几种情况:

1. 意识模糊　对外界反应能力降低,但尚未完全丧失,可有淡漠、迟钝、嗜睡、语言错乱、定向障碍(不能辨别时间、地点、人物)、躁动、谵语和遗尿等,但呼之能应或呼之能睁眼。

2. 浅昏迷　对语言完全无反应,对痛觉尚敏感,对疼痛刺激有防御反应或有回避或仅表现皱眉。

3. 昏迷　痛觉反应迟钝,随意动作已完全丧失,可有鼻鼾声、尿潴留,瞳孔对光反应与角膜反射存在。

4. 深昏迷　对疼痛刺激反应完全丧失,双瞳散大,光反应与角膜反射消失,可有生命体征紊乱。

观察意识变化不应只区别昏迷,还应该注意是否有淡漠、嗜睡、躁动等,这些情况的加重即应看作意识恶化,不一定非要到达昏迷才认为意识恶化。患者出现躁动不安,需先排除颅外因素:尿潴留、呼吸道梗阻、休克、体位不适。昏迷-清醒-再昏迷是颅内血

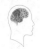

肿的典型表现,中间清醒期取决于脑损伤严重程度和颅内血肿形成快慢和大小。昏迷按照 Plum 和 Posner 定义为"一种不能唤醒的精神性无反应状态"。患者闭眼、睡眠觉醒周期丧失,可发展为植物状态。持续植物状态患者脑干功能存在,但半球功能丧失或损害。

GCS 量表是评估患者昏迷和神经损伤程度的运用最广泛的标准化量表(表 4 - 1)。

表 4 - 1　GCS 量表

睁眼反应	语言反应	肢体运动
4(自主睁眼)	5(对答正确)	6(遵嘱活动)
3(呼唤睁眼)	4(对答错误)	5(痛刺激定位)
2(痛刺激睁眼)	3(可说出单字)	4(痛刺激回缩躲避)
1(无睁眼)	2(只能发声音)	3(痛刺激屈曲)
	1(无任何反应)	2(痛刺激伸直)
		1(无任何反应)

对神经重症患者进行谵妄识别十分重要。谵妄的定义是注意力不集中,伴有短期内(几个小时到几天)认知波动或精力分散的意识障碍。谵妄发生在 20%-80% 的机械通气、创伤、外科 ICU 患者中。重症监护谵妄筛查量表(ICDSC)已经被验证可以用于机械通气患者谵妄的诊断(表 4 - 2)。

表 4 - 2　重症监护谵妄筛查量表

患者评估	症状和得分
意识水平改变	A:不回应,不得分 B:应对激烈的反复刺激(大声和痛苦)有反应,不得分 C:对轻度或中度刺激有反应,得1分 D:正常的清醒,不得分 E:正常刺激的过度反应,得1分

患者评估	症状和得分
注意力不集中	不能遵医嘱活动。容易被外界刺激。转移焦点困难。任何一项得 1 分
定向力障碍	任何明显的错误在时间、地点,或人任何一项得 1 分
幻觉-幻觉性精神病状态	明确的临床表现或行为可能导致的幻觉或妄想的幻觉。在现实测试的严重损害。任何一项得 1 分
精神运动型激动或迟缓	多动症,且要求使用额外的镇静药物或限制以控制潜在对自己或他人的过失。活动减退或临床上明显的精神运动放缓。任何一项得 1 分
不恰当的言语或情绪	不当、混乱或不连贯的言语。不恰当的显示的情感相关的事件或情况。任何一项得 1 分
睡眠觉醒周期失调	睡不到 4 h,或经常在夜间醒来(不考虑觉醒医务人员或大声环境启动)。在最多的一天睡觉。任何一项得 1 分
症状波动	波动的超过 24 h 的任何项目或症状表现得 1 分
总分(0～8 分)	分数为 4 分或更多是谵妄的符合诊断

◆ 二、瞳孔观察

瞳孔变化对神经重症监护及病情变化的观察极为重要,必须定时观察并记录其大小、形状、两侧是否对称及对光反应(直接、间接是否灵敏),观察瞳孔变化还要结合神志、肢体活动及生命体征变化来考虑。

突然两侧瞳孔大小不等,常为脑外伤、脑肿瘤、脑疝等颅内病变造成。

(1)颞叶钩回疝:颅内血肿或肿瘤侧瞳孔先有缩小,为动眼神经受刺激症状,时间很短,不超过几分钟,健侧瞳孔相对大,对光反应正常,继之患侧瞳孔散大,对光反应迟钝-消失,最后全部散大,直接及间接光反应消失。进行性一侧瞳孔散大,光反应消失是脑疝的重要体征。

（2）两侧瞳孔正常大小，而一侧对光反应迟钝，迟钝一侧常为扩大前奏。

（3）一侧瞳孔微散大，进而自动恢复正常，可能是颞叶疝早期表现。

（4）一侧瞳孔散大，输入甘露醇等脱水剂后，瞳孔恢复正常，不能排除颅内血肿或脑水肿，应首先考虑血肿。

（5）双侧颅内血肿硬脑膜下、硬脑膜外，两侧出血量相似，则硬脑膜下血肿侧瞳孔先扩大。

（6）两侧瞳孔皆轻度扩大，而一侧略大一些，略大一侧并不一定代表血肿侧，至于瞳孔开始扩大时，其首先扩大一侧，则常代表血肿侧。当两侧瞳孔皆扩大，输脱水剂后若瞳孔回缩，则瞳孔较大一侧代表血肿侧。

（7）枕大孔疝初期瞳孔改变不大，晚期才出现双侧瞳孔散大，后颅窝血肿，患者瞳孔也可以不等大，但差别很小。

（8）瞳孔扩大侧在脑外伤患者多代表颅内血肿侧，亦有对侧瞳孔先扩大，其扩大原因为血肿对侧脑挫裂伤后引起脑水肿所致。如果当水肿侧得到手术减压，而对侧瞳孔又散大，还应再探查对侧，可能有颅内血肿。

（9）手术清除颅内血肿时，注意观察瞳孔变化。患侧瞳孔回缩，对侧瞳孔又很快扩大，则对侧可能有颅内血肿，同时还要考虑到脑内或脑室内血肿。

（10）伤后很快发现患者（如1h）一侧瞳孔先扩大，直接及间接对光反应迟钝或消失，不伴显著的意识障碍，大多数为脑挫伤合并原发性动眼神经损伤或颅底骨折累及动眼神经。

（11）原发性脑干损伤，伤后立刻出现两侧瞳孔大小不等，一侧或两侧时大时小，对称性缩小或散大，对称或不对称光反应改变或伴有眼球位置异常。

（12）一般而言瞳孔扩大、固定表示病情十分危急，甚至数分钟内出现呼吸停止。也有部分患者瞳孔对光反应正常，但紧捏上颈部或下颌角皮肤（通过三叉神经下颌支）而引起的扩瞳反应消失（即脑干睫脊反射），这种情况往往提示脑桥或延髓直接受压，有呼吸骤停可能。

（13）患者缺氧（痰多、呼吸不畅）可导致瞳孔散大且常不等大，注意勿谓颅内血肿。若供氧改善，可望瞳孔恢复。

（14）脑挫裂伤瞳孔多无显著改变。在受伤瞬间，由于脑部受到超强刺激可出现极短时间瞳孔散大，但很快恢复正常，也有部分患者伤后立刻出现两侧瞳孔轻度不等大，如相差在 1 mm 之内不一定有临床意义，比较明显的两瞳孔不等大，大多有器质性损害（除眼球部局部损伤及药物性散瞳）。

（15）双侧瞳孔在伤后立刻散大，对光反应消失。深昏迷、四肢肌张力消失以及生命体征显著恶化，此类患者多数不易挽救。

（16）动眼神经损害除瞳孔扩大，瞳孔直接或间接对光反应消失外，还有眼外肌麻痹和上睑下垂，多见于海绵窦、眶尖、眶上裂和鞍旁病变以及后交通动脉瘤。

（17）若一侧瞳孔明显小于正常，大多是颅内动脉急性血栓形成。

（18）若一侧瞳孔明显大于正常，常是急性青光眼发作或急性脑出血表现。

（19）若两侧瞳孔明显大于正常，应考虑到药物反应（阿托品、可卡因）引起，但也可能是癫痫大发作的征兆。

（20）若两侧瞳孔小于正常，可能是毒物或农药中毒，也可能是毛果芸香碱、吗啡等药物引起的反应。

（21）瞳孔边缘不整或呈椭圆形时，应考虑急性青光眼或眼睛本身疾病。

（22）瞳孔对光反应消失，而视物尚能收缩，这是阿罗氏瞳孔，系脊髓痨的特征。

◈ 三、脑干反射观察

脑干反射观察见表 4-3。共有 10 种脑干反射,其中前 8 种属生理性,后 2 种属病理性。

表 4-3　脑干反射的定位

脑干反射	脑干障碍平面						
	Ⅰ	Ⅱ	Ⅲ	Ⅳ	Ⅴ上	Ⅴ下	Ⅵ
睫脊反射	+	−	−	−	−	−	−
额眼轮匝肌反射	+	+	−	−	−	−	−
垂直性眼头运动反射	+	+	−	−	−	−	−
瞳孔对光反射	+	+	+	−	−	−	−
角膜反射	+	+	+	+	−	−	−
嚼肌反射	+	+	+	+	−	−	−
水平性眼头运动反射	+	+	+	+	+	−	−
眼心反射	+	+	+	+	+	+	−
掌颏反射	+	−	−	−	−	−	−
角膜下颌反射	−	−	+	+	−	−	−

注:Ⅰ,皮质-皮质下;Ⅱ,间脑;Ⅲ,间-中脑;Ⅳ,中脑;Ⅴ,脑桥;Ⅵ,延脑。

(1) 睫脊反射:刺激锁骨上区引起同侧瞳孔散大。

(2) 额眼轮匝肌反射:轻叩患者眉梢外侧皮肤,引起同侧眼轮匝肌收缩闭目。

(3) 垂直性眼前庭(眼头运动)反射:患者头俯、仰时双眼球与头的动作呈反方向上下移动。

(4) 瞳孔对光反射:光刺激引起瞳孔缩小。

(5) 角膜反射:轻划角膜引起双眼轮匝肌收缩闭目。

(6) 嚼肌反射:叩击颊部引起嚼肌收缩。

(7) 水平眼前庭(眼头运动)反射:头左右转动时,双眼球呈反方向水平移动。

（8）眼心反射：压迫眼球引起心率变慢。

（9）掌颏反射：轻划手掌大鱼际区引起同侧颏肌收缩。

（10）角膜下颌反射：轻触角膜引起眼轮匝肌收缩闭目，而且反射性引起翼外肌收缩，使下颌向对侧移动。

四、血压、呼吸和脉搏观察

（1）与意识障碍、瞳孔变化同时进行性心率减慢和血压升高为颞叶钩回小脑幕切迹疝表现。

（2）枕骨大孔疝可无明显意识障碍和瞳孔变化，而突然发生呼吸停止。

（3）受伤早期出现的呼吸、循环、生命体征紊乱为脑干损伤表现。

（4）开放性脑外伤以及脑外伤合并身体其他脏器损伤可因出血创伤休克而有血压下降，心率增快的表现。

（5）广泛的大脑病变，非脑干损伤的代谢性脑病，脑疝前兆，充血性心力衰竭患者可出现潮式呼吸，表现为周期性呼吸由渐强再渐弱，振幅长，久之致呼吸性碱中毒。

（6）脑桥被盖、中脑、网状结构病变或损伤；精神性疾患、代谢性酸中毒、肺充血、肝性脑病等会引起过度通气，可表现为过度换气伴低碳酸血症。

（7）脑桥、延髓背侧病变，代谢性昏迷，小脑幕切迹疝患者可出现长吸式呼吸，表现为不规则完整呼吸，然后出现不规则呼吸暂停。

（8）脑桥、上延髓、后颅窝病变，颅内压显著增高混杂可出现串式呼吸，表现为急促不规律呼吸，然后暂停。

（9）延髓、急性颅后窝病变可出现比奥（共济失调）呼吸，表现为呼吸深度和节律变化，无标准模式。

（10）延髓网状核（呼吸中枢）病变患者可出现无自主呼吸，表现为失去自主呼吸；清醒时正常呼吸，入眠时无呼吸。

（11）代谢性酸中毒可出现 Kussmaul 呼吸，表现为深而有节律的呼吸。

◈ 五、肝肾观察

肝肾系统对保持液体平衡是特别重要的。垂体瘤术后患者或临近脑死亡的患者容易出现尿崩症状。因此，监测患者每小时出入液量和血钠浓度十分重要。抗利尿激素异常分泌和脑性盐耗综合征是非常常见的，其他代谢紊乱也可能出现。

当患者意识发生改变时，应当首先排除代谢异常性病因。因颅脑损伤入院的患者常服用违禁药物或大量酒精，应常规行尿检和血浆酒精浓度检查。有肝炎、肝硬化或肾衰竭病史的患者可能因某种药物出现代谢变化，而肝功能、血浆生化、血尿素氮、肌酐和血氨检查等有助于诊断肝肾疾病。

（袁 强 胡 锦）

第二节　仪器监测的应用

◈ 一、颅内压监测

详见本书第十三章第十四节"颅内压监测指征和增高的管理"。

◈ 二、压力反应指数监测

1. 适应证　上述需要行颅内压监测的患者均可进一步监测

患者的压力反应指数(PRx)监测。

2. 监测方法 PRx 是患者颅内压随平均动脉压变化而变化的相关系数。通过同步监测颅内压和动脉血压后进行特定换算得出。

3. 阈值 目前尚无统一标准。PRx 在−1 至+1 之间波动。负数显示 MAP 与 ICP 朝相反方向变动,表明自动调节未受损。反之表明患者的自动调节已经缺失。颅脑创伤患者 PRx 持续＞0.25 提示自动调节受损,预后不良。

4. 价值

(1) 根据不同的神经重症患者,发现最优 CPP。

(2) 及时发现即将发生的 ICP 升高。

三、 脑组织氧监测

1. 适应证

(1) 重型颅脑损伤。

(2) 重度 SAH。

(3) 出血、缺血性卒中需监测脑组织氧分压的患者。

(4) 脑肿瘤、代谢异常相关脑水肿、脑膜炎需监测脑组织氧分压的患者。

2. 监测方法

(1) 对于弥漫性脑损伤患者,脑氧探头推荐置入右额叶。

(2) 对于局灶性脑损伤患者(硬脑膜下血肿、脑挫伤),脑氧探头推荐置入脑挫伤周围脑组织。

(3) 对于蛛网膜下腔出血患者,脑氧探头推荐置入载瘤动脉可能的分布区,症状性血管痉挛或者迟发性脑缺血发生的高风险区域。

(4) 对于脑缺血患者,脑氧探头推荐置入病变区域,与缺血组织有一定距离。

3. 阈值　$PbtO_2$ 正常值在 $25 \sim 50$ mmHg。轻度脑缺氧 $PbtO_2$ $15 \sim 25$ mmHg；中度脑缺氧 $PbtO_2 < 15$ mmHg；重度脑缺氧 $PbtO_2 < 10$ mmHg；$PbtO_2 > 50$ mmHg 提示高氧状态。$PbtO_2$ 的干预阈值目前尚无统一标准，颅脑创伤救治指南提示可以考虑将 $PbtO_2 < 20$ mmHg 作为干预阈值。

4. 临床应用

（1）CPP 的目标和个体化管理，诱导性高血压的管理。

（2）ICP 的控制：①渗透性药物的选择；②去骨瓣减压的时机。

（3）输血的阈值。

（4）机械通气的管理：①PaO_2/FiO_2 比率，PEEP 的管理；②优化的 $PaCO_2$ 目标。

◈ 四、颈静脉球氧饱和度监测

1. 适应证

（1）颅脑创伤和蛛网膜下腔出血。

（2）颅内动脉瘤术中管理。

（3）颈动脉内膜剥脱术患者。

（4）脑死亡的诊断。

2. 监测方法　颈静脉球插管一般选择主要回流静脉侧进行置管，如两侧静脉回流无明显差异或不能判定，则选择脑损伤严重侧进行置管。一般选择右侧颈静脉球置管较多。

3. 阈值　颈静脉球氧饱和度（$SjvO_2$）监测的正常值为 $55\% \sim 75\%$，$SjvO_2 < 55\%$ 表明脑氧供不足，$> 75\%$ 提示脑相对充血。颅脑创伤患者应避免 $SjvO_2 < 50\%$。

五、 近红外线光谱技术

1. 适应证　神经重症需监测脑氧饱和度变化的患者,特别是对于颅脑创伤、脑出血、颈动脉内膜剥脱术后、烟雾病等有脑缺血危险的患者。

2. 监测方法　无创,近红外光通过放置在头部两侧或同侧相邻部位的光纤束或光极发出,光穿透头皮和脑组织后,在不同的组织中发出散射及被吸收。光的一小部分,被第二光极捕获并传送到监测装置。

3. 阈值　近红外线光谱技术(NIRS)对于诊断脑缺血的发生阈值目前尚不确定。目前主要基于对于 NIRS 值的动态变化来预警脑缺血的发生。

六、 经颅多普勒超声

1. 适应证　经颅多普勒超声(TCD)的适应证:①蛛网膜下腔出血患者脑血管痉挛的临床评估;②脑自身调节能力的评估;③颅内外大血管闭塞情况的判断;④急性缺血性卒中血管再通情况的判断;⑤心血管大循环过程中脑循环情况的监测;⑥颅内高压的监测和血流动力学评估。

2. 指标

(1)血流速度:血流速度反映脑动脉管腔大小及血流量。血流量一定时,血流速度与管腔大小成反比。

(2)脉冲指数:反映脑血管外周阻力的大小。此值越大,脑血管外周阻力越大,反之则阻力越小。

(3)音频信号及频谱图波形:反映脑血管局部的血流状态。

◈ 七、诱发电位

诱发电位最常见的包括体感诱发电位和脑干听觉诱发电位。体感诱发电位主要反映周围神经、脊髓后束和有关神经核、脑干、丘脑、丘脑放射及皮质感觉区的功能。脑干听觉诱发电位反映的是脑干及听神经的功能状况。

1. 适应证　缺血缺氧性脑病、颅脑创伤、急性缺血性卒中、脑内血肿、蛛网膜下腔出血、脊髓损伤、代谢相关昏迷和中毒性脑病患者无法准确依靠神经系统检查来评估患者的脑损伤、脊髓损伤程度、临床治疗效果及预后的患者,可以使用诱发电位来评估患者的损伤程度,以及判断患者的预后。另外,诱发电位还可用于辅助判断脑死亡。

2. 临床特点　①无创;②可连续使用;③可提供客观的定量数据;④轻度低温情况下相对稳定,常规使用的镇静药对其影响不大;⑤价格不昂贵。

◈ 八、脑电监测

1. 适应证　①神经重症患者惊厥和非惊厥性癫痫(NCS)及其持续状态(NCSE)的监测和治疗效果评估;②神经重症患者镇静深度和暴发抑制的监测;③神经重症患者不明原因昏迷的诊断评估;④神经重症昏迷患者预后的判断。

2. 监测和分析方法

(1)监测时长:常规的间断性 EEG 记录至少 30～60 min;昏迷患者为了排除 NCS 或 NCSE 需要至少 24～48 h 的监测;EEG用来检测动脉瘤后 SAH 所致的脑缺血,整个风险期都需要持续监测,可长达损伤后 14 d。

(2)电极安排和导联编排:监测全面性电活动,采用标准 21

根电极是够用的,另一种选择是采用波幅整合 EEG。

(袁　强　胡　锦)

第三节　常见问题

一、气道管理和机械通气

气道管理对所有 NICU 患者都很重要。如发现有气道梗阻,必须立即进行气道清理。如清理后患者指端氧饱和度仍不理想或进行性下降,或血气分析证实存在低氧血症和/或二氧化碳潴留,应进行以下措施进行气道管理。

1. 抬高下颌下面罩呼吸　抬高下颌有助于昏迷患者的气道管理和面罩吸氧,但是对于存在颈椎损伤或颈椎不稳定的患者,应禁忌使用。不建议进行长时间的维持性治疗。如果患者需要持续的呼吸支持,建议用气管插管。

2. 口腔和鼻腔通气道　口咽通气道可将舌头提升离开咽后壁,维持气道通畅,在癫痫发作时可预防咬舌。口咽通气道的长短应适中,太长会推移会厌阻塞咽喉致气道梗阻,太短则会将舌头向后推移阻塞气道。面部损伤和颅底骨折的患者,禁忌使用鼻咽通气道。

3. 气管插管　下列患者应考虑进行气管插管:①气道存在梗阻且清理困难者;②意识不清、咳嗽反应差,无法进行气道自我保护的患者;③可能出现呕吐造成胃内容物误吸的患者;④接受中深度镇静的患者;⑤需要进行过度通气等呼吸性治疗的患者。意识障碍并非是机械通气的绝对指征,但在罹患急性神经系统疾病时,机械通气能有效地维持气体交换,保证中枢神经系统的供氧,因此对于昏迷的患者,气管插管指征可适当放宽。

4. 机械通气　如果神经重症患者缺乏足够的呼吸驱动力,或呼吸肌乏力、肺部顺应性差,或存在气体交换异常等问题,需要进行机械通气。颅脑损伤、卒中等中枢神经系统损伤能够改变呼吸驱动力,患者可出现呼吸减弱,或自发性过度通气,引发低或高氧血症、低或高二氧化碳血症等异常。这些异常可进一步加重脑损伤,需要通过机械通气纠正。机械通气是防止进一步神经损害和各脏器系统损害的重要支持治疗。NICU 患者如出现以下情况建议进行机械通气:呼吸频率每分钟<6 次或>30 次;酸中毒或高碳酸血症(pH < 7.25,$PCO_2 > 50$ mmHg);低氧血症($PO_2 < 60$ mmHg 或 $PaO_2/FiO_2 < 200$);肺水肿导致肺顺应性差或发生急性呼吸窘迫综合征。

◈ 二、容量评估和血压管理

(1) 低血容量状态在 NICU 患者中比较常见,这可能与患者意识障碍,对于饥渴刺激的反应减弱,以及高热、胃肠减压、机械通气等使水分丧失有关。除了每日尿量,在计算患者总液体丢失总量时还需要计算非显性失水,如胃肠道每天丢失 250 ml 水,皮肤和肺部每天蒸发量总计 750 ml,体温每增加 1℃增加失水 500 ml。监测容量状态时应包括实验室数据、体重和液体平衡等指标。患者存在合适的液体平衡时,血细胞比容应<55%,渗透压<350 mOsm/L,血钠<150 mmol/L,如果高于此指标应警惕存在容量不足。对于明确存在低容量的患者应进行液体复苏,起始的液体首选晶体溶液(如 0.9%氯化钠溶液)。成人容量复苏目标包括:尿液量>1 ml/(kg·h);液体正平衡 750~1 000 ml/d。复苏的同时需要监测血细胞比容、血钠、肌酐、尿素氮、血糖、血浆渗透压、尿渗透压和尿比重等。

（2）高血压在急性神经重症患者中很常见。NICU 患者的血压升高可能是多种原因造成的，如原发性高血压病、应激性刺激、膀胱充盈、疼痛、情绪激动、机体对脑缺氧和颅内压增高的生理反应等。对于 NICU 患者血压控制的最佳水平始终存在争议。对于高血压脑出血患者的血压管理目前已趋于一致意见，对于收缩压150～220 mmHg 的患者，在没有急性降压禁忌证的情况下，应在1 h 内将收缩压降至 130～140 mmHg，并避免波动；对于收缩压＞220 mmHg 的患者，在密切监测血压的情况下，持续静脉输注药物控制血压可能是合理的，收缩压目标值为 160 mmHg。

三、 可逆性后部脑病综合征

可逆性后部脑病综合征（posterior reversible encephalopathy syndrome，PRES）是一种血管源性水肿，伴急性神经系统症状，如癫痫发作、头痛、视觉障碍等，常见原因为高血压、肾衰竭、使用细胞毒性药物、自身免疫性疾病、子痫前期或子痫。PRES 常由急剧的血压波动或细胞因子对血管壁的直接作用致内皮损伤，引起血脑屏障的破坏，继而引起脑水肿。大脑后部白质较常受累的原因尚不明确，可能与后循环血管交感神经支配相对较少有关，交感神经介导的血管收缩可能更有效地保护前循环中的小穿通动脉免受急性高血压过度灌注。

临床表现

PRES 常急性或亚急性起病，表现为头痛、癫痫发作、意识障碍、视觉障碍及局灶性神经功能缺损等。其中，头痛、意识障碍和癫痫发作较常见，头痛常为逐渐起病的弥漫性钝痛，意识障碍可从轻度意识模糊到重度昏迷，癫痫持续状态相对少见。视觉障碍可为视力下降、视野丧失、皮质盲或幻觉。当患者同时出现头痛、癫痫发作或视觉障碍时,需高度怀疑 PRES。

影像学表现

在急性期典型影像学特点为顶枕叶皮层下白质为主的血管源性水肿,T_1 低信号,T_2/FLAIR 高信号,DWI 等或低信号,ADC 高信号。除顶枕叶外,病变亦常累及额叶、颞叶及小脑。常对称分布,也可不对称,甚至仅为单侧分布,类似肿瘤病变,但无增强灶,少数患者有脑实质或蛛网膜下腔出血。

鉴别诊断

对于急性和亚急性起病出现神经系统症状,同时伴有特定的临床状况(如血压急剧升高、血压剧烈波动、免疫抑制、自身免疫性疾病、肾衰竭、子痫前期或子痫)的患者需考虑 PRES 的可能。PRES 的临床症状和体征(如意识模糊,癫痫发作,头痛,视觉障碍)并无特异性,也可以见于其他神经科疾病。PRES 的鉴别诊断包括可逆性脑血管收缩综合征、肾上腺脑白质营养不良、静脉窦血栓形成等。

治疗

无特异性治疗方法,主要是对症治疗和病因治疗。

(1)血压控制"3 要点":逐步、缓慢、平稳。最初数小时内降压目标是降低 25%。降压时需避免明显的血压波动,为了能平稳地降血压可能需要持续静脉给药。

(2)癫痫:在 EEG 监控下抗癫痫治疗。

(3)如可疑药物引起,如抗排异药物,则终止应用该药,至少在急性期。

(4)不提倡应用类固醇皮质激素。

预后

PRES 预后通常比较好,多数患者可以完全恢复,且可在 1 周内恢复,少数患者需要数周达到完全缓解。可是,不是所有 PRES 患者都可以完全恢复的。死亡率 3%～6%。严重的神经功能缺损和死亡主要是由于颅内出血,后颅窝水肿伴脑干压迫或脑疝,或者弥漫性大脑水肿和颅内压增高。10%～20%患者可遗留神经功能后遗症,包括永久性偏瘫、癫痫发作、视力下降、头晕。血压未能控制者比其他病因(如接受免疫抑制治疗)PRES 复发率更高。

四、假性缺氧性脑肿胀

假性缺氧性脑肿胀(pseudohypoxic brain swelling,PHBS)又称术后低压性静脉充血,是一种颅脑或脊髓手术后发展迅速、病情危重、具有致命性的术后并发症。其典型表现为,在术中有原因不明的血压升高脉搏变慢或术中、术后癫痫发作,术后即刻或数小时,患者出现昏迷,脑干功能障碍和癫痫大发作,头颅 CT 及 MRI 等影像学检查提示双侧丘脑、基底节区或大脑半球的弥漫性脑肿胀,豆环征出现以及脑干高信号。MRA、CTA 和 DSA 阴性。颅内压多数不高,EEG 可有癫痫波。与临床缺血、缺氧事件非常相像。多数学者认为 PHBS 与术中和术后脑脊液引流造成脑脊液过度丢失引起颅内低压,继而可能引起静脉扩张淤血、中脑下垂、小脑出血、脑弥漫性肿胀,从而继发颅内压升高相关。

临床表现

PHBS 通常在选择性神经外科手术后短时间内出现(30 min 至数小时,平均约 2.5 h),其特征性表现主要包括:①突发脑干功能障碍,双侧或单侧瞳孔散大,去大脑强直;②癫痫大发作;③循环紊乱(高血压、低血压);④不同程度的意识障碍,重者可致昏迷。

影像学表现

头颅 CT 及 MRI 提示双侧丘脑、基底节区、大脑半球呈弥漫

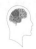

性低密度改变,环池及脑沟消失,脑肿胀。数字减影血管造影、单光子发射计算机体层摄影及经颅多普勒超声等检查排除血管性病变(静脉血栓形成)。血气检查排除低氧血症及高碳酸血症。

诊断

(1) 病史:开颅或椎管手术,术前有脑脊液容量不足史,手术时间长(>5 h)。

(2) 腰穿外引流:术中术后。

(3) 术中有血压升高、脉搏慢的反应。

(4) 术后皮下负压引流。

(5) MRI:有豆环征(T_2或FLAIR见高信号基底节和丘脑外围更高信号环)。

治疗

(1) 立即终止一切脑脊液外引流。

(2) 头低脚高位。

(3) 抗癫痫治疗。

(4) 纠正脑脊液低容量。

预后

依据开颅手术类型、手术时间及患者的全身状况,以及诊治的及时正确与否,PHBS预后差异较大,轻者神经功能障碍可逐步完全恢复,重者也可致患者短时间内死亡。

◇ 五、 癫痫持续状态、非惊厥性癫痫

详见本书第五章第四节"癫痫(包括非惊厥性癫痫)"。

(袁 强 胡 锦 周良辅)

第四节 护 理

◈ 一、病情观察

（1）密切观察血压、呼吸、心率、血氧饱和度、GCS 评分、肌力、瞳孔大小及对光反射等。

（2）动态观察记录颅内压（ICP）。ICP 正常值：5～15 mmHg；轻度增高：15～20 mmHg；中度增高：21～40 mHg；重度增高：＞40 mmHg。在排除各类操作刺激及疼痛、咳嗽、腹内压增高等干扰因素后，对于未去骨瓣者，颅内压＞20 mmHg 且超过 15 min；对于去骨瓣者，颅内压＞15 mmHg 且超过 15 min 时；或出现中重度 ICP 增高，应及时通知医生。

（3）观察伤口有无渗血、渗液，记录各类引流的色、质、量并固定妥善、保持通畅。

（4）监测血糖，血糖控制在 6～10 mmol/L，必要时使用胰岛素进行调整。

◈ 二、体位管理

不论何种体位，颈部保持放松，避免过度扭曲。翻身时应有人扶住头部，使头、颈与脊柱的矢状面保持在同一平面上。

（1）术后病情稳定者应遵医嘱摆放体位和头位，如无特殊医嘱，一般采取床头抬高 30°。

（2）除休克和脊髓损伤外，幕上术后，应卧向健侧，避免切口受压；幕下术后，早期宜无枕侧卧。

（3）若患者的后组脑神经受损、吞咽功能障碍，可取侧卧位，以免口咽分泌物误入气管;去骨瓣减压窗处禁止受压;低颅压患者取平卧位或头低足高位。

◆ 三、人工气道管理

（1）密切观察呼吸频率、节律、血氧饱和度，有无呼吸困难、痰鸣音、心率加速、大汗等缺氧症状。

（2）气管插管患者定时更换固定胶布，每班检查插管外露长度，防止滑脱和移位。气管切开患者气切绳双死结固定，一指松紧为宜，观察气切口有无渗血、漏痰等。

（3）患者在无禁忌证情况下，抬高床头 30°～45°。对烦躁、谵妄、神志不清或依从性差的患者予以约束和镇静治疗。

（4）正确评估，按需吸痰，严格无菌技术。操作前后充分给氧，选择合适的吸痰管，每次伸入吸痰管应捏闭管腔，待置入目标深度后再放开，以减少诱发呛咳，减少置管难度。单次吸痰时间不超过 15 s，动作轻柔，如需重复吸痰间隔 3～5 min。操作时观察患者的面色、口唇及末梢颜色、呼吸、氧饱和度。记录痰液的色、质、量及气味。

（5）加强气道湿化，使用加温加湿器使气体进入人体后达到 37℃，绝对湿度 44 mg/L，相对湿度 100%，以降低呼吸道感染并预防痰痂堵管。

（6）监测气囊压力，维持在 25～30 cmH$_2$O。有条件可使用气道压力监测仪，对气道压力进行持续监测及智能化调控。推荐选择带囊上吸引的气管插管，进行间断或持续声门下吸引。

（7）口腔护理每 4～6 h 1 次，必要时可配合氯己定等使用。

（8）对使用呼吸机的患者应保持呼吸机管道通畅并妥善放置，避免牵拉和曲折;呼吸机外管路按规定一次性处理;集水杯应置于最低位，及时倾倒冷凝水。及时正确处理呼吸机报警。高危患者床旁常备简易呼吸器方便急救应用。

四、脑脊液引流管理

（1）保持伤口敷料清洁、干燥、妥善固定，引流管不可牵拉、打折、受压，观察管内液体有无波动、有无堵管。

（2）变动体位或外出检查时，须先夹毕引流管，防止因体位变动引起过度引流、逆流。

（3）脑脊液引流一般控制在全天 200 ml 左右，或根据病情调整引流量。

（4）拔管前遵医嘱夹毕引流管，如有头痛、呕吐、颅内压增高或伤口敷料变湿等情况及时通知医生。

（5）拔管后密切观察患者意识、瞳孔、生命体征及伤口处有无脑脊液漏。

五、补液管理

（1）高渗性脱水剂如 20％甘露醇，输注时应在 30 min 内快速滴注完毕，输注后应密切观察尿量，如尿量不多，应首先观察是否导尿管堵塞或受压。

（2）尼莫地平静脉给药应严格遵医嘱的浓度、剂量及速度，尽可能使用深静脉，单独一条通路输注，输注中加强巡视。

（3）记录 24 h 入出液量或每小时出入液量，颅高压患者应控制补液速度，量出为入，防止短时间内输入大量补液，加重脑水肿。同时注意补液对容量及心肺功能的影响。必要时可予以中心静脉导管和肺动脉导管监测。

六、体温管理

（1）定时测量体温，实施降温措施后应复测体温，做好记录和交班。

（2）高热患者每 4 h 测量体温 1 次，尤其中枢性高热重症患者需 24 h 连续监测并加强口腔护理。

（3）冰袋降温时冰袋外要加包布，避免发生冻伤。可置于腋下、腹股沟等大血管处。

（4）擦浴降温时，用 32～34℃温水或 30％～50％乙醇擦浴加快蒸发散热，禁擦胸前、腹部、后项、足心等处。

（5）药物降温时应注意出汗量，大量出汗可引起体液容量不足，适当增加补液。

（6）使用冰毯降温时，使用前正确连接设备，检查机器性能。将冰毯铺于患者肩部到臀部之间，不要触及颈部，以免因副交感神经兴奋而引起心跳过缓。使用中观察患者有无寒战，面色、呼吸、脉搏、血压变化，若面色苍白、皮肤发绀等应停止降温。出现寒战时可给予保暖措施。每小时翻身，加强皮肤管理。

◈ **七、镇痛镇静管理**

（1）及时正确评估镇痛、镇静的效果并客观记录，严密观察病情变化。

（2）镇痛评估常用语言评分法（VRS）、视觉模拟法（VAS）、面部表情评分法（FPS）、数字评分（NRS）、行为疼痛评估（BPS）和重症监护疼痛观察量表（COPT），昏迷但行为可观察的患者推荐使用 COPT 和 BPS。

（3）镇静评估常用 Ramsay 评分、Richmond 躁动评分（RASS）和镇静躁动评分（SAS）。

（4）护士应掌握各类镇痛镇静药物的作用、剂量、给药时间及不良反应。务必遵医嘱准确实施和个体化调整。

（5）减少干扰，尽量有计划地实施侵入性护理操作，加强气道护理、雾化吸入,预防呼吸机相关性肺炎(VAP)。

(6)深镇静患者必要时可实施每日镇静中断(DSI)治疗,但可能导致颅内压(ICP)升高和大脑灌注压(CPP)降低。在执行每日唤醒时,应注意患者安全,防止意外事件发生。

八、营养管理

(1)时间:术后或入院后48 h内。

(2)途径:鼻胃管为初始肠内营养支持的标准途径;鼻肠管适用于不能耐受鼻胃管喂养且应用促胃肠动力药无效,存在反流和误吸风险高的患者;长期肠内营养者,若有条件,可考虑经皮内镜下胃造口(PEG)或经皮内镜下肠造口(PEJ)。

(3)输注方式:营养泵持续性和间歇性输注。管饲期间应将床头持续抬高≥30°,减少误吸风险。

(4)喂养量:由少到多尽早达到全量。速度由慢到快,一般以预估目标速率的25%～30%开始,随后逐渐增加至目标速率。

(5)鼻饲前要先确认胃管已在胃内,无腹胀、胃潴留后才能进行。营养液现开现用,开启后放置时间不宜超过24 h。

(6)鼻饲后或中断鼻饲,再次给药前后用温开水冲净鼻胃管。

(7)观察患者有无呕吐、腹胀、腹泻等胃肠道症状,出现并发症不应盲目停止肠内营养支持,应查找原因。

九、癫痫护理

(1)观察发作部位、频率和持续时间,及时报告医生并记录。

(2)癫痫发作时,立即平卧,头偏向一侧,清除口中分泌物,防止误吸。

(3)心电监护,监测BP、R、P、SPO$_2$,观察GCS评分、瞳孔大小及对光反射,并常规吸氧。

（4）防止肢体损伤,床栏保护,禁止按压抽搐的肢体。

（5）迅速建立静脉通路,保持补液通畅,维持正常血压。

（6）防止脑水肿,保护脑组织,遵医嘱使用 20％甘露醇静脉滴注。

（7）遵医嘱使用抗癫痫药物,观察药物作用和不良反应。不能随意停服、减量、增量或者换药。定期检查血常规和肝、肾功能、药物浓度。

（8）预见性观察和判断是关键,避免诱发因素,集中侵入性护理操作,保持大便通畅和正常睡眠周期。

◇ 十、下肢深静脉血栓的防治护理

（1）预防为主,长期卧床患者加强翻身、肢体主被动活动,高危如老年或肢体瘫痪患者可使用梯度弹力袜、间歇充气加压泵、足底静脉泵、穴位电刺激仪等。

（2）尽量避免下肢的静脉采血和静脉置管,长期输液者应交替使用静脉,提高穿刺技术。

（3）进食低脂、富含膳食纤维的食物,降低血黏度,保持大便通畅,每日多饮水,防止血液浓缩。

（4）血栓形成患者绝对卧床,下肢抬高 20°～30°,膝关节屈曲 15°。

（5）观察有无胸痛、呼吸困难、咳嗽、出汗、咯血、休克的肺栓塞症状。

（6）观察患者肢体末梢循环状况,如皮肤颜色、温度、疼痛、肿胀、麻木、有无动脉搏动、静脉充盈情况等。定期测量双下肢围径。

（7）患肢严禁按摩以免血栓脱落,严禁冷、热敷。

（8）使用药物防治血栓的患者检测 DIC，严密观察药物不良反应如全身皮肤、口腔、鼻腔、伤口、引流等出血症状，如有出血倾向及时汇报医生。

（汪慧娟　胡　锦）

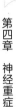

第五章　常见症状、体征及其处理

第一节　头　痛

头痛（headache）通常是指头眉以上至枕下部为止的区域内疼痛，是一种常见症状。头痛可为某些严重疾病的早期或突出的症状，医生对于头痛患者须细问病史和做神经系统检查，再结合必要辅助检查，根据头痛的各种病因进行综合分析，才能作出正确的诊断。

类型

头痛分类很多，以国际头痛分类（ICHD－3，2018）具权威性。神经外科常见头痛归在分类为5、6、7和13。

1. 国际头痛分类（ICHD－3，2018）　如下：①偏头痛；②紧张型头痛；③三叉神经自主神经性头痛；④其他原发性头痛；⑤头颈部创伤的头痛；⑥头颈部血管性疾病的头痛；⑦颅内非血管性疾病的头痛；⑧物质或其戒断性头痛；⑨感染的头痛；⑩精神疾患头痛；⑪内环境紊乱的头痛；⑫颅、颈、五官病变的头面痛；⑬痛性颅神经病变和其他面痛；⑭其他类型头痛。

2. 按时间分类

（1）急性发作性（≤3 d）：颅内炎症、颅内出血、颅内低压、颅脑外伤急性期，齿、鼻与鼻旁窦急性炎症期均属此类型。

（2）亚急性（3 d 至 3 周）：见于颅内转移癌、脑脓肿、慢性硬脑膜下血肿。

（3）反复阵发性：见于颅内血管性头痛、三叉神经痛、癫痫性头痛、颅脑外伤慢性期、颈椎疾病。

（4）慢性（≥3 周）：颅内占位病变、颅内压增高、五官和鼻旁窦慢性感染、神经功能性头痛均属此类型。

诊断

1. 颅内高压性头痛　缓慢进展性头痛，常伴恶心、呕吐，好发于晨起，咳嗽、用力时头痛加剧，呕吐后头痛可缓解。后期呈持续性钝痛。检查可见视神经盘水肿，多数有局灶性体征。颅内高压性头痛加剧时可继发脑疝。进一步酌情选择头颅 CT 扫描或 MRI 检查，可明确诊断。可参考本章第二节"颅内压增高、脑疝和低颅内压"。

2. 颅内低压性头痛　指颅内压＜60 mmH$_2$O，见于腰椎穿刺后、颅脑外伤后或开颅手术后的脑脊液漏。头痛常位于枕顶部，呈搏动性胀痛或钻痛。常有体位性头痛，起坐或站立后头痛加剧，平卧后头痛好转，少数可没有。重者可伴有颈痛、恶心、呕吐、耳鸣、听力下降、畏光等。头颅 CT、MR 检查可明确诊断，可参考本书第六章第十节"低颅内压综合征"。

3. 颅内肿瘤性头痛　见于 32%～71% 的颅内肿瘤。早期症状较轻、间歇性出现，后渐加剧，呈进行性。多为钝痛，可伴有颅内高压症、癫痫和神经局灶体征。约半数脑肿瘤患者以头痛为首发症状，是因肿瘤本身或肿瘤所引起的脑移位对颅内痛敏结构的牵拉、挤压或刺激所致。一般头痛位置与肿瘤无关，少数肿瘤累及颅骨或硬脑膜，可引起局部头痛。可参考本书第九章第二节"中枢神经系统肿瘤的诊治原则"。

4. **颅脑外伤性头痛**　头部外伤常呈阵发性发作,兴奋、用力、弯腰时头痛加重,常伴有情绪激动等神经官能症的表现,可参考本书第六章第十节"颅脑外伤的合并症与后遗症"章节。

5. **颅内血管性头痛**

(1) 非偏头痛型血管性头痛:多见高血压患者,其次为脑动脉硬化,可根据测量血压、眼底检查、血胆固醇测定及其他脏器动脉硬化表现作出诊断。

(2) 偏头痛型血管性头痛:可根据头痛反复发作及发作前有短暂的先兆症状,如视幻觉、偏盲、肢体感觉和运动障碍,发作时伴有恶心、呕吐,间歇期正常,有阳性家族史及系统检查正常作出诊断。

(3) 脑血管畸形和脑动脉瘤引起的头痛:表现与偏头痛类似,病初难以鉴别。前两者每次发作可恒定于一侧,随病程进展而出现癫痫、蛛网膜下腔出血、持久性神经功能损害及颅内压增高症状,进一步作 TCD、MRA、CTA、DSA 检查可明确诊断。

6. **颅内出血性头痛**　常见于高血压脑出血和脑淀粉样变病变。常呈急性发作,伴有恶心、呕吐、癫痫、偏瘫、失语。重者可有意识障碍。神经系统检查有脑膜刺激征及局灶体征,腰椎穿刺见血性脑脊液。头颅 CT、MR 和脑血管造影可明确诊断。

7. **颅内感染性头痛**　由各种病原体所致的脑膜炎及脑炎引起。头痛常呈急性发作,为全头性剧痛,但以枕部显著。常伴有呕吐(典型者为喷射性呕吐),多有发热等急性感染症状,亦可有意识改变。体检示脑膜刺激征或局灶神经系统体征。脑脊液检查可见细胞数增多,蛋白质增高。周围血象有白细胞数增多。

8. **癫痫性头痛**　又称头痛型癫痫,可在癫痫发作时或癫痫终止 3 h 内发生。癫痫停止后头痛在 72 h 内自行缓解。癫痫发作后头痛者 40% 为颞叶或额叶癫痫,60% 为枕叶癫痫,以全身大发作痉挛性抽搐形式多见。癫痫发作时头痛则以部分抽搐多见。头痛作为癫痫先兆既往有报道,但尚需进一步研究证实。发作时脑电图有特异性改变,抗癫痫治疗有效。

9. 头颈部局部病变引起的头痛

(1)眼部疾病:常为慢性头痛,视力疲劳后出现,休息后好转。疼痛位于眼眶、眼球后或额部。头痛可随眼部疾病好转而逐渐减轻,终至消失。

(2)耳部疾病:耳源性头痛多为局限性,由感染、外伤、肿瘤、耳咽管阻塞所引起。耳、外耳道和耳郭由第 V、Ⅶ、Ⅸ、Ⅹ 对脑神经和颈 1～3 神经分支所支配。因此,耳部疾病可引起这些神经支配部位的疼痛。

(3)鼻及鼻旁窦疾病:急性炎症时头痛为急性发作性表现,慢性局灶感染时头痛呈慢性进行性。由于夜间鼻腔分泌物的积储,因此晨起时头痛最严重。体检时鼻腔内见脓性分泌物,鼻旁窦及其附近组织受累可有压痛。鼻旁窦 CT 扫描有助于诊断。

(4)齿病:头痛常为持久搏动性疼痛,病齿一般均有叩击痛,只要仔细检查,作出诊断不难。

(5)三叉神经痛:疼痛呈阵发性发作,历时短暂,数十秒至 1～2 min 可缓解,可伴有局部感觉异常。谈话、进食、刷牙等动作均可引起发作。可参考本书第十一章第八节“三叉神经痛”。

(6)颈部疾病:如颈椎关节炎、颈肌炎及颈肌损伤均可导致头痛,多位于枕部。体检示颈椎或颈肌有压痛、颈部活动受限。必要时可作颈椎 CT、MRI 检查。

10. 神经功能性头痛　临床最常见。在作出此诊断前,应先排除上述各种器质性病因。头痛多为头顶中央(或不固定)重压感,为神经衰弱的一种症状,同时伴有失眠、记忆力减退、注意力不集中等。精神、情绪改变与头痛的发作频率或严重程度有一定关系。临床表现虽可持久不愈,但很少有症状加重现象。

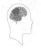
处理

1. 病因处理　针对引起头痛的病因处理是治疗头痛的主要方法。如颅内肿瘤性和脑血管病的头痛,可外科手术。颅内感染性头痛,应针对病原体使用相应的抗菌药物。

2. 对症治疗　对症治疗为辅助治疗,如颅内高压性头痛,可用利尿药物、高渗脱水剂等降低颅内压。对脑疝者,可酌情急救手术,如经额或经眶穿刺侧脑室引流脑脊液,缓解颅内高压。对颅内出血性头痛,除病因处置外,可给予止血剂、镇静剂、镇痛剂等药物治疗。对蛛网膜下腔出血者,除病因处置外,可酌情放出血性脑脊液以减少疼痛刺激。对颅内低压性头痛,可让患者口服盐开水 2 000～3 000 ml/d。对颅脑外伤性头痛,可应用镇痛剂、针灸或电兴奋治疗,如有压痛点可用普鲁卡因局部封闭。偏头痛者可服用阿司匹林、罗通定、硫必利或麦角胺、咖啡因等,预防发作可用苯噻啶、千金藤啶碱、尼莫地平等。

（潘之光　庄冬晓　郭欢欢　周良辅）

第二节　颅内压增高、脑疝和低颅内压

一、颅内压增高

颅内压(intracranial pressure，ICP)增高指各种病因引起其压力≥180 mmH$_2$O(成人)或 100 mmH$_2$O(儿童)。脑疝是 ICP 增高危象。

病因

1. 颅脑疾病

(1) 脑积水:脑内外脑脊液通路受阻或脑脊液分泌或吸收

障碍。

（2）颅脑损伤引起的脑水肿、脑肿胀。

（3）颅内占位病变：包括脑瘤、血肿、脓肿、寄生虫肉芽肿，常同时伴有脑水肿和积水。

（4）脑血管病变：高血压性脑出血、脑梗死、颅内静脉血栓形成等。

（5）颅内感染：可产生脑水肿和积水。

2. 颅骨病变　如颅骨广泛凹陷骨折、先天性狭颅畸形、颅骨骨瘤等。

3. 全身性疾病

（1）中毒性疾病（一氧化碳中毒、有机磷中毒等）。

（2）感染（中毒性菌痢、败血症、流行性出血热等）。

（3）心血管和呼吸系统疾病（充血性心力衰竭、肺气肿等）。

（4）胸腹挤压伤。

诊断

1. 症状与体征

（1）头痛：好发于晨起时，常呈持续性或阵发性加重，大便、咳嗽、打喷嚏、低头等均可使疼痛加重，呕吐或过度换气可使头痛减轻。如出现一过性急剧颅内压增高，称为"平顶波高 ICP 发作"，患者在短时间内可出现剧烈头痛、呕吐和意识障碍，过一段时间后症状自行缓解。

（2）呕吐：ICP 增高刺激迷走神经核及延髓呕吐中枢引起呕吐，常呈喷射状，可无恶心，多伴剧烈头痛。

（3）视力障碍：持续的 ICP 增高，使视神经周围的蛛网膜下腔压力增高，压迫视网膜中心静脉，使其血液回流障碍而引起视盘水肿和视力障碍。患者表现为一过性黑矇，视力逐渐减退甚至失明。

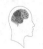
眼底检查可见视盘水肿，静脉扩张、出血。但需注意，急性 ICP 增高者也可无视盘水肿表现。此外，ICP 增高还可压迫外展神经而表现为单侧或双侧外展神经麻痹，出现复视。

（4）意识障碍：ICP 增高可导致脑皮质及脑干网状结构损伤，患者可出现不同程度的意识障碍如烦躁、淡漠、迟钝、呆板、嗜睡，甚至昏迷。

（5）癫痫或肢体强直性发作：ICP 增高使脑组织缺血、缺氧，影响大脑皮质运动区时可出现癫痫发作；影响脑干时可出现肢体强直性发作。

（6）生命体征变化：急性 ICP 增高影响呼吸和心血管中枢，可出现深而慢的呼吸，血压上升，脉搏慢而有力（Cushing 反射），继而因中枢衰竭出现不规则呼吸、叹气样呼吸，甚至呼吸停止；血压下降、脉搏细快，甚至心脏停搏。

（7）脑疝：ICP 升高到一定程度，部分脑组织发生移位，挤入硬脑膜的裂隙或枕骨大孔，压迫附近的神经、血管和脑干，除上述临床表现外，还产生一系列其他症状和体征即脑疝形成。常见的脑疝有 4 种。①小脑幕切迹下疝（又称颞叶钩回疝）：颞叶的海马钩回和海马回被挤入小脑幕切迹游离缘，同侧的动眼神经受牵拉与大脑脚受压，出现同侧动眼神经麻痹，表现为眼睑下垂、瞳孔扩大、对光反应迟钝或消失、不同程度的意识障碍、生命体征变化、对侧肢体瘫痪和病理反射。②枕骨大孔疝（又称小脑扁桃体疝）：小脑扁桃体疝入枕骨大孔，压迫延髓，表现为后颈部及枕部疼痛、颈肌强直、强迫头位；意识障碍、嗜睡、大小便失禁甚至深昏迷；双瞳孔散大、对光反应迟钝或消失；呼吸深、慢，并可突然停止。③大脑镰疝：一侧大脑半球内侧的扣带回和邻近额回，经大脑镰游离缘向对侧移位，压迫大脑前动脉和脑组织，引发对侧下肢瘫痪，排尿障碍等。④小脑幕裂孔上疝：小脑蚓部和前叶经小脑幕裂孔向上移位,压迫四叠体、大脑大静脉,引起四叠体体征、意识改变、去大脑强直、呼吸骤停等。

2. 辅助检查 一般根据临床症状和体征,即可诊断有无 ICP 增高及脑疝形成。少数患者诊断不明确,或为了判断 ICP 增高的程度,可选择下列检查:

(1) 腰穿测压:脑脊液压力 > 1.8 kPa(13.5 mmHg 或 180 mmH$_2$O),即可确诊。脑疝可疑者,不应做腰穿。

(2) 颅内压监测:较腰穿测压准确,且可了解颅内压的动态变化。压力在 2～2.7 kPa(15～20 mmHg)者为轻度增高;压力在 2.8～5.3 kPa(21～40 mmHg)者为中度增高;压力 > 5.3 kPa(40 mmHg)者为重度增高。下列情况提示颅内压严重增高:①频繁的 A 波出现;②压力容积(PV)关系测定发现脑脊液 E 值不断增加,PV 关系曲线左移等。

3. 病因检查 根据病史、体检、CT、MRI、血管造影等确定病因。

治疗

1. 一般性处理 卧床休息,头部抬高 30°～45°,以保持颅内静脉回流通畅和良好的脑血供。保持呼吸道通畅,包括吸痰,必要时作气管插管或切开。密切观察患者的意识和生命体征的变化。输液量应有所控制,在每天尿量不少于 600～800 ml 的基础上,一般静脉输液量不超过 24 h 尿量加上 500 ml 入水量。钠盐应酌情限制,以输入 10% 葡萄糖液为主。记录 24 h 出入液量。注意防止压疮及做好口腔护理。短暂激素的应用可减轻肿瘤相关性脑水肿。

2. 脱水疗法 可选用甘露醇、甘油果糖、呋塞米、白蛋白等脱水药物,注意监测血浆渗透压。

3. 手术

(1) 经眶穿刺侧脑室或经额穿刺侧脑室引流脑脊液,用于抢救急性颅内高压或脑疝患者。

(2) 开颅手术去除病因,如血肿、肿瘤等。

(3) 脑脊液分流术。

(4) 颞肌下减压、去骨瓣减压及内减压术。

4. 其他

(1) 低温疗法(见本书第二章第七节"降温疗法")。

(2) 过度换气:保持 $PaCO_2$,在 4.0 kPa(30 mmHg)左右,如 PaO_2,在 13.3 kPa(100 mmHg)以上,可通过脑小动脉收缩、脑血流量和血容量减少而降低颅内压。

(3) 巴比妥类药物治疗:给予大剂量苯巴比妥或异戊巴比妥使患者进入麻醉状态,维持 3~4 d 或更长时间,有利于降低脑代谢,缩小脑体积,降低 ICP。

(4) 高压氧疗法。

⬦ 二、低颅内压

低 ICP 指侧卧腰穿压力或仰卧脑室压力 ≤ 6.0 kPa(60 mmH$_2$O),伴有临床症状者。多见于自发性椎管脑脊液漏、低(或负)压性脑积水、低压性小脑室综合征等。

1. 自发性椎管脑脊液漏 见本书第十章第九节"自发性脊髓脑脊液低容量"。

2. 低颅内压性脑积水 见本书第十二章第三节"低压性脑积水"。

3. 低 ICP 性小脑室综合征 见本书第十二章第三节"低压性脑积水"。

(潘之光 庄冬晓 周良辅)

第三节 意 识 障 碍

意识一般指人对自我和环境的认知。当脑干网状系统和大脑皮质的广泛损害可导致不同程度意识障碍和昏迷。

病因

1. 颅内病变

（1）肿瘤：原发性或继发性脑瘤。

（2）颅脑外伤：脑挫裂伤、脑干伤、血肿。

（3）血管性病变：脑出血、脑梗死、蛛网膜下腔出血等。

（4）感染性疾病：化脓性脑膜脑炎、病毒性脑炎、脑脓肿、硬脑膜下积脓等。

2. 代谢或中毒性疾病

（1）电解质失衡：低或高钠血症、高血钙。

（2）内分泌障碍：低血糖、黏液性水肿、阿狄森危象、高渗性非酮性糖尿病昏迷等。

（3）高血压性脑病。

（4）内脏疾病：肝昏迷、尿毒症。

（5）外来因素：高温、低温，金属中毒（铅、镁等），乙醇中毒，有机化学物（如有机磷）中毒，药物（镇静、麻醉剂）中毒。

（6）癫痫持续状态。

诊断

1. 昏迷程度的评估 国际上以 Glasgow 昏迷评分分类应用最广（表5-1）。

表 5-1 Glasgow 昏迷评分表(适用≥4 岁患者)

分数	睁眼活动	运动功能	语言功能
6	—	能听从指令活动	
5	—	局部痛刺激有反应	语言切题
4	自动睁眼	正常回缩反应	语言不达意
3	闻声后睁眼	屈曲性姿势	语言错乱
2	痛刺激后睁眼	伸直性姿势	糊涂发音
1	从不睁眼	无运动反应	无语言

小于 4 岁小儿,睁眼活动和运动功能评分同成人。语言功能评分如下:对声音有定向能力,微笑或能交谈得 5 分;哭闹,但听从哄慰或不达意语言交谈得 4 分;哭闹时不能听从哄慰或呜咽声得 3 分;烦躁不安为 2 分;无语言为 1 分。

2. 临床表现分类

(1)浅昏迷:强刺激下可暂时醒转,醒后对环境尚能感知,但刺激停止即又入睡。

(2)中昏迷:对一切刺激均无反应。生命体征稳定,浅反射(角膜反射、腹壁反射)。

(3)深昏迷:对外界一切刺激无反应,所有深、浅反射和病理反射均不能引出,生命体征不稳定。

(4)去皮质状态:患者上肢屈曲,下肢伸直,伴昏迷,为中脑以上皮脊束受损。

(5)去大脑状态:昏迷患者四肢均呈伸直性强直,多见于前庭和红核之间横贯性损伤。

(6)植物状态:诊断要点:①对视、听、触和有害刺激,无持续重复、有目的或自主的反应行为;②无语言理解和表达的证据;③有睡眠——觉醒周期的表现;④虽然二便失禁但不同程度保留自主神经功能和神经反应,在适当治疗照顾下可存活。上述昏迷≥1个月为持续性植物状态，>1年（脑外伤）或3~6个月（非脑外伤）为永久性植物状态或持续植物状态。可是，这是人为的划分，并不能完全确定神经功能的不可逆性，还需要个体化谨慎判断。

（7）微意识状态：一种处于植物状态和意识清醒之间的过渡状态，包括无运动性缄默症。它须具备下列标准之一，方可确诊：①简单遵嘱动作；②以手势或点/摇头作出"是/不是"的反应；③对语言有一定理解力；④对环境作出哭/笑或手势或肢体或眼球活动的反应，但无语言功能交流能力。

3. 昏迷患者诊断要点

（1）详细了解发病过程、起病缓急、昏迷时间及伴随症状。

（2）昏迷是首发症状还是某些疾病发展过程的继发症状，后者在昏迷前的其他病症有助病因的确定。

（3）有无外伤或其他意外事故。

（4）有无癫痫发作、高血压病、糖尿病及严重心、肝、肾和肺部疾病。

4. 判断患者是否昏迷，需与下列状态鉴别

（1）精神抑制状态：常见于癔症或强烈精神刺激创伤后。患者僵卧不语，对刺激毫无反应，拨开紧闭眼睑时可见眼球向上转动。常有呼吸过度，但无异常神经系统体征。精神心理治疗有效。

（2）紧张性木僵：患者不语、不动、拒食、不排尿便，对强烈刺激也无反应，但实际上能感知周围事物。

（3）意念缺失：因缺乏欲念而意志活动减少，不语不动。

（4）闭锁综合征：又称去输出状态、脑桥腹侧征群、假昏迷等。患者除有部分眼球运动外，其他运动全部瘫痪，借眼球运动与外界交流。病史、脑电图等检查有助鉴别。

（5）认知运动分离：指患者床旁的运动行为学检查和实验室

检查相分离。患者行为上表现为植物状态或非常低水平的微意识状态（视觉追踪但不能遵嘱），而 fMRI 和脑电生理上可以有遵嘱活动的脑活动表现。

治疗

昏迷患者治疗的基本原则是迅速查明和去除病因。对一时难以确诊的患者，需针对存在的紧急病情，先对症治疗。可参见本书第十一章第十二节"意识障碍及其处置"。

1. 对症处理

（1）保持呼吸道通畅，维持良好的通气换气功能，给予吸氧，必要时应尽早做气管（或鼻腔）插管或气管切开。自主呼吸停止者需给予人工辅助呼吸；呼吸中枢抑制者可给予中枢兴奋剂。

（2）维持循环和脑的灌注压，补充血容量，纠正酸中毒，应用调节血管张力的药物。注意心脏功能，如有严重心律不齐、心力衰竭或心脏停搏等，应作相应紧急处理。

（3）疑有系统性疾病，如糖尿病、尿毒症、水电解质和酸碱失衡者，应进行有关实验室检查。

（4）如有颅内压增高或脑疝者，需立即应用脱水剂或施行降颅内压手术。

（5）有开放伤口应及时止血、扩创，并注意有无内脏出血。

（6）对服毒、中毒可疑者给予洗胃，并保留洗液送实验室检查（可与有关科室共同处理）。

（7）控制癫痫持续状态，特别是无惊厥性癫痫状态。

（8）密切观察病情，加强护理，防止并发症发生。

2. 病因治疗　应迅速给予有效的病因治疗，如应用有效的抗生素、脱水剂，施行开颅手术，纠正低血糖等。若为有机磷中毒，可用阿托品、解磷定等药物。糖尿病昏迷者应给予胰岛素治疗，水电解质和酸碱失衡应及时纠正。

3. 脑复苏　去除昏迷病因后，可行脑复苏治疗，以促进神经功能的恢复。

4. 长期昏迷患者的处理　目前尚无肯定的、循证医学验证的药物和方法。一般处理包括改善脑血流循环、神经营养、全身营养和防治并发症，如褥疮、肺炎、关节挛缩或废用等。

（潘之光　庄冬晓　周良辅）

第四节　癫痫（包括非惊厥性癫痫）

癫痫发作系由脑部神经元的病态过度放电而引起的一过性大脑功能紊乱，表现为意识障碍、肢体抽搐、感觉异常或行为混乱。癫痫发病率为（20～70）/10 万（国外）和（25～35）/10 万（中国），患病率为 0.5％～0.9％（国外）和 0.9％～4.8％（中国）。癫痫持续状态发病率为（18～61）/10 万，非惊厥性癫痫持续状态在 ICU 的患病率 20％～33.9％。

病因

（1）颅脑外伤。

（2）颅内占位性病变。

（3）脑卒中（出血性、缺血性）。

（4）开颅术后。

（5）缺氧脑病。

（6）脑炎、中毒、代谢性脑病。

诊断

癫痫发作的临床表现非常复杂，参照 2017 版国际抗癫痫联盟

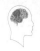

(ILAE)适用于非癫痫性专科医生的分类:局灶性发作、全面性发作和未知起源发作三类,加上神经外科常见的非惊厥性癫痫介绍如下。

1. 局灶性发作（取代过去的部分性发作）

（1）意识：①无意识改变局灶性发作,相当于过去单纯部分发作；②有意识改变局灶性发作,相当于过去的复杂部分发作。

（2）运动：①有运动性局灶发作,表现为口角、眼睑、手指或足趾等局部的阵挛性抽搐。可缓慢地扩展到同侧另一肢体或整个偏身,称为杰克逊发作(Jacksonian Seizure),如由局灶性发作扩展至双侧对称全身性发作,相当于过去的继发性全身强直阵挛性抽搐。②无运动性局灶性发作,表现为上述部位的阵发性感觉异常或视觉、味觉等特殊感觉异常或自主神经性发作,表现为各种阵发性的内脏不适感。脑电图可以提示有局灶性病灶。过去命名的运动性发作,本质也属于局灶性发作。常以阵发性的精神症状、意识障碍和自动症为特征。患者往往先有某种局灶性感觉——内脏发作症状,继而表现为意识模糊或精神错乱,然后出现自动症,即患者无意识地重复一个动作,或出现其他无意识动作如吸吮、咀嚼、甚至游走、奔跑等。发作一般持续数分钟至 30 min,然后逐渐清醒。除先兆症状外,对其他行为可无记忆。

2. 全身性发作

（1）运动性：①全身性强直—阵挛发作,以突然意识障碍和全身性强直-阵挛为主要表现。②半数患者发作前有肢体麻木,上腹部不适感及眩晕等先兆,继而发作。③惊厥期:突然意识丧失,尖叫一声跌倒,四肢强直 10～20 s,继全身肌肉间歇性痉挛,持续 30～50 s 后突然停止。发作中呼吸暂停,面唇青紫,瞳孔散大,大、小便失禁,常咬伤唇舌。发作后呼吸恢复,口吐泡沫,每次发作时间为 5～15 min。④阵挛末期,在一次深呼吸后,患者全身肌肉突然松弛,进入时间长短不等的昏睡状态。⑤患者醒后对发作过程不能回忆。⑥脑电图:发作时有 10 Hz/s 或以上的节律,波幅高,频率慢。阵挛期出现慢波。间歇期有多棘-慢波、棘-慢波、尖-慢波。

其他类型还包括强直发作、阵挛发作、肌阵挛发作等。

(2) 无运动性,即失神发作:好发于儿童,主要表现为短暂的意识障碍,又称失神发作。一般持续 5～20 s。发作时患者静止,无语,双眼凝视,或面部、肢体轻微阵挛或因肌群强直痉挛仰头弓背或有自动症等,发作后全无记忆。脑电图呈阵发性对称的 3 Hz/s 棘-慢波组合的波型。其他类型还有非典型失神、肌阵挛发作和眼睑肌阵挛等。

3. 未知起源发作　分为运动性和非运动性两类。可以表现为强直—阵挛和癫痫性痉挛,以及行为中止。另外无法进行分类的癫痫发作,也归入此类。

4. 癫痫持续状态　指持久的或反复的癫痫发作,在两次相邻的发作间患者意识未恢复。传统定义时间为 30 min,现在缩短为 5 min。各种类型癫痫都可引发,但实际上最多见为大发作,且最为严重,需作急诊处理。

5. 无惊厥性癫痫　又称为 EEG 癫痫,指仅有 EEG 异常,无伴可见抽搐。它又分全身性发作和局灶性发作。

(1) 全身性发作:①发作性意识障碍或昏迷加重;②呼吸不规则或抑制;③面部、嘴角、手脚可有或无颤抖。眼球固定或斜视,瞳孔对光反应消失,病理征(＋)。

(2) 局灶性发作:表现发作性轻瘫、失语,无意识障碍。

(3) 持续状态:由于 EEG 检测滞后,无惊厥性癫痫持续状态仍以 30 min 为限。

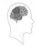

治疗

1. 治疗原则

(1) 查明病因进行针对性治疗。

(2) 不论能否去除病因,如有反复的癫痫性发作,都应定时、长期服用合适的抗癫痫药物,以控制或减轻发作(表5-2)。

(3) 注意卫生和养成生活规律化的习惯,避免酗酒、过饱、过劳、辛辣和刺激性的饮食以及情感激动。

(4) 不得从事在发作时可能遭到伤害的职业和活动。

(5) 在上述前提下,应鼓励患者积极参加适当的体力和脑力劳动,尽量适应正常生活。

2. 急性发作的治疗

(1) 癫痫发作处理:迅速解开衣扣,使患者平卧,头偏向一侧,保持呼吸道通畅,防止痰液、呕吐物吸入而引起窒息。维持气道通常,吸氧气。不主张强行在口内置入硬物,以免对牙齿口腔造成损伤,甚至物体断裂造成的窒息等伤害。药物可选用:地西泮(安定)10 mg,静脉慢速注射,后续可以继续静脉滴注维持。也可使用丙戊酸钠针剂0.8 g静注+1.2 g静脉维持,如发作前使用丙戊酸钠需要监测血药浓度。如果无自主呼吸或需要使用大剂量苯二氮卓类、巴比妥类药物者,应插管,建立静脉通路。如有鼻饲管可给予左乙拉西坦1 g或奥卡西平300 mg等,在有条件单位可以使用左乙拉西坦针剂。待病情稳定后复查头颅CT。

(2) 癫痫持续状态的处理:现推崇持续时间超过5 min即按照癫痫持续状态积极处理,无惊厥性癫痫持续状态,也按此处理。可酌情将患者转入NICU,按阶梯式用药,以最短时间内中止发作,并在EEG监测下进行。①第一阶段早期用药(5~10 min):地西泮10 mg,或咪达唑仑负荷剂量0.2 mg/kg静注;②第二阶段用药

表 5-2 常用抗癫痫药

名称	指征	平均每日剂量（mg）	达到稳定状态需时（d）	血清半衰（h）	治疗血浓度（μg/ml）	不良反应	
						与剂量有关	特异体质反应
苯妥英钠	部分性发作、全面性强直性痉挛	300~500	5~10	24±12	10~20	眼颤、共济失调、昏睡	皮疹、肝炎、淋巴结肿大、系统性红斑狼疮
苯巴比妥	部分性发作、全面性强直性痉挛	180~200	14~21	96±12	15~40	昏睡、眼颤、共济失调	剥脱性皮炎
卡马西平	部分性发作、全面性强直性痉挛	1 000~1 200	2~4	12±3	8~12	复视、共济失调、视力模糊	再生障碍性贫血
丙戊酸钠	失神发作、全面性强直性痉挛、肌阵挛发作	15~60 mg/kg	2~4	12±6	50~200	恶心、呕吐、嗜睡	肝炎、嗜睡、体重增加、脱发
扑米酮	部分性发作、全面性强直性痉挛	750~1 000	4~7	12±6	5~12	昏睡、眼颤、共济失调	剥脱性皮炎
乙琥胺	失神发作（小发作）	750~1 000	5~8	30±6	40~100	恶心、呕吐、嗜睡、呃逆	再生障碍性贫血、斯-约综合征
氯硝西泮	失神发作、肌阵挛发作、无张力发作	1.5~4.0（最大剂量为20）	3~4	22±32	5~50	镇静、行为障碍	皮疹

续　表

名　称	指　征	平均每日剂量（mg）	达到稳定状态需时（d）	血清半衰（h）	治疗血浓度（μg/ml）	不良反应	
						与剂量有关	特异体质反应
加巴喷丁	部分性发作	900~1 800	2~3	5~7	未确定	眩晕、嗜睡	关节痛
拉莫三嗪	部分性发作	300~500（与丙戊酸钠合用100~150）	3~5（与丙戊酸钠合用8~10）	14±8	未确定	恶心、眩晕、共济失调	皮疹
左乙拉西坦	部分性发作	1 000~3 000 mg	2	7±1	16.0±9.5	嗜睡、乏力、头晕	不详
拉科酰胺	部分性发作	100~400 mg	3	13	0.5~18	头晕、嗜睡、心律失常、抑郁	嗜酸性粒细胞增多和全身症状的药物反应（DRESS）

（10～30 min）：地西泮 50 mg，加入补液中静脉滴注，或咪达唑仑 0.05～0.4 mg/(kg·h)静脉泵注，同时需要维持生命体征特别是呼吸的稳定，常需要气管插管。当癫痫持续状态在 10 min 内仍不能中止，可选用丙戊酸钠 30 mg/kg，或左乙拉西坦 30 mg/kg，或拉科酰胺 400 mg 或苯巴比妥 10 mg/kg 缓慢静脉注射。③第三阶段用药（30～60 min）：到此阶段已属难治性癫痫持续状态，必须有经验的 NICU 医生和麻醉科医生共同给药。丙泊酚 2 mg/kg 负荷静脉注射，再追加 1～2 mg/kg 直至发作控制，然后 10 mg/(kg·h)维持，或硫喷妥钠 100～200 mg 静脉滴注＋50 mg 静脉缓慢注射，直至癫痫中止，按 3～5 mg(kg·h)滴注，维持至 EEG 监测下癫痫波被抑制。④第四阶段用药（＞24 h）：对超难治性癫痫持续状态，迄今无随机对照研究可参考，可按第三阶段用药或用氯胺酮 1～3 mg/kg 静推，接 5 mg/(kg·h)静滴或硫酸镁 2～6 mg/h 点滴，监测血清浓度为 3.5 mmol/L。必要时可脑室外引流或开颅手术（病灶切除，减压）。患者多预后不良。

3. 用药原则　癫痫诊断一旦确立，应尽早治疗。剂量因人而异，宜先从小剂量开始，摸索有效剂量。开始以一种药物治疗为宜，必要时可几种药物联合应用，更换药物应逐渐过渡。坚持长期服药，完全控制癫痫 2 年（失神发作 6 个月）后才可逐渐停药。整个过程不少于 6 个月，若有反复，则重复给药如前。定期监测抗癫痫药的血浓度、肝肾功能和血象。

预防

早期（7 d 内）伤后或术后癫痫可用药物预防，后期（＞7 d）癫痫迄今无证据支持用药可预防其发生。用药方法：选择手术前 3～5 d（丙戊酸钠每天 30 mg/kg）和 10 d（苯妥英钠每天 10 mg/kg）开始用药，术后 2～3 d 静脉注射，后改口服，维持至术后 7～10 d。急

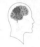

诊患者应术中或伤后即开始静脉用药。

(潘之光　庄冬晓　郑　康　周良辅)

第五节　瘫　痪

随意运动功能减弱或丧失称为瘫痪。前者为不全瘫痪或轻瘫,后者为全瘫。患者常伴有感觉障碍和大小便功能障碍,容易并发褥疮、肺炎、泌尿道感染、高热和关节僵硬、挛缩等,必须加强护理,积极预防各种并发症,以减轻患者痛苦,促进机体早日康复。

诊断

1. **诊断要点**　根据病变部位分上运动神经元性瘫痪和下运动神经元性瘫痪,其诊断要点见表5－3。

表5－3　上、下运动神经元瘫痪鉴别

鉴别点	上运动神经元性瘫痪	下运动神经元性瘫痪
瘫痪范围	呈一组肌肉瘫痪	呈单个肌肉瘫痪
肌张力	痉挛性增强	减弱或弛缓性
肌萎缩	轻度失用性肌萎缩	明显
肌束颤动	无	有
腱反射	增强	减弱或消失
病理反射	有	无
电生理检查:神经传导速度,肌电图神经电位	传导速度正常,无失神经电位	传导速度异常,有失神经电位

2. **分类**　根据瘫痪范围分为偏瘫、截瘫、四肢瘫和单瘫。

(1)单瘫:

1)上运动神经元性单瘫:大脑皮质中央前回或其下白质局灶

性病损可引起单瘫，其特点有：①可为上肢或下肢，瘫痪均以肢体远端较近端重，在急性期常表现为短暂弛缓性瘫痪，勿误诊为下运动神经元性瘫痪；②常合并皮质型感觉障碍或局限性癫痫，上运动神经元性面瘫、失语。脊髓占位病变早期也可引起单瘫，以痉挛性瘫痪为多，以后发展为截瘫或四肢瘫。上运动神经元性单瘫多由肿瘤、外伤、炎症和多发性硬化等引起。

2) 下运动神经元单瘫：一侧颈 5～8 至胸 1、脊髓前角、前根或臂丛病变可引起同侧上肢的下运动神经元性单瘫。一侧腰 1～5 至骶 1～3 脊髓前角、前根或腰骶丛病变时则可引起同侧下肢的下运动神经元性单瘫。

单纯前角细胞损害时引起的单瘫，常不伴感觉障碍，在慢性进行性前角病变（如运动神经元病变）可伴有肌束颤动，急性起病的有急性脊髓灰质炎。

前根病变引起的单瘫，大多为继发性脊髓硬脑膜或脊椎骨质的病变，因此后根亦多同时受损，故常伴有根性疼痛和节段性感觉障碍。此类单瘫也可见于椎间盘突出症和马尾神经炎，由于神经丛是运动和感觉的混合神经，神经丛病变引起的单瘫，常伴感觉、自主神经功能障碍。周围神经损害引起的单瘫，其分布与它所支配的肌肉相应，因为大多数的周围神经是运动和感觉的混合神经，所以大多伴疼痛和相应分布范围的感觉障碍。

（2）偏瘫：

1) 大脑运动皮质较广泛病变可引起偏瘫，常伴皮质型感觉障碍或局限性癫痫。运动区皮质下半部为主的病损，引起对侧上肢为主的偏瘫，常伴中枢性面瘫。运动区皮质上半部与旁中央小叶为主的病损，则引起以下肢为重的偏瘫，并可有括约肌功能不全。多见于脑血管疾病、脑肿瘤、脑炎、脑脓肿、脱髓鞘性疾病，变形性疾病及包括产伤在内的颅脑外伤、脑性瘫痪等。

2) 内囊病变导致对侧偏瘫伴下半面部瘫痪。急性期可呈弛张性偏瘫,但最终必出现痉挛性偏瘫,如病损累及内囊后部与视放射,则引起瘫侧偏身感觉障碍与偏盲,造成典型三偏症,此类偏瘫多见于脑血管意外,也可发生于肿瘤、炎症等。

3) 一侧脑干病损,损害同侧颅神经核及其神经纤维与未交叉的皮质脊髓束,引起病损侧颅神经瘫与对侧偏瘫,称为交叉性偏瘫。中脑腹内侧病变引起同侧动眼神经麻痹,对侧偏瘫(包括面、舌),称 Weber 征;脑桥下部腹外侧病变引起同侧面神经、外展神经麻痹和对侧偏瘫(包括舌),称 Millard-Gulber 征,常见血管、肿瘤、炎症性疾病。

4) 颈膨大以上的高位颈髓半横断损害,引起病侧上运动神经元性偏瘫。颈膨大部位脊髓半横断损害导致病侧上肢下运动神经元性瘫和该侧下肢上运动神经元性瘫,常见于脊髓外伤、脊髓压迫症、炎症与脱髓鞘性疾病等。

(3) 截瘫:

1) 脊髓病变:胸髓横贯性或近乎横贯性或播散性病变累及双侧皮质脊髓束时可引起痉挛性截瘫。脊髓休克期为软瘫,3~4 周后出现上运动神经元性瘫痪征象,肌张力痉挛性增高,腱反射亢进,病理征阳性。常见的横贯性病损有外伤、横贯性脊髓炎、脊髓压迫症及脊髓血管性病变等;常见的播散性脊髓病变有播散性脊髓炎及包括视神经脊髓炎在内的多发性硬化等。

2) 脑部病变:矢状窦旁脑膜瘤或影响皮质静脉回流的上矢状窦血栓形成,可出现以远端为重的上运动神经元性截瘫,须注意与脊髓型截瘫鉴别。矢状窦旁脑膜瘤可能伴有皮质型而不是脊髓型感觉障碍,可有头痛、癫痫和颅压增高征,头部 CT、MRI 有助于明确诊断。上矢状窦血栓形成时,亦可出现皮质型感觉障碍、癫痫和颅压增高等症状,头颅 DSA 或 MRV 的有助于诊断。

3）双侧胸 12、腰 1～5 和骶 1～3 节段下运动神经元损害可引起两下肢截瘫，可见于脊髓灰质炎与马尾神经根病变、肿瘤、严重椎间盘突出等。其瘫痪程度不对称，除脊髓灰质炎外，常伴感觉障碍或括约肌功能不全。

（4）四肢瘫：

1）脊髓性四肢瘫：高位颈髓病损可引起上运动神经元性四肢瘫，常见于外伤、炎症、血管性脊髓压迫症。大多伴脊髓型感觉障碍和括约肌功能不全。急性期有脊髓休克表现。

2）脑干性四肢瘫：类同于双侧交叉性瘫痪，多数伴脑神经症状。

3）脑性四肢瘫：广泛的脑部病损累及双侧运动区皮层或皮质脊髓束时可出现脑性四肢瘫。通常是痉挛性瘫痪，也可呈软瘫。脑性四肢瘫以先天性脑发育不全、脑炎更为多见。先天性脑发育不全常常产生四肢痉挛性瘫痪，也可见于累及双侧大脑半球的脑血管意外、上矢状窦血栓形成、脑胶质瘤病和脱髓鞘疾病如多发性硬化及弥漫性硬化症等。

4）下运动神经元性四肢瘫：多发性末梢神经炎可累及四肢远端，表现为远端的下运动神经元性瘫痪，伴手套型、袜子型感觉障碍和自主神经功能不全。

治疗

1. 病因治疗　导致瘫痪的肿瘤、外伤等病变可酌情考虑手术治疗。出血性卒中伴较大血肿时应考虑作血肿清除，缺血性卒中伴大面积梗死也可考虑作大骨瓣减压，非上述类型者则应保守治疗。

2. 瘫痪肢体的功能锻炼

（1）早期要注意保持瘫痪肢体功能位置，预防垂足、爪形

159

手等。

（2）瘫痪肢体被动或自动功能锻炼，配合针灸、理疗、体疗等，防止肌肉萎缩、肢体挛缩，促进瘫痪肢体功能早日恢复。

3. 瘫痪的护理　参见第十四章第一节"护理"章节。

（潘之光　庄冬晓　严士杰）

第六节　高　　热

人体体温超过正常界限即为发热，当体温达到或超过 39℃时，称为高热（hyperthermia）。发热是很多疾病的一个共同症状，在临床上十分常见。这里讨论与神经外科有关的高热。

诊断

1. 感染性高热

（1）中枢神经系统感染：常见有各种脑膜炎、脑炎、脑脓肿等。除发热外，常伴有头痛、呕吐等颅内压增高症状和脑膜刺激征。脑脊液常规检查是重要的诊断手段，脑脊液培养除可明确诊断外，对选择药物治疗很有帮助。

（2）呼吸系统感染：常见于昏迷、呼吸功能差和术后卧床患者。发热是其主要体征，严重时可伴有气急、发绀，肺部闻及啰音及有相应的呼吸道感染体征。X线和CT检查可协助诊断。

（3）泌尿系统感染：常见于留置导尿管的患者，尿常规和尿液细菌学检查为诊断的重要依据。

（4）败血症：常发生于严重创伤、各种大手术、静脉插管、放疗、化疗和应用肾上腺皮质激素及广谱抗生素治疗过程中。血培养为确诊的重要依据。

（5）切口感染：除发热外，有切口和颜面红肿（额部开颅）、局部压痛等。

2. 中枢性高热　常见于下丘脑、第4脑室或上颈髓等部位的手术或损伤之后，体温在数小时内不断上升，可达41～42℃。其特点是：①无感染证据，血、尿培养阴性，毒血症表现不明显，应用各种抗生素无效；②发热不伴寒战；③四肢皮肤温度不高，但躯干温度极高；④乏汗。

3. 恶性高热（malignant hyperthermia，MH）　见于患有遗传性肌病者吸入卤化麻醉剂（异氟烷、七氟烷、地氟烷）和/或用肌松剂（琥珀酰胆碱），发生体温异常升高（≥39℃）。发生率：1/10万（外科麻醉）或4.4/10万（非外科麻醉）。MH的特点：①窦性心动过速；②CO_2分压增高，特别是潮气末型；③全身肌肉僵直、咬肌痉挛；④体温升高常不是早期表现，但一旦出现，5 min内可升高1～2℃；⑤混合性酸中毒：高血钾、肌红蛋白尿等；⑥可有低氧血症、肺水肿、肾功能衰竭、心功能衰竭、心律失常、电解质紊乱和意识障碍；⑦上述表现因个体而异，可发生在术中或术后。

治疗

（1）密切观察体温、脉搏、呼吸、血压和意识，患者应卧床，供给富于营养而易消化的高热量、高蛋白半流质饮食，不能经口饮食者，可鼻饲并适当补液，注意口腔护理，对大量出汗患者及时更换衣服，保持衣被干燥。

（2）降温：

1）物理降温：如头部冷敷，体温过高者可给予冰帽或睡冰枕，以助散热和防止脑细胞受损。必要时可在腋下、腹股沟等处放置

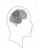

冰袋。亦可用乙醇或冷水擦浴，帮助散热。有条件的医院可用冰床，这种降温方式较为有效、安全。

2) 药物降温：可用 2.5％安乃近滴鼻，必要时口服退热药 APC、安乃近，或肌内注射复方氨基比林 2 ml，25％安乃近 1 ml，在上述药物应用无效时可考虑应用，吲哚美辛肛栓亦有较强的退热作用，并且无胃肠道不良反应。体质虚弱患者应防止出汗过多而导致虚脱。对感染性高热，可在有效抗生素控制下，同时应用肾上腺皮质激素，有明显解热效果。

（3）高热谵妄者给予镇静剂，如地西泮（安定）10 mg 或苯巴比妥钠 0.1 g，肌内注射。但必须注意，对高热伴颅内高压患者应慎用镇静剂，如需应用镇静剂应严格观察生命体征。

（4）冬眠疗法：通过抑制代谢率和患者的扰动，以减低热量的产生。冬眠 1 号配方：氯丙嗪 50 mg，异丙嗪 50 mg，哌替啶 100 mg，将上述药物的 1/4 剂量肌内注射，每 4～6 h 注射 1 次。

（5）针对病因治疗：细菌性感染者应用抗生素治疗。MH 者立即中止使用有关麻醉和肌松剂，应用丹曲林（Dantrolene）。

（潘之光　庄冬晓　严士杰　周良辅）

第七节　水和电解质代谢紊乱

正常成人每天液体维持量为 2 000～2 500 ml，其中维持尿量在 1 000～1 500 ml，皮肤蒸发水分 500 ml，肺呼出气体含水分 400 ml，粪便含水分 100 ml。儿童每日液体需求量：≤1 岁 600～800 ml；2～8 岁：1 000～1 500 ml；9～18 岁：1 500～2 000 ml。

正常成人维持电解质平衡所需的电解质为：氯化钠，每天

4.5 g(77 mmol);钾,每天 40 mmol/m^2;葡萄糖,每天为 100 g(术后或颅内疾病者每天 60 g)。

（一）**高钠血症**

见于过度高渗脱水、水摄入不足或丢失过多,如尿崩症。血清钠>150 mmol/L,临床表现:疲倦、乏力、意识改变。治疗:①病因治疗;②体液纠正需缓慢进行,以防止发生脑水肿,通常 24 h 内补充为估计失水量的一半,余下的在 1～2 d 内补充。处理见下文"尿崩症"。

正常全身体液量占人体质量约 60%,患者目前体液量可用以下公式计算:

$$现有体液总量=\frac{正常[Na^+]\times正常体液量}{血清[Na^+]}$$

$$=\frac{140\,mmol/L\times0.6\times正常体重(kg)}{血清[Na^+]}$$

需补充的液体量:

补充液体量=0.6×正常体质量(kg)－目前体液总量=血清[Na$^+$]－140 mmol/L×0.6×正常体质量(kg)

第 1 天补充一半失水量,余下的在第 2、3 天补充。

（二）**尿崩症**

病因

1. 中枢性尿崩　见于下视丘-垂体轴异常,如肿瘤(垂体瘤、颅咽管瘤等)、外伤、脑膜炎等。通常当临床症状出现时,约 85%血管升压素(ADH)分泌功能已经丧失。

2. 肾性尿崩　肾脏对正常或高于正常的 ADH 耐受性增高,导致过多水及电解质自肾脏丢失。

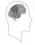

诊断

1. 临床表现

（1）一过性尿崩：尿量多于正常的量并伴有烦渴，术后 12～36 h 趋于正常。

（2）迁延性尿崩：尿量多于正常的量且持续一段时间从数月至 1 年，甚至少数可为永久性。

（3）"三相反应"尿崩。第一期：术后即出现尿崩，由垂体损害 ADH 水平下降所致，历时 4～5 d。第二期：短暂性尿量异常即恢复正常，甚至有类似 ADH 分泌失常所致水潴留，历时也为 4～5 d，此因细胞死亡，释放 ADH 所致。如临床上未能发现从多尿期转入此期，仍继续使用 ADH，可导致严重后果。第三期：由于 ADH 分泌减少或缺乏，出现一过性尿崩或迁延性尿崩。

2. 有关检查　有上述病因，并出现以下相应临床表现时，应考虑尿崩症：

（1）尿渗透压为 50～150 mmol/L 或尿比重在 1.001～1.005。

（2）尿量＞250 ml/h，或＞4 000 ml/d。

（3）血清钠正常或偏高。

（4）肾上腺功能正常。肾上腺功能不足者不会引起尿崩，因肾脏分泌尿液时需少量盐皮质激素，肾上腺功能不足者补充激素后可引起尿崩。鉴别中枢性尿崩及肾性尿崩：患者皮下注射 5 U 水剂垂体后叶素，若为中枢性尿崩，1～2 h 内尿渗透压加倍。

（5）必要时可做限水试验。

治疗

1. 一般处理　适用于轻度尿崩者。由于患者生理口渴中枢功能正常，可指导患者仅在口渴时饮水，这样一般能弥补损失，不会过度摄入水分。

2. 药物治疗　适用于重度尿崩者,患者无法摄入足够水分。

(1)醋酸去氨加压素鼻腔内喷雾或鼻滴剂,2.5 μg,每日 2 次,必要时 10～20 μg,每日 2 次(成人);5～20 μg,每日 2 次(儿童)。片剂,每次 100～200 μg,每日 3 次,每日总剂量 200 μg～1.2 mg。

(2)ADH 增强剂(对慢性部分性 ADH 缺乏有效,完全性 ADH 丧失无效):①氯贝丁酯,500 mg,口服,每日 4 次;②氯磺丙脲,100 mg,每日 3 次;③氢氯噻嗪,25 mg,每日 3 次;④卡马西平,0.1 g,每日 3 次。

3. 静脉补液　基本补液用 5% 葡萄糖盐水,按(75～100)ml/h 静脉滴注,并补充 K$^+$。另外,在原有补液基础上,根据尿量增补相应液体,常采用 0.45% 氯化钠溶液。

注意事项

暂时性尿崩和大部分迁延性尿崩经治疗多能缓解,仅少数需长期用药。处理尿崩患者时,应注意:

(1)术后患者,如术中已用足够液体,术后相应会出现多尿。此时应在原有补液基础上补充约 2/3 尿量的液体,并采用 0.45% 氯化钠溶液。

(2)如静脉补液(或鼻胃管)仍无法弥补液体丧失(通常此时尿量>300 ml/h),可选用下列药物治疗,并根据尿量调整用药剂量、速度:

1)精氨酸血管升压素 5 U(水剂),静脉、肌内或皮下注射,每 4～6 h 一次。应避免使用鞣酸血管升压素(油剂),因其吸收和作用时间不稳定。

2)ADH 开始 0.2 U/min,静脉滴注(最大用量为 0.9 U/min)。

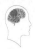

3) 醋酸去氨加压素静脉注射,根据尿量调整。通常成人剂量为每次 $1\sim4~\mu g$;儿童>1 岁,每次 $0.4\sim1~\mu g$,≤1 岁,每次 $0.2\sim0.4~\mu g$。

(3) 口渴机制不完善者,有脱水或水潴留危险者,可采用:

1) 每日记尿量及体重,采用 ADH 刺激剂,以保持出入水量平衡及正常尿量。

2) 每周或隔日随访有关实验室检查,包括血钠、血尿素氮。

(4) 卧床、昏迷、木僵或脑死亡患者:

1) 每小时测出入水量,每 4 h 测尿比重。如尿量>250 ml/h应随时测尿比重。

2) 实验室检查:每 6 h 测肾功能及尿渗透压。

(三) 低钠血症

> 诊断

轻度低钠表现为厌食、头痛、易激惹及肌无力;严重时可有恶心、呕吐、精神错乱、癫痫和死亡。严重低钠血症可引起神经肌肉兴奋、肌肉抽搐和痉挛。

神经外科患者的低钠血症常见于:

1. ADH 分泌异常综合征(syndrome of inappropriate antidiuretic hormone secretion, SIADH) 为稀释性低钠血症,血容量正常或偏高,通常采用限水治疗。

2. 脑性盐丧失(cerebral salt-wasting syndrome, CSWS) 表现为不适当的尿钠排出增多。可补充钠盐及液体(限水反使病情加重)。

伴有明显症状的低钠血症(<120 mmol/L)可致永久性神经损害或死亡。纠正低钠不及时,可致病残率及死亡率增加;若不适当地过快纠正可能引起脑桥中央髓鞘溶解(CPM),其属于一种罕见的脑桥白质病变,也可出现于其他部位脑白质。

表5-4　ADH分泌异常综合征和脑性盐丧失比较

临床表现	SIADH	CSWS
脱水体征	(一)	(＋)
血压	正常	偏低或直立性低血压
心率	慢或正常	心动过速
血容量	正常或增加	降低
血球压积	正常或降低	升高
体质量	正常或增加	下降
肾小球滤过率	增加	降低
血尿素氮/肌酐	正常或偏低	正常或偏高
尿量	正常或偏低	正常或偏低
低钠血症	稀释性(假性)	真性
低血渗透压	稀释性(假性)	真性
平均出现天数	8 d(3~15 d)	4~5 d(2~10 d)
治疗	限水	补钠、扩容

治疗

（1）纠正血钠应缓慢进行,避免使血钠在短期内达到正常或高于正常。低钠的纠正方法如下:

1) 补钠速度不宜超过每小时(1.3±0.2)mmol/L。

2) 如经 16~18 h 血 Na^+≥126 mmol/L,应停止补钠。

3) 如 24 h 内血 Na^+ 升高≥25 mmol/L,停止补钠。

（2）按上述方法缓慢使用 3%（513 mmol/L）或 5%（856 mmol/L）NaCl(开始速度为 25~50 mmol/h),并密切随访血钠。

（3）使用高渗盐溶液时,应同时使用呋塞米,防止钠增加而引起水潴留。

（4）计算尿中损失的 K^+,并作相应补充。

（四）ADH分泌异常综合征

又称 Schwartz-Bartter 综合征。由于 ADH 不适当分泌增多,

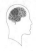

引起稀释性低钠血症和水负荷增加。常由于以下原因：

（1）恶性肿瘤：尤其是支气管源性肿瘤。

（2）各种颅内疾病：①脑膜炎：特别是儿童患者及结核性脑膜炎；②创伤：见于4.6％脑外伤患者；③肿瘤；④开颅术后；⑤蛛网膜下腔出血后。需与脑性盐丧失鉴别。

（3）各种肺部疾病：①恶性肿瘤；②肺结核；③曲霉病。

（4）继发性贫血。

（5）应激或疼痛。

（6）药物：①氯磺丙脲：由肾脏对内源性ADH敏感性增高所致；②催产素：与ADH有交叉活性，且常混有ADH成分；③噻嗪类利尿剂；④卡马西平。

诊断

（1）低血钠：通常＜134 mmol/L。

（2）低血渗透压：＜280 mmol/L。

（3）高尿钠（盐丧失）：至少＞18 mmol/L，通常为50～150 mmol/L。

（4）高尿、血渗透压比，通常1.5～2.5∶1，也可1∶1。

（5）肾功能（测肌酐、尿素氮）正常，尿素氮通常＜10；肾上腺功能正常（无低血压）；无甲状腺功能低下；无脱水或过度输液。

（6）去氨加压素（DDAVP）：标记免疫测定见增高。

上述诊断依据中，以低血钠症、高尿钠（高尿渗压）和正常肾、肾上腺功能为最重要。

另外，动脉瘤破裂致蛛网膜下腔出血可引起脑性盐丧失因尿钠排出过多导致低血容量和低血钠，表现和SIADH相似。但本病中央静脉压和肺动脉楔状压及血浆容量都低下，可与SIADH鉴别。脑性盐丧失的治疗包括输入0.9％氯化钠溶液和胶体溶液,不能限制水分,否则可加重血管痉挛和脑缺氧。

治疗

（1）贫血引起者,输血常有效。

（2）病情轻且无症状者,限水<1 L/d。

（3）病情重,有症状者,治疗同低钠血症(必要时使用高渗盐水和呋塞米)。注意过快纠正可能引起脑桥中央髓鞘溶解。

（4）慢性 SIADH 者:①长期限水:1 200～1 800 ml/d。②脱甲金霉素 150～300 mg,口服,每 6 h 1 次。这种四环素类抗生素能部分拮抗 ADH 对肾小管作用。③口服呋塞米(40 mg,每天 1次),同时给予高盐饮食,注意监测低氯性碱中毒。④苯妥英钠:可能抑制 ADH 释放。

（五）低钙血症

指总血钙<2 mmol/L(8.8 mg%),见于日照不足、摄入不足、代谢需求增加、肝肾疾病、注射 Ca^{2+} 螯合剂(如快速输血中的枸橼酸盐、CT 扫描增强剂和颈内动脉造影剂)、尿钙排出增多(如使用呋塞米)、使用影响细胞对 Ca^{2+} 通道阻滞剂。血清 Ca^{2+} 浓度由甲状旁腺激素和维生素 D 来调节,具有生理活性部分的 Ca^{2+}(未结合型)占血清总钙量 50%。

血清 Ca^{2+} 正常值为 1.06 ～ 1.31 mmol/L（4.25 ～ 5.25 mg%）。急性碱中毒时,蛋白结合钙增多(Ca^{2+}减少);过度换气患者(如控制颅内高压)常引起血中 Ca^{2+} 减少,而发生手足搐搦(尽管此时总血钙量正常);低白蛋白血症也可有低钙血症,但血清中 Ca^{2+} 正常(白蛋白浓度每下降 1 g%,总钙量下降 0.8 mg%,但 Ca^{2+} 正常)。

诊断

大多数症状都是由于神经应激性增高引起。

1. **心血管系统(最常见)**　①低血压；②心律失常(心动过缓、心室颤动)；③对钙介导药物无反应(去甲肾上腺素、肾上腺素、多巴胺、洋地黄)；④心电图示 QT 或 ST 段间期延长或 T 波倒置(无此症不能除外低钙血症)。

2. **神经系统(抗癫痫药、镇静剂、肌松剂可能掩盖症状)**　①手足搐搦可被低钾症状掩盖；②面神经(Chvostek 症)，轻叩茎乳孔附近可引起面肌收缩；③陶瑟征(Trousseau 征)，血压计袖带包裹上臂，充气使压力维持在收缩压上 3 min，出现手搐搦；④肌肉痉挛性收缩；⑤感觉异常(口周、舌、手指、趾)；⑥精神异常(意识模糊、痴呆症、精神病)；⑦癫痫、抽搐。

3. **呼吸系统**　呼吸停止；喉痉挛、喘鸣(特别是甲状腺或甲状旁腺术后)。

治疗

1. **急性有症状的低钙血症患者**　需静脉内给药(钙对静脉有刺激性，应稀释于 5％葡药糖溶液 50～100 ml 中。

(1) 100～200 mg 元素钙静脉推注，然后以每小时 1～2 mg/kg 输入(10％葡萄糖酸钙 10 ml＝93 mg 元素钙；10％氯化钙 10 ml＝272 mg 元素钙)。经上述治疗可在 6～12 h 内恢复血钙。然后减少剂量至每小时 0.3～0.5 mg/kg。

(2) 测血镁、血磷水平(必要时予以纠正)，高血磷患者补钙时应谨慎，以防加重病情。

2. **推荐每日需钙量**　静脉用药如营养过度者，每天 4～7 mg/kg；口服每天 15～20 mg/kg。

3. **维生素 D 制剂**　应用时需注意，过量可致高血钙。①维生素 D_3 5 000 U/d；②二氢速甾醇 100～400 μg/d；③骨化三醇(calcitriol)0.25～1 μg/d。

（六）高钙血症

病因

老年人见于恶性疾病（骨质吸收），年轻者为甲状旁腺功能亢进；其他如长期卧床、肉样瘤病等也可引起。

诊断

1. 临床表现　神经肌肉兴奋性降低，肌肉乏力，意识模糊，昏迷。
2. 辅助检查　心电图示 QT 间期缩短；血钙增高。

治疗

在 9～12 h 内静脉滴注 2 000 ml 0.9％氯化钠溶液，同时给予呋塞米（需测血钠和血钾）。

（七）高钾血症

急性酸中毒时，H^+ 进入细胞内，使 K^+ 逸出进入细胞外液，导致血钾升高，引起肌无力、心律失常，严重者可致瘫痪。常见病因有肾脏排钾减少、肾上腺功能不足和保钾利尿剂的使用。

治疗

（1）钙剂能立刻拮抗高钾对心脏和神经系统的不良反应（注意：使用洋地黄制剂患者，Ca^{2+} 能诱发洋地黄不良反应），但作用仅持续 1 h。常用 10％葡萄糖酸钙 5～10 ml 2 min 以上静脉内推注（需 EEG 监护）；如高钾心电图表现仍存在，可在 5 min 后重复使用。

（2）碳酸氢钠可在 15 min 内使 K^+ 进入细胞内，作用持续 1～2 h。可用碳酸氢钠 100 ml（44 mmol、HCO_3^-），静脉缓慢注射（5 min 以上）。如高钾心电图表现仍存在，15 min 后可重复使用。

（3）胰岛素及葡萄糖注射也能在 30～60 min 内使 K^+ 进入细胞，作用持续数小时。可用普通胰岛素 5～10 U 加入 50％葡萄糖溶液 100 ml 中缓慢静脉注射(5 min 以上)。

(4) 阳离子交换树脂:作用较慢,但使 K^+ 排出体外;环钠树脂 1 g 可移去 1 mmol K^+。

1) 口服(常用):环钠树脂 20～50 g 加入 20% 山梨醇 100～200 ml,每隔 3～4 h 重复一次,直至每日 4～5 次(与山梨醇合用可防止便秘)。

2) 灌肠:适用于口服不能忍受或肠梗阻者,其吸收较口服快。常用环钠树脂 50 g 和山梨醇 50 g 加入 200 ml 水中作保留灌肠(30～60 min)。

5. 必要时作血液透析。

(八) 低钾血症

表现为乏力、易疲劳、肌肉痛及各种反射减弱,严重时有左心功能衰竭、心律失常和心脏停搏。心电图表现为 T 波低平或倒置,u 波出现。如血钾<2 mmol/L,有横纹肌溶解及肌红蛋白尿,并伴有肌酸激酶(CPK)的增高,通常为低钾伴有低氯。各种原因均可引起低钾血症,如摄入不足、消化道丢失过多(呕吐、胃肠吸引、肾脏排泄过多(如应用利尿剂)、急性碱中毒(II^+ 移出细胞,与 K^+ 交换,使血钾降低)。

治疗

补钾:可每小时缓慢给予 KCl 10 mmol,不用葡萄糖溶液(其能降低血钾)。

(九) 低镁血症

病因

摄入减少(吸收不良)、胃肠道丢失过多(腹泻或导泻)、应用利尿剂、急慢性乙醇中毒。

诊断

1. 临床表现　神经肌肉兴奋性增高,出现抽搐、痉挛、乏力,偶可手足搐搦、精神障碍和心律失常。陶瑟征有时阳性。

2. 辅助检查　血镁降低,常伴有低血钙。

治疗

严重者给予硫酸镁 20 ml 加入 5% 葡萄糖液 1 000 ml 中,静脉滴注 3 h 以上;或用 50% 硫酸镁 4 ml,肌内注射,每 8 h 1 次。

（十）高镁血症

病因

临床较少见。可见于慢性肾功能衰竭患者,因使用含镁纠酸药物而使病情加重。

诊断

表现为疲倦、乏力、腱反射消失、血压下降,EKG 似高血钾表现。严重者可致昏迷,心搏停止。

治疗

(1) 静脉缓慢输注葡萄糖酸钙 2.5～5 mmol,以对抗镁。

(2) 纠正酸中毒和缺水。

(3) 必要时血液透析。

（十一）低磷血症

病因

肾脏排泄过多、磷移入细胞内(发生于营养过度症早期或酒精中毒者静脉滴注葡萄糖时)和胃肠道吸收下降等。

诊断

出现感觉异常、乏力、肌肉痛、腱反射减弱、厌食、易激惹、癫痫和昏迷。戒酒治疗时低磷血症和急性横纹肌溶解常同时存在。临床上血钾和血磷缺乏常同时发生。

治疗

给予磷酸钾,剂量为 5 mg/kg,给药过程应缓慢(6 h 以上)。

（潘之光　庄冬晓　毛　颖　周良辅）

第八节　垂体功能低下的激素替代治疗

垂体功能低下可见于鞍区肿瘤(如垂体瘤、颅咽管瘤、生殖细胞瘤等)、外伤、颅脑手术后等。

诊断

(1) 原发病史。

(2) 有疲劳、乏力、食欲减退、体重下降、怕冷、性功能减退、生长发育迟缓(儿童)。

(3) 内分泌检查。

治疗

在正常基础条件下,肾上腺皮质每日分泌 15～25 mg 氢化可的松(AKA 皮质醇)和 1.5～4 mg 皮质类固醇。对于原发性肾上腺皮质功能不全,糖皮质激素和盐皮质激素均需替代。而因垂体释放促皮质激素(ACTH)不足引起的继发性肾上腺皮质功能不全,盐皮质激素的分泌通常是正常的,只需对糖皮质激素替代。

生理替代(没有应激)可按下列方法:

(1) 氢化可的松:上午 9 时,20 mg,口服;晚上 9 时,10 mg,口服。

（2）泼尼松：上午 9 时，5 mg，口服；晚上 9 时，2.5 mg，口服。

皮质醇和可的松对慢性肾上腺皮质功能不全和艾迪生危象有作用，并对其他疾病（如垂体功能低下）等慢性治疗，可导致水钠潴留、高血压和低钾血症（表 5-5）。

表 5-5　类固醇皮质激素等剂量表[*1]

类固醇 （商品名）	每天相当 剂量 （mg）	途　径	频　度	盐皮质 激素效力	口服剂型 （片剂）
可的松 （cortisone）	25	口服 肌内注射	2/3 上午 1/3 下午	＋＋	5，10，25 mg
氢化可的松 （hydrocortisone）	20	口服 静脉注射 肌内注射[*2]	2/3 上午 1/3 下午	＋＋	5，10，20 mg
泼尼松 （prednisone）	5	口服	每日 2～3 次	＋	1，2.5，5，10， 20，50 mg
甲泼尼松 （methylpredni- solone）	4	口服 静脉注射 肌内注射		0	2，4，8，16，24， 32 mg
地塞米松 （dexamethasone）	0.75	静脉注射	每日 2～3 次	0	0.25，0.5，0.75， 1.5，4，6 mg

注：*1. 所列类固醇主要为糖皮质激素；已给出适宜口服、静脉注射剂量，肌内注射剂量有所不同；

　　*2. 肌内注射只建议在急诊时静脉不能很快注入时应用。

下丘脑-垂体-肾上腺轴抑制和对策

慢性摄入类固醇药物会抑制下丘脑-垂体-肾上腺轴（HPAA），最终导致肾上腺萎缩。如果类固醇突然中止，或这些患者有急性疾病，可能出现肾上腺皮质功能不全的症状。由于肾上腺皮质较垂体复原晚，在皮质醇水平增高前，ACTH 基础水平会升高。

HPAA 抑制程度取决于所用糖皮质激素的特异性、治疗的途径、频度、疗程和间歇期的长短。可的松每日早晨给予＜40 mg 的剂量（或相当量）、疗程＜7 d，或 40 mg 隔日治疗不易发生轴抑制。

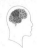

而在某些病例中 3～4 d 的大剂量类固醇摄入会导致肾上腺萎缩。若持续 2 周每天 40～60 mg 氢化可的松(或相当量),几乎都可造成轴抑制。测晨间血浆可的松水平可用以评价基础肾上腺皮质功能恢复情况,但不能评定应激反应。

当 HPAA 受抑制的危险性较小时(如对大多数神经外科患者的短期全身应用类固醇激素),1～2 周内逐渐撤退类固醇通常较安全。当撤退药物而出现症状时,可使用撤退疗法。

1. **类固醇撤退症状**　乏力、虚弱、关节痛、厌食、恶心、低血压、低血糖、体位性眩晕、呼吸困难和艾迪生危象。

2. **类固醇撤退疗法**

(1) 每 3～7 d 减少相当于 2.5～5 mg 泼尼松的剂量。

(2)"回路"方法(即增加剂量,延长撤退时间)用于以下情况:①应用类固醇时,基本状况仍恶化。②出现撤退症状。③二重感染或需要施行手术时(如表 5 - 5 所示)。④已达到糖皮质激素的生理剂量(每天约 20 mg 氢化可的松)。

(3) 一旦达到生理剂量,采用下列撤退法:

1) 改为每天早晨口服氢化可的松 20 mg(不用长效型)。

2) 2～4 周后测晨间皮质醇水平(在早晨剂量前),氢化可的松每周减 2.5 mg,直至每天维持量为 10 mg(较低的生理量)。

3) 每 2～4 周测晨间皮质醇水平(在早晨剂量前),直到 8 点的皮质醇水平超过 10 μg/100 ml,说明肾上腺功能回到基础水平。

4) 当肾上腺功能回到基础水平时:①停止每天类固醇剂量,但应激剂量按需给;②每月做促皮质素刺激试验,反应阳性,可停应激剂量。

应激反应及对策

在生理应激情况下,正常肾上腺每天可产生 250～300 mg 氢化可的松。患者接受糖皮质激素治疗(包括正在或不久前),因正常应激反应受抑制,必须给予补充剂量。

1. 轻度应激(如上呼吸道感染、感冒、单牙拔除) 每日剂量加倍,如未应用类固醇,则予氢化可的松 40 mg,每日 2 次。

2. 中度应激(如流感、局麻手术下内镜检查、多牙拔除)给予氢化可的松 50 mg,每日 2 次。

3. 重度应激(如肺炎、系统感染、高热、严重外伤或全麻手术) 每 6~8 h 静脉给予氢化可的松 100 mg,共 3~4 d,直至应激解除(表 5 - 6)。

表 5 - 6　手术当天和术后给予类固醇应激剂量

术后天数	氢化可的松(mg)		
	8：00	16：00	22：00
1	50	50	50
2	50	25	25
3	40	20	20
4	30	20	10
5	25	20	5
6	25	15	—
7	20	10	—

注:手术当天,肌内注射醋酸可的松 50 mg,24 h 后静脉滴注 200 mg 氢化可的松。

类固醇激素不良反应

多见于长程治疗中,短程治疗中也可发生,包括:

(1)胃炎、类固醇溃疡:应用抗酸剂和/或 H_2 受体阻滞剂(如西咪替丁、雷尼替丁)可使发生率降低。

(2)长程应用糖皮质类激素会产生库欣(柯兴)样改变(医源性库欣综合征)、肥胖、高血压、多毛症。

(3)免疫力抑制导致二重感染,尤其是真菌及结核。

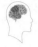

（4）精神易激惹或出现类固醇精神症。

（5）髓无菌性坏死,通常见于长程治疗中,但在较短的治疗后亦可发生。

（6）纤维蛋白原激活物受抑制导致高凝状态。

（7）HPAA 受抑制:由于内源性类固醇生成能力下降,易发生类固醇撤退症状。

（8）呃逆:常发生于应用地塞米松时,氯丙嗪治疗有效,25～50 mg,每日 3 次或 4 次口服 2～3 d(若症状仍存在,可给予 25～50 mg 肌内注射)。

（9）类固醇易通过胎盘,孕期大量应用可致胎儿肾上腺发育不良。

（10）由于类固醇有抑制儿童生长效应,因此仅危重患者可长期应用糖皮质激素治疗。

（11）创口愈合不良和裂开。

（12）糖耐量异常(糖尿病)和氮代谢紊乱。

（13）肌肉虚弱(类固醇肌病),常发生在近侧肌肉。

（14）骨质疏松:可致椎体压缩性骨折。

（15）胰腺炎。

（16）白内障。

（17）少见并发症:脊髓硬脊膜外脂肪瘤样病压迫脊髓。

（18）类固醇导致白细胞增多,甚至在没有感染情况下也可发生。

艾迪生危象

一种肾上腺功能不全的紧急状况,故又称肾上腺危象。盐皮质激素可用于原发性肾上腺功能不全的替代治疗中,对继发性肾上腺功能不全却不需要。

1. 诱发因素　应激反应(外科手术、剧痛、发热、妊娠)、糖类固醇激素撤退过快、感染、胃肠道病等。

2. 临床表现　意识状况改变(混乱、嗜睡、激惹入肌肉萎缩、直立性低血压或休克、腹痛、恶心、呕吐、低钠血症、高钾血症、低血糖、高热、(体温可达 40℃以上)等。

治疗

(1) 如可能应测定血清皮质醇水平(不必待报告后再处理),给予足够的水分治疗脱水和休克。

(2) 糖皮质激素:琥珀酸氢化可的松,静脉注射首剂 100 mg,以后每 6 h 50 mg。同时肌内注射醋酸可的松 75～100 mg,以后每 6 h 50～75 mg。

(3) 盐皮质激素:醋酸脱氧可的松:5 mg 肌内注射,每日 2 次或氟氢可的松:0.05～0.2 mg 口服,每日 1 次。泼尼松龙(甲泼尼龙)不用于急诊治疗。

(庄冬晓　王　晨　周良辅)

第九节　营养不良和营养支持

营养不良在常见于颅脑外伤、脑卒中、手术前后危重患者。严重营养不良不仅造成消瘦,而且引起机体免疫功能低下,伤口愈合延迟,病残率和死亡率升高。适当的营养支持是神经外科患者治疗的重要组成部分。

病因

1. 营养摄入不足

(1) 意识障碍不能主动进食。

（2）吞咽困难或精神性厌食。

（3）胃肠功能障碍，如应激性溃疡、胃排空延缓、肠道黏膜通透性改变、菌群失调腹泻。

（4）营养、能量供给不足。

2. 机体消耗增多

（1）高代谢状态，即能量消耗增多。

（2）高分解状态，蛋白质分解加速，造成负氮平衡。

诊断

（1）贫血与水肿是营养不良的常见表现。

（2）消瘦体质量减轻比标准体重低15％，常提示营养不良。

（3）前白蛋白＜100 mg/L。人血白蛋白的半衰期长，在营养不良时下降迟缓，不如前白蛋白敏感。

治疗

1. 营养支持主要目的　避免负氮平衡，提供蛋白质、液体、维生素、脂肪和矿物质，以满足免疫系统、组织修复的需要。根据病情确定总热卡，既要充分又不能过量，如颅脑外伤能耗量可根据 Clifton 公式或 Harris-Benedict 公式计算。一般，颅脑外伤能量供给：男性每天 125.6～146.5 kJ（30～35 kcal/kg），女性每天 104.7～125.6 kJ（25～30 kcal/kg），蛋白质需要每天 1.5 g/kg，脂肪乳供能≤30％。过多供应能量物质将增加肝、肺等脏器负担，造成脏器功能不全。必须注意维生素及微量元素的补给。由于神经外科患者常合并脑水肿，因此必须精确计算总液体及电解质摄入量，避免入量过多加重脑水肿；过少则引起脑灌注不足。

2. 营养支持的时间　早期（≤2 d）比晚期（≥3 d）支持好。

3. 营养支持途径

（1）肠道外营养：

1）优点：随时可建立肠道外营养通道，早期能达到充分营养供应。

2）时机：颅脑外伤后 6 h 即可使用，其他患者随时使用。

3）方法：经中央静脉输入高浓度高渗透压的营养液；亦可经周围静脉输入，此时渗透压应为 700～900 mmol/L。

4）监测：常用监测项目包括蛋白代谢指标，如白蛋白、前白蛋白、转铁蛋白等，淋巴细胞总数、体重测量、常规生化检查如肝肾功能、电解质、血气分析，通过监测进行营养支持方案的调整。

5）并发症：①导管感染及败血症（发生率为 3％）；②代谢并发症如高糖高渗性非酮性昏迷，代谢性酸中毒。

（2）肠道内营养：

1）优点：符合人体生理要求，营养物质易吸收；费用低；并发症少，易管理。

2）时机：在胃肠道解剖与功能存在或部分存在者，应先考虑肠内营养，并不等于肠鸣音恢复即可使用，但 24 h 胃残留容积应＜700 ml。

3）方法：鼻胃管、鼻空肠管，胃造口、空肠造口；各有优缺点。鼻胃管在神志不清或昏迷患者有返流误吸的危险，鼻空肠管可避免之，但需专门插管技术和监测。

4）监测：营养指标及生化指标同肠道外营养，另需注意吸入性肺炎和消化道症状。

5）并发症：①消化道症状如恶心、呕吐、腹胀、腹泻，一般与营养液浓度及输入速度有关，输入速度应从慢到快，量从少到多，最好采用 24 h 均匀输入法；②吸入性肺炎：插鼻饲管时应确认置入胃或空肠内，除听到"气过水声"，应摄腹部 X 线平片。每次经鼻饲管注液前应倒吸见胃液。

（高　亮　周良辅）

第十节 应激性溃疡及其防治

应激性溃疡(stress ulcer)是指在各种应激状态下发生的急性胃肠道溃疡和出血。损伤部位不单是胃、十二指肠,还可发生在小肠上段。由中枢神经系统病变引起的溃疡称Cushing溃疡。

病因

(1)中枢神经系统病变,常发生于颅脑手术后、重症颅脑外伤及急性脑血管病变的严重阶段。

(2)大面积烧伤。

(3)严重感染合并休克。

(4)药物如乙醇、水杨酸类、吲哚美辛等非类固醇(甾体)类抗炎剂、皮质激素或抗肿瘤药物等引起。

(5)其他:机械性通气>24 h、肾脏替代疗法、抗凝剂应用、慢性肝病伴门脉高压、持续凝血障碍[国际标准化比值(INR)>1.5,血小板<$50×10^9$/L等]。

临床表现

(1)具有原发疾病的表现和相关危险病因。

(2)突发呕血或黑便,严重者可引起失血性休克。

辅助检查

(1)实验室检查:血红蛋白、红细胞记数和血细胞比容降低等。

(2)胃镜检查,用于重症患者不仅可早期诊断,还可镜下治疗。

治疗

对于有明显出血临床表现者,及时治疗是无可争议的;对于无明显出血,但存在上述病因或危险因素者,是否预防治疗尚存在争议。

(一) 非手术治疗

(1) 一般处理,包括卧床、禁食、镇静。

(2) 治疗原发病。

(3) 补充血容量。

(4) 降低胃内氢离子浓度和抑制胃酸分泌:

1) H_2 受体拮抗剂:常用的有西咪替丁,首剂 300 mg,以后 37.5~50 mg/h。

2) 奥美拉唑:40 mg 静脉注射,每日 3 次。

3) 生长激素释放抑制素:首剂 250 μg 静脉注射,以后 250 μg/h 连续静脉滴注。

4) 前列素类口服。

(5) 抗酸剂和胃黏膜保护剂:胃酸 pH<3.5,可用氢氧化铝凝胶、碳酸氢钠和硫糖铝。

(6) 出血的治疗:

1) 留置胃管。

2) 碱性高张葡萄糖液 30 ml 灌注,保留 30 min。

3) 冷 0.9%氯化钠溶液洗胃,每 4~6 h 1 次。

4) 胃镜止血。

(二) 手术治疗

对于输血超过 1 800~3 000 ml/24~48 h 无好转者,药物治疗无效,合并消化道穿孔者,应手术治疗。行胃大部切除加迷走神经切除术。

注意事项

（1）目前抑制胃酸剂的不良反应：医源性肺炎、艰难梭菌感染、药物诱发血小板减少症、心肌梗死、低镁血症等。

（2）鉴于近期 3 298 例随机对照研究和荟萃分析，预防性治疗应激性溃疡，抑胃酸虽然可以减少明显的出血，但不影响死亡率。因此要衡量预防用药的利弊，严格遵循本病的防治指征。

（潘之光　庄冬晓　杨伯捷）

第一节　急诊室处理

神经外科急诊患者的处置,要求神经外科医生在短时间内通过重点而简明扼要的病史询问、查体和辅助检查,迅速作出正确的诊断和处理。对于休克、活动性出血、脑疝及危及生命的急诊,应边询问病史边积极抢救,如立即补液输血及脱水降颅压治疗。对于呼吸节律减慢或是呼吸道内大量痰液或是误吸物导致呼吸道梗阻者,应紧急气管插管。必须指出,这里重点论述颅脑和脊髓外伤,其他疾病的急诊处理,不在此处讨论。

诊断

1. 意识　通过简单问答,了解患者的语言反应,从而判断其意识、时空间定向能力。

2. 体格检查

(1) 头部与脊柱检查:

1) 头皮损伤或头皮血肿:面积、部位、深浅、伤口是否整齐,有无污染,血肿有无波动等。

2) 开放性损伤:有无异物、骨折,有无脑组织或脑脊液溢出。

3) 颅底骨折:熊猫眼提示前颅底骨折;耳后皮下瘀斑(Battle征)提示颞骨岩部骨折,中后颅底骨折;外耳道流血提示中后颅底骨折;鼻孔或外耳道流血或脑脊液提示脑脊液鼻或耳漏。

4) 颅颈听诊:有与心搏一致的血管杂音,提示颈动脉损伤或颈内动脉海绵窦瘘。

5) 脊柱视、触和叩诊,判断有无外伤。

(2) 神经系统检查:

1) 颅神经:①瞳孔对光反射(包括直、间接对光反射);②面部是否对称,有否周围性面瘫;③眼底检查,有无视神经盘水肿;④眼球运动:是否有外展或动眼神经麻痹。

2) 运动功能检查:患者合作时检查四肢肌力;不合作者,通过刺激判断肢体随意与不随意活动;如怀疑脊髓损伤,做直肠肛检,了解肛门括约肌张力和阴茎球海绵体反射(针刺阴茎体或牵拉Foley导尿管引起肛门括约肌收缩,如球海绵体反射存在,提示脊髓不全损伤)。

3) 感觉功能检查:①刺痛和触觉检查,仔细检查或选择颈7、8,胸4、6、10;腰2、4、5及骶1等;②后柱功能,关节位置觉。

4) 反射检查:①肌肉牵张反射;②趾反射;③疑有脊髓损伤者,检查球海绵体反射和肛门反射。

5) 病理征:包括霍夫曼征、巴宾斯基征、查多克氏征、奥本海姆征和戈登征(如有巴宾斯基征征阳性者,后三征可不查)。

(3) 全身其他检查:全身检查排除多发伤情况。①腹部外伤,腹腔脏器破裂:腹部膨隆及压痛和反跳痛甚至出现板状腹;②四肢骨折:四肢活动障碍,畸形,骨摩擦音等;③血气胸:气急,呼吸困难,呼吸音消失。多发伤严重者出现口唇面色苍白、脉细弱而快、血压下降,应考虑失血性休克可能。

3. 影像学检查

(1) CT:对无明显头痛、头晕、呕吐、意识改变,无阳性体征,仅头皮血肿或头皮挫裂伤患者,可考虑暂不行头颅CT,密切观察;

如患者有意识改变、头痛、头晕、呕吐等症状或阳性神经系统体征，应行头颅 CT 检查；怀疑脊髓损伤患者，应行脊柱 CT 平扫＋三维重建；怀疑多发伤或受伤暴力较重者，可考虑行全身 CT 扫描，排除多发伤。

（2）CT 血管成像（CTA）：患者症状体征与 CT 表现不符或怀疑颅外脑动脉钝性损伤、创伤性假性动脉瘤和硬脑膜动静脉瘘，应行头颈 CTA。

（3）MR：MR 在急性颅脑外伤的诊断上没有明显优势；如患者为脊髓损伤，可进一步行脊髓 MR 明确脊髓受压情况。

治疗

1. 伤情评估与处理

（1）生命体征不稳或病情危重者立即送抢救室进行抢救，积极进行基本生命支持，为进一步治疗赢得宝贵时间。

（2）无昏迷史，GCS 评分 15 分，生命体征平稳，神经系统检查阴性，头颅 CT 检查结果阴性患者，告知家属注意事项后，可返家观察。

（3）有昏迷史、GCS 评分 13～15 分、生命体征平稳、神经系统检查及头颅 CT 检查阴性，急诊留观 4～6 h，若加重，收住入院；如稳定或好转，告知家属注意事项后，可返家休息。告知注意事项包括出现头痛、呕吐加剧、意识改变、癫痫、肢体无力或其他症状应及时就诊。

（4）头颅 CT 检查有脑挫裂伤或血肿患者或有颅骨骨折患者，应收入院或留观后收入院。

（5）对有手术指征的患者，应积极完善术前准备积极手术。

（6）开放性颅脑损伤患者，在急诊室进行初步处理后收住入院。

2. 特殊处理

(1) 气管插管:对于重型颅脑创伤(GCS<9分)合并颌面部多发伤,不能维持气道通畅或通过充分给氧低氧血症仍不能纠正的患者,应给予气管插管。

(2) 头皮伤口的处理:通常污染不重且面积不大的伤口可进行一期缝合,对于大面积头皮撕脱或缺损的可急诊室暂时处理后住院手术清创,后期植皮治疗。如有头皮活动性出血,可用血管钳夹闭或结扎血管控制活动性出血,有粉碎凹陷骨折,碎骨片或异物嵌入脑组织时,只要无严重出血就不必勉强清除以免引起大量出血,待检查后在手术室内一并清创。在基本止血后均须用消毒敷料覆盖伤口再稍加压包扎。对于开放性颅脑损伤,应在皮试阴性后肌注破伤风抗毒素(TAT)预防破伤风。

(3) 颅内压的控制:患者出现脑疝或CT检查提示颅内病变存在明显占位效应或有颅内压增高,可快速静脉输入甘露醇。不推荐对于有颅内血肿但无明显颅高压征象的患者常规给予甘露醇脱水,特别是急性硬脑膜外血肿患者,大量脱水有引起血肿扩大风险。使用甘露醇应注意出入液量平衡,如患者合并严重肾功能损伤、低血压等,使用甘露醇可能加重病情,这种情况下可考虑高渗盐水脱水治疗。

(4) 多发伤和复合伤的处理:①颅内血肿伴脑疝,同时合并多发伤或复合伤,先神经外科急诊手术,再酌情处理多发伤或复合伤,如伴休克,应同时抗休克治疗;②颅脑外伤病情稳定,复合伤或多发伤需要急诊手术者,应先处理后者,神经外科定期随访。

(袁　强　胡　锦)

第二节　开放性颅脑损伤

开放性颅脑损伤(open head injury，OHI)是指由锐器、钝器打击或由火器穿透造成头皮、颅骨、硬脑膜损伤，使脑组织直接或间接与外界相通的创伤。如仅有头皮和颅骨损伤，硬脑膜未破者，不属于 OHI;颅底骨折有脑脊液鼻耳漏，虽然无皮肤损伤，应属OHI。按致伤物的不同，分为非火器伤和火器伤，两者均易造成颅内感染和出血。

◈　一、非火器性颅脑开放伤

非火器性 OHI 是指由锐器或钝器严重打击造成的 OHI，包括穿透伤和刺入伤。锐器造成的损伤往往与致伤物和颅脑的接触面有关。锐器常引起穿通伤或非贯通伤，伤口形态与致伤物的横截面相似;其损伤以受力点附近的颅脑损伤和继发颅内血肿为主。颅脑损伤的严重程度取决于受伤部位和深度。

【诊断】

1. 病史　有头部撞击或被打击等外伤史，如致伤异物刺入颅内史等。

2. 临床表现　根据受伤的部位、严重程度、全身多发伤及基础疾病而不同，严重者可致昏迷。

3. 体征　头面部有伤口，甚至可见颅骨骨折、脑组织或脑脊液流出。

4. 辅助检查

(1) X 线:正位片和侧位片有利异物伤穿刺道的定位。

（2）CT：有助于了解颅骨骨折、脑损伤的部位、脑内血肿的严重程度，对作出正确的治疗决策至为重要。

（3）CTA：有利于合并头颈血管的损伤和外伤性动脉瘤的诊断，对于颅底骨折和高度怀疑颅内血管损伤的患者都应查头颈CTA，必要时行DSA检查。

（4）头颅MRI：有利于非金属异物刺入伤、视神经损伤等的诊断。

（5）颅内超声：可用于术中颅内血管、血肿、异物的定位。

（6）多普勒超声脑血流监测：可监测OHI围手术期的脑血流。

治疗

（1）及时恰当的院前急救，避免加重原发性损伤。

（2）72 h内注射TAT，注射前应皮试。

（3）充分的术前评估和准备：及时纠正凝血纤溶功能的异常，必要时监测血栓弹力图；严重开放性脑损伤常常合并出血性休克，如患者有休克，则先尽快纠正休克，完善术前准备。

（4）手术清创应争取在48～72 h内进行。尽早手术、彻底清创，修复缺损硬脑膜和头皮创口，变开放性为闭合性是最重要的手术的原则；如有颅底骨折和硬脑膜缺损，应首选自体带蒂骨筋膜瓣重建颅底。

（5）颅内深部的异物残留，可在神经导航指引下选择合适的手术入路去除。对于异物穿通伤的患者，在术前CTA甚至DSA明确异物与颅内重要血管的关系后；术前、术中应做好相应准备和采取合适的手术策略，避免大出血；有条件的医院，应该在复合手术室完成。

（6）清洁创口，完全清除异物；脑组织创面可用庆大霉素盐水反复冲洗干净,非脑组织创面可用聚维酮碘溶液、过氧化氢(双氧水)及庆大霉素盐水反复冲洗清洁。经验性抗生素的使用需要选择能覆盖革兰氏阴性菌、革兰氏阳性菌和厌氧菌的广谱抗生素,同时取创面分泌物做细菌涂片和培养,并根据细菌学监测作相应的调整。伤后 3～6 d 者,伤口只作部分缝合或完全开放。伤后 7 d以上或创口已严重感染者,不宜行清创手术,应使创面引流通畅,待感染控制后再做进一步处理。

(7) 建议伤后 7 d 内预防性使用抗癫痫药物;没有癫痫发作的患者,7 d 之后通常不建议常规预防性使用抗癫痫药物。

二、 火器性颅脑开放伤

按火器损伤的弹道情况的不同,可分为 4 类:①穿透伤,投射物贯穿颅腔,有入口也有出口,出口一般较入口大。②非贯通伤,投射物穿入颅内,停留在非贯通伤道的远端,仅有入口而无出口。③切线伤,投射物以切线方向冲击头部,造成头皮、颅骨和脑组织沟槽状损伤。④反跳伤,入口和出口几乎在同处者称反跳伤。

诊断

1. 病史　明确的火器伤病史。

2. 体格检查　仔细检查表面的伤口,鉴定弹片的入口和出口,观察伤口是否有血、脑脊液和脑组织流出,明确组织缺损的范围,彻底检查头颈部的损伤,详细的神经专科检查和 GCS 评分,病史中应该详细描述记录以备刑事调查使用。

3. 放射学诊断　X 线片和头部 CT,可明确弹道入颅口、终端弹道,颅内的骨折碎片、弹片、弹道和血管、颅底结构的关系以及颅脑损伤的程度;对于手术的决断、手术的方式、开颅部位和范围、异物取出的路径的选择具有重要的指导意义。对于高度怀疑脑血管损伤的患者,应该行 CTA 和进一步的 DSA 检查。

4. 实验室检查 包括血气分析、血电解质、血常规、凝血功能、血型匹配等有利明确病情。

治疗

(1)火器伤死亡率极高,首先基本生命支持、液体复苏,控制气道保证氧供,稳定血流动力学非常重要。

(2)围手术期及时纠正凝血功能和内环境。

(3)外科手术应在伤后 12 h 内进行。需严密设计手术方案,神经导航有利于尽可能地取出弹片等异物,对于位于重要神经血管周边的异物,深在或远离创口的弹片等异物,可不摘取。致密缝合硬脑膜以避免脑脊液漏。火器伤是高颅压高危因素,术后应该考虑给予颅内压监护,去骨瓣减压有利于颅内压的控制,力求一期闭合创口。

(4)广谱抗生素必须尽早使用;抗生素使用时间不少于 7～14 d。

(5)创伤性颅内动脉瘤比较常见,围手术期一旦经 CTA 或 DSA 确诊,尽早行手术或血管内介入治疗。

(吴雪海 胡 锦)

第三节 闭合性颅脑损伤

◈ 一、头皮损伤

头皮可分为 6 层:表皮、真皮、皮下脂肪、帽状腱膜、帽状腱膜下及颅骨外膜层,其中帽状腱膜层是头皮解剖的最重要结构,它是前部额肌和后部枕肌腱膜的延伸。头皮损伤是原发性颅脑损伤中最常见的类型,可由轻微擦伤到整个头皮的撕脱伤。

诊断

根据颅脑外伤病史、全面体检和神经系统尤其头部伤口检查。根据伤情酌情和头颅 CT 来确诊。

1. **头皮擦伤** 表皮层的损伤。

2. **头皮挫伤** 损伤延及皮下脂肪层,可有头皮瘀血及肿胀。

3. **头皮裂伤** 头皮伤口裂开,帽状腱膜可以完整,也可以裂开,伤及骨膜。其中钝器打击头部造成的裂伤,伤口往往不规则伴有挫伤,可有毛发等异物嵌入,容易感染。

4. **头皮血肿** 按照解剖层次可以分为皮下血肿、帽状腱膜下血肿或骨膜下血肿 3 种。

(1) 皮下血肿:血肿位于表皮层和帽状腱膜层之间,受皮下纤维纵隔的限制,血肿体积小、张力高、压痛明显。

(2) 帽状腱膜下血肿:由于帽状腱膜下无纤维间隔,故血肿弥散、出血量多,可波及全头颅,张力低,疼痛轻。

(3) 骨膜下血肿:多来源于板障出血或骨膜剥离。范围限于骨缝,质地较硬,张力高,疼痛重。

5. **头皮撕脱伤** 是头皮损伤中最严重的一种,几乎都是因为长发被卷入转动的机器中而致。大片甚至整个头皮自帽状腱膜下撕脱,有的连同额肌、颞肌或骨膜一并撕脱。创口可有大量出血,引起出血性休克;暴露的颅骨可因缺血引起感染或坏死。

治疗

头皮损伤可伴有颅内出血等情况,应根据伤情排除后者存在的可能性,再处理头皮伤。

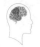
1. **头皮擦伤** 清洁消毒伤口即可。

2. **头皮挫伤** 清洁消毒伤口，包扎保护，避免和减少局部受压。

3. **头皮裂伤** 原则为尽早将伤口内的异物全部清除，行清创缝合术，常规应用抗生素和 TAT。由于头皮抗感染能力强，在合理应用抗生素的前提下，一期缝合时限可适当延长至伤后 48 h 甚至 72 h。

4. **头皮血肿** 一般只需头皮血肿局部加压包扎；对于帽状腱膜下血肿较大者，可以将局部头发刮除干净，严格消毒下穿刺抽吸，然后再加压包扎。

5. **头皮撕脱伤** 处理原则为纠正休克，并根据受伤时间的长短、撕脱头皮的面积和活力、裸露的颅骨上有否骨膜、有无感染的存在等因素采用不同的修复方法，如显微手术缝合血管重建血供、直接缝合、减张后缝合、转移皮瓣修复、头皮再植或颅骨外板钻孔，待肉芽组织形成后作二期植皮等。

◈ **二、颅骨骨折**

颅骨骨折往往是由于钝性暴力或穿透性损伤造成，骨折本身并不重要，大多无须特殊处理，骨折易合并有脑膜、血管、脑组织和脑神经的损伤，并可继发颅内感染、脑脊液漏或引起脑局部受压，造成肢体瘫痪、癫痫。因此，颅骨骨折应根据患者临床症状的不同而有不同处理。骨折一般分为线性骨折、凹陷性骨折和粉碎性骨折。根据头皮的完整性可以分为闭合性和开放性骨折。

诊断

1. **病史** 明确患者有头部外伤史。

2. **体格检查** 典型的颅前窝骨折具有"熊猫眼"征，伴有脑脊液鼻漏和嗅、视神经的损伤；"熊猫眼"征者需眼球听诊以排除颈内动脉海绵窦瘘的可能。颅中窝骨折多以岩尖部骨折为主,可见外耳道流血和脑脊液漏,可同时出现第Ⅴ、Ⅵ、Ⅶ或Ⅷ对脑神经的损伤、鼓室积血、听力下降和乳突处皮肤瘀斑。颅后窝骨折少见,可有乳突皮下淤血和颈部肌肉肿胀,少数可有后组颅神经的损伤。

3. 放射学诊断　CT 是目前用于颅脑损伤骨折最广泛应用的筛选方法,但平行于 CT 扫描方向的线性骨折不易发现,需要头颅 X 线摄影来补充明确诊断,薄层 CT 三维重建有利颅底骨折,如视神经管等骨折的诊断和定位。

治疗

1. 线性骨折　一般不需特殊治疗。

2. 颅底骨折合并脑脊液鼻漏或耳漏　保持鼻腔和耳道清洁,不堵塞鼻和耳道,平卧休息,外伤性脑脊液漏 $60\%\sim85\%$ 的患者会在 1 周内自愈。保守治疗 4 周无效时,应尽早进行脑脊液漏的修补手术。

3. 大量鼻衄　五官科会诊前后鼻孔填塞止血;如外伤性颈内动脉海绵窦瘘和颅底大血管损伤应及早介入血管内治疗。

4. 凹陷性骨折

(1) 非手术治疗:凹陷不超过 1 cm、没有硬脑膜穿破的临床和影像学证据、没有明显的颅内血肿、没有额窦累及、没有气颅和伤口污染的患者。静脉窦部位的凹陷骨折,患者无神经功能缺失和其他手术指征时也可以保守治疗。

(2) 凹陷性骨折的手术指征:①凹陷深度等于或大于周围颅骨厚度,或深度 >10 mm;②位于功能区;③严重骨折畸形影响容貌,如前额部凹陷骨折;④合并需要手术的颅内血肿。

三、脑震荡

脑震荡是轻型脑损伤(mTBI),通常会导致神经功能的短暂损害,多自行消退,但症状的缓解通常需要循序渐进的过程,且部分症状可能会持续较长时间。

诊断

1. **病史** 有明确的外伤史。

2. **症状**

(1)意识丧失,大多持续数分钟,一般不超过半小时。但有时无明显的意识丧失,仅表现一过性"恍惚"。

(2)意识恢复之后,患者常有头痛、恶心、呕吐、眩晕、畏光、乏力等症状,并常伴有近事遗忘(逆行性遗忘)现象,即对受伤前后的经过不能回忆,但对过去的旧记忆不影响。脑震荡的程度愈重、原发昏迷时间愈长,其近事遗忘的现象也愈显著。当脑震荡合并意识丧失,进行头颅 CT 检查是有必要的。

3. **体格检查** 神经系统查体一般无阳性发现。

4. **影像学检查** 脑结构性影像学检查(CT、MRI)大多正常。部分患者的功能磁共振成像提示脑震荡后前额叶背外侧兴奋性下降,颞叶和枕叶的兴奋性增加。PET/SPECT 检查可发现前额叶的活动性减低。脑震荡后脑电图检查可发现各导联兴奋性下降。

5. **生物标记物** 胶质纤维蛋白(GFAP)和泛素 C 端水解酶(UCH-L1)在伤后短期内增高。经美国 FDA 批准作为脑震荡的诊断依据之一,特别是儿童患者。

分级

根据症状的不同,一般可将脑震荡分为轻、中、重 3 个等级。①轻度:无明显意识丧失,伤后记忆丧失<30 min;②中度:伤后意识丧失<5 min,记忆丧失 30 min~24 h;③重度:伤后意识丧失>5 min,记忆丧失大于 24 h。

脑震荡症状持续 1 个月以上者称脑震荡综合征。

累积效应和二次冲击综合征

累积效应是指反复多次的脑震荡对中枢神经系统功能造成的累积性损害。脑震荡累积效应的主要特点是：即使后续的损伤发生在第1次损伤后的几个月甚至几年以后，后续发生的脑震荡症状较重，并可能对患者心理产生影响，甚至导致精神疾病和长期记忆丧失。累积效应常见于拳击和橄榄球运动员。有过3次以上脑震荡的运动员发生抑郁症的概率会高出数倍。另外，有过3次以上脑震荡的运动员患老年痴呆症和记忆障碍的概率也大幅上升。

二次冲击综合征是指患者在第1次较轻的脑外伤（如脑震荡）恢复期中，又受到第2次脑损伤。在第2次损伤后常见的病理变化是脑血管阻塞和脑血管自动调节功能的丧失，并可能导致脑水肿。如果两次打击发生在24h之内，一般伴有血脑屏障的损害，这可能是二次损伤后迅速引起脑水肿和脑肿胀的原因之一。

治疗

脑震荡处理原则：应强调是可治的，早期、正确诊断和鉴别诊断是治疗的基础。治疗的2个主要目标是症状治疗和防止再损伤。

（1）除轻度脑震荡患者外，中度和重度脑震荡患者急性期应给予密切观察。注意意识、呼吸、血压、瞳孔等变化，排除颅内出血。脑震荡大多数是自限性的，病程也较短，通常建议7～14d而无需其他特殊治疗。脑震荡患者的大多数症状在受伤后数天可缓解，可逐步恢复工作和社交活动。脑震荡后的其他症状，如头晕、失眠、胸闷、注意力难以集中等可给予对症治疗和安慰。

（2）在少数情况下，脑震荡的症状可能会持续超过10d甚至更久，其中以头痛最常见。脑震荡后出现的持续性头痛大多为紧张型或偏头痛样。在伤后急性期，应避免使用阿司匹林，以免干扰凝血功能。头痛症状明显者，可选用对乙酰氨基酚等进行对症治

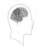
疗。服药后，大多数患者的头痛可得到缓解。抗抑郁药阿米替林和镇静药（安定、唑吡坦等）对治疗脑震荡后的焦虑、失眠有较好效果。

（3）若症状逾时 3～6 个月仍无明显好转时，除考虑是否有精神因素之外，还应详加检查、分析，有无迟发性损害存在。

◈ 四、 脑挫裂伤

脑挫裂伤是脑挫伤和脑裂伤的统称，两者可同时存在，是暴力作用于头部造成的脑组织器质性损伤。脑挫伤多出现在暴力打击的部位（冲击伤）和对冲部位的脑表面（对冲伤），通常紧靠颅底粗糙的内侧面，这是由于脑组织在颅腔内的滑动及碰撞所引起的。蝶骨大翼周围的前颞叶、额叶、颞骨岩部上方的颞下叶是脑挫伤好发的位置。区别脑挫伤和脑裂伤的标准是软脑膜是否完好，如果是软被撕裂，该处损伤应定义为一个裂伤。脑挫伤可以不伴随裂伤，但裂伤总是与脑挫伤伴随发生。脑挫裂伤是脑外伤后最常见的损伤之一，占中度和重度脑外伤 20％～30％。

诊断

1. 临床表现

（1）意识障碍：轻者可没有原发性意识障碍，重者可出现昏迷，昏迷时间由数分钟至数小时、数日、数月乃至迁延性昏迷不等。长期昏迷者多伴有广泛脑皮质损害或脑干损伤。伤后昏迷程度进行性加重或由昏迷转清醒又变昏迷者，应警惕颅内有病情进展，应及时做 CT 等相应检查和处理。

（2）头痛、呕吐：如伤后持续剧烈头痛、频繁呕吐，或症状一度好转后又复加重，应究其原因，必要时可行 CT 等辅助检查，以明确颅内有无血肿。对昏迷的患者，呕吐可能会导致窒息，应注意气道保护。

(3) 生命体征:多有明显改变,一般早期有血压下降、脉搏细弱及呼吸浅快,这是因为头伤后脑功能抑制所致,常于伤后不久逐渐恢复,如果持续低血压,应注意有无复合损伤。若血压继续升高,脉压加大、脉率变缓、呼吸亦加深变慢,则应警惕颅内血肿或水肿造成颅内高压。

(4) 脑膜激惹征:脑挫裂伤伴蛛网膜下腔出血,常有脑膜激惹征象:畏光闭目、卷屈侧卧、低热、恶心、呕吐、屈髋伸膝试验(+)、颈强直。1周左右逐渐消失,如果持久不见好转,应注意有无颅颈交界处损伤或颅内继发感染。

(5) 局灶症状:依损伤的部位和程度而不同,如果仅伤及额、颞叶前端等"哑区",可无神经系统缺损的表现;若是脑皮质功能区受损时,可出现相应的瘫痪、失语、视野缺损、感觉障碍以及局灶性癫痫等征象。脑挫裂伤早期没有神经系统阳性体征者,若在观察过程中出现新的定位征时,即应考虑到颅内发生继发性损害的可能,应及时进行检查。

(6) 下丘脑损伤:单纯的下丘脑挫裂伤较少见,大多与严重脑挫裂伤或脑干损伤伴发。丘脑下部受损可引起自主神经功能紊乱:

1) 意识与睡眠障碍:可出现嗜睡症状,虽可唤醒,但很快又入睡,严重时可表现为昏睡不醒。

2) 循环及呼吸紊乱:心血管功能可有各种不同变化,但以低血压、脉速较多见,且波动性大,如果低血压合并有低温则预后不良。呼吸节律的紊乱常表现为呼吸减慢甚至停止。视前区损伤时可发生急性肺水肿。

3) 体温调节障碍:可表现中枢性高热。体温常骤然升起,高达41℃甚至更高,但皮肤干燥少汗,皮肤温度分布不均,四肢低于躯干，无炎症及中毒表现，解热剂亦无效。有时出现低温，或高热后转为低温，若经物理升温亦无效则预后极差。

4）水代谢紊乱：多因丘脑下部视上核和室旁核损伤，或垂体柄内视上-垂体束受累致使抗利尿素分泌不足而引起尿崩症，每日尿量达 4 000～10 000 ml 以上，尿比重低下。

5）糖代谢紊乱：常与水代谢紊乱同时存在，表现为持续血糖升高，血浆渗透压增高，而尿中无酮体出现，患者严重失水，血液浓缩、休克、死亡率极高，即所谓高渗高糖非酮性昏迷。

6）消化系统障碍：发生胃、十二指肠黏膜糜烂、坏死、溃疡及出血。此外，患者还常发生顽固性呃逆、呕吐及腹胀等症状。

2. 影像学检查

（1）X 线颅骨平片：虽然 CT 已成为颅脑创伤的首选检查，但 X 线仍有其重要价值。X 线不仅能了解骨折的具体情况，并对分析致伤机制和判断伤情亦有其特殊意义。

（2）头颅 CT 扫描：CT 扫描能清楚地显示脑挫裂伤的部位、程度和有无继发损害，并可根据脑室和脑池的大小、形态和移位的情况间接估计颅内压的高低。在脑挫裂伤区域常同时存在出血和水肿，因此 CT 扫描显示的挫裂伤病灶常呈现混杂密度（图 6-1）。脑挫裂伤面积较大的患者可能会

扫描二维码
查看图 6-1

伴随脑室移位或受压。在受伤早期头颅 CT 扫描可能无法发现小的皮质挫伤，尤其是当患者比较烦躁，头部不能完全静止，或挫伤病灶靠近颅骨，容易被伪影干扰，造成漏诊。此时双能量 CT 有助诊断。

（3）头颅 MRI：MRI 较少作为脑挫伤患者诊断的首选，但对于微小的脑挫伤病灶，MRI 比 CT 更灵敏。在 T_1 和 T_2 加权图像上，脑挫伤通常表现为信号强度混杂的区域。由于挫伤累及大脑

表面,因此小的皮质挫裂伤灶可能呈现脑回的形状。处于对冲伤部位的脑挫裂伤常表现为楔形,基部朝向颅骨,并在挫伤周围出现脑水肿。薄层 T_1 加权成像常用于检测微小的皮质挫伤。在亚急性期(3～14 d),脑挫伤病灶在 T_1、T_2 加权图像可均表现为高信号。

治疗

丘脑下部损伤所引起的神经内分泌紊乱和机体代谢障碍较多,在治疗上更为困难和复杂,必须在严密的观察、颅内压监护、血液生化检测和水电解质平衡的前提下,稳妥细心地治疗和护理,才有度过危险的希望。

1. 非手术治疗

（1）一般处理:清醒脑挫裂伤患者,可密切观察病情、对症治疗,必要时进行监护和复查 CT,如发现病灶进展可考虑进行颅内压监护或改行手术治疗。对昏迷患者,应转入 ICU,进行连续监测和专科护理。若患者短期内意识不能恢复,宜早行气管切开。同时应抬高床头 15～30°,以利于颅内静脉回流、降低颅压。若患者短期内不能进食,可放置鼻饲管,给予每日热能及营养。此外,对重症患者应重视心、肺、肝、肾功能及并发症的防治。

（2）特殊处理:严重脑挫裂伤患者可出现躁动、四肢强直、高热、癫痫等而致病情加重,应查明原因给予及时有效的处理。对伤后早期就出现中枢性高热、频繁去脑强直、间脑发作或癫痫持续发作者,可行冬眠降温和/或巴比妥治疗。如发生急性脑肿胀尽早采用过度换气、巴比妥、脱水,冬眠降温等措施,并尽快做好手术准备。

2. 手术治疗

（1）适应证：①严重脑挫裂伤、合并颅内压增高,或脑疝者。②CT 示有占位效应、非手术治疗效果欠佳。③颅内压监护压力持续超过 25 mmHg。

（2）方法：大骨瓣开颅手术，清除坏死脑组织，必要时可行去骨瓣减压术。

◈ 五、弥漫性轴突伤

弥漫性轴突损伤(diffuse axonal injury，DAI)是一种常见的原发性脑损伤，又称弥漫性脑白质伤、弥漫性轴索损伤等。DAI 是大脑白质的弥漫性变性，多为头部突然的加速或减速运动，造成组织间相对移位，形成剪切力，造成轴索的扭曲、断裂。DAI 主要发生在脑的中轴部分，即胼胝体、大脑脚、脑干及小脑上脚等处。该类型损伤可单独发生，也可与严重脑挫裂伤、脑干伤等同时发生。

诊断

1. 临床表现

（1）意识改变：患者伤后大多即刻昏迷，且昏迷程度深、持续时间长，极少有清醒期。当损伤涉及幕上白质、胼胝体、放射冠时，患者表现为持续的植物状态的可能性增大。有部分患者可有神经功能的不同程度恢复。这种症状的改善一般在伤后 1 年内可见。

（2）神经系统检查：无明显的定位体征。

（3）瞳孔：无变化或一侧或双侧瞳孔散大，光反射减弱或消失，双眼向病变对侧偏斜和强迫下视，或眼睛向四周凝视等。GCS 评分低的患者常有瞳孔改变。

（4）颅内压：患者虽然临床症状很重，但颅内压可增高也可不增高。

2. 影像学检查

（1）头颅 CT：

CT 不能直接显示受损神经轴突，只能显示间接征象：①灰白质交界区、胼胝体、脑干、基底节区等部位多发或单发小出血灶；②脑水肿及肿胀，弥漫性白质密度减低，灰白质界限不清，双侧脑室和脑池受压、变窄或消失；③硬脑膜下血肿、脑室及蛛网膜下腔出血、多发骨折等。④非出血性 DAI 的 CT 表现可能无明显异常，但在后期的随访过程中，可能会出现脑组织水肿或萎缩。

（2）头颅 MRI：

1）普通 MRI 序列：主要有 T_1 加权、T_2 加权、FLAIR 序列、和快速 T_2^* 加权成像 4 种序列。小出血灶和间质水肿在 T_1 加权扫描中表现为点状高及低信号灶，非出血性剪应力损伤在 T_2 加权和 FLAIR 序列表现为高信号灶。非出血性病灶在快速 T_2^* 加权成像呈正常或高信号；出血性病灶中快速 T_2^* 加权成像优于 T_1 加权、T_2 加权、FLAIR 序列。

2）弥散加权成像（diffusion-weighted imaging，DWI）：DWI 对超急性期病灶敏感，可检出其他序列未能发现的病灶，并可在伤后 2 h 检出 DAI 病灶。非出血性病灶在 DWI 序列呈稍高或高信号，出血性病灶在 DWI 序列均呈低或等信号。

3）磁敏感加权成像（susceptibility weighted imaging，SWI）（图 6 - 2）：SWI 可发现直径 2 mm 小病灶。SWI 对于出血性 DAI 病灶的检出率显高于其他序列。按出血性 DAI 病灶的敏感性高低顺序，依次为 SWI、T_2^*、DWI、FLAIR、T_2 加权、T_1 加权。DAI 的出血灶在 SWI 像上表现为斑点

扫描二维码
查看图 6 - 2

状、线条状、小团状低信号，病灶大小多为 $0.5 \sim 15$ mm，位置多分布在脑表面浅部、后颅窝、脑深部。DAI 出血灶数较多时，预后不良。DWI 及 SWI 两者联合可以优势互补，大幅提高 DAI 病灶的检出率。DAI 病灶数目与 GCS、GOS 均呈负相关，DWI 与 SWI 检出 DAI 病灶体积与入院时 GCS、检查时 GCS、GOS 均呈负相

关。这也为 DAI 患者治疗效果及预后评价提供一定客观依据。

4) 磁共振弥散张量成像(diffusion tensor imaging，DTI)：DTI 扫描对脑白质损伤的敏感性较高，可以显示 CT 及常规 MRI 平扫不能检出的病灶。联合 SWI 及 DTI 两种检查技术，对 DAI 病灶的检出显著高于应用一种技术观察到的 DAI 病灶，在 SWI 上可显示 DTI 上观察不到的或显示不佳的病灶，DTI 扩散图上可观察到 SWI 不敏感的非出血性病灶，较准确地对 DAI 患者的病情进行评估。DTI 主要缺点是扫描时间长，部分患者无法顺利完成检查。

3. 分级和分型　根据 DAI 的病理和临床表现，其分级和分型包括以下几种：

(1) 按病理等级：

Ⅰ级：病变仅见于显微镜下，可见广泛区域轴索球，损伤主要位于大脑半球的白质包括胼胝体、脑干，偶见于小脑臂，肉眼看不到。

Ⅱ级：除Ⅰ级的特点外，在胼胝体、半球皮质下、小脑臂等处可见组织出血、坏死挫伤灶。

Ⅲ级：除Ⅱ级特点外，胼胝体及脑干头端背侧的局灶性病变(肉眼常见)。

(2) 按意识障碍：现在认为脑震荡实质也是一种较轻的 DAI，因此建议将其并入 DAI 的分级。

DAI 昏迷超过 6 h，又分为轻、中、重、特重四型(Levi 改良 DAI 分型)。

1) 轻型 DAI(DAI Ⅰ型)：昏迷 6～24 h，GCS 评分在 6 分左右，但通常在伤后 3 d 可按吩咐动作。病理改变(轴突损伤)只见于显微镜下，CT 扫描均正常，但 MRI 可见出血点，该类患者近 80％ 3 个月内恢复良好，但遗忘、呆滞或烦躁等症状可持续较久时间。

2）中型 DAI(DAI Ⅱ型)：昏迷超过 24 h，没有去脑强直和去皮质等明显的脑干症状。CT 可见个别的出血灶，MRI 表现与神经纤维平行的椭圆形出血小灶，或 T_1 加权像的低信号损伤区。此类患者入院时 GCS 4～5 分者约占 60%，且往往 10 d 左右才转醒，能睁眼，但按吩咐动作的恢复需要 2～3 周时间。几周甚至几个月后尚存在认知缺陷，并可能会有永久性智力缺陷、个性变化、工作能力降低和思维简单化。伤后 3～6 个月，约 35% 的患者脑组织结构恢复良好，功能恢复至中等残疾状态，但也有部分患者死于并发症。

3）重型 DAI(DAI Ⅲ型)：昏迷超过 72 h，有明显的脑干症状。除深昏迷、去皮质强直持续状态或发作频繁表现外，常突出地伴有弥漫性脑肿胀。此型患者病死率高达 34%～63%。

4）特重型 DAI(DAI Ⅳ型)：该型以深昏迷和持续去脑强直为表现特征。患者的在病理上表现为弥漫性白质变性，GCS 评分常在 3～5 分，患者复苏后常双瞳固定，光反射消失，且无脑干反射或软瘫。患者往往有高热、高血压、多汗等交感神经系统亢进症状。此类患者的症状旷日持久，植物生存及死亡的比例高达 75%。

治疗

DAI 并无特殊的治疗方法，大多治疗措施也适用于其他重型颅脑损伤：

（1）快速建立气道和有效的循环支持。必要时应行气管插管。

（2）监测和控制颅内压，维持适当的脑灌注压；在损伤初期，根据需要合理输入各类晶体、胶体或血液制品。对于合并有蛛网膜下腔出血、中线移位、脑室形态异常的患者应监测颅内压。颅内

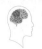

压监测的方法有很多种,包括在脑室内、脑实质内、硬脑膜下植入探头。并给予相应处理:抬高头位、脱水治疗、过度通气、镇静、脑脊液外引流。

(3) 防治水和电解质紊乱。

(4) 脑保护治疗包括使用钙离子拮抗剂,应用镇静、冬眠和抗癫痫药物等。

(5) 积极的防治并发症,如肺部、尿路、颅内及全身感染,包括细菌和真菌感染;呼吸功能衰竭,包括中枢性和周围性呼吸功能衰竭,急性肾功能衰竭,应激性溃疡等。

(6) 开颅减压:出现一侧瞳孔散大、昏迷加深,CT 提示一侧大脑半球肿胀或水肿,中线结构明显移位的患者采取去骨瓣减压治疗。

◈ 六、脑干损伤

脑干损伤(brainstem injury,BSI)是指中脑、脑桥和延髓的损伤,分为原发性和继发性两种。前者系暴力直接作用下造成脑干撞击在天幕裂孔或斜坡上,或脑干扭转牵拉导致损伤。后者继发于其他严重的脑损伤,引起颅内压增高和脑疝,导致脑干受压。

诊断

1. 临床表现

(1) 意识障碍:原发性 BSI 患者伤后常立即发生昏迷,轻者对痛刺激可有反应,重者昏迷程度深,一切反射消失。对进行性昏迷加重,应想到合并颅内血肿或其他原因导致的继发性 BSI。

(2) 瞳孔和眼运动:中脑损伤时,初期两侧瞳孔不等大,伤侧瞳孔散大,对光反应消失,眼球向下外倾斜;两侧损伤时,两侧瞳孔散大,眼球固定。脑桥损伤时,可出现两瞳孔极度缩小,光反射消失,两侧眼球内斜,同向偏斜或两侧眼球分离等征象。延脑损伤多表现双瞳散大,对光反射消失,眼球固定。

(3) 去皮质强直是中脑损伤的重要表现之一。表现为伸肌张力增高,两上肢过伸并内旋,下肢亦过度伸直,头部后仰呈角弓反张状。损伤较轻者可为阵发性,重者则持续发作。

(4) 锥体束征是 BSI 的重要体征之一,包括肢体瘫痪、肌张力增高,腱反射亢进和病理反射出现等。在脑干损伤早期,由于多种因素的影响,锥体束征常不恒定。损伤处于急性休克期或患者处于深昏迷时,全部反射可消失。

(5) 生命体征变化:

1) 呼吸功能紊乱:常在伤后立即出现呼吸功能紊乱。中脑下端和脑桥上端的呼吸调节中枢受损时,出现呼吸节律的紊乱,如陈-施呼吸;脑桥中下部的长吸中枢受损时,可出现抽泣样呼吸;当延髓的吸气和呼气中枢受损时,则发生呼吸停止。

2) 心血管功能紊乱:当延髓损伤严重时,表现为呼吸心跳迅速停止,患者死亡。较高位的 BSI 时出现的呼吸循环紊乱常先有一兴奋期,此时脉搏缓慢有力,血压升高,呼吸深快或呈喘息样呼吸,以后转入衰竭,脉搏频速,血压下降,呼吸呈潮式,终于心跳呼吸停止。一般呼吸停止在先,在人工呼吸和药物维持血压的条件下,心跳仍可维持数天或数月,最后往往因心力衰竭而死亡。

3) 体温变化:BSI 后有时可出现高热,这多由于交感神经功能受损,出汗功能障碍,影响体热发散所致。当脑干功能衰竭时,体温则可降至正常以下。

4) 内脏症状:可出现上消化道出血,为 BSI 应激引起的急性胃黏膜病变所致;顽固性呃逆;神经源性肺水肿,是由于交感神经兴奋,引起体循环及肺循环阻力增加所致。

2. 辅助检查

（1）颅骨 X 线平片：颅骨骨折发生率高，可根据骨折的部位，结合受伤机制推测 BSI 的情况。

（2）颅脑 CT、MRI 扫描：原发性 BSI 表现为脑干肿大，有点片状密度增高区，脚间池、桥池，四叠体池及第四脑室受压或闭塞。继发性脑疝的 BSI 除显示继发性病变的征象外，还可见脑干受压扭曲向对侧移位，MRI 可显示脑干内小出血灶与挫裂伤。

（3）脑干听觉诱发电位（BAEP）：是脑干听觉通路上的电生理活动，经大脑皮质传导至头皮的远场电位。BAEP 反映的电生理活动一般不受其他外在病变的干扰，可以较准确地反映 BSI 的平面和程度（图 6-3）。BAEP 常被用来评估 BSI 的严重程度和预测患者的预后。BSI 后双侧 BAEP

扫描二维码
查看图 6-3

波形仍正常的患者大多可以获得良好的预后。相反，患者在受伤后经过反复检查仍然不能测出诱发电位的，其预后大多为死亡或植物生存状态。

原发性 BSI 往往与脑挫裂伤或颅内出血同时伴发，特别是就诊较迟的患者，更难区别是原发性损伤还是继发性损害。对于伤后立即昏迷并进行性加重、瞳孔大小多变、早期发生呼吸循环功能衰竭、出现去皮质强直及双侧病理征阳性的患者，原发性 BSI 的诊断基本成立。

【治疗】

BSI 并无特殊的治疗方法。昏迷时间较长的重度 BSI 患者，要尽早行气管切开、呼吸机辅助呼吸及支持治疗。尽管如此，重度 BSI 患者死亡率高，所以救治工作应仔细认真，要有长期治疗的打算，密切注意防治各种并发症。对于轻度 BSI 的患者，可按

脑挫裂伤治疗,部分患者可获得良好疗效。治疗的措施一般包括:

(1)保护中枢神经系统,酌情采用亚冬眠疗法,降低脑代谢;积极抗脑水肿。

(2)全身支持疗法,维持营养,预防和纠正水,电解质紊乱。

(3)积极预防和处理并发症,最常见的是肺部感染、尿路感染和压疮。加强护理,严密观察,早期发现,及时治疗,对于意识障碍严重、呼吸功能紊乱的患者,早期实施气管切开至为必要,但气管切开后应加强护理,减少感染机会。

(4)对于继发性 BSI 应尽早明确诊断,及时去除病因。若拖延过久,则疗效不佳。

(5)恢复期应着重于脑干功能的改善,可用促苏醒药物,高压氧治疗,增强机体抵抗力和防治并发症。

◈ 七、外伤性蛛网膜下腔出血

外伤性蛛网膜下腔出血(traumatic subarachnoid hemorrhage,tSAH),是外伤导致蛛网膜下腔小血管撕裂所致,少数继发于创伤性假性动脉瘤。tSAH 可以单独发生(称为孤立性 tSAH),也可合并不同严重程度的颅脑外伤。轻型颅脑损伤中多见孤立性 tSAH,预后良好。而重型颅脑损伤中 tSAH 常伴发其他类型损伤,是预后不良的标志。

诊断

1. 病史　有头部外伤史。

2. 临床表现　同颅脑损伤,可以仅表现为轻微的头痛等非特异症状,也可以出现昏迷、抽搐等其他严重的神经功能障碍。

3. **体格检查** 可有脑膜刺激征。

4. **影像学检查**

（1）CT 是常用的影像检查方法。可表现为侧裂池、环池、纵裂池高密度影。孤立性 tSAH 可表现为大脑凸面远离基底池的蛛网膜下腔内片状高密度影。可同时合并脑挫裂伤、脑内血肿等表现。

（2）磁共振磁敏感序列（MRI‑SWI）对于凸面 tSAH 及其他的合并损伤更为敏感。

治疗

（1）同颅脑外伤治疗。

（2）孤立性 tSAH 合并轻型颅脑创伤者绝大多数预后良好，罕见出血进展。一般予以对症治疗，不需特别处理。

（3）tSAH 伴发重型颅脑创伤时，血肿厚度大、中线部位 tSAH、基底池 tSAH 以及合并其他损伤病灶是预后不良的因素。应按重型颅脑损伤诊疗规范进行治疗。存在高危致伤机制（剪切应力等）或影像表现高度怀疑的情况下，应行 CTA 或 DSA 进一步检查，明确是否存在创伤性假性动脉瘤或其他颅内动脉瘤。

（4）钙拮抗剂对于 tSAH 相关的血管痉挛防治效果不肯定。

八、外伤性颅内血肿

颅内血肿是颅脑创伤最常见的继发性病变，是指脑损伤后颅内出血在颅腔的某部位聚集，达到一定体积时形成的局部占位效应，可导致颅内压增高、脑组织受压，而引起相应的症状。按血肿症状出现的时间可以分为 3 型：急性血肿＜72 h；亚急性血肿 3 d 至 3 周；慢性血肿≥3 周。

（一）急性硬脑膜外血肿

急性硬脑膜外血肿（acute epidural hemotoma，aEDH）出血

聚集在颅骨内板和硬脑膜之间。多因外力直接击打头部所致,血肿多位于骨折线附近,来源于撕裂的硬脑膜动脉或静脉、硬脑膜静脉窦、或颅骨板障血管。颞顶部多见。多见于青壮年。

诊断

1. **病史** 头部外伤史:直接暴力伤。局部有伤痕或头皮挫裂伤。

2. **临床表现** 根据原发伤的轻重而异。轻者意识清楚,症状轻微;重者可出现严重神经功能障碍,甚至高颅内压、脑疝等征象。部分患者表现为伤后昏迷-清醒-再昏迷的"中间清醒期"。

3. **影像学表现** 头颅 CT 可见血肿表现呈双凸形高密度影,骨窗位可见骨折线(图 6 - 4)。

扫描二维码
查看图 6 - 4

治疗

手术清除血肿是主要治疗手段。手术指征有:①不论 GCS 评分,幕上血肿量＞30 ml,幕下＞10 ml 应行血肿清除;②血肿厚度＞15 mm,中线移位＞5 mm;③儿童幕上＞20 ml,幕下＞10 ml。

少数病情稳定的小血肿,可在系列 CT 检查和密切神经功能监护下保守治疗,适应证为:幕上＜30 ml,幕下＜10 ml,中线移位＜5 mm,血肿厚度＜15 mm,GCS＞8 分。

(二)急性硬脑膜下血肿

急性硬脑膜下血肿(acute subdural hematoma, aSDH)见于脑挫裂伤皮层动静脉撕裂、桥静脉断裂、或脑内血肿穿破皮质,血液积聚在硬脑膜和皮层的间隙。多见于额叶、颞叶及其底面,大多数为对冲伤导致。接受抗栓治疗的患者在轻微外伤或无外伤的情况下也可发生。

诊断

1. **病史** 头部外伤史。血肿多在冲击点对侧。注意抗栓药物使用史。

2. 临床表现 通常较重,表现为进行性意识障碍,显著的神经功能障碍,癫痫,甚至脑疝。原发伤轻,出血量少的患者症状可相对较轻。

3. 影像学表现 头颅 CT 硬脑膜下腔内新月形高密度影(图6-5),邻近脑组织可存在脑挫裂伤、脑内血肿等表现。血肿的对冲远隔部位常有皮下血肿、骨折或脑冲击伤,如薄层硬脑膜外血肿、脑挫裂伤等。

治疗

对冲性 aSDH 病情较重,一经确诊应尽快手术清除血肿,缓解颅高压,必要时去骨瓣减压(图6-6)。

手术指征为:①不论 GCS,CT 上血肿厚度>10 mm,或中线移位>5 mm;②对于 GCS<9 分的患者,应同时行颅内压监测;③GCS<9 分,血肿厚度<10 mm 或中线移位<5 mm 者,观察期间GCS 下降 2 分及以上,和/或瞳孔不等、颅内压>20 mmHg。

扫描二维码
查看图 6-5

扫描二维码
查看图 6-6

(三)慢性硬脑膜下血肿

慢性硬脑膜下血肿(chronic subdural hematoma,cSDH)伤后3 周以上出现症状,位于硬脑膜下腔,逐渐形成,具有包膜,典型的内含"酱油色"陈旧性血肿。好发于老年人,起病隐匿。

诊断

1. 病史 可仅有轻微或无外伤史,服用口服抗栓治疗者发病率增加。

2. 临床症状 一般较轻,包括:①慢性颅高压症状:如头痛、恶心、呕吐等。②血肿压迫导致的局灶性症状体征:偏瘫、失语和癫痫等。③脑萎缩、脑供血不全症状:认知功能障碍等。

3. 影像学表现（图6-7）　CT检查主要表现为一侧或双侧额颞顶部硬脑膜下腔内大范围的等低或略高信号的血肿,常见混杂密度,提示反复多次出血。包膜可见增厚、钙化。血肿下方脑组织沟回结构受压,可有中线移位。MRI检查对于等密度的血肿显示更佳。

扫描二维码
查看图6-7

> **治疗**

（1）手术治疗为主。指征包括：①临床出现颅内高压症状和体征,伴有或不伴有意识改变和大脑半球受压体征；②CT或MRI检查显示单侧或双侧硬脑膜下血肿厚度＞10 mm、单侧血肿导致中线移位＞10 mm。手术一般采用颅骨钻孔,反复冲洗血肿腔后,留置硬脑膜下引流的方式。对于存在高危复发因素的患者,可辅助脑膜中动脉介入栓塞以减少复发。

（2）对于无临床表现、CT或MRI检查显示单侧或双侧硬脑膜下血肿厚度＜10 mm、中线移位＜10 mm患者,可采取动态临床观察。

（3）高龄、无临床表现、有手术禁忌,或不愿接受手术治疗的患者,可以口服阿托伐他汀 20 mg/d,部分患者血肿可吸收。注意临床随访并复查CT或MRI。

（四）外伤性脑内血肿

外伤性脑内血肿（traumatic intracerebral hemorrhage, tICH）:脑内血肿是指脑实质内的出血,一般幕上出血以直径在3.0 cm以上,血肿量≥20 ml,幕下为≥10 ml为标准。浅表血肿多位于额、颞叶前部和底部,可伴发脑挫裂伤及硬脑膜下血肿。深部者位于脑白质,系脑剪切应力损伤所致。

诊断

1. **病史** 明确的头部外伤史。损伤暴力较重。浅表血肿常位于冲击点和对冲部位。

2. **临床表现** 高颅内压和意识障碍常见,可有相应的定位体征。部分患者可快速进展形成脑疝。

3. **影像学表现** 头颅 CT 是最主要的检查手段,可见高密度团块伴低密度水肿带,单发或多发。可与脑挫裂伤或硬脑膜下血肿同时出现(图 6-8)。系列 CT 检查也可见挫裂伤进展融合形成血肿。深部血肿可合并弥漫性轴索损伤表现。

扫描二维码
查看图 6-8

治疗

1. **保守治疗**

(1) 适应证:①无症状小血肿;②亚急性或慢性血肿伴轻微神经系统症状。

(2) 方法:①高渗脱水治疗;②对症治疗。

(3) 注意事项:①密切观察患者生命体征;②随访头颅 CT,一旦血肿增大,应考虑手术。

2. **外科治疗**

(1) 适应证:①高颅内压、占位效应显著者;②GCS 6～8 分以及额、颞叶挫裂伤体积>20 ml,且中线移位>5 mm 和/或 CT 上有脑池受压表现者。

(2) 方法:多采用大骨瓣开颅,清除血肿后硬脑膜减张缝合。有条件行颅内压监测。必要时去骨瓣减压。

◈ 九、外伤性硬脑膜下积液

外伤引起蛛网膜撕裂,并呈活瓣状裂口,脑脊液积聚在硬脑膜下腔隙,称为外伤性硬脑膜下积液,也称硬脑膜下水瘤。可发生于任何年龄段,但小儿及老年人更易发生。其机制存在多种假说,如蛛网膜单向活瓣学说、渗透压学说等。

诊断

1. 病史　有明确的头部外伤史。

2. 临床表现　本病轻者可无症状,重者有头晕、头痛,智能和意识改变,复视,视力减退,大小便失禁或轻瘫征。

3. 影像学表现

(1) CT 检查:颅骨内板下方新月形低密度区,无或有占位表现,本病多发于一侧或双侧额颞骨内板下方,也有病例发生在双额叶或纵裂。

(2) MRI 检查:积液与脑脊液信号相近,不增强。

分型

根据受伤后出现时间可分为 3 型:急性(3 d 以内),亚急性(4～21 d),和慢性(21 d 以上)。应当注意,有些患者后期可出现硬脑膜下积液减少或消失,但出现脑室扩大,其病因可能与蛛网膜颗粒重吸收障碍有关。

治疗

本病治疗分为非手术和手术两种。

(1) 一般对于积液量少,临床无明显定位体征者,可采取保守治疗,予以对症治疗。阿托伐他汀及激素对于慢性硬脑膜下血肿有疗效,但对于硬脑膜下积液尚无明确定论。保守治疗需定期随访 CT 或 MRI。若积液渐减少,则无需手术;若积液量增多,或虽然量少但有脑压迫症状者，则应行手术治疗。

（2）手术治疗：一般单纯积液病例，可在局部行颅骨钻孔，硬脑膜下腔置入硅胶管或 Ommaya 引流装置，持续引流，待积液减少后夹管 24 h 以上复查 CT 不再增加后拔除。若每日引流量超过 100 ml 以上者可增加引流时间。对于那种较难治疗的经多次钻孔无效的病例，可考虑行积液腔-腹腔分流术。对于那些病程较长反复外引流易复发的老年病例，可采用骨瓣开颅囊肿壁切除手术，即开颅后将积液腔的壁层切除及少量的脏层切除，并将脑表面的蛛网膜尽可能地广泛切除，并打开脑池，以便积液腔与蛛网膜下腔广泛相通以减少无效腔的发生而治愈。

（3）部分患者后期可转变为慢性或急性硬脑膜下出血，治疗原则及方法同慢性或急性硬脑膜下出血。

◈ 十、外伤性颅内积气

外伤引起空气经骨折和硬脑膜破口进入颅腔，可能聚集在蛛网膜下腔、脑室或脑实质内，常合并脑脊液漏。临床上若处理不妥或护理不当，极易发生逆行性颅内感染，其中张力性气颅易发生颅内压增高而致脑疝危及生命。

诊断

1. **病史**　有明确的颅脑损伤病史，若伴有颅底骨折和伴有脑脊液鼻漏或耳漏。

2. **临床表现**　可无症状或引起恶心、呕吐、头痛和出汗等脑膜刺激症状，与原发性颅脑损伤的症状难以鉴别。积气过多时可出现颅内压增高症状，慢性发病者可有智力及精神障碍，步态不稳，尿失禁，痉挛性四肢瘫等。

3. **影像学表现**　X 线和 CT 检查有助于诊断。

治疗

（1）原发伤不严重者，无明显颅内占位及中线移位，以颅内散在积气为主者，可给予保守治疗，抗生素预防颅内感染，合并脑脊液耳、鼻漏者均保持耳、鼻道通畅、清洁，禁忌堵塞，半卧位（头抬高30～45°）。

（2）颅内大量积气，颅内压增高的张力型颅内积气者，可考虑急诊行穿刺排气手术，如果症状不改善，复查气颅无明显缩小，则应行开颅手术，放气减压，修补破裂口。

（虞　剑　吴雪海　胡　锦　孙一睿　杜倬婴）

第四节　爆炸性颅脑损伤

爆炸性颅脑损伤包括爆炸冲击波、爆炸碎片、人体吹飞、爆炸释放的光、声、热和电磁能等引起的颅脑损伤，常伴多发伤以及复合伤。见于战场、灾难以及特殊作业场所事故。

诊断

1. 病史　爆炸环境的暴露史。

2. 临床表现　症状轻重不一，取决于损伤程度。轻者可类似脑震荡表现，听力和前庭功能易损，产生耳聋、耳鸣、鼓膜破裂、眩晕、恶心、呕吐等症状。重者同重型颅脑损伤，常伴有意识障碍、呼吸困难。除中枢神经系统症状外，常伴有全身损伤。尤其是胸腹部损伤，表现如呼吸困难、双肺啰音、腹肌强直、腹部压痛等。

3. **影像学检查**　急性期首选 CT，病情平稳可考虑行 MRI。可见各种颅脑损伤表现。容易出现穿通性损伤、颅内异物、弥漫性脑肿胀和充血等表现（图 6-9）。胸腹部可见双肺渗出、纵隔气肿、血气胸、间质性肺气肿、胃肠胀气等表现。

扫描二维码
查看图 6-9

治疗

（1）轻型损伤患者注意完善对症治疗，详细评估，避免漏诊潜在的损伤情况。

（2）重型损伤患者应根据重型颅脑损伤的救治原则开展急救。高颅内压表现者应积极快速去骨瓣减压，有条件行颅内压监测。

（3）全身损伤明显时，应多学科团队进行急救。

（杜倬婴）

第五节　颅内异物

◈ 一、非火器性颅脑开放伤

由锐器（金属、非金属）导致。多见于颅面或脑凸面，也可发生在颅底、后颅窝。异物除引起脑损伤外，也可导致颅内大动脉或静脉窦的损伤。

诊断

1. **病史**　锐器损伤史。

2. **临床表现**　①症状取决于损伤严重程度。②体格检查可发现头皮、颅骨破损口，或见刺入的异物外露。

3. 影像学表现

（1）急性期采用 CT 检查有助于定位金属异物及破碎颅骨。X 线检查有助于显示整体状态，但敏感性不如 CT。有些非金属异物，如竹、木等，早期可见异常低密度影。有时也需结合致伤物和损伤通道的形态推测是否有残留。

（2）脑血管造影的指征：①刺入物经过大血管区域。②刺入物经过静脉窦附近。③可见动脉性出血，但出血难以控制则不宜造影。④怀疑假性动脉瘤可能。

治疗

（1）进入手术室前禁止拔出残留的异物。运送检查时应妥善固定头颈。

（2）早期彻底清创，去除异物及坏死组织，缝合硬脑膜，封闭破口。预防性抗生素治疗。皮试后注射抗破伤风类药物。

（3）手术要点：①围绕异物开颅。②充分打开硬脑膜。③沿原窦道拔除异物。④彻底冲洗、清理碎骨片及其他异物。

二、火器性颅脑开放伤

是最致命的开放性颅脑损伤。子弹或弹片击中头部后会产生挤压、撕裂、空腔和震波效应，导致严重的颅脑损伤，并诱发严重的凝血病、脑水肿、高颅内压及脑内血肿等继发性损伤。

诊断

1. 病史　明确的火器损伤病史。

2. 临床表现　①多表现为严重的脑损伤症状。②体检可发现弹孔的入口及出口。一般入口伤小于出口伤。

3. 影像学表现　CT 是急性期最主要的检查手段。有助于评估子弹的位置、轨道及损伤范围，明确脑水肿、脑内血肿的位置和范围。

4. 脑血管造影指征　①意外的迟发性出血。②弹道涉及主要颅内血管。③巨大的脑内血肿。

治疗

1. 一般治疗　①创伤急救：心肺复苏、多发伤评估。②控制出血、高颅内压的治疗以及抗癫痫、应激性溃疡等处理。③皮试后注射抗破伤风类药物。

2. 手术治疗　生命体征平稳者可考虑手术。术中要点：①清除失活组织。②清除血肿。③取出子弹、碎骨片以及其他异物。但异物位于大血管旁、脑深部、或重要功能区者则不强求取出。④止血及严密缝合硬脑膜，关闭子弹的入口和出口。⑤封闭颅腔与鼻旁窦漏口。⑥有条件者，行颅内压监测。

（杜倬婴）

第六节　颅外脑动脉钝性伤

颅外脑动脉钝性损伤（blunt injury of extra-cranial brain artery，BIEBA）过去认为少见，但近来发现有增多趋势。由于它涉及神经外科、神经内科、骨外科、耳鼻喉科、颌面外科、血管和介入外科等众多学科，易与颅外动脉夹层混淆，使得未能及时、正确诊治，致死残率高，应引起重视。

BIEBA 的常见病因：交通事故伤、跌倒伤、坠落伤、自缢、颈夹伤、少数不当颈椎按摩和练瑜伽等。

诊断

1. 临床表现 ①头颈部外伤史；②头痛,见于70%~80%患者；③同侧霍纳综合征,脑缺血和视网膜缺血三联征,见于30%患者,同侧头颈面痛；④体检时伴或不伴有颈部的伤痕、肿胀、杂音,如果暴力所致外伤伤势严重,常合并创伤性颅脑损伤以及全身多发伤；⑤缺血卒中表现,表现短暂性脑缺血发作、偏瘫、失语等,有5%~20%的患者早期无明显症状,随后症状逐渐出现；⑥合并伤,颅脑外伤、其他部位伤。

2. 影像学表现

(1) DSA检查:DSA检查虽然是诊断BIEBA的金标准,但造影前的准备工作往往会耽误患者的最佳治疗时机；1%~3%的造影会出现术后并发症。因此,DSA常用于介入手术治疗前的检查。

(2) CTA检查:首选检查手段,具有快速、无创、高分辨率等特点。但其敏感性不如DSA,检查结果即使呈阴性者但尚无法完全排除BIEBA的可能。

(3) MRI和MRA检查:DWI可用于超早期脑缺血的诊断,MRA诊断敏感性较低。

(4) 颈部超声检查:通过经颅多普勒超声检查进行微栓子监测,对于颈内动脉损伤的诊断敏感性较高,但对近颅底的颈内动脉或椎动脉的诊断效率较低。

分型

BIEBA分为:Ⅰ型,动脉血管不规则或缩小<25%；Ⅱ型,动脉管腔缩小≥25%或伴有血栓形成；Ⅲ型,外伤性动脉瘤；Ⅳ型,动脉闭塞；Ⅴ型,动脉横断(图6-10)。

扫描二维码
查看图6-10

治疗

1. **药物治疗** 是本病的主要治疗方法。药物包括抗血小板和抗凝治疗。对Ⅰ～Ⅳ型损伤者,抗血栓药物治疗是目前 BIEBA 的主流治疗方案。在发病早期,无药物禁忌的患者应尽快行抗血栓形成药物治疗。Ⅱ型损伤应持续进行抗血栓形成治疗,直至随访影像学损伤稳定或恢复正常后才能停止。Ⅳ型损伤需要终生抗血小板治疗,通常首选阿司匹林。本病是外伤所致,禁用静脉溶栓。

2. **血管介入治疗** 机械取栓加支架植入适用于药物治疗无效的Ⅱ、Ⅳ型。介入治疗假性动脉瘤Ⅴ型损伤,因其存在活动性出血,血流动力学不稳定,容易导致低血容量性休克,立即手术或介入治疗干预,出现颈部血肿的患者需直接压迫出血部位以控制出血直到进行手术。

随访

确诊患者应进行影像学随访,CTA 是首选的检查方式。初次诊断Ⅰ～Ⅲ型 BIEBA 后 7～10 d 复查 CTA 评估血管损伤是否进展。损伤愈合者可停止抗血栓治疗,损伤未愈者则应继续治疗。3个月后再次随访 CTA 检查,损伤如果仍有进展则应考虑行介入治疗。

(虞　剑)

第七节　脊　髓　损　伤

创伤性脊髓损伤(spinal cord injury，SCI)的好发部位依次为颈椎、胸椎和腰骶椎,主要原因有交通事故、暴力、坠落伤等。

分类

（1）脊髓震荡:损伤最轻,症状在数分钟或数小时内可以完全恢复。

（2）脊髓出血或血肿。

（3）脊髓挫伤或裂伤。

（4）脊髓压迫性损伤。

（5）脊髓休克:临床表现为损伤平面以下弛缓性瘫痪,生理和病理反射消失,大小便失禁。

根据病程可将 SCI 分为急性期($<48\,h$)、亚急性期($48\,h$ 至 $14\,d$)、过渡期($>14\,d$ 至 6 个月)和慢性期(>6 个月)。

现场急救处理

基本原则是:迅速评估病情,稳定生命体征,及时转运医院,避免人为损伤。

1. 观察现场患者　应迅速了解脊柱与脊髓损伤的时间、受力机制,初步判断损伤部位,有无复合外伤,特别是颅脑或胸、腹脏器等危及生命的损伤。

2. 关注生命体征　尽快建立静脉通道,维持血压稳定,避免休克的出现。对于高位颈髓损伤的患者,应在最短时间内建立通畅的气道。并通过物理降温等对症治疗,处理高热等可能出现的生命体征异常。

3. 制动　所有存在或怀疑存在脊柱损伤的患者都应现场制动,保持头颅-脊柱轴线固定,用硬质颈托、脊柱板等支撑性装置是首选方法,不建议只用沙袋和胶带固定。

4. 转运　首先应选择就近、有神经外科和 ICU 的医院。在搬运过程中,应先用颈托固定,由 3～4 人协同移动患者,注意翻动时防范患者呕吐导致窒息,避免脊柱的成角或旋转,防止人为加重脊髓的损伤,并注意监测血氧饱和度,尽快将患者转运到医院救治。

诊断

1. 临床表现

(1) 颈髓损伤:

1) $C_{1\sim4}$ 高颈段脊髓的损伤:通常会有呼吸节律异常,呼吸肌无力,自主呼吸困难。部分患者可出现严重的下丘脑反应,如高体温、水电解质代谢紊乱等。另可出现肱二头肌和肩部肌肉的活动障碍,感觉平面位于锁骨。

2) $C_5 \sim T_1$ 损伤:屈肘和耸肩幅度减小,手和腕部运动功能丧失。部分患者有霍纳综合征表现和自主神经调节紊乱。

(2) 胸髓损伤:胸髓完全性损伤通常导致截瘫,对应损伤平面感觉和大小便功能障碍,多不影响呼吸、上肢和头颈部运动。损伤平面越高,症状越明显,T_6 水平以上胸髓损伤会伴有自主神经反射异常,表现为排汗过度、血压骤然升高、头痛与面部潮红等。

(3) 腰骶髓损伤:腰骶髓损伤主要表现为下肢、臀部肌肉的功能失调,肛门、尿道括约肌失控导致大、小便失禁或排便无力,性功能丧失等。

(4) 脊髓损伤的特殊综合征:

1) 贝尔交叉麻痹:多见于第2颈椎椎体骨折造成的脊髓损伤,损伤累及延、颈髓交界处的锥体束交叉中线靠腹侧的纤维。患者表现为交叉性麻痹,即同侧上肢和对侧下肢的麻痹。

2) 脊髓中央损伤综合征:常见于颈髓的不完全性过伸性损伤。表现四肢瘫痪,但上肢瘫痪要比下肢明显,浅感觉存在,伴有大小便障碍。

3) 脊髓前动脉损伤综合征:由于脊柱过伸或轴性负荷造成椎

间盘疝出损伤脊髓前部,压迫脊髓前动脉。表现为损伤平面以下运动功能和疼痛及温觉丧失,而本体感觉与位置觉等存在。

4)脊髓半切综合征(Brown-Sequard综合征):表现为损伤平面以下同侧肢体运动和深感觉消失,精细触觉障碍,对侧肢体痛、温觉消失。

5)圆锥综合征:圆锥综合征常伴有胸腰段脊髓损伤,受伤常在$L_{1\sim2}$水平,其特点是脊髓与神经根合并受累(如圆锥与马尾受损),同时存在上运动神经元(脊髓)及下运动神经元(神经根)的损伤。圆锥高位损伤可能保留某些骶段反射(即球海绵体反射和肛门反射)。

6)马尾综合征:涉及马尾部腰骶神经根,脊髓本身可能无损伤,表现为单纯的下运动神经元损伤,下肢反射降低的同时出现肠道及膀胱反射也降低。严重的患者常有慢性顽固性腰骶部疼痛。

7)急性德热里纳综合征:由于三叉神经脊髓束受损所致。表现为面及额部麻木,感觉减退及感觉缺失环绕于口鼻部呈环状。躯体的感觉减退水平仍位于锁骨下,四肢有不同程度的瘫痪。

2. 辅助检查　辅助检查应安排在患者生命体征稳定后尽快进行,明确病情。

对有症状的患者做常规前后位、侧位、张口位3个角度的X线、CT和MRI检查。清醒患者,过曲(过伸)位X线(至少每个方向30°)检查;因疼痛或肌肉痉挛而不合作的患者可制动位行MRI检查。

(1)X线检查:至少完成正、侧位X线的摄片观察椎体压缩和脱位程度。如患者可配合,应进一步完善张口位、过伸过屈位,可以安全有效地查找隐匿性损伤。

(2)CT检查:CT能够更清晰地显示脊柱骨质的损伤情况。可通过三维重建技术直观地反映脊柱的损伤严重程度。当骨折线

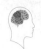

贯穿横突孔时要加做 CTA,以了解椎动脉有无损伤。

(3) MRI 检查:MRI(特别是 T_2 加权)是明确脊髓损伤的首选检查方法。可以清晰地显示脊髓的缺血、出血、水肿、受压程度等,还能显示椎间盘和韧带等相关组织。

(4) 电生理检查:电生理检查特别适用于存在意识障碍或无法配合的 SCI 患者,可用来评估预后并跟踪随访神经功能恢复情况。

(5) 超声检查:超声检查的优势在于实时性和无创性等。在脊髓损伤的临床应用,以往主要局限于外伤性脊髓损伤患者手术中鞘内结构的可视化观察。目前,超声检查已经具备更高级的诊断和一定治疗的能力,例如实时观察脊髓的灌注成像、生物标志物成像等。而高/低强度聚焦超声(high/low intensity focused ultrasound)则具备了改变血脊髓屏障通透性调节、刺激相关神经修复蛋白分泌等调节功能,以及神经纤维束松解、神经根阻断等治疗功能。超声图像分辨率不高、术中辨识结构困难是其局限性。

治疗

1. 入院后诊断和救治　在患者被转运至 ICU 后,医生需尽快完善以下工作:

(1) 根据 ASIA 量表,准确对患者进行临床评估,尤其应关注患者肛门括约肌反射、鞍区感觉等低位脊髓功能,ASIA 量表如下:A 级:完全性损害,鞍区($S_{4\sim5}$)无任何感觉或运动功能保留;B 级:不完全性感觉损害,在神经平面以下包括鞍区($S_{4\sim5}$)有感觉功能保留,但无运动功能,且身体任何一侧运动平面以下无 3 个节段以上的运动功能保留;C 级:不完全性损害,在神经平面以下存在运动功能,半数以上关键肌的肌力<3 级;D 级:不完全性损害,在神经平面以下存在运动功能,半数以上关键肌的肌力≥3 级;E

级：正常，感觉和运动功能正常。

（2）对心、肺功能及血流动力进行监测，尤其是 ASIA 评估为A、B 级者。

（3）呼吸频率、方式和血氧饱和度的观察，及时予以辅助通气。

（4）监测平均动脉压，为保证脊髓有足够的灌注压，损伤后 1周内需维持平均动脉压 85～90 mmHg。

（5）神经电生理评价和监护，常用的有躯体感觉诱发电位和实时肌电图。

（6）保持尿路通畅，防治尿路感染；腹胀明显者应予胃肠减压。

（7）防治下肢深静脉血栓形成（DVT）。

2. 手术治疗

（1）治疗原则：最大限度减轻或预防继发性 SCI，恢复脊柱生物力学稳定性。手术主要应用于非完全性 SCI，其目的是：①神经减压；②恢复脊柱稳定性；③纠正脊柱畸形。对于脊柱畸形的手术治疗与否，需根据 AO 颈椎损伤分型、胸腰椎损伤分类及损伤程度评分系统（TLICS）等综合评估判断。

（2）手术适应证：

1）闭合性脊髓损伤，不能做牵引（腰或胸段）或牵引失败者（颈段），应在 24 h 内手术。

2）颈、胸或腹部贯通伤，威胁生命者，应立即手术探查，处理其他脏器损伤。

3）脊髓中央出血性坏死者，应及时手术，手术方式以椎板减压为主。2019 年国际神经修复学会脊髓损伤指南提示，脊髓切开术和坏死早期清创可阻止继发性损伤的进一步扩大，降低脊髓组织和脑脊液的压力，保留存活的轴突和备用脊髓组织，也可以清除部分因损伤坏死导致的炎性因子或自由基，从而有利于防止完全瘫痪、获得更多的神经功能恢复机会。但目前仍存在争议。

4）开放性脊髓损伤：控制休克和抗生素后，立即清创、减压和硬脑膜修补。

3. 牵引治疗 适应于合并脊柱骨折和/或脱位患者。有颈髓神经功能损害而 X 线摄片无明显异常或仅有软组织损伤的患者。常用方法是颅骨牵引和骨盆环牵引。

4. 非手术治疗

（1）激素治疗：常用的是甲强龙。2017 年 AOspine 的指南明确指出仅仅在伤后 8 h 内可以使用大剂量的甲强龙治疗，推荐采用 24 h 给药的方案，首次给药在 15 min 内完成，采用 30 mg/kg 的剂量进行快速注射，剩余 23 h 内采用 5.4 mg/(kg·h) 的剂量维持滴注（GRADE 证据等级：中度、推荐）。2019 年 NASCIS（National Acute Spinal Cord Injury Study）临床 Ⅱ 期和 Ⅲ 期的研究结果，推荐损伤发生 3 h 内甲强龙用法与 AOspine 指南相同；损伤发生 3～8 h，甲强龙首剂后的剂量为 5.4 mg/(kg·h)，持续 47 h。但是用药的具体时间和人群存在争议，使用时需先权衡利弊。其他经验性治疗包括对于年轻的无糖尿病和免疫功能缺陷且非开放性不完全损伤患者，特别是颈椎损伤者，可以考虑在伤后 24 h 内使用，并在伤后 8 h 内开始，用药时间不超过 48 h。

（2）神经营养药物：如维生素 B_{12}、神经节苷脂等。

（3）脱水剂：如利尿剂、甘露醇、高渗盐水、白蛋白等。

（4）其他试用的药物：钙通道阻滞剂、抗儿茶酚胺药物、氧自由基清除剂等。

（赵剑斓　谢　嵘　车晓明）

第八节 脑脊髓脂肪栓塞

脑脊髓脂肪栓塞(cerebrospinal fat embolism，CSFE)少见，多见外伤性骨折(特别是股骨、骨盆等)或复位内固定。非外伤性病因如整形术(脂肪抽吸术等)、某些疾病(糖尿病、急性胰腺炎等)、器官移植术(肺移植等)、化疗、类脂点滴、四氯化碳中毒等，由于涉及多学科，常延误诊治，应引起重视。

诊断

1. 临床表现

(1) 病史：有上诉外伤或非外伤病史。

(2) 发病时间：早发(<12 h)，晚发(>12 h)少见。

(3) 三联征：为本病典型表现，有皮肤、肺和脑症状体征，可是仅见<1/3 患者，不典型表现占多数。

(4) 肺表现(>90％)：最常见，表现为低氧血症、呼吸急促和困难，重者呈急性呼吸窘迫症。

(5) 皮肤黏膜点状出血(约 30％)，位于头、颈、腋窝、前胸、球结膜、虹膜等。

(6) 脑脊髓表现(约 70％)：多继发于肺部表现，少数可无肺部表现。①脑症状：头痛、行为异常、癫痫、皮层盲、意识改变、高颅内压征、脑积水征等。②四肢痛、麻木、无力、截瘫等。

(7) 危险因素：①年轻男性；②肥胖；③多发闭合性骨折；④骨质疏松症。

2. 实验室检查

(1) 血常规：突发贫血、血小板计数减少。

（2）血沉增高，S 蛋白抗原及其活性降低。

（3）脂肪颗粒：血、痰、尿、支气管肺泡灌洗液中可出现。

3. 影像学检查

（1）X 线和 CT：用于四肢和肺部。

（2）MRI：常规序列（T_1W、T_2W）不敏感，须用 DWI、SWI。

预防与治疗

（1）迄今本病无特效治疗，轻型患者多自限，但不当处理致死致残率仍高，因此及时、正确的防治重要。

（2）早期及时复位和固定骨折。

（3）一般的对症处理：生命体征观察、支持和对症治疗是本病的基本方法，如纠正低氧血症、防治脑水肿、预防癫痫等。

（4）抑制或溶脂药物，如类固醇激素、肝素等现已不推荐，他汀类和阿司匹林可服用、20% 脱氢胆酸钠、低分子右旋糖酐、白蛋白、5% 乙醇葡萄糖液应用均为个案报道。

（5）经动脉取栓：Lee HS(2020)报告 1 例因取脂丰臀引发大脑中动脉栓塞患者，发病 3 h 取栓成功。

（虞 剑 周良辅）

第九节 脑脊髓创伤合并凝血功能障碍

脑脊髓创伤(traumatic cerebrospinal injury，TCSI)的患者常出现凝血指标异常。凝血功能障碍与出血和缺血性损害和死亡率密切相关。TCSI 后患者发生凝血功能障碍在总体上属于创伤性凝血病的一种，和其他部位创伤所至的凝血功能异常基本相似。

但是鉴于脑脊髓组织是人体含组织因子最丰富的组织，一旦损伤发生后，由于脑脊髓组织的损伤，及血脑脊髓屏障功能的破坏，凝血物质大量释放并进入血液循环而导致凝血功能的异常。

诊断

目前尚未公认诊断标准。参考目前文献，大多数Ⅰ级创伤中心都以 INR＞1.2，活化部分凝血活酶时间（APTT）＞40 s，血小板＜$120×10^9$/L，满足其中一项即可诊断为凝血功能障碍。

治疗

1. 总体指导思想和更新　由于 TCSI 的危害性大，过去"先创伤救治，后纠正凝血异常"治疗策略效果不好。近年来提出"损伤控制复苏（DCR）"的概念，强调要在创伤极早期处置的同时就积极采取系列措施来纠治凝血病，允许低血压复苏、识别和预防低体温、纠正酸中毒、早期立即纠正凝血病。

2. 控制出血　积极处理原发创伤，控制出血，避免继续失血而加重休克、酸中毒和血液稀释。尽快确定出血部位，有效地止血是救治的关键。切不可一味地为等待血流动力学稳定而丧失手术机会。应该以最简单的方法在最短时间内实现止血和去污染。对危及生命的再出血应当机立断地采取一些极端的措施，以实现止血的目的，才有可能挽救伤员的生命。

3. 液体复苏　液体复苏的主要理念是在保证重要脏器如脑、心脏等组织的灌注，补充液体维持平均动脉压于 65～70 mmHg，直到手术控制出血。在选择复苏液时应注意两个原则：

（1）避免大量补充晶体液，以免血液稀释导致凝血病加重，进而导致更为严重的出血。

（2）积极纠正凝血病，包括积极纠正全身低灌注、酸中毒、低体温及合理应用血液制品等。

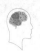
在液体的选择上,等渗盐水和林格液大量使用时容易导致高氯性酸中毒,会加重凝血病而增加用血量,主张使用乳酸林格液。人工胶体制剂可能通过降低血管性血友病因子和Ⅷ因子水平,抑制血小板功能、干扰纤维蛋白原作用等机制而加重凝血病。临床上应注意其用量。小容量高渗盐水是休克复苏中比较理想的液体,但有研究提示会抑制凝血功能、增加出血量,特别是在凝血底物被显著稀释的阶段要引起注意。

4. 积极纠正酸中毒　pH<7.0 的严重酸中毒对凝血活性有很大的抑制作用。严重多发伤所致的代谢性酸中毒与难治性休克密切相关,凝血功能障碍引起出血不止又是休克不可纠正的重要原因,加剧凝血病的病理生理过程。凝血因子检测报告是体外实验中得出,不能真正反映体内低温和酸中毒情况下的凝血功能状况。因此,临床医师不能被临床检测所左右,须根据临床情况,对凝血系统的功能状况做出正确评估,加大抗休克和纠正酸中毒的力度。

5. 凝血功能异常的逆转　建议早期积极补充各种凝血底物以及恰当使用止血药物。对于创伤大出血患者(预期 24 h 内输入 8~10 IU 浓缩红细胞),应尽早输入血浆、冷沉淀、凝血酶原复合物、纤维蛋白原等,要求在输注首剂红细胞的同时就能够给予。对于需要大量输血者,建议每输注 1 000 ml 红细胞悬液补充 400 IU 的凝血酶原复合物,以及冷沉淀 5~10 IU;或可按下列比例输注血制品:15 IU 浓缩红细胞(PRBC)＋12 IU 新鲜冰冻血浆(FFP)＋2 IU 血小板＋10 IU 冷沉淀,同时可加用 90 μg/kg rFⅦa。同时注意快速静脉输血输液时,应使用体外复温装置避免加重低体温。

(具体逆转凝血功能异常详见本书第十三章第十二节"神经外科有关凝血障碍及其处理"。)

6. 体温的维护和检测　低体温不仅影响凝血因子的活力，而且对循环和内环境稳定有严重影响。因此，对于需要大量液体复苏的患者对输注液体要进行预加温，有条件的单位应购置输液加温设备。另外，可应用电热毯等加温设备做好患者的保温。

测定体温首选血管、膀胱、食管或直肠内探头。控制和减少出血是避免低体温的关键，还要去除患者身上潮湿的衣物，减少非损伤部位的暴露，使用毛毯等包裹患者，维持环境温度。

（虞　剑　胡　锦）

第十节　颅脑损伤的合并症与后遗症

一、外伤性脑脊液漏

外伤性脑脊液漏（traumatic cerebrospinal fluid leakage，tCSFL）是指外伤后脑脊液从鼻腔、外耳道或开放创口流出，是颅脑损伤的严重并发症，可导致颅内感染。最常见为额窦、筛窦、和蝶窦骨折导致的脑脊液鼻漏，而颅中窝骨折多为脑脊液耳漏。

【诊断】

1. 病史　具有外伤史。tCSFL 在伤后即刻发生，少数在伤后数日和数月后。

2. 临床表现　清亮脑脊液从鼻腔或外耳道流出，少数脑脊液漏仅流入鼻咽部，患者有咽部不适或咸味感，可有颅内感染史。

3. **漏出液检查**　生化检测葡萄糖(＋),但含有泪液或血的漏出液可造成假阳性。只存在脑脊液和外周淋巴液中的 β_2 转铁蛋白是目前特异性和敏感性最高检测方法。

4. **定位诊断**　①颅底 CT 薄层扫描和三维重建有利于明确颅底的骨折和缺损部位;②CT 脑池造影亦可用于明确漏口的部位,但现已少用。③头颅 MRI T_2W 冠状位、矢状位扫描成像,最好以患者俯卧位来观察漏口。

治疗

1. **开放创口漏**　如无感染,尽早清创后缝合硬脑膜和头皮。硬脑膜残缺者,可用自体骨膜翻转缝合,不能用人工硬脑膜。如有感染,则行脑室外引流或腰穿引流,全身抗生素应用,待感染控制后,再处理创口脑脊液漏。

2. **外伤性鼻、耳漏**

(1) 非手术治疗:适用于伤后<4 周的 tCSFL。

1) 卧床休息:保持鼻腔或外耳道清洁,适度抬高头部(10~20°);避免堵塞鼻腔或外耳道或用力咳嗽和擤鼻。预防便秘。

2) 预防性使用抗生素的价值仍存在争论,对于颅内感染高危的患者可以早期使用。

(2) 手术治疗:

1) 适应证:①≥1 个月以上不愈者;②合并反复颅内感染,以及颅内积气的患者。

2) 方法:开颅探查前颅底及其重建修补术和经鼻内镜脑脊液漏修补术。

◇ **二、颅骨缺损**

颅骨缺损的主要原因有:①开放性颅脑损伤或火器性穿透

伤；②不能复位的粉碎性或凹陷性骨折行扩创术后；③严重颅脑外伤患者行去骨瓣减压术后；④小儿生长性颅骨骨折,可随头颅的生长而裂口增大,形成颅骨缺损。

诊断

（1）颅脑外伤和手术史。

（2）颅骨缺损$<3\,cm^2$者多无临床症状；$>3\,cm^2$者,可产生头痛、头晕、易怒、缺损区局部搏动感等症状,体位改变时,缺损区可发生膨隆或塌陷。

（3）影像学检查:头颅CT明确颅骨缺损位置和大小。

治疗

1. 适应证　①缺损$>3\,cm^2$；②影响功能及美观的所有颅骨缺损。

2. 手术时机　一般在伤后3个月。如患者康复快,伤口愈合好,颅内压控制好,可提早手术修补；如伤口或颅内有感染,则推迟至感染控制后半年以上。

3. 方法　颅骨修补术颅骨修补材料主要有自体骨瓣和人工合成材料两种,后者有钛网、高分子聚合材料和羟基灰石人工颅骨,可以酌情选用。颅骨修补手术中的帽状腱膜的保持完整和缝合是避免术后人工颅骨外露的关键。

三、外伤性脑膨出

分为急性脑膨出和慢性脑膨出。前者发生于颅脑损伤术中,后者见于去骨瓣减压术后。

诊断

1. 病史　有颅脑外伤史。

2. 临床表现　开颅术中,局部脑组织突出骨窗,或减压骨窗局部脑组织和头皮组织突出骨窗。

3. 影像学检查 CT 可见经骨窗膨出的脑组织。急性者可伴有颅内其他部位血肿。慢性者可见脑积水、血肿、脓肿等。

治疗

1. 急性脑膨出

(1) 排除和处理颅内压增高原因,如颅内血肿、尿潴留,呼吸道不通畅,立即对症处理。

(2) 降低颅内高压,如用高渗透性脱水治疗、短时程过度通气和导尿等。

(3) 争取止血后尽快缝合硬脑膜和头皮,尽早结束手术。

2. 慢性脑膨出

(1) 排除和处理颅内压增高的原因,如脑积水、脑脓肿、脑出血等。

(2) 控制颅内压增高因素后择期行颅骨修补术。

四、外伤性癫痫

外伤性癫痫是指颅脑损伤后造成的癫痫发作,外伤后≤24 h内发生的外伤性癫痫称为即发性癫痫;伤后 24 h 至 1 周发生的为早发性癫痫;伤后＞1 周发生的称为迟发性癫痫。

诊断

1. 病史 具有明确的脑外伤史。

2. 临床表现 可呈大、小或失神性发作,甚至无惊厥发作[详见本书第五章第四节"癫痫(包括非惊厥性癫痫)"]。

3. 影像学检查

(1) 脑电图(EEG):发现癫痫样放电即可确诊。

(2) 头颅 CT、MRI 检查和正电子发射型计算机断层显像

（PET）、单光子发射计算机断层成像术（SPECT）、脑磁图（MEG）、立体脑电图（SEEG）有利于癫痫灶的定位。

治疗

1. **抗癫痫药物** 常用的有卡马西平、丙戊酸钠、苯妥英钠、奥卡西平、左乙拉西坦、拉莫三嗪、托吡酯等。药物的使用必须兼顾疗效、不良反应和依从性。癫痫药物的血药浓度监测对于指导药物使用的规范化与合理性非常重要。在癫痫完全控制 2 年后，EEG 复查正常情况下，可以在医生指导下逐步停用抗癫痫药物。

2. **晚期外伤性癫痫的手术指征**

1）正规使用抗癫痫药物仍然不能控制的难治性外伤性癫痫，严重影响日常生活和工作的患者。

2）临床、EEG 和影像学检查存在局部致痫灶者，包括存在脑膜-脑瘢痕、异物、骨折片等的患者。

3）病灶切除后不致于引起或加重原有神经功能障碍的癫痫患者。

五、 低颅内压综合征

外伤后低颅压综合征是指患者侧卧腰穿压力在≤60 mmH$_2$O 以下所产生的综合症候群。低颅压机制仍然不明，可能与继发于脑脊液漏、继发性颅内感染和脑积水等导致脑顺应性降低有关。

诊断

1. **病史** 颅底骨折、慢性颅内感染或脑室-腹腔分流手术史等。

2. **症状和体征** 体位性头痛，站立时加重，平卧位或头低时头痛减轻或消失；颈项强直等症状。

3. **影像学检查** 头颅 MRI 检查有助诊断。可参考本书第十二章第三节"低压性脑积水"。

治疗

（1）戴腹围或颈围以平卧休息，适当增加腹压和颈静脉压，必要时头低脚高位。

（2）增加液体摄入，促进脑脊液分泌。

（3）可以考虑茶碱治疗。

（4）经脑室内或腰穿注入 0.9％氯化钠溶液 10～15 ml，不仅能直接填充蛛网膜下腔容积，更有刺激脑脊液分泌作用。

（5）同时对继发性低颅压的患者，应及时处理病因。

六、脑外伤后综合征

颅脑损伤后，部分患者在急性创伤恢复后，仍有许多自觉症状不能消除，但神经系统检查却无客观发现，甚至通过 CT、MRI 等检查亦无异常发现。表现为伤后一般情况恢复好，但是有头痛、头晕等不适，迁延不愈。经过长期治疗仍无好转。则称之为脑外伤后综合征。其中部分患者颅脑外伤后可以导致创伤后应激障碍（post traumatic stress disorder，PTSD）。PTSD 是指个体面临异常强烈的精神应激后出现的延迟发生而又持久甚至终生不愈的一类应激相关障碍。

诊断

1. **病史** 明确颅脑外伤史，女性和轻度颅脑损伤患者多见。

2. **临床表现** 复杂多样，但以头痛、头晕和自主神经功能紊乱三方面为主。可出现失眠、易疲劳急躁、情绪不稳、注意力涣散、记忆力减退、易激动。神经系统体检一般无阳性体征。

3. **辅助检查** 多为阴性。

治疗

（1）首先应稳定患者的心理、消除顾虑，树立战胜疾病的信心；合理安排工作和生活。

（2）适当的体育锻炼。

（3）中西药物对症治疗。

（4）心理科医生指导下心理治疗结合药物治疗。

⬦ 七、颅内静脉窦血栓形成

由颅脑外伤导致静脉窦壁受损伤，造成血栓形成，常见于上矢状窦、横窦和乙状窦。

诊断

1. 病史　有颅脑创伤史。

2. 症状和体征　头痛、呕吐、颅内压增高症状。可出现单侧或双侧肢体的上运动神经元瘫痪，近端较远端重，伴深浅感觉和膀胱功能障碍（上矢状窦），Battle 征、后组颅神经麻痹、小脑征（乙状窦）。

3. 实验室检查　弥散性血管内凝血（DIC）全套可以见 D - 二聚体升高。

4. 影像学检查　头颅 CT 可见静脉窦附近颅骨有凹陷骨折；CTV 和 MRV 或 DSA 明确静脉窦血栓。

治疗

（1）综合治疗降低颅内压。

（2）抗凝治疗，首选低分子肝素。

（3）凹陷性骨折处理参见本书第六章第三节"闭合性颅脑损伤"。

（4）静脉窦重建，溶栓或取栓。

（5）上述处理无效或高颅内压危及生命时，可开颅减压。

八、 外伤性颈内动脉海绵窦瘘

外伤性颈内动脉海绵窦瘘是指位于海绵窦内的颈内动脉及其分支受到外力作用后破裂而与静脉直接相通,形成动静脉瘘。颅底骨折为主要原因,临床常有熊猫眼征。

本病的诊断和治疗参见本书第八章第八节"硬脑膜动静脉瘘"。

九、 外伤性脑梗死

外伤性脑梗死是由于外伤后脑血管损伤、高颅内压、伤后高凝状态或低血压以及不适当脱水导致的脑组织缺血梗死。多发生在伤后的数小时和数天。常与其他颅脑损伤合并发生。

诊断

1. 病史　急性颅脑创伤史。

2. 症状和体征　神经系统症状进行性加重或好转后又出现加重;尤其容易在感染发热后出现。

3. 影像学检查　头颅 CT、MRI 和 CTA 有助诊断。

治疗

(1) 渗透性脱水治疗中,加强有效血容量的监测和容量管理,避免液体负平衡。

(2) 对于大面积脑梗脑疝或即将脑疝者,可考虑大骨瓣减压。

十、 外伤性脑动脉瘤

外伤性颅内动脉瘤少见。可产生于钝性和穿通性颅脑损伤,假性动脉瘤多见,外伤性颅内动脉瘤脆弱易破裂,因此需要早期诊断、及时治疗。

　　本病的诊断与治疗见本书第八章第六节"颅内动脉瘤(附颅内动脉延扩症)"。

（吴雪海　胡　锦）

第一节　神经外科术后感染及防治

神经外科术后感染,尤其是细菌性脑膜炎,是神经外科手术后严重的并发症和致死原因。神经外科手术后感染可分为浅表和深部两种,前者指切口皮肤或皮下组织的感染,后者包括帽状腱膜下、颅骨、脑膜、脑或脊髓组织以及脑室的感染。

诊断标准

1. **细菌性脑膜炎**

(1)临床症状和体征:新发头痛、发热、脑膜刺激征、意识障碍加剧等。

(2)脑脊液检查:严格的细菌性脑膜炎诊断标准:白细胞>$1180×10^6$/L;蛋白定量>2 200 mg/L;糖定量<1.9 mmol/L(脑脊液/血<0.23)。

(3)细菌学培养:阳性。

(4)生物学标志物:上述表现有时需与病毒性和无菌性感染区分,可借助下列指标鉴别:①C 反应蛋白(CRP);②IL6;③降钙素原(PCT)。在细菌性感染早期,3 项均明显增高,增高幅度与感染量正比。IL6 比 CRP 敏感性和特异性更高,持续时间更长。PCT 半衰期短,局灶感染增高不如全身感染明显,但持续居高不下,指示预后不良。因无一指标是绝对敏感和特异性,须三者联合应用才有意义。

2. 切口感染

(1) 手术切口红肿、压痛伴炎性分泌物渗出等。

(2) 细菌学培养阳性。

3. 合并感染　合并感染是指同时具备细菌性脑膜炎和切口感染诊断依据者。

(1) 正常脑脊液透明、透亮、白细胞 $0\sim8\times10^6/L$,以淋巴细胞为主,蛋白质 $0.2\sim0.4\ g/L$,糖定量 $2.5\sim4.5\ mmol/L$。神经外科术后白细胞数量超过此范围,均需注意排除颅内感染的可能。

(2) 细菌学培养阳性是诊断细菌性感染最可靠的依据。遗憾的是,细菌学脑膜炎的脑脊液培养阳性率仅 30%,单纯凭借 Harrison 其他诊断标准,难以严格区分细菌性脑膜炎与无菌性脑膜炎。目前,美国疾病预防控制中心所使用的院内感染脑膜炎的判断标准中允许在某些特定的情况下,即使脑脊液培养未显示阳性也可诊断为细菌性脑膜炎。

风险因素

现在神经外科手术术后感染受许多因素的影响,可以归纳为术前、术中和术后。

1. 术前因素

(1) 营养状况:术前血清蛋白水平低下会增加手术感染的风险;肥胖可影响预防性应用抗生素的组织渗透,限制了预防性应用抗生素的疗效。

(2) 免疫能力:曾接受放化疗的复发胶质瘤、长期使用糖皮质激素和抗免疫治疗、糖尿病及出血性脑血管病等患者的术后感染概率增加。

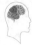

（3）术前住院天数越长，院内感染致病菌种植的概率越大。

（4）感染：术前伴有非中枢系统感染，术后感染风险增加6倍。

（5）术前麻醉风险评分：ASA评分高，感染概率高。

（6）年龄：老年患者易发生术后感染。

2. 术中因素

（1）手术切口分类：污染伤口和感染切口的术后感染风险明显高于清洁切口。

（2）手术类型：开颅手术感染率为4.3%，脊髓手术为0.9%，复发胶质瘤感染率可高达11%，脑室切开的术后感染率4.5%～21.9%。颅底骨折发生颅内感染主要与脑脊液漏有关。

（3）放置异物的手术：如脑脊液分流术、颅骨修补术、颅内电极放置等。

（4）消毒准备：包括患者术野准备和术者洗手消毒。

（5）手术室环境条件：手术室空气中可能存在雾化微生物，手术衣、铺巾和手套的损坏，手术设备和手术器械的污染都会增加术后感染的发生率。

（6）手术持续的时间：时间越长，细菌入侵的可能性也会增加。

（7）手术低温：其引起的末梢血管收缩降低了皮下组织内的氧分压，依赖比较高的氧含量来维持抗菌能力的吞噬细胞和中性粒细胞活性下降，会增加术后感染率。

（8）组织处理技术不恰当：如破坏切口边缘、电凝和拉钩导致相关软组织缺血都是引起术后感染的影响因素。

3. 术后因素

（1）术后切口：有外引流置放和游离骨瓣复位，易致感染。

（2）术后使用激素：如糖皮质激素。

（3）术后脑脊液漏：包括脑脊液鼻漏、耳漏和切口漏。

（4）术后病房环境和手术切口管理：也与术后感染的发生密

切相关。

（5）一些惰性微生物：如痤疮丙酸杆菌可导致延迟性手术部位感染。

细菌学检查

细菌学检查主要方法是细菌学培养。神经外科清洁手术切口感染的致病菌群以革兰氏阳性菌为主，特别是金黄色葡萄球菌和表皮葡萄球菌，亦可见链球菌、肠球菌及其他阳性杆菌。革兰氏阴性菌单独发生仅占8.3％，其中多见混合金黄色葡萄球菌的感染。术后感染的致病菌主要来源于术者和患者的皮肤，特别是术者手或脸部及患者皮肤的脱屑。

预防措施

1. 优化宿主防御　大多数的细菌可以被机体成功清除，因此优化宿主防御是防止手术相关感染最重要的因素。减少感染的措施包括：

（1）术前优化患者的营养状态，补充脂肪酸、精氨酸、核苷酸可以提高手术患者的免疫功能。

（2）改善营养过剩可减少手术感染并发症。

（3）术后有效控制血糖升高。

（4）合理使用类固醇可减少感染的发生率。

2. 规范围手术期切口操作和护理

（1）术前应洗浴或洗头，患者皮肤准备使用剃刀可增加外科伤口感染率，宜用一次性剃刀或更换刀片的电动剪刀剃头。剃头应在手术当天，不宜隔夜。

（2）洗必泰乙醇溶液和聚维酮碘可以完全杀灭皮肤微生物，有效减少术后感染的发生。

（3）清洁手术放大镜、头灯、手术显微镜和其他手术设备、减少触碰手术显微镜目镜、处理植入物前更换手套都可以降低感染风险。

（4）应注意对组织的保护，避免用血管钳夹持皮肤、过度电凝、缝合太紧导致皮肤切口缺血，尤其是再次手术的缺乏血运切口，是增加术后感染的高危因素。

（5）加强术后切口处理，尤其是留置外引流的患者，尽量避免术后脑脊液漏的发生。

3. 预防性抗生素的应用　预防性抗生素应用的方法有手术前用药、围手术期用药和术后用药 3 种。目前多主张采用围手术期用药，包括术中和术后 48 h 内用药。围手术期用药方案如下：

（1）术中用药：抗生素的有效覆盖时间应包括整个手术过程至手术后 4 h。为预防分布于表皮切口的细菌引起的感染，应针对金黄色葡萄球菌选用抗生素，通常于麻醉诱导前使用头孢唑林或头孢呋辛静脉滴注。建议长时间（>3 h）的手术应该重复抗生素使用，保持抗生素在组织内部的抗菌作用。术中出血>1 500 ml，应重复一剂药物。

（2）术中局部用药：术野内抗生素冲洗同时具有稀释污染和抑/杀菌的作用。常用抗生素冲洗液为每 1 000 ml 0.9%氯化钠溶液中加入庆大霉素 16 万 IU。有些术者用妥布霉素、多黏菌素或杆菌肽。

（3）术后用药：存在术后感染高风险因素的患者可以沿用术中使用的抗生素，直至术后 24~48 h 停药。

术后感染的处理

（1）积极处理和消除感染源。

（2）应根据患者的症状、体征及脑脊液实验室检查结果，初步诊断为颅内细菌性感染者，方有指征应用抗生素。

（3）尽早查明感染源，根据细菌种类和细菌药敏结果选用抗生素。患者在接受抗生素治疗前，应先留取脑脊液标本，立即送细菌培养(需氧/厌氧)和药敏以及涂片(革兰氏阳/阴性菌,真菌)。

(4)危重患者在未获知病原菌及药敏结果前,可根据患者的发病情况、发病场所、原发病灶、基础疾病等推断最可能的病原菌,并结合院内细菌耐药状况先给予抗菌药物的经验治疗。

(5)单一药物可有效治疗的感染,不需要联合用药,除非为病原菌尚未查明的严重感染。应根据患者身体状况,结合院内耐药菌谱和药敏报告,选用相应的能够通过血脑屏障的抗生素。

(栾世海 宫晔 谢嵘)

第二节 颅骨感染

一、颅骨化脓性骨髓炎

病因

1. 直接感染 见于开放性颅骨骨折、开颅或颅骨钻孔手术、颅骨牵引术后感染等;也可因放疗、皮肤移植失败等使颅骨裸露致感染。

2. 邻近感染 鼻旁窦炎、中耳炎、头皮脓肿等直接播散。

3. 血源性感染 由身体其他部位的化脓性感染经血行途径播散到颅骨。因抗生素的广泛应用已变得少见。

诊断

1. 病史 有明确感染病史。

2. 临床表现

(1)急性期:头痛、发热,病灶局部皮肤呈红、肿、热、痛炎症反应。

（2）慢性期：头皮下脓肿或自行溃破或切开排脓后形成慢性瘘管，可反复发作、经久不愈，有脓液或死骨排出；未穿破头皮者，局部可有颅骨增厚。颅底部骨髓炎可引起较少见的格拉代尼戈（Gradenigo）综合征，系三叉神经和外展神经受累，表现为三叉神经一、二支痛，眼球外展不能。

（3）亚急性期的表现则介于急性和慢性之间。

开颅术后出现下列情况应怀疑有骨髓炎：原因不明的头皮切口裂开伴颅骨裸露、颅骨失去正常光泽而呈象牙色。

3. 辅助诊断　有头颅 X 线平片、CT 和 MRI 检查。骨髓炎的 X 线平片表现与临床表现常不平行。感染早期 X 线平片常无阳性发现，一般发病 2 周后，化脓性坏死发展至一定大小时，才显示出骨质疏松和细小的透亮灶（斑点状）。随后不规则蜂窝状透亮区逐渐扩大，周围的骨质常有硬化增生。病灶与正常骨质的分界不清。骨质破坏主要在板障，可波及内、外板，破坏区内可见米粒般细小的致密死骨。慢性病例的颅骨呈大片骨质增生，如牙质状硬化，以内板增厚为主。在骨质增生区内常见大小不等的圆形透亮区，为慢性脓肿所在，其中可见到死骨。头部 CT（平扫和骨窗片）检查不仅可了解颅骨骨髓炎的范围，还可发现颅内结构受累情况。在 MRI 的 T_1 加权图像上，正常骨髓组织的高信号变成与脑组织相同的等信号，并可了解颅内受累情况。

治疗

到目前为止，对颅骨骨髓炎还没有最佳治疗方案。一般认为，长期充分的抗生素治疗结合彻底的外科清创术能取得很好的结果。

1. 急性期　先用抗生素控制感染，待病变局限或局部蜂窝织炎消退后再采用外科手术。如有头皮下积脓，应及时切开排脓。

2. 慢性期　及时进行彻底的手术治疗。手术方法是彻底切除病变颅骨。虽可借助 CT 或头颅 X 线来确定应切除的病灶范围,但更可靠的是手术时的判断。对有脓性分泌物、软而不出血的颅骨和死骨均应切除,直至见到出血的健康颅骨边缘为止。不要遗漏与原发病灶不相连的继发病灶。如无硬脑膜下脓肿则严禁切开硬脑膜。手术切口内引流物置放与否视感染的急性程度而定。脓液应做革兰染色涂片、需氧和厌氧菌培养等。术后抗生素选用应根据革兰染色结果或细菌药敏试验决定。在急性感染征象消退后,至少还要应用 4~6 周,以减少骨髓炎不愈或复发的可能。

3. 小的颅骨缺损　可不必处理,大的颅骨缺损(直径>3 cm)如需修补,应在骨髓炎治愈 1 年以后。

4. 开颅术后骨瓣感染　可先局部应用抗生素灌洗,较长期的感染则要对局部失去活力的组织反复修剪;如上述处理无效或脓液分泌物增多,应及时去除骨瓣。

◈ 二、颅骨结核

较少见,好发于儿童,常由身体其他部位的结核病灶菌经血行扩散至颅骨所致。额和顶骨为好发区,可单发或多发。病变从板障开始,有干酪样坏死和肉芽组织形成,可向内侵及内板和硬脑膜,向外破坏外板至软组织。有时有死骨形成。

诊断

1. 病史　有肺结核等感染史。

2. 症状　起病较缓慢,无急性过程。开始头部形成包块,轻度疼痛,以后形成冷脓肿,不红、不痛,穿刺可得稀薄的脓液,溃破后瘘管经久不愈。局部可有压痛,患者有时有头痛等症状。

3. X 线表现　多见于颅缝附近的颅骨穹窿部,少数也见于颅底。按骨质形态改变可分下列 2 种类型:①局限型,早期仅显示小片状骨质吸收、脱钙,后脱钙区逐步扩大并发生骨质破坏,呈单个或多个圆形或卵圆形或带有波浪状的骨质缺损,边缘及其周围的骨质可不规则增生,病程长者骨质增生显著。缺损处若有死骨,多较细小,偶在单发病灶中可见一个纽扣样死骨。②广泛浸润型,骨质破坏呈葡萄状向四周浸润蔓延,范围广泛而不规则,往往伴有骨质增生。病变在颅缝附近更为严重。在儿童,骨质破坏并不受颅缝限制,此与化脓性颅骨骨髓炎不同。软组织切线位摄片可见局部头皮肿胀或因瘘管形成而高低不平。

治疗

(1) 感染局限者应在全身抗结核治疗下做病灶清除术。

(2) 全身营养支持治疗。

◈ 三、颅骨真菌性肉芽肿

颅骨真菌性肉芽肿多为放线菌或酵母,少数为球孢子菌引起。发生于全身抵抗力减弱者,真菌由呼吸道或身体某些寄生部位经血循环侵入颅骨。

病程进展缓慢,常呈慢性肉芽肿;肉芽肿软化溃破后形成多个瘘管,流出的脓液中可找到真菌。如见到"硫磺"颗粒,则可能为放线菌感染。

颅骨 X 线平片和/或 CT 可见骨质破坏与反应性骨质增生、死骨形成,但无骨膜反应。应注意与颅骨结核区别。脓液检查常可确诊,必要时做活组织检查和脓液真菌培养。

治疗包括手术、抗真菌等综合性治疗。

(朱世海 宫晔 谢嵘)

第三节　颅内感染性疾病

◈ 一、硬脑膜外脓肿

硬脑膜外脓肿(epidural abscess)占颅内感染性疾病的5%～25%,由邻近感染灶如鼻旁窦炎、中耳炎、颅骨骨髓炎直接蔓延到硬脑膜外间隙而成,也可继发于开放性颅脑损伤、开颅术和先天性皮肤窦等感染。炎症可经硬脑膜导静脉扩散至硬脑膜下和脑内,产生化脓性脑膜炎、硬脑膜下脓肿、脑脓肿或化脓性血栓性静脉窦炎等。大约20%的硬脑膜下脓肿患者合并硬脑膜外脓肿。常见的致病菌为金黄色葡萄球菌和肠道杆菌。

> 诊断

1. 临床表现　患者常有头痛、发热等症状,但一般颅高压与局灶症状较不显著。当脓肿增大到一定体积,引起颅内压增高时,产生相应临床表现,并可有意识障碍、癫痫、局灶神经体征。

2. 影像学检查　X线可显示颅骨骨髓炎、鼻旁窦炎和乳突炎改变。增强头部CT和MRI检查可显示脓肿部位。在区别脓肿是硬脑膜外还是硬脑膜下,以及发现颅内有无其他并发症方面,MRI比CT更加敏感。

> 治疗

以脓肿清除为主。由于炎症使硬脑膜坏死而变得很脆弱,因而手术清除脓液和肉芽组织时要轻柔小心,以免撕破硬脑膜,使感染扩散至硬脑膜下。手术局部用含抗生素的0.9%氯化钠溶液冲洗。术后硬脑膜外引流物,同时要处理原发病灶。清除的脓液应立即做革兰染色涂片、需氧和厌氧菌培养。抗生素应在术前就开始应用，直到术后感染完全控制。开始宜用广谱抗生素，待细菌培养和药敏结果出来后，再酌情选用敏感抗生素。

◆ 二、硬脑膜下脓肿

硬脑膜下脓肿（subdural abscess）占颅内细菌性感染的13％～23％。超过一半的病例继发于鼻旁窦炎，15％～20％的病例继发于中耳乳突炎，较少来源于开放性颅脑损伤、开颅术后感染、硬脑膜下血肿感染或血源性感染、胸腔化脓性感染、面部感染、咽喉感染，以及帽状腱膜下感染等，也可继发于脑脓肿破裂。硬脑膜下腔的积脓常只有薄薄一层，但范围较广，甚至可波及对侧与后颅和椎管内，伴严重脑水肿，病死率较高。另外，硬脑膜下积脓可因败血症的脓性栓子引起，这些栓子也可引起脑脓肿。常见致病菌为链球菌、葡萄球菌、流感嗜酸杆菌和肠道杆菌。

诊断

1. 临床表现　头痛、发热和颈项强直，常有偏瘫、失语和局灶性癫痫发作。多数患者在数小时至数天内病情迅速恶化，偏瘫可在24 h内进展至全瘫，少数患者由于免疫力强或细菌毒力低而使病情呈亚急性发展。

2. 影像学检查　CT的典型表现为：大脑凸面有新月形或椭圆形低密度肿块，其靠近脑实质一面包膜可增强，少数慢性病例的包膜可发生钙化，同时可显示脑水肿、脑脓肿和脑受压情况等。对急性硬脑膜下积脓而言，MRI以 T_1 增强及 DW 相敏感，尤其是在冠状位和矢状位片上可以很容易看出颅底和凸面的积脓。

治疗

硬脑膜下脓肿属于神经外科急诊，要求紧急手术清除脓肿。

手术可以是多孔引流或大骨瓣开颅后引流。手术宜以脓肿最厚处为中心做骨瓣开颅并摒弃骨瓣,尽可能多地清除脓液和坏死组织以及近硬脑膜的一层包膜,与脑皮质粘连的包膜不要勉强切除。硬脑膜敞开,术后脓腔内放导管或引流物,便于术后引流和用抗生素液冲洗,引流物一般在术后7d内拔除。抗生素应用同脑脓肿治疗。同时对原发感染灶给予相应的治疗;有癫痫的患者,需早期应用抗癫痫药。

◈ 三、脑脓肿

脑脓肿占颅内占位病变的8%,在欧美国家为1%～2%,我国则介于两者之间。脑脓肿大多数继发于颅外感染,少数因开放性颅脑损伤或开颅术后感染所致。根据感染来源可分为以下几种:①直接来自邻近化脓性病灶的脑脓肿;②血源性脑脓肿;③创伤性脑脓肿;④医源性脑脓肿;⑤隐源性脑脓肿。

致病菌随感染来源而异。耳源性脓肿多以链球菌或变形杆菌为主的混合感染;鼻源性脓肿以链球菌和肺炎球菌多见;血源性脑脓肿取决于其原发病灶的致病菌,胸部感染多属混合性感染;创伤性脑脓肿多为金黄色葡萄球菌。

临床表现

1. 典型症状

(1)全身急性感染性症状:起病初期一般都有全身感染的表现或慢性中耳炎急性发作史,患者有发热、头痛、全身乏力、肌肉酸痛、脉搏频速、食欲不振、嗜睡倦怠等表现。

(2)颅内压增高症状:颅内压增高虽然在急性脑膜炎期可出现,但大多数患者在脓肿形成后才逐渐表现出来。有程度不一的头痛,可以是持续性、阵发性加重,剧烈时伴呕吐、脉缓、血压升高、呼吸变慢等。半数患者有视神经盘水肿,严重时患者可有意识障碍。

（3）脑定位症状:脑脓肿的局灶症状和神经系统体征与脓肿所在部位有关。

2. 非典型症状　上述典型表现外,部分患者呈不典型表现。大致可归纳为下列5种类型:

（1）急性暴发型:起病突然,呈发展迅速的化脓性脑炎症状。患者头痛剧烈,全身中毒症状明显,伴寒战、脉搏频速、心音低。

（2）脑膜炎型:以化脓性脑膜炎表现为主。脑膜刺激症状明显。

（3）潜伏型:患者无明显的颅内压增高及神经系统症状,仅有轻度头痛、精神和行为改变、记忆力减退、嗜睡等。

（4）脑瘤型:脓肿包膜形成较好,周围水肿基本消退,病情发展缓慢,临床表现很像脑瘤。

（5）混合型:临床表现不一,不能简单地归入上述任何一类。

诊断

脑脓肿的诊断依据有3点:①患者有化脓性感染灶,并有近期急性或亚急性发作;②颅内占位病变表现;③在病程中曾有全身感染的表现。对疑似病例应进行下列辅助检查:

1. 头部CT检查　是目前诊断脑脓肿的主要方法之一,适用于各部位的脑脓肿。脑脓肿的典型CT表现为:边界清楚或不清楚的低密度灶,静脉注射造影剂后,脓肿包膜,特别是包膜的内侧面呈均匀环状高密度增强(图7-1)。

扫描二维码
查看图7-1、
7-2

2. 头部MRI检查（图7-2）　是脑脓肿诊断和鉴别诊断的主要方法,比CT更具说服力。脑炎期病灶在T_1加权成像呈边缘不清的低信号,在

T_2 加权成像则为高信号改变。脑炎晚期病灶中央区低信号(T_1 加权)或高信号(T_2 加权)区扩大。包膜形成期病灶的中央区在 T_1 加权成像为明显低信号,其周边为略低信号水肿区,两者之间为等或略高信号的环状包膜,增强后明显强化。MRI 检查显示早期脑坏死和水肿比 CT 敏感,区分脓液与水肿能力比 CT 强。SW 可显示脓肿的外环(低信号)和内环(高信号),外环与 T_1 加权成像增强环一致,有别于肿瘤坏死囊变,后者无此现象。

治疗

应根据患者的不同情况、不同病期采用不同的治疗方法。

1. 在原发病灶与脑脓肿治疗的先后问题上　原则上应先治疗原发灶,特别是当原发灶可以根治时。但经常由于脑脓肿的症状比较危急,不宜拖延,因此多先处理脑脓肿,术后一旦情况许可,再处理原发病灶。对于不能彻底根治的原发灶,则在进行脑脓肿治疗过程中同时进行治疗,不另行特殊处理。

2. 在考虑内科治疗还是外科治疗时　原则上脑脓肿应外科治疗,但下列情况可在密切观察随访下进行内科治疗,如:①包膜尚未完全形成,如早期脓肿;②多发性脓肿(直径≤2.5 cm);③基底节区等深部脓肿;④年迈体弱不能耐受手术者。但如果患者颅内压很高,出现脑疝迹象,则不论是否已经局限均需采用适当的手术措施。

3. 抗生素的选择　原则上应根据致病菌的种类进行。由于大多数脑脓肿为厌氧与需氧菌混合感染,故治疗中应重点注意抗厌氧菌药物的使用。同时,由于血脑屏障的存在,抗生素在脑脊液和脑组织中的浓度比血中要低。因此,应用抗生素时要注意:①用药要及时,剂量要足。一旦诊断,即全身给药(最好在取得脓肿标本后),必要时可鞘内或脑室内给药。②开始时选用抗菌谱广的药物,以后根据细菌培养和药敏结果改用敏感抗生素。③抗生素不仅用于脓肿的非手术治疗,对于外科手术者,也应术后应用。④用药持续时间要够长,必须体温正常、脑脊液和血常规正常后方可停药。在脑脓肿手术后持续应用抗生素时间不应少于2周。

4. 手术时机　当脑脓肿估计已有包膜形成便可考虑手术。由于脑脓肿的病情变化莫测,除有引起脑疝的可能外,常可自行破溃,故一旦脓肿的部位确定,应尽早进行手术处理。如有脑疝先兆征象,则应紧急处理。

5. 选择手术类型　不同的情况可选择不同的手术类型,有时亦可联合应用。

（1）穿刺抽脓术(图7-3):简便安全,既可诊断,又可治疗,适用于各部位的脓肿,尤其是对位于脑功能区或深部(如丘脑、基底节)的脓肿或老年体弱、婴儿、先天性心脏病及病情危重不能耐受开颅术者适用。这种手术的主要缺点是排脓不够彻底,常需反复多次穿刺,治疗过程较长。穿刺抽

扫描二维码
查看图7-3

脓时,应根据脓肿部位,选择最近脓肿而又不在功能区或大血管的地方钻孔,在CT引导下穿刺入脓腔后,应保持针尖在脓腔中央,把脓液尽量抽吸出来,并反复小心地用0.9%氯化钠溶液进行脓腔冲洗,防止脓液污染术野。最后向脓腔内注入抗生素。术后定期做CT随访。

（2）脓肿切除术:经穿刺抽脓失败者、多房性脓肿、小脑脓肿或脓腔内有异物者以及真菌性脓肿,均应行脓肿切除术;对脓肿破溃者也应紧急开颅切除脓肿,并清洗脑室内积脓。

◈ 四、脑结核病

脑结核瘤多继发于身体其他部位的结核病灶，由血源性播散入颅内，可单发或多发，颅内任何部位都可发生，但以小脑幕下者多见。随着抗结核药物的广泛应用，本病的发生率显著降低，一般在 0.9%～2.5%。

【诊断】

1. 临床表现　多见于青少年和儿童，约 1/3 患者有其他部位原发结核病病灶。绝大多数患者有头痛、呕吐、视神经盘水肿等高颅压征，婴幼儿可见头颅增大、头皮静脉怒张。局灶体征据病灶部位而定，约半数患者有低热、盗汗、体质量下降、营养不良、血沉增快等全身慢性感染病征。

2. 影像学检查

（1）X 线平片检查：有时头部有病理性钙斑，50% 患者胸 X 线片显示患有肺结核。

（2）头部 CT 检查：典型表现为均匀或不均匀的低密度病灶，其间有高密度钙化灶，增强后其包膜呈环状密度增高（"靶征"），邻近脑组织可有低密度水肿区。

（3）MRI 检查：T_1 加权成像上为低信号，可明显增强；T_2 加权成像高信号，可伴有水肿。这些表现易与胶质瘤混淆。但 MRS 上有明显升高的类脂波，却无 Cho/NAA 变化，有别于肿瘤（图 7-4）。

扫描二维码
查看图 7-4

【治疗】

主要是药物治疗，药物治疗无效或有不能控制的高颅内压或占位症状明显或术前不能定性者才予手术治疗。除位于重要功能区的病灶外,应争取全切除。如术前已怀疑本病,术前必须应用抗结核药物。术中谨防结核瘤破裂污染术野,手术结束时用 0.05％链霉素溶液彻底冲洗术野。术后应进行长期的抗结核药物治疗。药物治疗一般采用链霉素 1 g/d、异烟肼 400～600 mg/d,对氨基水杨酸 8～12 g/d,三者联合应用;或利福平 600～1 200 mg/d、异烟肼和乙胺丁醇三者合并应用,总疗程为 18～28 个月。同时给予维生素 B_6 50～100 mg/d,以防抗结核药物引起的神经毒性反应。术后应强制性密切随访,防止复发。

◈ 五、 脑梅毒瘤病

脑梅毒瘤(cerebral syphiloma)少见,占颅内肿瘤的 0.1％～0.6％,为一种慢性肉芽肿性晚期神经梅毒。大多累及脑皮质下区或经血管、脑膜扩散至邻近脑实质。好发于大脑半球,偶见于小脑和脑干、第 4 脑室、垂体、下丘脑等。

诊断

1. 临床表现　有颅内高压征和局灶神经征。少数患者有阿-罗瞳孔(瞳孔对光反射减退/消失,但聚合反射保留)。

2. 影像学检查

(1) 头颅 X 线或 CT 检查:可有慢性颅内高压表现、松果体钙化移位等;如病灶与脑膜广泛粘连,可侵犯颅骨而使局部颅骨板变薄和破坏。注射造影剂后可增强显影。

(2) 头颅 MRI 检查:中央低信号,周边高信号环(T_1 加权图像),增强后信号明显提高。在 T_2 加权图像为低信号伴梅毒瘤周边高信号水肿区。

(3) 血和脑脊液梅毒检查:阳性有诊断价值,但阴性者仍不能排除本病。

药物治疗包括应用铋剂、碘剂和青霉素等驱梅毒剂。药物治疗无效或有高颅内压征或严重局灶征时，应手术治疗切除梅毒瘤，术后仍需驱梅毒治疗。

六、脑真菌性肉芽肿

脑真菌性肉芽肿属深部真菌感染。凡能引起深部组织感染的真菌，均可以是本病的致病菌。近年来，由于抗生素、糖皮质激素和免疫抑制剂在临床上的广泛应用、器官组织移植手术的推广，以及医务人员对真菌病认识的提高，真菌感染的发生率有增加趋势。

临床表现

病程多为亚急性、慢性或隐袭性发展，可迁延或反复发作达10余年之久，未经治疗者多死亡。临床表现颇似颅内肿瘤，有颅内高压征和局灶神经征。可有发热，但常不明显。常伴因颅底蛛网膜粘连引起的交通性脑积水。

诊断

单纯根据临床表现难以诊断。诊断的重要依据是：脑脊液涂片染色、培养和接种，脑组织的肉芽组织标本的病理检查，发现病原菌。真菌皮肤试验阳性反应，其他器官、组织发现真菌感染有辅助诊断价值，如皮肤瘘管分泌物有黄色、奶油黄、棕色和有时为黑色的"硫黄颗粒"（可把分泌物稀释于 0.9％氯化钠溶液中，取沉淀物过滤后寻找），则很可能为放线菌感染。

治疗

以手术切除肉芽肿或脓肿为主，术后辅以药物治疗。主要药物有：两性霉素 B 制剂、克霉菌素、曲古霉素、5-氟胞苷、酮康唑等，上述药物应用的期限视病情而定，并应根据脑脊液常规、生化、

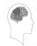

涂片检查和培养结果决定是否停药。用药期间要注意药物的不良反应，并调整全身情况，增强机体抵抗力，消除引起真菌感染的因素，这样才能提高治疗效果。

七、艾滋病（引起脑部病损）

艾滋病，即获得性免疫缺陷综合征（AIDS），是由人类免疫缺陷病毒（HIV）引起的传染性疾病，40%～70%的患者有神经系统并发症，其中10%～20%的 HIV 抗体阳性者以神经系统症状为首发表现。本病进展缓慢，以进行性 $CD4^+$ T 淋巴细胞破坏、继发机会性感染和肿瘤为特征。无症状 HIV 感染者及艾滋病患者为本病的传染源，人群普遍易感。传播途径主要包括性接触（最主要）、血源传播、围生期传播。

诊断

1. 临床表现　①有艾滋病史；②痴呆综合征；③颅内压增高症；④肢体无力、感受异常或瘫痪。

2. 脑脊液检查　常规、生化、可疑病原体（细菌、真菌、结核分枝杆菌、病毒）的培养；抗体的测定。

3. 血液检查　血常规、血培养（细菌、病毒）、细胞免疫、体液免疫指标。

4. 影像学的检查　MRI 是首选的检查方法，较 CT 扫描检查更为敏感。若无条件，可行 CT 检查，但需行延迟的双倍剂量造影剂增强造影。

治疗

应与感染科一起诊治患者。

1. 针对原发病（AIDS）的治疗　治疗方案可参见"中国艾滋病诊疗指南"。

2. 针对神经系统病变的治疗 肿瘤推荐个体化多学科综合治疗。脑室-腹腔分流手术可减轻脑积水；去骨瓣减压可用于脑疝抢救；癫痫可行病灶切除。淋巴瘤、卡波西肉瘤对放疗均较敏感。

◈ 八、 新冠肺炎病毒引发的神经系统损伤

2019 冠状病毒病(COVID‐19)又叫冠状病毒重症急性呼吸综合征(SARS‐CoV‐2)。主要引起急性呼吸道系统损害，也可引起全身多脏器损害。COVID‐19 病毒颗粒直径 80～100 nm，很难通过血脑屏障。但是，它可通过下列途径引发脑部病损：①直接途径：COVID‐19 有嗜神经性，加之脑血管内皮细胞表达病毒受体有关蛋白质。病毒可经嗅神经直接入侵脑部。②间接途径：由于心肺等脏器功能衰竭、细胞因子风暴、免疫功能失调、促凝血状况等间接导致脑病损。

临床表现

感染 COVID‐19 病毒 5～14 d 后，最常出现的症状：①轻型：全身不适、头痛、失眠等非特异性表现；失嗅、失味具有一定诊断价值。②重症：头痛、头晕伴肌痛、癫痫发作、上或下运动神经元瘫痪、颅神经障碍、共济失调、失语和意识障碍。

辅助检查

1. 生化检查 COVID‐19 核酸阳性、重症者周围血呈弥漫性血管内凝血状态，D‐二聚体增高、血小板、凝血酶原时间、纤维蛋白原水平等异常。转铁蛋白增高、乳酸脱氢酶和狼疮抗凝物增高。

2. 腰穿脑脊液 可正常或出现蛋白质细胞分离现象，多无COVID‐19 病毒颗粒，但有病毒抗体。

3. 脑电图 可正常，也可出现广泛或局灶性慢波、棘波，呈节

律或同位性释放。

4. 影像学检查 头颅 CT、MRI,包括 CTA、MRA 有助诊断。

根据临床病史、表现和有关辅助检查,COVID‐19 诊断可成立,再作出以下脑病损诊断。

(1) 缺血性中风:最常表现大血管或小血管闭塞。前者好发青壮年,呈多发血管闭塞,易发生梗死性出血。后者见皮质和皮质下腔隙性梗死。

(2) 出血性中风:由于 COVID‐19 感染重症者常用肝素等药物,易引发多灶性脑出血并发症。

(3) 脑病、脑炎:包括白质脑病、缺氧性全脑损伤、急性脱髓鞘性脑脊髓炎、胼胝体/嗅球细胞毒性病损、大脑后部可逆性脑病等。

(4) 格林巴利综合征。

(5) 颅神经、脊神经病损。

治疗

目前尚未有针对 COVID‐19 确切有效的抗病毒药物,主要以经验性抗病毒治疗和对症支持治疗为主。

(1) 呼吸道管理和支持。

(2) 对症处理:针对 COVID‐19 引发肺炎、心脏、肾脏、血液系统障碍的处理。

(3) 神经病损无特殊疗法,仍按各种神经病变的标准方法处理,如缺血中风的溶栓、取栓;脑炎脑病的对症治疗,如抗癫痫、脱水、类固醇激素应用等。出血中风的血压控制,血肿的穿刺或开颅手术等。

(4) 注意事项:①由于患者多有凝血功能障碍,应注意围手术期全身情况和凝血功能调整。②受疫情和后勤保障等影响,血管内取栓的理想时间常延误,加之此类患者血栓异于一般患者,易发生血栓破碎,术后出血或再闭塞风险高,应加以防范。

预后

　　影响预后因素有:①年老;②有基础病,如"三高"(高血压、高血脂、高血糖)、肝肾疾病和慢性阻塞性肺病;③重症 COVID - 19;④用呼吸机支持;⑤失嗅。

　　COVID - 19 伴神经系统损害者死亡率较高,Mogensen(2021)报告死亡率排列如下:49.7%(脑出血),38.5%(脑病),30%(缺血中风)。但是,不应轻易放弃,经积极治疗多数患者可救治。

（曹晓运　周良辅）

第四节　颅内寄生虫病

　　中枢神经系统寄生虫病是寄生虫侵犯中枢神经系统,形成占位性病变或颅内压增高而导致的一类疾病。它是全身性寄生虫病的一部分。在发展中国家此类疾病并不少见,大多数经内科治疗可痊愈。

一、脑阿米巴病

　　溶组织阿米巴原虫主要寄生于大肠腔内,引起阿米巴肠病。溶组织阿米巴滋养体可由肠壁经血液-淋巴迁移或直接侵入肠外器官发生肠外阿米巴病,脑部受感染后形成阿米巴脑脓肿,约占肠外阿米巴病的 3%。

诊断

1. 临床表现

(1) 大多继发于肝、肺阿米巴病。

(2) 头痛、谵妄、木僵、抽搐、昏迷,以及局灶性神经系统体征如复视、偏瘫、失语等。

(3) 病情严重者,发展迅速,数日内可死亡。

2. 生化检查　多为脓性,但无细菌,涂片找到阿米巴滋养体即可确诊。

3. MRI 和 CT 检查　有助定位。

治疗

1. 药物治疗

(1) 依米丁:每日 1 mg/kg,成人一般为 0.06 g/d 或每次 0.03 g,每天 2 次,深部肌注,连续 6 d;重症者再继以每天 0.03 g 连续 6 d,共 12 日;病情顽固者每天 0.06 g 连续 9 d,停 3 d 后,再以同量继续 3 d。

(2) 氯喹:第 1～2 天,每次 250 mg,每天 4 次;后减为每天 2 次,用 10～15 d。小儿每天 10～15 mg/kg。

2. 手术治疗　对颅内压增高而脓肿位于非功能区者,可开颅切除脓肿;深部脓肿可穿刺抽脓;但均应配合正规抗阿米巴治疗。

3. 对症治疗　如抗癫痫、脱水等治疗。

二、脑囊虫病

脑囊虫病是由猪带绦虫的幼虫(囊尾蚴)寄生于中枢神经系统引起的疾病,脑囊虫病占囊虫病的 60%～80%,是我国中枢神经系统寄生虫病中最常见的一种。本病临床症状多样,常引起严重病变,甚至危及生命。

临床表现

本病进展缓慢,病程多在 5 年以内,个别可长达 20 余年。其临床症状极为多样,一般可分为以下几型:

1. 癫痫型　占 80％,以反复发作的各种癫痫为特征。

2. 脑膜炎型　以急性或亚急性脑膜刺激征为特点,长期持续或反复发作。起病时有发热(38℃),持续 3～5 d,脑脊液可呈炎症改变,压力增高,细胞数为$(10～100)×10^6/L$,以淋巴细胞为主;蛋白质含量增高。

3. 颅内压增高型　以急性起病或进行性加重的颅内压增高为特征。头痛症状突出,常伴呕吐、复视、视神经盘水肿或继发性视神经盘萎缩,视力及听力减退。颅内压增高多由于包囊在颅底引起炎症粘连,导致脑脊液循环障碍或活瓣性阻塞,后者可引起发作性体位性头痛、头晕、呕吐,即布伦斯综合征(Bruns syndrome)。

4. 痴呆型　有进行性加剧的精神异常和痴呆。

5. 脊髓型　表现截瘫、节段性感受障碍、大小便失禁等。

诊断

(1) 流行病学史:生活或去过我国东北、西北、华北等地区的农村。

(2) 有癫痫发作、颅内压增高、精神障碍三大症状者。

(3) 有本病临床表现,如伴有皮下结节或有肠绦虫病史,是诊断的有力证据。

(4) 头颅 X 线或 CT 检查有钙化的囊虫结节。

(5) MRI 检查:早期囊尾蚴存活时在 T_1 加权上呈低信号区,在 T_2 加权上呈高信号区。脑室内囊虫在 MRI 图像上囊虫包囊呈低信号区,囊尾蚴的头节则表现为高信号的斑点状结节(图 7-5)。

扫描二维码
查看图 7-5

(6) 采用补体结合(CF)试验、间接血凝试验

265

(IHA)及酶联免疫吸附试验(ELISA)等免疫学方法检测患者血清及脑脊液中的特异性抗体,对诊断本病亦有一定的价值。

治疗

1. **药物治疗** 驱虫剂包括吡喹酮、阿苯达唑。由于囊尾蚴死亡会引起较剧烈的炎症反应,因此驱虫治疗必须在严密的监护下住院治疗,治疗前需除外眼囊虫病(虫体引起的眼部炎症可导致剧烈疼痛直至失明),治疗过程中建议常规使用糖皮质激素、甘露醇脱水治疗。

2. **手术治疗**

(1) 适应证:有广泛的脑水肿、脑室受压变小。

(2) 方法:可根据颅内压增高的程度行一侧或双侧颞肌下减压术。若患者经正规的吡喹酮、阿苯达唑、激素及甘露醇治疗仍出现迅速进展的神经损害或病灶增大造成脑疝等紧急情况时,也可开颅行囊虫摘除术。脑室内囊虫由于常形成活瓣堵塞脑室孔,故应积极进行手术治疗摘除囊虫。侧脑室和第3脑室的手术最好在脑室镜下进行;第4脑室的囊虫则可采用枕骨下入路在直视下手术。蛛网膜下腔及脑底池内的囊虫由于包囊内多无头节,药物治疗效果欠佳,应考虑手术摘除。但手术前应先行药物治疗,囊虫摘除后若脑积水无缓解,则可做脑室-腹腔引流术。

三、脑血吸虫病

血吸虫病是血吸虫寄生于人体门静脉系统所引起的疾病,全世界约有2亿人受感染,主要分布在亚洲、非洲、南美洲和中东等,我国见于长江中下游平原和四川、云南的高原山区,是WHO重点防治的疾病之一。当血吸虫虫卵逸出门静脉系统沉积于脑、脊髓等处,则引起中枢神经系统血吸虫病。本病的主要病变为虫卵肉芽肿,临床表现多样,随虫种、病期及虫卵沉积部位不同而异。

诊断

1. 病史 流行病学史。

2. 临床表现

(1)急性型:感染后 6 个月左右发病,表现为脑膜脑炎症状、发热、意识障碍、瘫痪、抽搐及腱反射亢进、脑膜刺激征、锥体束征等。

(2)慢性型:癫痫发作,以局限性癫痫多见,或以颅内压增高伴定位体征为主要表现。此外,当虫卵引起脑部动脉栓塞等病变时,尚可出现突然的偏瘫和失语。

3. 实验室检查

(1)病原学检查:粪便涂片检查虽然简单易行,但除重度感染有腹泻患者外,虫卵检出率不高。

(2)免疫学检查:方法很多,包括皮内试验,以及检测成虫、童虫、尾蚴与虫卵抗体的血清免疫学试验,具辅助诊断价值,一般不能单独作为确诊依据。检测抗原的明显优点为循环抗原(CAg)的存在表明活动性感染。血清(和尿)中 CAg 水平一般与粪虫卵计数有较好的相关性。

(3)影像学检查:CT 和 MRI 在急性期主要表现为脑水肿,在脑实质内可见大小不一、程度不等的低密度水肿区,边界模糊,增强后病灶有强化,但无特异性,需结合临床和化验室检查方能做出诊断。

治疗

1. 对症治疗 应注意休息,加强支持治疗。有脑水肿、颅内高压表现者,应以甘露醇脱水治疗;有癫痫发作者,应抗癫痫治疗,以控制发作。

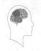

2. 药物治疗　早期用锑剂、呋喃丙胺、六氯对二甲苯与硝硫氰胺等药物治疗血吸虫病，1977 年后药物均已被吡喹酮替代。

3. 手术治疗　手术指征：大的占位性肉芽肿，有明显临床症状者可行开颅手术切除；对脑部炎症水肿或急性颅内压增高，有脑脊液循环阻塞或脑疝形成而脱水剂疗效不能持续或无效时，根据患者情况行一侧或双侧颞肌减压术或脑室-腹腔引流术。但术后仍需内科驱虫治疗。

◈ 四、脑包虫病

包虫病或称棘球蚴病，是由棘球绦虫的幼虫引起的一种慢性人畜共患寄生虫病。本病以累及肝和肺为主，仅有 1％～2％的患者累及中枢神经系统。主流行于畜牧区，我国分布于新疆、西藏、内蒙古、青海等地。

诊断

1. 病史　流行病学史。

2. 临床表现　无特征性，常见的表现为癫痫和颅内高压症状。此外，根据包囊所在的部位尚可产生偏瘫、偏盲、偏侧感觉障碍、失语、持续进展的痴呆等症状。但也有一些病例颅内可有很大的包囊而无神经系统症状。若包囊压迫、侵犯颅骨，则可出现颅骨隆突。

3. 实验室检查　30％～70％的患者血嗜酸性粒细胞计数增高；皮内试验可检测特异性抗体，阳性率可达 80％～95％，但特异性较差。

4. 影像学检查　头颅 X 线和 CT 可发现颅骨破坏及其形成的颅骨内外的软组织肿块，脑内有弧线状、环形或蛋壳状及团块状钙化，具有定性意义。CT 和 MRI 检查可见脑内圆形或类圆形囊肿，无囊周水肿、占位征象，囊内容物密度与水相同。头节在 MRI

T_1 高信号，具有特征性，囊壁可增强。

治疗

1. 手术治疗　手术目的在于完整摘除包囊，严防囊液外溢引起复发。手术创口和骨窗要足够大，分离时应十分小心。若手术囊液污染伤口，则应用过氧化氢洗液冲洗术野。阿苯达唑通常在手术前 1 周开始给药，并在术后持续至少 4 周。

2. PAIR　即经皮穿刺、抽吸、注射灭虫剂然后再抽吸的方法，旨在破坏包囊生发层，对于没有子包囊的囊肿疗效显著。

3. 改良导管引流术　大口径导管抽空整个囊肿，这通常用于管理 PAIR 后难以排出或倾向于复发的囊肿。

4. 药物治疗　药物治疗可单独使用，也可用作手术或穿刺的辅助治疗。阿苯达唑是治疗细粒棘球绦虫的主要抗寄生虫药。在没有阿苯达唑的情况下，甲苯达唑可用于替代治疗。

五、脑弓形虫病

弓形虫病是由专性细胞内寄生的刚地弓形虫所引起的人畜共患病，传染源以猫为主的多种动物。亦是免疫缺陷人群，尤其是 AIDS 患者发病率最高的疾病之一。脑是本病主要累及的器官之一。

诊断

1. 病史　猫等动物接触史和 AIDS 史。

2. 临床表现　脑炎与脑膜脑炎：多呈急性或亚急性。可有高热、头痛、嗜睡、昏迷、偏瘫、失语、视野缺损、癫痫发作、脑膜刺激征、颅内高压、精神障碍、脑神经损害及各种中枢神经局限性体征等，也可出现脑干、小脑或基底节受损的症状和体征。急性者以弥漫性脑损害为主，亚急性者多以局灶性脑损害起病，逐渐发展至脑部弥漫性损害，其表现也随病灶所在部位与程度而异。

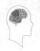

3. 实验室检查 检测血清弓形虫 IgG、IgM 抗体对诊断有一定帮助。经典的方法有 Sabin Feldman 染色法(SFDT)、间接荧光抗体试验、酶联免疫吸附试验等。

4. 影像学检查 CT 或 MRI 检查在诊断弓形虫病,尤其是脑部感染中具有重要的价值。CT 结果常显示为一个或多个低密度病灶,增强扫描呈环状或结节样增强。最常受累的部位是基底节,其余依次为额叶、顶叶、枕叶、颞叶、小脑、半卵圆区和丘脑。头部 MRI 检查较 CT 更敏感。典型的 MRI 表现为颅内多 T_1 低信号、T_2 高信号。

5. 其他 若临床允许,应行脑组织活检。目前多提倡在立体 CT 引导下针吸,操作安全,确诊率高。

治疗

1. 内科治疗 药物包括磺胺嘧啶、乙胺嘧啶、磺胺二甲嘧啶、复方磺胺甲基异恶唑、克林霉素和阿托伐醌等,药物首选方案推荐磺胺嘧啶。皮质激素只应用于伴有局灶性脑部病变或水肿的患者。

2. 手术治疗 有严重占位效应的病灶时,才考虑手术治疗。此外,弓形虫脓肿也可在立体 CT 定位下行穿刺排脓。

(曹晓运)

第五节 脊髓和椎管内细菌性感染

一、硬脊膜外脓肿

大部分继发于全身感染,血行播散引起;少数直接来自邻近感染灶或创伤性:外伤及医源性感染(腰穿、麻醉、外科手术)等以及隐源性：感染源不明。致病菌多为金黄色葡萄球菌。

诊断

1. 临床表现

（1）大多数患者先有全身感染征象；少数患者或病程发展较缓慢者全身感染征象不明显。

（2）多数伴有局限性腰背痛、棘突压痛或叩击痛，程度剧烈，呈针刺或电击样。

（3）病变部位的神经根受炎症刺激而出现神经根痛，视病变部位不同而向胸、腹部或下腹部放射。

（4）早期出现尿潴留，接着出现脊髓压迫症。典型表现为痉挛性瘫痪，如肢体麻木、运动或感觉障碍、腱反射亢进、病理反射阳性和大小便障碍等。经数小时或数天发展为弛缓性瘫痪，表现为运动、感觉、腱反射和病理反射全部消失。

2. 影像学检查

（1）增强 CT 检查阳性率可达 100％。

（2）MRI 平扫＋增强是目前诊断硬脊膜外脓肿最为可靠和准确的方法。

治疗

（1）本病应作为神经外科急症，在脊髓发生不可逆损伤以前紧急手术减压和排脓。缩短瘫痪后至手术的时间是提高疗效的关键。

（2）术前、术后全身应用广谱抗生素，视细菌培养和药敏结果酌情更改抗生素。如果培养结果阴性，根据细菌涂片革兰染色结果选择抗生素。如果没有伴随的椎体骨髓炎，术后静脉给予抗生素 3～4 周，否则 6～8 周。静脉给药停止后，要继续口服抗生素数周。可适当应用神经营养药物，以促进神经功能恢复。同时注意纠正水、电解质紊乱,加强营养,防止压疮和并发症。

◈ 二、硬脊膜下脓肿

硬脊膜下脓肿很少见,大多数由远处的感染灶经血行散播到硬脊膜下间隙,少数继发于邻近感染灶,以及脊柱手术或麻醉、腰椎穿刺等操作后感染。最常见的致病菌是金黄色葡萄球菌。

诊断

1. 临床表现

(1) 发热伴或不伴有腰背痛或神经根痛。

(2) 从运动、感觉和括约肌功能障碍发展到受损节段以下的肢体瘫痪和完全性感觉消失。

(3) 硬脊膜下脓肿好发部位依次是腰段、胸段、颈段。

2. 影像学检查　MRI 和 CT 检查可显示椎体与脊髓之间占位病灶。若伴有椎体骨髓炎或椎间盘间隙的感染,则提示并发硬脊膜外脓肿。

治疗

同"硬脊膜外脓肿"。

◈ 三、脊髓内脓肿

脊髓内脓肿很少见,本病可以急性发作,也可以是持续较长时间的慢性起病。本病可见于任何年龄,但以儿童和青少年多见,男性较女性多见。感染来源:①远处感染灶的血源性播散;②邻近感染灶的蔓延;③创伤或外科手术后感染;④隐源性感染(如骶尾部藏毛窦感染);⑤其他来源,如感染 HIV。

诊断

1. 临床表现　不典型,大多数仅表现为脊髓功能障碍的进行性加重,如长束征、尿潴留、受累脊髓平面以下的肌力减退和不同类型的感觉缺失。许多患者即使是急性发病者也可能从不发热。

2. 影像学检查　MRI 已取代脊髓造影而作为首选检查方法。MRI 可显示脊髓增粗伴水肿,T_2 加权图像为髓内高信号,T_1 加权图像为髓内呈等或低信号的病灶。T_1 加权增强后可见髓内病灶有强化。

治疗

（1）一旦怀疑本病,即应紧急手术切除椎板,切开硬脊膜,用细针穿刺脓肿抽出脓液,并酌情切开背侧脊髓,以达到充分的引流和减压,用含抗生素 0.9％氯化钠溶液反复冲洗术野。硬脊膜缝合或不缝合,需分层缝合肌层和皮肤。部分患者因脊髓脓肿可多房性或复发需要再次引流。

（2）术后抗生素的应用同脑脓肿,并可应用皮质类固醇、甘露醇等减轻脊髓水肿与损伤。

四、椎管内结核性肉芽肿

椎管内结核性肉芽肿是脊柱结核的一种并发症,1/10～1/5脊柱结核可伴硬脊膜外结核性肉芽肿,单纯的椎管内结核性肉芽肿少见。以青年好发,多见于胸椎,约占 60％,其余依次为颈胸椎交界处、胸腰椎交界处及腰椎。

诊断

根据病史、临床表现、全身结核的情况,结合 X 线（脊柱结核的变化）、脊髓 CT 或 MRI 检查可做出诊断。

临床表现如下:

（1）常有病灶双侧根痛,并出现相应的脊髓压迫症和棘突压痛或叩击痛、椎旁肌肉痉挛等。

（2）全身可有慢性感染症状，如低热、消瘦、盗汗、血沉增快等。

（3）身体其他部位常有活动性结核病灶，病程一般较短，多在3个月以内。

治疗

最佳的治疗方法是清除椎管内结核性肉芽肿，以解除对脊髓的压迫。同时还需进行全身抗结核治疗、增加营养和防治截瘫后的各种并发症。

（谢　嵘）

第一节　脑脊髓血管解剖生理特征和处理原则

一、脑脊髓的血管解剖与生理特征

中枢神经系统（CNS）是人体的"司令部"，有心跳、呼吸和意识中枢，还主管人体脏器、组织的功能。虽然脑脊髓重量仅占全身重量的 2％，但它是"耗量大户"，分别占心搏出量的 20％，肺吸氧量的 20％，全身耗能量占 20％。加上它本身血管的解剖特点和先天、后天因素影响，使脑血管病有"三高"的特征（高发生率、高致死率、高致残率），构成人类致死三大原因之一。

（1）供应脑的动脉（图 8-1）包括颈内动脉和椎基底动脉，前者分布于大脑半球前 2/3 和部分间脑，后者分布于大脑半球后 1/3 和部分间脑、脑干及小脑。它们在脑底相互吻合，构成大脑动脉环（Willis 环）。供应大脑半球的动脉可分为皮质支和中央支，皮质支在软脑膜下吻合成网，主要分布于大脑皮质，部分皮质支也可分布于皮质下髓质；中央支起自动脉主干的近侧端，主要分布于脑内灰质核团和白质。脊髓的血液供应来自椎动脉、前根和后根动脉。椎动脉发出一支脊髓前动脉

扫描二维码
查看图 8-1

和一对脊髓后动脉，脊髓前动脉和脊髓后动脉分别沿前正中裂和后外侧沟下降，并在沿脊髓全长下行过程中得到根动脉的补充。脊髓前动脉供应脊髓的绝大部分，仅脊髓灰质后角和后索由脊髓后动脉供应。根动脉来自椎动脉、颈深动脉、后肋间动脉、腰及骶诸动脉的分支。根动脉穿出椎间孔后分为前根动脉和后根动脉，沿前根和后根行走途中分别与脊髓前动脉和脊髓后动脉吻合，构成脊髓的冠状动脉环。因此，脊髓的血液供应十分丰富，脊髓的缺血现象远较脑部少见。

（2）与颅外动脉比，脑动脉的管壁无外弹力层，仅有内层、内弹力层、中层（肌层）和外层（外膜）。内层又开窗，中层平滑肌薄弱，血管走行在蛛网膜下腔内，缺少周围组织的支撑。在血管分支处，管壁肌层基质缺失。因此，与同口径的颅外动脉比，脑动脉在相同致病因素作用下，管壁易形成动脉瘤和/或破裂出血，或管壁因慢性炎症和粥样硬化造成管腔狭窄或闭塞，导致缺血性卒中。

（3）脑动脉的穿通支（直径 $100 \sim 200\ \mu m$）如豆纹动脉、丘脑穿通支、基底动脉的脑桥穿通支等，它们不仅是管壁薄弱的终末支，而且以 $90°$ 角从粗大的脑动脉或中央支发出和进入脑实质内，不像皮质支动脉有分支或侧交通路，可分流血液和分散承受血流的冲击力。在高血压等因素长期作用下，它们可发生组织结构改变，使管壁变脆弱，导致破裂出血。这就是自发性脑出血好发内囊、基底节、丘脑、脑干和小脑内 $1/3$ 的原因。

（4）脑淀粉样血管病引发脑出血，发生率仅次于高血压性脑出血。它不是脑穿通支引起，是因脑内 β-淀粉样蛋白生成增多或清除障碍，沉积在脑表面皮质支和毛细血管，使它们组织结构变脆弱和出血。

（5）大脑的供血主要来自大脑中动脉，它分布在大脑半球背外侧面，包括额中回、中央前回和后回的下 $3/4$、顶下小叶、颞上回、颞中回、颞下回的上缘、颞极内外侧面、岛叶、枕外侧沟前的枕叶。大脑前动脉供血大脑背侧近中线面和半球内侧面，包括前额叶、额极、胼胝体、扣带回、额上回内侧、中央旁小叶、中央前、后回的上 1/4、顶上小叶、下丘脑视前区、尾状核等。大脑后动脉供应大脑半球后部，包括枕叶距状裂视觉中枢，颞叶底部等。上述供血的特定分布区，在供血动脉闭塞时可引起相应症状群。血源性脑转移瘤常分布在这些动脉终末支交界处，即"分水岭"。

（6）脑动脉侧支循环对调节脑供血和病变时形成侧支代偿起重要作用：

1）脑基底动脉环：左右颈内动脉通过前交通动脉相通，颈动脉构成的前循环通过后交通与椎基底动脉构成的后循环相连，此环发育异常多见（48％）。

2）颈内动脉与颈外动脉的吻合：如颈外动脉的面动脉与颈内动脉的眼动脉分支的吻合，枕动脉脑膜支与大脑后动脉分支的吻合，颈外动脉的上颌动脉经鼓室前动脉，脑膜中动脉与颈内动脉的鼓室动脉和大脑中动脉分支的吻合。

3）大脑中动脉与大脑前动脉、大脑后动脉的软脑膜动脉之间的相互吻合。这些软脑膜侧支循环，在正常时常不起作用，但在病变时可防止或减轻血供障碍。

（7）脑动脉的发育不良和变异：脑血管发育不良和变异可无症状或有症状，后者如脑动静脉畸形（AVM），常见的发育不良和变异介绍如下：

1）脑动脉成双：指同名动脉成双，如大脑中动脉第一段（M1）、大脑前动脉第一段（A1）成双，或称增多动脉为副动脉，M1成双发生率为 1％，其副动脉常从同侧的大脑前动脉发出。

2）后交通动脉变异：发生率：胚胎型为 22％，发育不良 34％，漏斗扩张 10％。胚胎型后交通动脉常伴同侧大脑后动脉发育不

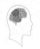
良或开窗。

3）脑动脉开窗：指一根动脉在近和远端之间有 2 个相互分离的管腔。发生率：尸检，7.5％～40％（前交通动脉），1％～6％（基底动脉），1％～2％（椎动脉）。血管造影，0.3％～0.9％（所有脑动脉），0.3％（基底动脉），0.19％（椎动脉），0.17％（大脑前动脉），0.06％（大脑前动脉），40％～60％（前交通动脉）。MRA，1.7％（基底动脉）。上述的发生率在尸检与血管造影差别大，反映相当多患者无症状，仅在有症状（如自发性蛛网膜下腔出血）才被发现。

（8）一般颅内硬脑膜内无或少血管，但在组成静脉窦的硬脑膜内却有小动脉和静脉。在静脉窦高压等因素作用下，它们开放和相互吻合，造成硬脑膜动静脉瘘。

（9）蛛网膜腔可向硬脑膜伸出突起，称蛛网膜颗粒。蛛网膜颗粒分布在大静脉窦及其静脉分支附近，它们的功能是脑脊液经静脉回流到体循环。近来发现脊神经鞘膜上也有蛛网膜颗粒，特别鞘膜的远端、静脉丛附近。在病变因素作用下，这些蛛网膜颗粒破裂，造成椎管脑脊液直接引流到椎旁静脉或静脉丛（压力低或负压），导致椎管内脑脊液低容量综合征（详见本书第十章第九节"自发性脊髓脑脊液低容量"）。

（10）类淋巴系统：脑组织富含水，其中细胞内水占 60％～68％，细胞外液（组织间液，IFS）占 12％～20％，脑脊液和血各占 10％。因此，液体交换在维持正常脑解剖的功能上具有重要作用。过去认为颅内没有淋巴系统，脑是免疫豁免器官。现在发现颅内有类淋巴系统，它由脑血管周围间隙（其内充满脑脊液）和硬脑膜内淋巴管组成，在动脉端的血管周围间隙，供应脑的营养物质经脑脊液在进入 IFS 和脑细胞。在静脉端的血管周围间隙，脑代谢产物从 IFS 进入脑脊液，再到静脉系统。血与脑脊液，脑脊液与 IFS 之间的交换过程，除平流传输外，水通道蛋白 4（AQP4）起关键作用。AQP4 分布在 CNS 血管床的星形细胞足突等组织内。

类淋巴系统的功能：①与血、脑脊液共同调节 CNS 的液体平衡、营养物和代谢产物的输送。②免疫功能。③构成一些疾病的发病机制，如脑外伤，自发性蛛网膜下脑出血引发颅内压增高、脑积水（特发性脑积水）、假脑瘤、脑血管病（缺血性）、认知功能障碍等。

二、脑自动调节

正常生理状态下，脑血流存在自动调节功能，是指体循环动脉压在一定范围内波动时，脑组织能保持稳定血流量的特殊功能。

1. 体液调节　①动脉血二氧化碳分压（$PaCO_2$）：$PaCO_2$ 升高脑小动脉扩张，脑血流量（CBF）增加，反之则收缩和减少。它是脑自动调节机制中主要因素（图 8 - 2）。②动脉血氧分压（PaO_2）：作用与功能与 $PaCO_2$ 相反，且较 $PaCO_2$ 弱。

扫描二维码
查看图 8 - 2

2. 自主神经调节　脑大动脉（颈动脉，椎基底动脉及其主要分支）有颈交感神经支配（副交感神经尚不明确），虽然颈交感神兴奋或抑制可引起头颈皮肤血管或近端脑动脉扩张，但对颅内小动脉影响少，故 CBF 变化不明显，甚至因全身血压下降，导致 CBF 下降。故不宜用此法。

3. 血压（BP）　BP 升高可引起脑小动脉收缩，反之则扩张，称 Baylis 效应。但它有一定窗口，即平均动脉压 70～180 mmHg，超过此限度，自动调节能力丧失。

4. 静脉压　正常情况下，静脉压调节功能有限，但在高速离心运动时，脑平均动脉压下降，伴静脉压也下降。由于虹吸作用维持 CBF 不变化。

5. 颅内压　通过增加血管阻力发挥作用，但多在病理情况下。

三、脑自动调节障碍和脑缺血

当脑内主要血管发生阻塞时，脑自动调节功能受损，局部脑血流不能维持恒定，随血压升降而波动，加重缺血。血管供应区的血管灌注压急剧下降，出现皮质静脉血淤滞，此时脑动脉和小动脉扩张。若脑组织缺血进行性加重，皮质呈现苍白色，在血管收缩物质作用下引起血管收缩，继而发生脑水肿。若能及时地恢复脑血流，上述缺血系列反应还可逆转，此时常有反应性充血、血管扩张，静脉血呈红色。如缺血持续存在，脑组织内 PCO_2 和酸性代谢产物增加，缺血区和周围组织血管扩张，血容量增加。此时扩张血管对血管扩张剂的反应常与正常生理状态下相反，血压升高，不仅不引起脑血流增加，反而是降低，故此时不主张使用血管扩张剂。

自从有了缺血半暗带的概念，其定义就经历着一些修正和细化。在局灶性脑缺血中，原发损伤的边缘区域通常成为最终梗死灶的一部分，但是可以通过缺血再灌注或药物干预来防止。另外，此区域并不一定是静息的，也不会完全地保持离子稳态。半暗带同时也是一个动态变化的区域。半暗带的体积在缺血开始时最大，随着时间的推进进一步缩小。尽管半暗带的血灌注急剧下降，但局部的糖代谢水平维持正常，从而使局部葡萄糖代谢/血流比值明显升高，这是代谢-血流解偶联的征象，导致代谢性应激，表现为所谓的梗死周围去极化的重复出现和伴随需要 ATP 来恢复膜电位。当组织 ATP 完全耗尽时，半暗带则变成了不可逆的去极化并且与梗死中心无区别。

四、脑脊髓血管的处理原则

在手术规划时,除了相关功能性分析之外,必须识别病变相关的不同类型的脑脊髓血管:

1. 终末动脉　即直接给病灶供血,不再供应正常脑脊髓区的血管。此类血管是手术中需要尽早控制的血管,以减少病灶血供。

2. 过路动脉　这些动脉并不终止于病变,而是发出分支为病变供血,其远端仍然供应正常脑区。此类血管很可能被病灶包绕。常见的例子包括侧裂动脉、小脑扁桃体附近的小脑后下动脉等。如何正确地识别过路血管,进行血管轮廓化减少病灶血供的同时保护血管通畅性也是术中最重要和最具挑战性的操作之一。

3. 旁路动脉　这些动脉完全不参与病变供血,只是其走行经过病变附近,需与旁路血管相鉴别。

4. 穿支　包括豆纹动脉、前穿质内的大脑前动脉穿支、后交通动脉及大脑后动脉 P1 段的穿支以及众多脑干、丘脑穿支等。这些穿支血管必须小心翼翼地操作、避免损伤。

5. 主要的回流静脉（窦）　这些重要的静脉结构包括大脑浅表的 3 条主要引流静脉系统(侧裂、中央沟和拉贝静脉)、脑深部结构的大脑大静脉系统、小脑的岩静脉等处,以及矢状窦中后部、优势侧横窦、乙状窦等。对不同类型血管进行识别后,在设计具体手术方案的时候,需考虑上述血管与病变的关系。术中操作原则是尽快精确控制终末动脉、保护好旁路/过路/穿支血管和主要的回流静脉,从而最大限度地减少脑脊髓血管相关并发症和保障手术安全。对过路和旁路动脉的分析中,还需要重视分析其可能的侧支循环代偿来源和设计可能的补救性血流重建措施,从而在出现意外时有应对之策。此外,也需要根据脑血管生理病理特点设计围手术期并发症处理方案(例如预防血管痉挛),并做好凝血功

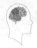

能的监测和调节（术前、术中维持凝血功能正常，术后注意防治凝血功能亢进所致深静脉血栓风险）。

（宋剑平　周良辅）

第二节　缺血性脑卒中

缺血性脑卒中是指脑血管狭窄或闭塞，造成脑实质缺血，不包括非脑血管病变（如心脏骤停）引起 CBF 降低导致脑缺血。它占脑卒中的 $60\%\sim70\%$。

病因

1. 动脉粥样硬化　以颈内动脉多见，其次为颈总动脉、椎动脉、锁骨下动脉等。

2. 心源性栓塞　心源性栓塞主要包括心房颤动、心房扑动、心脏瓣膜病、人工心脏瓣膜、感染性心内膜炎、心肌梗死、心肌病、心力衰竭、心房黏液瘤等。

3. 小动脉闭塞　见于高血压、糖尿病、血管炎、遗传性疾病等。

4. 颈动脉纤维肌肉发育异常　好发于颅外颈内动脉，女性多见。

5. 颈部脑血管损伤　详见本书第六章第六节"颅外脑动脉钝性伤"。

6. 血液成分异常　血小板、红细胞异常增多而引起的高凝状态等。

临床表现和分类

1. 短暂性脑缺血发作（TIA）　主要表现为短暂，一过性局限性神经性功能障碍,持续时间不超过 24 h,症状自行缓解,不遗留神经系统阳性体征。TIA 可反复发作,间歇时间无规律。

（1）颈动脉性 TIA 突发的对侧肢体麻木、力弱、感觉障碍、单眼黑蒙,如在优势半球可有失语;

（2）椎动脉性 TIA 突发眩晕、复视、双眼黑蒙、共济障碍、构音及吞咽困难,可有同向偏盲,每次发作轻瘫的部位不恒定,常伴有枕部头痛。

2. 可逆性神经功能障碍（RIND） 临床表现与 TIA 相似,但神经功能障碍时间超过 24 h,一般在一周左右恢复正常。

3. 进展性卒中（SIE） 神经功能障碍逐渐发展,呈阶梯样加重,需数小时至数天病情发展达高峰。

4. 完全性卒中（CS） 局限性神经功能障碍,在 6 h 内达到高峰,持续 3 周以上,神经功能很难恢复。主要表现有偏瘫、偏盲、失语、感觉障碍,常有意识障碍。

辅助检查

1. CT 对诊断脑缺血不敏感,除少数发病 6 h 可显示低密度灶,大多数在 24 h 后。因此急性期 CT 的主要价值在于排除脑出血。

2. MRI 脑缺血后半小时 MRI 即可有异常发现:DWI 呈高信号,FLAIR 未见异常（称为 DWI/FLAIR 不匹配）。缺血严重,致脑梗死。脑梗死信号与病程和梗死类型有关。梗死早期（9 h 内）,病变区仅表现为脑水肿,呈等 T_1 长 T_2 信号。病变区出现坏死,MRI 呈长 T_1 长 T_2 信号。进一步发展为软化灶,MRI 呈类似脑脊液信号。如出现点状出血,则在大片梗死灶中出现散在不规则点片状短 T_1 长 T_2 高强度信号。

3. CTA 或 MRA 两种方法都能得到高质量的颅内外血管图像,有助于对脑缺血原因进行分析。在诊断颅内动脉狭窄或闭塞

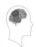

性疾病时,CTA 比 MRA 具有更高的敏感性和特异性。但是,前者需注射造影剂,又有放射线危害风险,后者无放射线危害。

4. CT 灌注成像（pCT）或 MR 灌注成像（pMR） pCT 和 pMR,梗死核心区 CBF 和 CBV 均下降,如 CBF 与 CBV 不匹配（CBV 下降而 CBF 正常）代表半暗带区域。半暗区的存在是取栓和溶栓治疗的重要依据和指征。

5. **超声成像技术** 颈部高分辨 B 型超声能提供颈部血管不同平面的图像,可准确评估颈动脉狭窄程度,识别溃疡和斑块内出血,并测量血管壁上不同结构的直径,具有较高的敏感性和特异性（80%）。同时超声能显示出病灶不同截面的图像,并允许对血管病灶进行三维重建。

6. **经颅多普勒超声（TCD）** TCD 能准确探测大脑底部主要动脉的粥样硬化性狭窄病变,能显示颅外动脉闭塞对颅内动脉分支血流速度造成的影响,同时也可用于研究大动脉狭窄患者的侧支循环情况。

7. **脑血管反应或脑血管储备功能（CVR）** 用药物(如乙酰唑胺)或气体(如 CO_2 或氧气)扩张或收缩脑内小动脉,引起脑局部 CBF 改变;通过 pCT 或 pMR 或 fMR 或 TCD 显示,有反应能力的区域为半暗带,无反应能力为梗死区。(详见本书第十三章第六节"脑血管储备功能测定术")。

8. **脑血管造影** 可直接显示闭塞血管,了解血管狭窄情况、血管腔内血栓形成和侧支循环功能。对于大动脉梗死,脑血管造影显示并评估适应证后直接进行取栓治疗。

治疗

1. **急性期对症治疗** 患者应收入卒中单元治疗。积极治疗原发病,保持呼吸道通畅及吸氧,控制血压、血糖、降颅压,治疗发热、感染及可能伴随的上消化道出血、水电解质紊乱,控制癫痫、预防深静脉血栓形成等。

2. 急性期溶栓治疗　根据中国急性缺血性脑卒中诊治指南2018(推荐意见),对缺血性脑卒中发病 3 h 内(Ⅰ级推荐,A 级证据)和 3～4.5 h(Ⅰ级推荐,B 级证据)的患者,应按照适应证、禁忌证和相对禁忌证严格筛选患者,尽快静脉给予 rtPA 溶栓治疗。使用方法:rtPA 0.9 mg/kg(最大剂量为 90 mg)静脉滴注,其中 10％在最初 1 min 内静脉推注,其余持续滴注 1 h,用药期间及用药 24 h 内应严密监护患者(Ⅰ级推荐,A 级证据)。发病在 6 h 内,可根据适应证和禁忌证标准严格选择患者给予尿激酶静脉溶栓。使用方法:尿激酶 100 万～150 万 IU,溶于 0.9％氯化钠溶液 100～200 ml,持续静脉滴注 30 min,用药期间应严密监护患者(Ⅱ级推荐,B 级证据)。

静脉溶栓适应证与禁忌证详见表 8-1～8-3。

表 8-1　发病 3 h 内 rt-PA 静脉溶栓的适应证、禁忌证和相对禁忌证

类型	症状及治疗
适应证	(1) 有缺血性脑卒中导致的神经功能缺损症状
	(2) 症状出现<3 h
	(3) 年龄≥18 岁
	(4) 患者或家属签署知情同意书
禁忌证	(1) 颅内出血(包括脑实质出血、脑室内出血、蛛网膜下腔出血、硬脑膜下/外血肿等)
	(2) 既往颅内出血史
	(3) 近 3 个月有严重头颅外伤史或卒中史
	(4) 颅内肿瘤、巨大颅内动脉瘤
	(5) 近期(3 个月)有颅内或椎管内手术
	(6) 近 2 周内有大型外科手术
	(7) 近 3 周内有胃肠或泌尿系统出血
	(8) 活动性内脏出血
	(9) 主动脉弓夹层
	(10) 近 1 周内有在不易压迫止血部位的动脉穿刺
	(11) 血压升高:收缩压>180 mm/Hg,或舒张压>100 mm/Hg

类型	症状及治疗
	(12) 急性出血倾向,包括血小板计数低于 100×10^9/L 或其他情况
	(13) 24 h 内接受过低分子肝素治疗
	(14) 口服抗凝剂且 INR＞1.7 或 PT＞15 s
	(15) 48 h 内使用凝血酶抑制剂或 Ⅹa 因子抑制剂,或各种实验室检查异常(如 APTT、INR、血小板计数、ECT、TT 或 Ⅹa 因子活性测定等)
	(16) 血糖＜2.8 mmol/L 或＞22.22 mmol/L
	(17) 头 CT 或 MRI 提示大面积梗死(梗死面积＞1/3 大脑中动脉供血区)
相对禁忌证	(1) 轻型非致残性卒中
	(2) 症状迅速改善的卒中
	(3) 惊厥发作后出现的神经功能损害(与此次卒中发生相关)
	(4) 颅外段颈部动脉夹层
	(5) 近 2 周内严重外伤(未伤及头颅)
	(6) 近 3 个月内有心肌梗死史
	(7) 孕产妇
	(8) 痴呆
	(9) 既往疾病遗留较重神经功能残疾
	(10) 未破裂且未经治疗的动静脉畸形、颅内小动脉瘤(＜10 mm)
	(11) 少量脑内微出血(1～10 个)
	(12) 使用违禁药物
	(13) 类卒中

注:INR:国际标准化比率;PT:凝血酶原时间;APTT:活化部分凝血活酶时间。

表 8-2　发病 3～4.5 h 内 rt-PA 静脉溶栓的适应证、禁忌证和相对禁忌证

类型	症状及治疗
适应证	(1) 缺血性卒中导致的神经功能缺损
	(2) 症状持续 3～4.5 h
	(3) 年龄≥18 岁
	(4) 患者或家属签署知情同意书
禁忌证	同表 8-1
相对禁忌证(在表 8-1 相对禁忌证基础上补充如下)	(1) 使用抗凝药物,INR＞1.7, PT＞15 s
	(2) 严重卒中(NIHSS 评分＞25 分)

注:INR:国际标准化比率;PT:凝血酶原时间。

表8-3 发病6h内尿激酶静脉溶栓的适应证及禁忌证

类型	症状及治疗
适应证	(1) 有缺血性卒中导致的神经功能缺损症状
	(2) 症状出现＜6 h
	(3) 年龄 18～80 岁
	(4) 意识清楚或嗜睡
	(5) 脑 CT 无明显早期脑梗死低密度改变
	(6) 患者或家属签署知情同意书
禁忌证	同表 8-1

3. **血管内治疗** 是近年急性缺血性脑卒中治疗最重要的进展,可显著改善急性大动脉闭塞导致的缺血性脑卒中患者预后。推荐在有条件的医疗机构,由经规范培训的临床医疗团队执行,严格掌握血管内机械取栓治疗的适应证。具体血管内治疗方式包括动脉溶栓、机械取栓/碎栓以及急性期血管成形支架植入术等。

4. **非急性期脑缺血的药物治疗**

(1) 抗血小板凝聚药物:对非心源性栓塞性缺血性脑卒中或 TIA 患者,建议给予口服抗血小板药物而非抗凝药物预防脑卒中复发及其他心血管事件的发生。阿司匹林(50～325 mg/d)或氯吡格雷(75 mg/d)单药治疗均可以作为首选抗血小板药物。抗血小板药应在患者危险因素、费用、耐受性和其他临床特性基础上进行个体化选择。

(2) 抗凝治疗:传统口服抗凝药如华法林在心源型脑梗死二级预防、非瓣膜性心房颤动脑梗死高危患者一级预防方面的疗效已获肯定和广泛认可,但是其起效缓慢、需频繁监测调整剂量、易受其他药物与食物的影响等局限性。新型口服抗凝药,如利伐沙班(直接凝血因子 Xa 抑制剂)、达比加群(直接凝血酶抑制剂),起效快、半衰期短、与食物药物酒精等的相互作用少,效果与安全性的获益风险比高,不需常规频繁监测凝血功能即可获得预期抗凝效果等,临床应用前景更为广阔。

(3) 他汀类药物:他汀类药物可以显著减少缺血性脑卒中的

复发。推荐他汀类药物治疗的强度分为高强度(LDL‐C 降低≥50%)和中等强度(LDL‐C 降低 30%~50%)。在实际工作中，LDL‐C 的目标值仍然是临床医生评估他汀类药物治疗疗效和依从性的重要参考，建议将 LDL‐C<1.8 mmol/dl)作为评估降低胆固醇治疗的参考目标值。

(4) 神经保护:神经细胞保护治疗的目的在于减轻缺血后的细胞损害，延迟神经细胞死亡，以争取时间恢复脑灌注，延长治疗时间窗。神经细胞保护剂目前正处在不同的研究、试验阶段，尚未发现对脑缺血有确切保护的药物制剂。

5. 外科治疗　目前，颈动脉内膜剥脱术(carotid endarterectomy, CEA)和颈动脉支架置入术(carotid artery stenting, CAS)已成为症状性颈动脉狭窄除内科药物治疗外的主要治疗手段。多项临床试验证实，两种治疗方式在围手术期并发症以及脑卒中复发率方面无明显差异。CEA 和 CAS 是相互补充的关系。

2014 版中国缺血性脑卒中和短暂性脑缺血发作二级预防指南对两种治疗方式的选择做出如下推荐:

(1) 对于近期发生 TIA 或 6 个月内发生缺血性脑卒中合并同侧颈动脉颅外段严重狭窄(70%~99%)的患者，如果预计围手术期死亡和卒中复发<6%，推荐进行 CEA 或 CAS 治疗(Ⅰ类，A 级证据)。CEA 或 CAS 的选择应依据患者个体化情况(Ⅱ级推荐，B级证据)。

(2) 对于近期发生 TIA 或 6 个月内发生缺血性脑卒中合并同侧颈动脉颅外段中度狭窄(50%~69%)的患者，如果预计围手术期死亡和卒中复发<6%，推荐进行 CEA 或 CAS 治疗(Ⅰ类，A 级证据)。CEA或 CAS 的选择应依据患者个体化情况(Ⅱ级推荐，B 级证据)。

(3) 颈动脉颅外段狭窄程度<50%时，不推荐行 CEA 或 CAS治疗(Ⅰ级推荐，A 级证据)。

（4）当缺血性脑卒中或 TIA 患者有行 CEA 或 CAS 的治疗指征时，如果无早期再通禁忌证，应在 2 周内进行手术（Ⅱ级推荐，B 级证据）。

对于颈内动脉或大脑中动脉完全闭塞者，通过 CEA 或 CAS 的方式难以改善脑血流灌注，颅内外血管旁路移植术可作为一种备选方案。但是该类患者通常高龄，基础疾病多发，且一定程度上已形成自发代偿，需严格把握手术指征。手术适应证：①经正规药物治疗 3 个月以上，且血压、血糖、血脂等各项指标控制合理的情况下，仍有反复 TIA 等脑缺血症状者；②经术前评估，基础情况可耐受开放手术者；③患侧有明显脑血流灌注减退；④患者年龄通常≤65 岁。不满足上述条件者不建议行颅内外血管重建手术。

缺血性脑卒中处理流程见图 8-3。

预后

扫描二维码
查看图 8-3

缺血性脑卒中已经是我国居民致残、致死的主要原因，给社会和家庭带来沉重负担。缺血性脑卒中的预后主要取决于缺血严重程度和范围、救治是否及时准确、患者基础状态及年龄等因素。严重的缺血性脑卒中，急性期死亡率高达 5%～15%，生存患者致残率约 50%。规范控制脑卒中危险因素、积极药物治疗以及健康的生活习惯有助于减少脑卒中复发率。正规神经康复治疗以及良好的家庭和心理护理，可以改善患者相关预后。

（高　起）

第三节　出血性卒中

出血性卒中（intracerebral hemorrhage，ICH）是指原发于脑

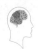

实质内的非外伤性出血,ICH 占脑卒中 10%～20%,死亡率达50%,>75%的存活患者会遗留不同程度的神经功能障碍,影响生活质量,增加家庭和社会负担。引起脑出血的病因很多,包括高血压性脑出血、血管畸形、脑肿瘤、烟雾病、脑淀粉样变等。本节内容主要叙述高血压脑出血,好发于 50～60 岁的高血压患者,通常在情绪激动、过度兴奋、排便、屏气用力或精神紧张时突然发生。

临床症状

1. 一般症状　头剧痛,伴呕吐,偶见抽搐等;重者常昏迷,大小便失禁。血压异常增高,少数血压可正常。

2. 神经定位征

(1) 壳核、基底节区出血(多伤及内囊):"三偏"症状。①偏瘫:出血对侧中枢性面瘫、不全或完全性偏瘫;②偏身感觉障碍:浅感觉或皮质感觉障碍;③偏盲。可有两眼同向偏斜,呈"避视偏瘫"。如果出血侧为优势半球,可失语。

(2) 脑桥出血:深度昏迷,两侧瞳孔呈"针尖样",四肢瘫痪,去脑强直,双侧病理反射阳性。可出现中枢性高热、不规则呼吸。

(3) 小脑出血:轻症患者神志清楚,后枕部剧痛、眩晕、呕吐,发音含糊,眼球震颤,病变侧肢体共济失调。重症患者昏迷,呼吸不规则甚至停止。

(4) 脑叶皮质下出血:症状与部位和血肿大小有关。除一般症状,有相应的脑叶神经缺损表现。

辅助检查

1. CT　可以迅速明确脑内出血部位、范围和血肿量,可明确是否破入脑室或蛛网膜下腔。

CT 血肿量计算方法:多田公式(单位 ml):血肿量＝$\pi/6\times$长×宽×厚/2。简易计算法:血肿量＝1/2 长×宽×厚。

新鲜血块CT值70～80 Hu,为脑组织密度的2倍,以后因血肿吸收,密度逐渐降低。出血2周内,血肿呈均匀高密度;3～5周,血肿中央密度降低,增强扫描时可有"环征";4～8周,血肿呈均匀低密度,增强扫描后仍有"环征";6周后血肿吸收,呈低密度。

根据CT扫描检查表现,可分下列几种类型:

(1) 壳核-内囊出血分型:①壳核型:血肿直径＜3 cm;②壳核-内囊型:血肿直径＞3 cm,影响内囊后侧;③壳核进展型:血肿占据壳核、内囊、放射冠、中央半卵圆、岛叶后部或侧脑室;④脑室型:大部侧脑室和第3脑室受累。

(2) 丘脑出血分型:①丘脑型:血肿限于丘脑外或内侧核群;②丘脑-内囊型:血肿向外扩大累及内囊;③丘脑底部-中脑型,血肿向内下方扩大累及中脑;④脑室型。

(3) 小脑出血分型:①小型:血肿直径＜2 cm;②中型:血肿直径2～3 cm;③大型:血肿直径＞3 cm。

(4) 脑干出血分型:①小型:血肿直径＜1 cm,即脑桥横断面的1/4;②中型:血肿直径＞1 cm 即脑桥横断面的1/3;③大型:血肿占据整个脑桥,小脑也受累。

预测早期再次出血,引起血肿增大:增强CT见血肿内高密度≥1个点征。

2. MRI　仅用于鉴别诊断。

3. CTA、DSA　仅用于鉴别诊断。

4. 凝血纤溶功能监测　对于服用抗凝药物的患者,立即停用抗凝药物,检测DIC全套、血常规和血栓弹力图。

5. 非典型高血压老年脑出血患者　建议检测同型半胱氨酸。

6. 脑淀粉样血管病　CT检查见血肿呈"指样"突起。

治疗

1. **内科治疗**　是 ICH 主要和基础的治疗。

（1）重症监护病房或配置完善的卒中单元，保持安静。

（2）减少不必要的搬动，保持呼吸道通畅，迅速（＜1 h）将收缩压控制在≤140 mmHg 老人（年龄≥70 岁）收缩压控制在≤150 mmHg 的安全范围，维持＞24 h。

（3）治疗脑水肿，降低颅内压，稳定血糖以及体温，常规吞咽筛查，减少肺炎。

（4）无癫痫发作的患者不建议预防引用抗癫痫药物。

2. **外科治疗**

（1）手术指征：目前对高血压脑出血的外科治疗尚有争议，应根据患者的全身情况，血肿的部位、大小及病情的演变等进行具体分析，不推荐超早期（＜4 h）手术治疗。

一般适应证：①脑中线移位＞1 cm，ICH 直径＞3 cm，伴有脑积水和意识障碍。②脑叶出血，ICH≥30 ml。③小脑出血，ICH≥10 ml。④脑室出血：第 3、4 脑室积血。

禁忌证：脑干出血，生命体征不稳定。

（2）手术方法：

1）开颅经侧裂或经皮层清除血肿，或内镜下清除血肿，或立体定向穿刺血肿、引流±溶纤。

2）不强求一次全清血肿，以达到降颅内高压和缓解脑组织受压为原则。

3）去骨瓣减压仅用于 ICH 清除后颅内压仍高者或术前有脑疝者。

预后

1. **预后**　ICH 自然死亡率：40％（首月），75％（首年），存活者多病残。

影响预后因素：年龄、CT 点征、ICH 部位和大小、血压控制、术前用抗凝剂、伴脑室出血、伴全身器官病变、感染等。

2. 注意事项　①术前、后控制血压；②术前抗凝剂的停用、拮抗和术后抗凝剂应用，应与血液科等相关科室磋商解决；③针对术后全身的并发症，应及时对症治疗，稳定内环境；④早期多学科康复；⑤防止再卒中。

（胡枢坤）

第四节　烟　雾　病

烟雾病（moyamoya disease，MMD）是一种以双侧颈内动脉末端、大脑前动脉和大脑中动脉起始部慢性进行性狭窄或闭塞为特征，伴颅底异常血管网形成的一种脑血管疾病。

烟雾病发病率在东亚地区比欧美高：(0.35～0.94)/10 万（日本），0.41/10 万（中国），(0.03～0.1)/10 万（欧洲）。女性略多于男性。可见于任何年龄，但多见于 10 岁以下和 30 岁以上。少数患者有遗传因素。

临床表现

少数患者可无症状，因体检或其他原因被发现，多数表现为：

1. 脑缺血　包括 TIA、可逆性神经功能障碍（RIND）或脑梗死，缺血发作常由过度紧张、哭泣吵闹、剧烈运动、热饮或热食等诱发。症状主要包括运动及感觉障碍、失语、不随意动作、精神障碍等。儿童患者以缺血症状为主。

2. 颅内出血 成人患者出血比例高于儿童，包括脑室出血、基底节区或脑叶血肿以及蛛网膜下腔出血等。主要原因为脆弱的侧枝代偿血管破裂出血或合并的动脉瘤破裂出血，后者可以是脑底 Willis 环动脉瘤或周围型动脉瘤。

3. 其他 头痛、癫痫、认知功能障碍、儿童智力或身体发育迟缓等，可能也是脑缺血的一种表现。

辅助检查

1. CT、CTA 检查 CT 可显示各种颅内出血以及脑梗死、脑萎缩、蛛网膜下腔和脑室扩大等异常（图 8 - 4）。CTA 可提示典型的烟雾病血管特征（图 8 - 5）。

扫描二维码查看图 8 - 4、8 - 5

2. MRI、MRA 检查 MRI 可显示脑缺血、脑出血或脑萎缩等脑实质损害，双侧基底节多发点状的异常流空影，以及大脑前动脉、大脑中动脉近端的正常流空现象消失（图 8 - 6）。头颅 MRA 可显示 Willis 环附近血管结构的异常，包括双侧颈内动脉远端和大脑前、大脑中动脉近端的狭窄或闭塞等（图 8 - 7）。MRI 结合 MRA 可用于筛查烟雾病。

扫描二维码查看图 8 - 6、8 - 7

3. DSA 检查 诊断烟雾病的金标准，典型表现包括：颈内动脉末端和/或大脑前动脉/大脑中动脉起始段狭窄或闭塞；动脉相出现颅底异常血管网（图 8 - 8）；上述表现为双侧性，常用 Suzuki 分期（表 8 - 4）。

扫描二维码查看图 8 - 8

表 8-4　烟雾病的 Suzuki 分期标准

分期	脑血管造影表现
Ⅰ期	颈内动脉末端狭窄,通常累及双侧
Ⅱ期	脑内主要动脉扩张,脑底产生特征性异常血管网(烟雾状血管)
Ⅲ期	颈内动脉进一步狭窄或闭塞,累及 MCA 和/或 ACA;烟雾状血管更加明显
Ⅳ期	整个 Willis 环甚至 PCA 闭塞,颅外侧支代偿开始出现;烟雾状血管开始减少
Ⅴ期	颅外侧支代偿逐渐增加,烟雾状血管进一步减少
Ⅵ期	颈内动脉及其分支完全闭塞,烟雾状血管消失,完全依赖颈外动脉和椎基底动脉的侧支代偿

4. 脑血流和代谢评估　PET、SPECT、pCT、pMR 和 fMR 等可用于测量脑血流量、脑血容量、达峰时间、平均通过时间及脑血管储备等血流动力学指标,对病情评估、治疗决策和疗效评估具有重要的价值(见本书第十三章第六节"脑血管储备功能测量术")。

5. 认知功能评估　部分患者无明显的脑出血或脑缺血症状,以认知受损为主要临床表现,认知功能评估对烟雾病的诊断及治疗均有重要参考意义。

诊断

儿童或者青壮年患者出现各种形式的脑缺血或颅内出血,特别是脑室内出血,应考虑本病,确诊标准如下:

(1)成人患者出现前述 DSA 特征,且为双侧病变,并排除合并疾病。

(2)儿童患者单侧脑血管病变,并排除合并疾病,可做出确切诊断。

(3)需排除的合并疾病:动脉粥样硬化、自身免疫性疾病(系统性红斑狼疮、抗磷脂抗体综合征、结节性周围动脉炎、干燥综合征)、脑膜炎、多发性神经纤维瘤病、颅内肿瘤、Down 综合征、头部外伤、放射性损伤、甲状腺功能亢进、特纳综合征、Alagille 综合征、Williams 综合征、努南综合征、马方综合征、结节性硬化症、先天性巨结肠、Ⅰ型糖原贮积症、Prader-Willi 综合征、肾母细胞瘤、草酸盐沉积症、镰状细胞性贫血、Fanconi 贫血、球形细胞增多症、嗜酸细胞肉芽肿、Ⅱ型纤维蛋白原缺乏症、钩端螺旋体病、丙酮酸激酶缺乏症、蛋白质缺乏症、肌纤维发育不良、成骨不全症、多囊肾、口服避孕药以及药物中毒(可卡因)等。

治疗

1. 内科治疗　目前对烟雾病尚无确切有效的药物治疗。可对基础疾病或伴发疾病进行相应的药物治疗,控制卒中的危险因素。

2. 外科治疗　颅内外血管重建手术是目前公认的有效治疗方法,可降低脑梗死或脑出血的风险。不推荐对烟雾病的狭窄性病变进行血管内干预,包括球囊扩张或支架成形术。

(1)手术指征:①Suzuki 分期≥2 期;②与烟雾病相关的脑缺血或颅内出血;③血流动力学受损;④排除外科手术的其他禁忌证。

(2)手术时机及术式选择等注意事项:

1)诊断明确后应尽早手术,但应避开脑梗死或颅内出血的急性期,一般而言,两者的时间间隔分别为发病后 6 周及 3 个月。

2)手术方式包括 3 类:间接血管重建手术、直接血管重建手术及联合手术。直接手术是通过血管吻合的方式将颅外动脉的血流直接引入颅内,最常见的术式是颞浅动脉-大脑中动脉分支端侧吻合术。间接手术是将颅外的组织如颞肌、骨膜、帽状腱膜或硬脑膜等直接作为供体,贴敷于皮层表面,诱发两者之间形成血管吻合。手术关键点是大脑表面的蛛网膜必须开放,颅外供体直接贴敷于皮质软脑膜上,如用硬脑膜作为供体,应将其翻转,使带血管面硬脑膜与脑皮层接触。联合手术是直接手术和间接手术的各种组合。一般认为,间接手术在成人患者的临床疗效难以保证,尤其是出血型者,故应选择直接手术或联合手术,以后者为首选;儿童患者可单独行间接手术,因其简单易行且 DSA 随访结果与联合手术无明显差异,但条件允许时也可行联合手术以充分利用颈外动脉的血流,快速缓解脑缺血症状。

3) 对于术前已经形成的颅内外自发代偿应予妥善保护,如脑膜中动脉、颞浅动脉或枕动脉及其与皮质间形成的自发吻合(图 8-9)。

扫描二维码
查看图 8-9

4) 伴发动脉瘤的治疗:①Willis 环动脉瘤建议直接处理,可选择血管内治疗或显微外科夹闭;②周围型动脉瘤,如短时间内反复出血,建议直接栓塞或显微外科切除;判断为稳定低危或部位深在处理风险较高时也可行常规颅内外血管重建手术并密切随访,此类动脉瘤有术后自发闭塞的可能。

(3) 注意事项:

1) 确切保护可用于二期血管重建手术的供体或受体动脉,如颞浅动脉、耳后动脉、枕动脉及皮层动脉等。

2) 严密缝合硬脑膜,防止粘连,为二期手术提供良好条件。

3) 二期手术的可能性较小时,可考虑在去骨瓣减压的同时行颞肌贴敷及硬脑膜翻转等间接血管重建手术。

(4) 围手术期管理:颅内外血管重建手术的主要并发症包括脑梗死、癫痫和可逆性神经功能障碍等。因此围手术期的管理至关重要,需要神经外科、麻醉科以及重症监护等多学科的通力协作。围手术期应对血压、血容量及二氧化碳分压等血气指标进行严格监控。出现术后神经功能障碍时应仔细寻找原因,因为过度灌注与灌注不足的治疗结果是截然不同的,即使怀疑过度灌注时也切勿贸然大幅度降压,因其可能诱发脑梗死,尤其是在未受手术保护的对侧半球,更合理的做法应当是在保证血容量和血黏度的基础上适当降低血压,以防降低局部高灌注的同时诱发全脑低灌注。抗凝抗聚药物的应用对降低围手术期缺血性卒中可能是有益的,但可能增加出血的风险,尤其是对出血型烟雾病患者更应慎重,应用指征尚无定论。

烟雾病处理流程见图 8-10,烟雾病合并动脉瘤的处理见图 8-11。

预后与随访

烟雾病是进展性疾病,荟萃分析提示保守治疗的患者在长期随访中

扫描二维码查看 8-10、8-11

半数以上出现病程进展,既可出现同侧脑卒中,也可能累及双侧血管。颅内外血管重建手术可以有效改善血流动力学受损,减少缺血性脑卒中的发生。对于出血型患者,手术还能减轻烟雾状血管的血流动力学压力,降低其破裂出血的风险。笔者课题组随访出血型烟雾病患者共 357 例,平均随访期 2.2 年,术后共发生出血 9 例,显著低于自然史中 7%~8% 的年出血率。

即使是在成功的脑血管重建手术后仍有发生卒中的风险,因此一旦确诊应当进行长期随访,包括专科医生的临床评估及影像学随访,如 MRA 或 CTA 或 DSA 等脑血管检查、头部 MRI 等脑实质检查以及血流动力学及脑代谢评估,其中 DSA 应包含颈外动脉的超选造影,有条件的单位还可进行认知功能的随访评估。

(廖煜君　徐　斌)

第五节 自发性蛛网膜下腔出血(附大脑凸面蛛网膜下腔出血)

颅内血管破裂,血液流入蛛网膜下腔,称为蛛网膜下腔出血(subaranoid hemorrhage,SAH)。SAH 有创伤性和非创伤性之分,前者指颅脑外伤引起,后者又称为自发性 SAH。在自发性 SAH 中,以动脉瘤多见。动脉瘤破裂引起自发性 SAH(sSAH)的年发生率为(2～22.5)/10 万,女性多见,但是在 50 岁前,男多于女。除脑动脉瘤外,其他病因有动静脉畸形、高血压脑出血等血管病变、血液病、肿瘤等。常见的危险因素有吸烟、酗酒、使用拟交感类药物、高血压症、其他可引起动脉粥样硬化的危险因素、气候与季节(如冬天)。

诊断

1. 诱发因素 约有 1/3 的 aSAH 发生于剧烈运动中,如举重、情绪激动、咳嗽、屏便、房事等。但仍有 30％动脉瘤性 SAH 发生于睡眠时。吸烟、饮酒也是 SAH 的危险因素。

2. 先兆 单侧眼眶或球后痛伴动眼神经麻痹是常见的先兆,头痛频率、持续时间或强度改变往往也是动脉瘤破裂先兆,有时伴恶心、呕吐和头晕症状。这些表现发生在真正 SAH 前 2 h 至 8 周内,称前哨头痛,见于 10％～50％患者。

3. 典型表现

(1) 头痛:见于 80％～95％的患者,突发,呈劈裂般剧痛,遍及全头或前额、枕部。Willis 环前部动脉瘤破裂引起的头痛可局限在同侧额部和眼眶。屈颈、活动头部和 Valsalva 试验及声响和光

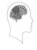

线等均可加重疼痛。

（2）恶心、呕吐、面色苍白、出冷汗：见 3/4 的患者，伴头痛。

（3）意识障碍：见于半数以上的患者，可有短暂意识模糊至昏迷。17％的患者在就诊时已处于昏迷状态。

（4）精神症状：表现为谵妄、木僵、定向障碍和痴呆等。

（5）癫痫：见于 20％的患者。

（6）体征：①脑膜刺激征。约 1/4 的患者可有颈痛和颈项强直，以 1～2 d 最多见。Kernig 征较颈项强直多见。②单侧或双侧锥体束征。③眼底出血（Terson 征）。④局灶体征。一般少见，一旦有，常提示伴血肿、脑血管痉挛等。

4. 辅助检查

（1）CT：头部 CT 平扫是目前诊断 SAH 的首选检查。其作用在于：①明确 SAH 是否存在及其程度、出血部位；②增强 CT 检查有时能判断 SAH 病因，如显示增强的 AVM 或动脉瘤的占位效应；③了解伴发的脑内、脑室内出血或阻塞性脑积水；④随访评估治疗效果和了解并发症。由于 aSAH 引起的早期脑缺血无症状，但 CT 灌注（pCT）可发现。因此，对 aSAH 者 CT 检查时，应提倡同时行 pCT。

（2）CTA：CTA 灵敏度达 77％～97％，特异度达 87％～100％，可发现直径≥1 mm 的血管和动脉瘤。由于存在一定的假阳性或假阴性，目前 CTA 仍不能取代 DSA。

（3）MRI：在 SAH 急性期，CT 的快速和分辨率优于 MRI；在 SAH 亚急性或慢性期，MRI 不逊于 CT。MRA（time of flight）序列可作为动脉瘤无创性筛查或随访手段。

（4）数字减影脑血管造影（DSA）：DSA 是本病的标准诊断方法，一般应行 6 根血管造影，以免遗漏多发动脉瘤或伴发的 AVM。如颈内动脉血管造影仍不能显示病变者，颈外动脉造影可能发现硬脑膜动静脉瘘（DAVF）。首次脑血管造影阴性者，2周后（血管痉挛消退）或6～8周后（血栓吸收）应再次行脑血管造影。

（5）脑脊液（CSF）检查：腰椎穿刺CSF检查也是诊断SAH的常用方法。特别是头部CT检查阴性但仍怀疑SAH者。但应掌握下列指征：①SAH后数小时腰椎穿刺所得CSF仍可能清亮。所以应在SAH 2 h后行腰椎穿刺检查。②CT是在头痛发作6 h内做。③CT层厚≤5 mm，第3代CT。④由有经验的放射科医生读片。⑤患者有颈痛、意识障碍史等脑膜刺激征。

5. 脑血管痉挛　迟发性缺血性障碍（delayed ischemic deficit，DID）又称症状性脑血管痉挛。由于脑血管造影或TCD提示脑血管痉挛者，不一定出现临床症状，只在伴有脑血管侧支循环不良情况下，每分钟rCBF＜18～20 ml/100 g时，才引起DID。因此，脑血管造影和TCD诊断SAH后脑血管痉挛的发生率可达67%，但DID发生率为35%，死亡率为10%～15%。血管造影显示的血管痉挛常发生在SAH后2～3 d，7～10 d为高峰，2～4周逐渐缓解。脑血管痉挛的发生与头部CT上脑池内积血量有一定关系。

（1）临床表现：①前驱症状，SAH症状经治疗或休息好转后又出现或进行性加重，血白细胞持续增高，持续发热。②意识由清醒至嗜睡或昏迷。③局灶体征，取决于脑缺血部位。

（2）诊断：一旦出现上述临床表现，即应做头部CT，排除再出血、血肿、脑积水等，并做TCD、pCT和DSA进行诊断。

分级

目前应用分级见表8-5，Ⅰ～Ⅱ级SAH患者预后较好，而Ⅳ～Ⅴ级患者预后不佳。CT影像的SAH量和部位与血管痉挛或DID的发生有很好的相关性，见改良Fisher分级（表8-6、图

8-12)。以格拉斯哥昏迷量表(GCS)评分为基础的世界神经外科联盟(WFNS)分级、欧洲卒中组织脑动脉瘤和 SAH 分级指南(PAASH)分级受到人们重视,预后不良随分级增高而明显,级别间差异显著(表 8-7)。

表 8-5   SAH 临床分级表

级别	Botterell 分级(1956)	Hunt 和 Hess 分级*(1968,1974)	WFNS 分级(1992)	
			GCS 评分	运动功能障碍
1	清醒,有或无 SAH 症状	无症状或轻度头痛,颈项强直	15	无
2	嗜睡,无明显神经功能缺失	脑神经(如动眼神经、滑车神经)麻痹,中、重度头痛,颈项硬	13~14	无
3	嗜睡,神经功能丧失,可能存在颅内血肿	轻度局灶神经功能缺失,嗜睡或错乱	13~14	存在
4	因血肿出现严重神经功能缺失,老年患者可能症状较轻,但合并其他脑血管疾病	昏迷,中重度偏瘫,去大脑强直早期	7~12	存在或无
5	濒死,去人脑强直	深昏迷,去大脑强直,濒死	3~6	存在或无

注:*表示如有严重全身系统疾病,如高血压、糖尿病、严重动脉硬化、慢性肺部疾病或血管造影显示血管痉挛,评级增加 1 级。

表 8-6   改良 Fisher 分级

改良 Fisher 分级	描述
0	未见出血或仅脑室内或脑室皮内出血
1	仅见基底池出血
2	仅见周边脑池或侧裂出血
3	广泛蛛网膜下腔出血伴脑实质出血
4	基底池、周边脑池、侧裂池较厚积血

扫描二维码
查看图 8-12

表 8-7　WFNS 与 PAASH 分级与预后比较

分级	级别	GCS 评分	预后不良*	
			比例(%)	OR
WFNS	I	15	14.8	为参考值
	II	13～14	29.4	2.3
	III	13～14 伴局灶征	52.6	6.1
	IV	7～12	58.3	7.7
	V	3～6	92.7	69.0
PAASH	I	15	14.8	为参考值
	II	11～14	41.3	3.9
	III	8～10	74.4	16.0
	IV	4～7	84.7	30.0
	V	3	93.9	84.0

注：* 表示预后不良定义为 GCS 评分 1～3 分或改良 Rankin 评分 4～6 分。

治疗

1. 院前和急诊室处理　近 2/3 aSAH 在获得专科治疗前死亡，因此重视院前和急诊室诊治水平，如控制血压在正常高线（140 mmHg），止血剂的应用，绿色通道的开放是行之有效的方法。

2. 病因治疗　病因治疗是 SAH 的根本治疗。动脉瘤的直接夹闭或血管内介入不仅能防止再出血，也为以后的血管痉挛治疗创造条件。

3. 内科治疗

（1）一般处理：包括卧床 14 d，头抬高 30°，保持呼吸道通畅，限制额外刺激。避免各种形式的用力，用轻缓泻剂保持大便通畅，低渣饮食有助于减少大便的次数和大便量。

（2）监测：血压、血氧饱和度、中心静脉压、血生化和血常规、心电图、颅内压及每天的出入水量等。

（3）补液：维持脑正常灌注压，可维持正常血容量。

（4）镇痛和镇静：适当给予镇痛剂。大多数患者的头痛可用可待因控制。焦虑和不安者可给予适量的巴比妥酸盐、水合氯醛或副醛，保持患者安静。

（5）癫痫：多主张围手术期预防癫痫，长期抗癫痫药只用于有癫痫者。脑内血肿、大脑中动脉瘤可用丙戊酸钠等，但注意丙戊酸钠会引起血小板减少，卡马西平降低尼莫地平效价。

（6）止血：动脉瘤等出血病灶处理前短期应用，一旦病灶处理后即停用，可有效发挥止血剂作用，又避免其不良反应。使用方法如下：

1）6-氨基己酸（EACA）：16～24 g/d 静脉滴注，给药 3～7 d，病情平稳后改 6～8 g/d（口服），直至造影或手术。

2）氨甲环酸：比 EACA 作用强 8～10 倍，且有消毒作用。应用剂量 2～12 g/d，与抑肽酶（30 万～40 万 IU）联合应用，疗效优于单独使用。

（7）控制血压：血压过高会促发再出血，虽然缺乏高级别证据，但一般指南还是建议对收缩压 160～180 mmHg 或平均动脉压 110 mmHg 者应降压。通常将血压控制在 140/90 mmHg 左右。

（8）控制颅内压：SAH 急性期，如颅内压不超过 12 mmHg（1.59 kPa），此时多属 WFNS 分级 Ⅰ～Ⅱ 级，一般不需降低颅内压。当颅内压升高或Ⅲ级以上者，则应适当降低颅内压。

一般应用 20% 甘露醇 1 g/kg 静脉滴注。对重症 SAH 伴或不伴脑室出血者，应在处置动脉瘤后早期行脑室外引流和腰椎穿刺持续引流，可清除血性脑脊液以减少 DID 发生，有利于颅内压控制，防治脑灌注压受损。

（9）DID 的防治：目前，DID 治疗效果不佳，应重在预防。对于血管痉挛引起者，其防治过程分为 5 步：①防止血管狭窄；②纠正血管狭窄；③防止由血管狭窄引起的脑缺血损害；④纠正脑缺血；⑤防止脑梗死。

主要措施如下：

1）3N(normal)疗法：即维持血容量正常(不扩容)、维持血液浓度正常(不稀释)、血压维持正常(不升高)。

2）钙离子拮抗剂：尼莫地平(nimodipine)是二氢吡啶类药物，目前唯一具有Ⅰ级循证医学证据的钙离子拮抗剂。一般应在SAH后3d内尽早使用，按0.5～1 mg/(kg·h)静脉缓慢滴注，2～3 h内如血压未降低，可增至1～2 mg/(kg·h)。采用微泵控制静脉输液速度，使其维持24 h，通常本药50 ml(10 mg)经三通阀与5％～10％葡萄糖溶液250～500 ml同时输注。静脉用药7～14 d，病情平稳，改口服(剂量60 mg，每天3次)7 d。

3）重组组织型纤溶酶原激活剂(rt-PA)：一般在动脉瘤夹闭后，清除基底池血块，经导管用rt-PA 2.5万～60万IU q8h(或尿激酶3万～6万IU/d)基底池缓滴和引流。近发现aSAH后5～9 d血浆和CSF处于高凝状态，脑微血管血栓形成，类淋巴系统内纤维蛋白沉积，可促发DID。rt-PA应用可缓解炎症、舒通管腔，改善DID。

4）腔内血管成形术。

(10) 其他并发症的治疗：心电图异常者应给予α或β肾上腺素能受体阻滞剂，如普萘洛尔。水、电解质紊乱，以及高血糖、脑积水等并发症治疗与其他疾病中的治疗相同。

(11) 早期康复：外科手术后早期活动已被大家接受，近对aSAH者术后早期康复治疗，证实早期它是安全、可行的。

预后

随着对SAH病理生理研究的深入和治疗方法的改进，其预后

305

已有很大改善。近 10 年来 Hunt 和 Hess 分级 I 级和 II 级患者发病后 6 个月死亡率明显低于前 10 年(16% 与 34%),临床症状和生存质量也优于以前。但 Hunt 和 Hess 分级 III 级和 V 级患者的死亡率无明显改善。中脑周围 SAH 患者预后较好,再出血的概率也小于其他患者,死亡率仅 6%,而找到动脉瘤的患者死亡率约为 40%。文献报道约 80% 血管造影阴性 SAH 患者能恢复正常工作,而只有 50% 的动脉瘤破裂引起的 SAH 患者能恢复健康。

◈ 附 大脑凸面蛛网膜下腔出血

大脑凸面蛛网膜下腔出血(cSAH)是一种特殊类型 SAH,出血局限于大脑凸面的蛛网膜下腔,可一侧或双侧,不累及外侧裂、脑室、脑实质和基底池。由多种病因引起,近有增多趋势。发病率为(0.9~28)/10 万,占非外伤性蛛血的 5%~15%。病因包括脑淀粉样血管病(CAA)、可逆性脑血管收缩综合征(RCVS)、颈动脉狭窄或闭塞、可逆性后部白质脑综合征、脑静脉或静脉窦血栓形成等。

临床表现

(1) 头痛:主要表现为:①霹雳状剧烈头痛,多次反复发作,发作间期如常人;各种精神、体力活动,甚至深呼吸均可诱发。②一般性头痛或无头痛,见于其他病因和少数 RCVS。

(2) 一过性局灶神经障碍:表现为发作性意识障碍、感觉或运动异常,呈刻板性反复发作。

(3) 脑膜刺激征:少或无。

诊断

(1) 头部 CT:除平扫,应加增强和薄层全头扫描。

(2) 头部 MRI:发病早期应行 MRI FLAIR、T_2W(出血呈高

信号），亚急性和晚期应行 SW、GRE 的 T_2 序列（铁沉着呈低信号）。

（3）CT 血管成像、磁共振血管成像：可发现 RCVS 节段性脑血管收缩扩张。不影响 Willis 环的大血管，有别于动脉瘤性脑血管痉挛。

（4）数字减影血管造影：仅用于前述检查仍不明病因者。

（5）改良 Boston 诊断：可用于 CAA 诊断（表 8-8）。

（6）脑脊液检查：CAA 者有 cSAH 或 cSS，脑脊液 Aβ（特别是 Aβ 42）值下降，RCVS 的脑脊液正常。

（7）其他：MRV 或 CTV 用于静脉窦血栓形成诊断。

表 8-8　改良 Boston 标准

诊断	经典 Boston 标准	改良 Boston 标准
肯定 CAA	尸检发现：①脑叶、皮质、皮质下出血；②伴血管病变；③无其他可诊断病变	—
很可能 CAA 伴病理	病史＋活检病理：①脑叶、皮质和皮质下出血；②无其他可诊断病变	—
很可能 CAA	病史＋MRI/CT：①脑叶、皮质、皮质下多灶出血（可有小脑出血）；②≥55 岁	病史＋MRI/CT：①脑叶、皮质、皮质下多灶出血（可有小脑出血）；②单脑叶、皮质、皮质下出血（cSAH）或局灶/播散皮质脑沟含铁血黄素沉着（cSS）；③无其他可解释病因
可能 CAA	病史＋MRI/CT：①单脑叶、皮质、皮质下出血；②≥55 岁；③无其他可解释病因	病史＋MRI/CT：①单脑叶、皮质、皮质下出血；②局灶/播散 cSS；③大脑后部白质损伤，微梗死

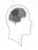

治疗

应根据病因，选择个体化治疗。如 CCA 治疗主要有：①对有癫痫者，选用抗癫痫剂，对一过性神经功能障碍发作，要避免用抗凝或抗血小板剂，以免加重病情。②控制血压。③抗淀粉样蛋白免疫治疗。对于可逆性脑血管收缩综合征的治疗主要有：①对症处理促发因素，如服用可卡因、麻黄素等。②尼莫地平缓解头痛。③脱水剂。④顽固性水肿和高颅压者可行去骨瓣减压。

预后

取决于病因、诊治及时和正确及伴脑出血与否。如 CAA 误用抗凝/抗血小板剂，可加重病情，诱发脑出血。RCVS 血管持续收缩或呈中央型扩展，预后差。

（倪　伟　周良辅）

第六节　颅内动脉瘤（附颅内动脉延扩症）

颅内动脉瘤是最常见的颅内血管病变，人群发病率可高达 3.2％，年发病率为（2 000～4 000）/10 万人，其中大部分为体检发现的未破裂动脉瘤（unruptured intracranial aneurysms，UIAs），而其破裂导致的蛛网膜下腔出血（aSAH）的发生率在（2～27）/10 万人，因而推算颅内动脉瘤的年破裂出血率为 1/400～1/200。动脉瘤的发生率随着年龄的增长而升高，在 50～60 岁年龄段达到高峰。女性 aSAH 发生率约为男性的 1.6 倍。冬春季高发。家族性动脉瘤的发生率占动脉瘤患者的 7％～20％，多发动脉瘤占 15％～30％。

颅内动脉瘤可发生在颅内动脉血管的各个位置,以 Willis 环各动脉分叉处最为常见(90%)。根据动脉瘤大小可分为巨大动脉瘤(≥2.5 cm)、大型动脉瘤(1.5～2.4 cm)和小型动脉瘤(<1.5 cm),按形态可分为囊性动脉瘤、梭形动脉瘤、夹层动脉瘤和延扩动脉瘤。部分动脉瘤伴有血栓形成或血泡样改变。

临床表现

1. 出血性表现

(1) 典型 aSAH 详见本章第五节"自发性蛛网膜下腔出血(附大脑凸面蛛网膜下腔出血)"。

(2) 不典型表现:老年、儿童和少数成人无头痛,仅表现不适、发热或胸背痛、眼痛、视力和听力丧失等。老年人还有精神意识障碍,表现木僵、谵妄等。

2. 非出血性表现

(1) 占位效应引起的局部压迫症状:根据动脉瘤所在的位置不同,大型或巨大动脉瘤对周围神经组织压迫后可产生不同的神经功能障碍:

1) 颈内动脉海绵窦段动脉瘤:可出现海绵窦综合征,表现为复视、眼睑下垂、鼻出血。可伴有轻度眼球凸出。

2) 颈内动脉床突旁动脉瘤(颈眼动脉瘤):单侧视力障碍、视野缺损和视神经萎缩等症状。瘤体巨大时还可引起蝶鞍扩大,垂体功能异常。

3) 颈内动脉后交通段动脉瘤:单侧上睑下垂和眼球运动障碍是最常见的症状。有时巨大的脉络膜前动脉瘤也会导致相同症状。突发的上睑下垂应引起重视,通常为后交通动脉瘤破裂前的先兆,多数患者在 2 周内会发生动脉瘤破裂。

4) 颈内动脉分叉处动脉瘤:可表现为进行性患侧视力障碍、

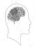

癫痫、视力减退等。

5）大脑前动脉动脉瘤：位于大脑前动脉水平段的动脉瘤可引起视觉障碍，表现为视野中心暗点、鼻侧偏盲或同向偏盲、失明、原发性视神经萎缩或垂体下丘脑功能紊乱。

6）前交通动脉瘤：可引起视力视野异常及引起垂体功能异常、精神症状。

7）大脑中动脉瘤：可引起癫痫、偏瘫、失语及视野缺损等症状。

8）大脑后动脉瘤：近端（P1段）大脑后动脉瘤常引起单侧眼睑下垂、视野改变。

9）基底动脉瘤：引起共济失调，Weber征、复视、脑积水等。

10）椎动脉瘤及小脑后下动脉瘤：可表现为头晕、耳鸣、面麻、面瘫等症状。

（2）缺血性症状：部分动脉瘤可形成瘤内血栓，造成载瘤动脉狭窄或血栓栓子脱落，引起暂时性或永久的偏瘫、失语、视野缺损甚至意识障碍等脑缺血症状。

3. 无症状　相当一部分未破裂动脉瘤无症状或因体检或其他原因检查发现。如<7 mm 的 UIA。

辅助检查

1. CT　头颅 CT 是诊断动脉瘤性蛛网膜下腔出血最重要的检查，其在出血 12 h 内的敏感性可达 98%～100%，在 24 h 内降至 93%，而到出血 6 d 后只有 57%～85%。因此如果怀疑 SAH 应当在症状出现后第一时间进行 CT 检查。256～320 排 CT 的 CTA，灵敏度达 77%～97%，特异度达 87%～100%，可发现直径≥1 mm 的动脉瘤。CTA 比 DSA 能更好地显示瘤壁钙化、瘤内血栓以及动脉瘤与血肿和骨性结构之间的解剖关系，可是由于存在假阳性或阴性，目前还不能取代 DSA，仅是 DSA 的补充。对于病情危急需要紧急手术的患者，也可以通过 CTA 明确诊断后直接手术。

2. DSA　DSA 是颅内动脉瘤诊断的金标准，一般应做四血管造影，可以了解动脉瘤的形态、大小及解剖位置，为制订合理治疗方案提供最客观全面的信息。首次 DSA 阴性者，应在 2 周（血管痉挛消退后）或 6～8 周（血栓吸收后）重复 DSA。

3. 头颅 MRA　头颅 MRA 的敏感性和特异性均不及 CTA，但其无创和无射线辐射的特性使其成为良好的筛查和随访工具，尤其是对于栓塞术后的患者，不会出现 CT 扫描所出现的金属伪影。

4. MRI　头颅 MRI 平扫在诊断急性颅内出血方面与 CT 比不具优势。一般用于：

（1）大和巨型脑动脉瘤：显示瘤内血栓、动脉瘤与邻近神经血管的关系。

（2）高分辨瘤壁成像：主要用于无症状动脉瘤，发现瘤壁增强（局部或弥漫），提示炎症和/或动脉粥样硬化斑块者，为不稳定动脉瘤，易长大和/或破裂出血；不增强的动脉瘤不易长大和/或破裂。大组病例显示，阴性预测率 96％，阳性预测率首次仅 14.4％，但在随访中预测动脉增大的特异性和阳性预测率分别为 100％和 96％。

5. 腰椎穿刺检查　详见本章第五节"自发性蛛网膜下腔出血（附大脑凸面蛛网膜下腔出血）"。

6. ELAPSS 动脉瘤评分表　见表 8-9 和 8-10。

表 8-9　ELAPSS 动脉瘤生长评分

动脉瘤生长风险因素	评分
既往蛛网膜下腔出血史	
是	0
否	1

动脉瘤生长风险因素	评分
动脉瘤位置	
ICA/ACA/ACOM	0
MCA	3
Pcom/后循环	5
年龄	
≤60 岁	0
>60 岁（每 5 岁）	1
人群	
北美、中国、欧洲（芬兰除外）	0
日本	1
芬兰	7
动脉瘤直径(mm)	
1.0～2.9	0
3.0～4.9	4
5.0～6.9	10
7.0～9.9	13
≥10.0	22
动脉瘤形态	
规则	0
不规则	4

表 8-10　根据 ELAPSS 评分获得的动脉瘤 3 年生长和 5 年生长概率

风险评分	N	3 年风险(95%CI)	5 年风险(95%CI)
<5	403	5.0(3.1～7.4)	8.4(6.0～11.5)
5～9	643	7.8(5.9～10.0)	13.0(10.6～15.8)
10～14	452	11.7(9.0～14.9)	19.3(15.8～23.1)
15～19	235	17.5(13.0～22.7)	28.1(22.6～34.1)
20～24	81	25.8(17.3～36.3)	39.9(29.3～50.4)
≥25	95	42.7(33.5～53.3)	60.8(51.0～70.5)

未破裂动脉瘤的预防破裂措施

1. 控制危险因素

（1）吸烟、嗜酒和滥用可卡因者，脑动脉瘤破裂出血为正常人的 3～6 倍。

（2）高血压、高血脂、高血糖（"三高"）：能够影响颅内动脉瘤的生长与破裂。

（3）妇女在生产前后易发生动脉瘤破裂。

（4）aSAH 患者应绝对卧床以减少再次出血的风险。aSAH 的内科治疗参阅本章第五节"自发性蛛网膜下腔"。

2. 药物　目前的资料大多来自大样本的回顾性临床流行病学研究和小样本的前瞻对照研究。多适用于小动脉瘤（<7 mm）。

（1）阿司匹林：肠溶阿司匹林 0.1 g，每天一次，长期服用，动脉瘤增大和破裂机会显著减少。

（2）他汀类药物（阿托伐他汀、瑞舒伐他汀）：可与阿司匹林联合应用。

（3）注意事项：①应用上述药物时，应同时控制危险因素；②定期随访头颅 MRA、高分辨瘤壁 MRI。

破裂动脉瘤的治疗措施

1. 非手术治疗　详见本章第五节"自发性蛛网膜下腔出血（附大脑凸面蛛网膜下腔出血）"。

2. 手术治疗

（1）破裂动脉瘤应尽早治疗：未治疗的破裂动脉瘤在最初 24 h 的再出血率至少为 3%～4%，1 个月之内每天的出血风险在 1%～2%，3 个月后每年出血风险为 3%，因此在出血后应当在急性期积极检查治疗。此外，SAH 后 30%～70% 的患者会出现迟发性缺血性神经功能障碍，而动脉瘤的早期治疗能够解除针对 DID

的治疗的禁忌,这同样提示破裂动脉瘤应该得到早期治疗。综上所述,目前主张在出血急性期,尤其是出血 3 d 内对破裂动脉瘤进行治疗。对出血 3~14 d 的患者,虽然动脉瘤再出血不如早期多,但易发生 DID。因此,如患者病情稳定,可密切观察下,待 14 d 后手术;如再出血风险高,则可酌情手术治疗。

(2) 未破裂动脉瘤:未破裂动脉瘤是否需要手术治疗必须权衡其破裂风险及手术治疗风险。目前未破裂动脉瘤的整体破裂风险约为每年 1.9%,既往有 SAH 史、大型动脉瘤以及瘤颈比大的动脉瘤等因素是动脉瘤破裂的危险因子,而动脉瘤手术或介入治疗的致死、致残风险在 2%~3%,是否治疗应根据不同患者的随访与治疗风险个体化地决定。有症状,如表现为颅神经功能障碍的动脉瘤应及时治疗。

3. **手术方式** 动脉瘤的手术治疗方式,应根据患者的年龄、动脉瘤的位置以及大小等因素综合考虑后个体化地制订。在既有开颅手术能力又有介入治疗能力的有大量动脉瘤治疗经验的医疗中心进行治疗对患者是有利的。手术前应充分告知患者各种治疗方案的利弊。

(1) 开颅显微外科手术:夹闭手术的总体复发及再出血率均低于介入栓塞治疗,对于>2.5 cm 的巨大动脉瘤以及大脑中动脉动脉瘤,手术治疗仍是最为理想的治疗方式。此外,合并脑内血肿的患者多采用开颅手术的方式处理动脉瘤,同时可以清除血肿的占位效应。

(2) 经导管介入栓塞治疗:介入治疗的手术致残率和死亡率均低于开颅手术夹闭治疗。对于一些复发风险小的未破裂动脉瘤,考虑到外科治疗风险,介入治疗可能是首选的治疗方案。后循环和海绵窦的动脉瘤、意识评分较差、颅内压较高的患者由于手术难度较大多选择介入治疗。介入治疗的复发与动脉瘤的大小、瘤颈宽窄、首次栓塞的程度密切相关。新型的支架辅助栓塞技术以及血流导向装置的应用进一步提高了栓塞治疗的动脉瘤闭塞率及降低了复发率。

（3）血管重建治疗：对于不能直接夹闭或介入栓塞的复杂动脉瘤，如巨大血栓性动脉瘤、夹层动脉瘤和梭形动脉瘤，可选择血管重建技术孤立动脉瘤，达到治愈动脉瘤的目的。血管重建方式有颅内-颅内（IC－IC）血管和/或颅外-颅内（EC－IC）血管搭桥，载体血管可选择桡动脉、大隐静脉或人工血管，目前以桡动脉最为常用。血管重建术前需评估，载瘤动脉阻断后脑的缺血耐受能力，以指导血管重建术术式的选择、载瘤动脉阻断方式等（见本书第十三章第七节"脑血管球囊暂堵塞功能测定术"）。

（4）载瘤动脉闭塞：载瘤动脉闭塞也是治疗颅内动脉瘤的一种方式，采用这种方法治疗的前提是患者球囊闭塞试验阴性，但部分颈内动脉球囊闭塞试验（BOT）阴性患者在闭塞载瘤动脉后仍会出现脑缺血事件。常与血管重建术联合应用。有一期慢性闭塞 2 种术型。

（5）动脉瘤包裹术：动脉瘤包裹术后动脉瘤的再出血率较高，术后 6 个月内的再出血率可达 11.7％，6 个月到 10 年的再出血率高达 17.8％～28.9％，因此只能作为开颅手术夹闭患者术中无法实施夹闭时的补救治疗手段。

4. 注意事项

（1）有出血史的患者，其治疗后每年新发动脉瘤的比例在 1％～2％，此类患者在首次治疗后需要密切随访。

（2）栓塞治疗的动脉瘤，应当在动脉瘤完全闭塞后 6 个月行首次造影复查。尤其是宽颈的和栓塞治疗后有残留的动脉瘤，术后应积极定期随访，随访频度因人而异。

（3）动脉瘤增大会增加动脉瘤的破裂风险，对选择保守治疗的患者应当进行密切的影像学随访。

预后

脑动脉瘤的自然病史,破裂者明显差于未破者。首次破裂死亡率:30%(院前)、32%(至入院第1天)、41%(至第1周)、60%(至6个月)。再出血的死亡率达65%。未破动脉瘤出血率为1.91%(无症状)和6%(有症状)。介入或夹闭术后,死亡率为0.3%或0.1%,病残率为4.96%或8.34%。破裂动脉瘤闭塞率:81%~87.1%(夹闭),52.2%~76.9%(介入)。死亡率:0.4%~3.1%(夹闭),0.2%~0.6%(介入)。病残率:8.4%~24.8%(夹闭),6.3%~9.6%(介入)。

附 颅内动脉延扩症

颅内动脉延扩症(intracranial artery dolichoectasia,IAD),又称延扩动脉瘤(dolichoectatic aneurysm)。患病率:人群中为0.08%~6.5%,脑卒中为3%~17%。80%发生于基底动脉。其病因不清楚。伴发危险因素:高血压、动脉粥样硬化、代谢病、嗜烟和遗传因素等。男性多见。

诊断

1. 临床表现 依好发率排序如下:①缺血卒中;②脑干受压;③颅内出血;④阻塞性脑积水、颅神经障碍;⑤少数无症状,见于体检或偶然发现。

2. 影像学表现

(1) MRI、MRA比CT、CTA更能显示动脉瘤和瘤内血栓、瘤壁出血(图8-13)以及其与脑室系统、脑实质的关系。

(2) DSA仅用于血管内介入或外科术前计划。

扫描二维码
查看图8-13

（3）动脉延扩症判断指标：综合回顾性文献报告，基底动脉＞4.5 mm，床突上颈内动脉≥7 mm，MCA≥4 mm，椎动脉≥4 mm考虑 IAD。和梭形和夹层动脉瘤比，IAD 除扩大，还有延长和扭曲。因此，判断基底动脉 IAD，其分叉部在第三脑室底或鞍上池上方，其侧移到斜坡边缘，甚至脑桥小脑角。椎动脉侧移＞10 mm 或长度＞23.5 mm。颈内动脉及其分支的判断是与对侧同类动脉比较，对周围组织结构的压迫扭曲程度。

3. 化验室检查　血清基质金属蛋白- 9 增高 1 倍以上，易发生脑卒中。

4. 其他　IAD 常有系统性血管病，特别青年患者、无常见危险因素者，应筛查其他可致命病变，如主动脉弓或腹主动脉瘤、冠心病、Marfan 病、Fabry 病等。

治疗

1. 内科治疗　无高级别循证学指南或专家共识，多为回顾性病例或文献综述。

（1）控制危险因素：详见本节前述。

（2）抗血小板或抗凝剂：多用前者，后者易诱发出血。

2. 外科治疗　对有症状 IAD，可酌情选用：

（1）显微外科手术：载瘤动脉远端或近端阻断伴/不伴血管重建术。对于脑干及脑神经压迫症状严重患者，可行外科减压术。

（2）血管内介入：选用支架加弹簧圈或密网支架。

脑动脉瘤处理流程见图 8 - 14。

预后

本病自然病史不良，无症状者应密切观察随访，一旦出现症状，都是进展性，死亡率达 40％～63％，平均生存期 8 年。有症状的 IAD 内科治疗

扫描二维码
查看图 8 - 14

仅能对症治疗;外科治疗虽然有一定风险,死亡率 0～4％,但良好率 65％～90％。

(李培良　周良辅)

第七节　脑动静脉畸形

脑动静脉畸形(brain arteriovenous malformation,BAVM)AVM 是脑的动脉和静脉通过畸形团交通。由于畸形团缺乏正常毛细血管结构,在脑血流动力学的作用下,引起一系列的临床症状和体征。BAVM 发生率为 1/10 万,可发生在脑膜、皮质和脑深部如岛叶、基底节、丘脑、胼胝体、脑干和小脑。在脊髓可髓内、髓外,髓外又分硬脊膜内外。大脑半球多见。可见任何年龄,但青少年多见,无性别差异。

诊断

1. 临床表现

(1) 一般症状:类似偏头痛发作,常位于病灶侧,少数伴有搏动性头痛和颅内血管杂音。

(2) 出血:为常见或首发症状,表现为颅内血肿、脑室出血或蛛网膜下腔出血。

(3) 癫痫:可为首发症状或见于出血后。可见癫痫任何形式,局限性发作,可能有定位意义。

(4) 局灶性神经功能障碍:根据病灶所在部位,幕上病变可出现运动或感觉性功能障碍、精神异常、失语、失读、失算、认知功能障碍等。幕下者多有眩晕、复视、面部疼痛、眼颤、步态不稳和讷吃,少数有眼底水肿。

(5) 无症状:由于体检或其他原因行影像学检查而发现。

2. 辅助检查

(1) CT 和 CTA:头颅 CT 中未出血者呈现不规则的低、等或高密度混杂的病灶,呈团块状或点片状,边界不清。其内部高密度可为新鲜小出血点、含铁血黄素沉着、胶质增生、血栓形成和钙化。无占位效应、无周围脑水肿。增强 CT 表现为明显斑点状或团状强化,或可见迂曲的血管影。CTA 显示病灶与神经血管结构的关系。

(2) MRI 和 MRA:头 MRI 显示畸形血管在 T_1W 或 T_2W 均呈低信号或无信号的条管状或圆点状的无信号暗区("流空"血管影)。注射增强剂后,部分血管影强化。因不存在颅骨伪迹的影响,MRI 对于后颅窝病灶的诊断明显优于 CT。必要时可予 MRA 检查,相比 CTA 而言可不用造影剂。近年来,各类功能 MRI (DTI、BOLD)的应用,进一步有助于显示 AVM 与周围脑重要结构的毗邻关系,弥补常规结构像 MRI 和 DSA 的不足,为手术入路设计和预后评估提供更详尽的资料。

(3) DSA:是本病最可靠和重要的诊断方法。典型表现:动脉期可见数量不等、异常增粗的供血动脉走向团块状,或形状不规则的畸形血管团,同时有扩张、扭曲的引流静脉早期显现。由于病灶可能接受颅外动脉系统的供血,因此应常规做全脑六血管造影。3D–DSA 对于全面显示病灶有着重要价值,重建效果优于 CTA 和 MRA,或可指导术中导航。需注意在有较大的脑内血肿时,较小的 BAVM 可因受压而不显影,因此在出血急性期脑 DSA、CTA 或 MRA 未见畸形血管团的患者,应在 1~2 个月后随访检查,以免漏诊。

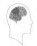

> **分级**

BAVM 的分级对其手术史和自然史的估计有着重要价值。常用分级法有：

1. 史玉泉分级法　按 BAVM 大小、部位、供血动脉和引流情况分为 4 级，并对照脑血管造影加以评定，如有两项因素符合者即可归入该级，如只有一项因素符合时，则应从该级减去半级（表 8 - 11）。

表 8 - 11　史玉泉分级法

因素	1 级	2 级	3 级	4 级
大小	小型，直径＜2.5 cm	中型，2.5 ～＜5 cm	大型，5～7.5 cm	特大，＞7.5 cm
部位	浅表，位于"哑区"	浅表，位于功能区	深部	深部或脑干
供血动脉	一根脑动脉，且浅表，如 ACA 或 MCA	多根，浅表或单独，位于深部动脉	大脑后动脉或前动脉、中动脉的深部分支，椎动脉分支	大脑前、中后动脉均供血
引流静脉	单根，浅表	多根，浅表，引流静脉瘤形成	深静脉或深浅静脉均有	深静脉，粗，呈瘤状

2. Spetzler-Martin 分级法　以 BAVM 所在部位、引流静脉以及畸形血管团最大径等项目为主要指标，制定的 6 级分类法（表 8 - 12）。因其相对简便易行，属于国际最为通用的分级法。评分等于各项分数之和，范围 1～5；另外有独立的第 6 级，指无法手术的病变（如脑干、下丘脑处病灶，切除不可避免地造成残疾性损害或死亡）。分级中体积指在未放大的血管造影片上病变的最大直径。重要功能区指感觉运动、语言和视觉皮质，下丘脑和丘脑，内囊，脑干，小脑脚，小脑（深部神经核）。

表 8 - 12   Spetzler-Martin 分级法

分级指标		分数
体积	小(＜3 cm)	1
	中(3～6 cm)	2
	大(＞6 cm)	3
邻近脑组织是否重要功能区	否	0
	是	1
静脉回流类型	仅有脑表面静脉	0
	有深部静脉	1

3. Lawton-Young 补充分级　为使 BAVM 手术难度和预后预测更精确,近来 Lawton 和 Young 提出了补充分级。使用时需将 Spetzler-Martin 分级和 Lawton-Young 补充分级(表 8 - 13)的评分相加,得出最后的评分作为分级标准。该补充分级的价值还需进一步观察。

表 8 - 13   Lawton-Young 补充分级

分级指标		分数
年龄	＜20 岁	1
	20～40 岁	2
	＞40 岁	3
出血史	是	0
	否	1
致密性	是	0
	否	1

4. Spetzler-Ponce 分级　通过长期随访观察,Spetzler 和 Ponce L 在 Spetzler-Martin 分级基础上提出了新的分类:把 Ⅰ、Ⅱ级的 BAVM 归为 A 类,Ⅳ、Ⅴ级归为 C 类,而Ⅲ级的 BAVM 定为 B 类。此分类的好处就是简化了原有的分级,但对各级的 BAVM 治疗模式没有影响。Spetzler 等提出:A 类应积极行外科手术,B 类应该采取个体化治疗,C 类采取保守观察为主。

5. 其他分级　国内学者利用功能磁共振(fMR)和DTI测量病灶距语言、运动和视觉功能区最近距离,得出的BAVM的HDVL评分经研究可能较Spetzler-Martin分级法更精准。然而由于BAVM本身是血管性疾病,其导致的脑血流与血氧信号失耦合现象不容忽视,限制了其技术应用范围。与放射外科预后相关的弗吉尼亚放射外科BAVM分级、基于放射外科的改良BAVM评分等,近年来越得到重视。

鉴别诊断

BAVM出血需与以下疾病鉴别:①自发性脑出血;②脑动脉瘤;③脑海绵状血管瘤;④硬脑膜动静脉瘘(DAVF);⑤肿瘤出血。择期治疗者一般根据MRI和DSA,鉴别并不困难。但在出血急性期处理时,需注意保持警惕。

治疗

BAVM的治疗目的是拯救生命、防止再出血、减轻或纠正"脑盗血"现象,改善脑供血,缓解神经功能障碍,减少癫痫发作,提高患者的生活质量。对于未出血的BAVM,应根据其级别、患者年龄、主要症状、身体状况等综合判断,制订随访或治疗方案。但对于出血型BAVM,应尽可能以"治愈"为治疗原则。

1. 出血急性期　①如出血量较少,可选择保守止血治疗,稳定病情,待血肿吸收、血管造影明确BAVM后择期治疗;②如出血量多,有脑疝风险,需在完善术前CT和CTA的前提下手术清除血肿。如畸形团体积小,位于非功能区,术中探查可见,也可争取同期手术切除。如畸形团较大位置深在,先清除血肿,可留待后期处理。

2. 手术治疗　需详细根据术前CT、结构及功能MR、DSA等影像判断BAVM分级并设计手术方案。对于累及功能区的

BAVM,尤其是语言区的患者,可考虑采用唤醒麻醉手术。手术切除的原则先处理供血动脉,再游离畸形团,最后处理大的回流静脉。

3. 介入治疗　建议择期进行,出血急性期非首选治疗手段。介入治疗的模式有:①小型、单根供血动脉的 BAVM 的治愈性栓塞;②对于中大型和结构复杂的 BAVM,作为手术或放射外科的辅助治疗,以降低流量和减小体积。目前常用 Onyx 胶作为栓塞剂,治疗多选择动脉入路。近年来逐渐尝试的经静脉入路治愈性栓塞,仍存在较高的出血风险,仅在部分经验丰富的中心开展。

4. 立体定向放射外科治疗　常用伽玛刀和射波刀等,适合位置深在、直径较小的病变,或手术、介入残余病变的治疗。放疗后可产生脑水肿和远期的放射后改变并发症,需注意随访。

5. 联合治疗　对高分级的大型和复杂性 BAVM,可采用联合治疗策略,如:①介入联合放射外科;②介入联合手术;③介入+放射外科+手术;④手术联合放射外科;⑤放射外科治疗 BAVM 降级后再手术,等等。目前现代化复合手术室的出现,可以将介入和手术同期进行,有望一期治愈 BAVM,避免放疗并发症。创新的复合手术(图 8-15)理念不是简单地为显微神经外科手术提供术前、术中栓塞或术后造影复查,还要进一步整合脑功能影像和导航、术中脑血流动力学监测和电生理监护等高新技术,通过多模式的综合性诊疗,保证 BAVM 治愈的同时,有效保护脑功能和保障生活质量。

扫描二维码
查看图 8-15

6. 术后注意点　因患者术后血流动力学迅速改变,容易导致过度灌注出血,因此需告知麻醉苏醒过程中避免呛咳、躁动,术后头高 30°或半坐位。对于大型 BAVM 术后,可控制平均动脉压较平时正常值低 20% 左右。

脑动静脉畸形处理流程见图 8-16。

预后

BAVM 患者的年出血率为 2%～5%、死亡率为 5%～25%，影响预后的因素包括年龄、高血压、出血史、是否位于功能区和脑干部位。各种联合治疗模式可显著减少 BAVM 出血风险和死亡率。

扫描二维码
查看图 8-16

（宋剑平）

第八节　硬脑膜动静脉瘘

硬脑膜动静脉瘘（dural arteriovenous fistulas，DAVF）指动脉与静脉交通的瘘口位于硬脑膜或其附属物——大脑镰、小脑幕的一类异常的血管性病变，引流静脉至静脉窦或皮层或深部脑静脉，前者导致静脉窦高压和邻近的桥静脉反流，后者造成脑静脉压增高，回流障碍，甚至破裂出血。DAVF 占颅内动静脉畸形的 10%～15%。

横窦-乙状窦、海绵窦区域发生 DAVF 的比例较高，分别占所有 DAVF 病例数的 20%～60% 和 20%～40%，其他部位如小脑幕占 12%～14%，上矢状窦占 8%，前颅窝底部占 2%～3%。发病率为 0.51/10 万（芬兰）。发病平均年龄为 50 岁，无性别差异。

临床表现

1. 颅内压增高　出现头痛、呕吐和视盘水肿，甚至失明。

2. 颅内出血　约有 20% 的患者在病程中出现颅内出血。几乎所有颅内出血都由逆向引流的动脉化软脑膜引流静脉破裂引起。特别是前颅底和天幕切迹的 DAVF。

3. **脑盗血症状**　大量动脉血直接回流静脉窦,脑组织血供减少,造成脑缺血,特别是伴有先天性 Galen 静脉畸形的病例。主要表现癫痫和局灶性神经功能障碍。

4. **其他症状**　海绵窦内 DAVF 向眼静脉反流,出现突眼、结膜充血等症状。近颅底的 DAVF,如颞骨、岩上窦和岩下窦部,可出现持续性颅内杂音。

临床分型

常用的有 Borden 和 Cognard 临床分型。

1. Borden 分型

Ⅰ型:DAVF 直接引流至静脉窦和硬脑膜静脉,无皮质静脉反流。

Ⅱ型:DAVF 向静脉窦回流,伴皮质静脉反流。

Ⅲ型:DAVF 只向静脉窦附近的软脑膜静脉反向回流,无静脉窦回流。

2. Cognard 分型

Ⅰ型:引流至静脉窦。

Ⅱ型:引流入静脉窦,并逆向充盈皮质静脉,可引起颅内高压。

Ⅲ型:仅引流入皮质静脉,使其发生扩张,甚至呈动脉瘤样变,可引起出血和神经系统功能障碍。

Ⅳ型:伴有静脉湖的 DAVF。

Ⅴ型:从颅内病变引流入脊髓的髓周静脉。

辅助诊断

1. **MRI 和 CT**　前者表现信号流空现象,后者表现等高密度条索影。可作为 DAVF 筛选和鉴别诊断的手段。

2. **DSA**(图 8-17~8-22)　是本病主要诊断和分型的方法,可以清楚显示畸形血管自动

扫描二维码
查看图 8-17~
8-22

脉期至静脉期各阶段表现,有利于病变的分型和了解血管造影改变与临床表现和预后间的关系,特别是观察累及静脉窦有无栓塞和静脉回流的方向对治疗方案的设计具有决定作用。

3. MRA/MRV 或 CTA/CTV　能无创显示硬脑膜动静脉的解剖结构。但分辨率较差,目前仅作为筛选和随访 DAVF 的手段之一。

治疗

DAVF 的治疗目的是彻底、永久地闭塞位于静脉窦壁的瘘口,消除静脉窦和/或脑静脉高压以及出血风险、缓解临床症状。

1. 保守治疗　适用于Ⅰ型和无症状患者。但是Ⅰ型患者出现下列情况,可考虑治疗:①临床症状明显者,应该积极治疗,包括颅内压增高、视神经盘水肿影响视力者;②局灶性神经功能障碍进行性加重者,如严重影响生活的头痛和颅内杂音;③症状不明显,但为单瘘口,由单支供血和单支引流,手术或介入又易于到达,为防止疾病进展,也可以治疗;④存在慢性低灌注,可以列为Borden Ⅰ型患者是否需要治疗的判断依据之一。

2. 非保守治疗　包括栓塞、手术和放射外科 2 种及 2 种以上的联合治疗。

（1）栓塞:有经动脉和静脉两种途径。

1）动脉途径:即经供血动脉接近瘘口,推注胶水通过瘘口,阻断瘘口和瘘口的静脉端。难点主要在于微导管到位困难,栓塞时阻断动脉端过近则易复发和瘘口复杂化,过远阻断回流代偿静脉则引起静脉性脑梗死。液体栓塞剂 Onyx 的应用使得经动脉进行瘘口栓塞更为可控。

2）静脉途径:即通过静脉窦途径到达瘘口,直接阻断瘘口和瘘口静脉端,临床上也逐渐得到推广。目前的适用范围:①累及的静脉窦已丧失正常的静脉回流功能；②海绵窦、横窦、乙状窦DAVF。治疗时也可开颅后直接穿刺病灶邻近静脉窦或通过扩张引流静脉逆向进入，采用金属丝、弹簧圈、明胶或球囊栓塞瘘口，更适用于远端静脉窦已经闭塞者。

（2）开颅手术：手术目的是孤立、电凝、切除DAVF累及的硬脑膜和邻近静脉窦，贴近瘘口切断动脉化的皮质引流静脉通路。对位于静脉窦壁的复杂性瘘口，静脉窦孤立术可阻断供血动脉，控制出血，并为进一步寻找瘘口和回流静脉提供操作空间。

（3）放射外科：近年来，放射外科已开始将伽玛刀、直线加速器等用于治疗某些类型的DAVF，主要用于近期出血风险较低者、其他治疗风险较大，或者开颅或介入手术之后的残留瘘口。

（4）联合治疗：用于单一治疗难以奏效的多支供血和多向引流的复杂型DAVF。

硬脑膜动静脉瘘处理流程见图8-23。

扫描二维码
查看图8-23

预后

无论介入栓塞或手术治疗，获得影像学痊愈者预后较好。Borden Ⅲ型有残留的患者，易于复发，术后应行伽玛刀治疗并长期随访。Borden Ⅱ型患者治疗后血流量下降，有可能长期缓解，特别是海绵窦DAVF，血流下降后配合压颈，甚至可能治愈。但也有部分患者复发。特别是瘘口处理不当，直接在瘘口近端闭塞供血动脉者，病灶易复发且血流结构更为复杂，患者症状加重。Borden Ⅰ型患者症状不重者可保守治疗并长期随访。

（高 超 陈 亮）

327

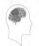
第九节　脊髓血管畸形

脊髓血管畸形(spinal cord vascular malformations，SCVM)是罕见的中枢神经系统(CNS)疾病，发病率为(2～3)例/10万人。随着 MRI 的普及，尤其是脊髓血管造影(DSA)，其检出率逐年增多，占 CNS 疾病的 10％和急性卒中的 1.0％～1.2％。

病因仍不明确，大部分为先天性，部分为后天因素，如外伤、手术、感染和放疗后等。

SCVM 一般不影响患者的生命，但进行性加重的脊髓功能障碍常导致丧失工作和生活能力，严重影响患者的生活质量，给家庭和社会带来沉重的负担。由于少见故对其认识不足，常造成漏诊和误诊，甚至误治。

致病机制

1. **出血**　引起脊髓功能的急性损伤。

2. **脊髓静脉高压**　最为常见。动脉血不经过毛细血管，直接通过病变的动静脉短路进入低压的静脉，导致静脉系统回流障碍、压力增高，引起脊髓肿胀、神经元变性和坏死。

3. **盗血**　动脉血直接进入低阻力的静脉，造成病变周围脊髓的缺血。

4. **占位效应**　多由出血、动脉瘤、静脉瘤或扩大的引流静脉引起。

5. **血栓形成**　可发生在动脉(如脊髓前动脉综合征)，但更易发生在静脉，特别是在长、扭曲、伴狭窄的静脉。

(一)脊髓动静脉畸形

脊髓动静脉畸形(SAVM)多为先天性，多见青年人，平均年龄大约 25 岁,男性多见。发病率为 0.1~0.25 例/10 万人。

诊断

1. 临床表现　涉及 SCVM 所有的临床致病机制。部分以急性起病或病程中有突然加重,与 AVM 出血有关,颈部 AVM 更易出血。

2. 影像学表现　影像学检查是主要的诊断方法(图 8 - 24)。

扫描二维码
查看图 8 - 24

(1) MRI:为首选检查项目。可见髓内、表面有虫蚀状血管流空信号,增强可显示不规则、条形或团块强化信号,以及病变周围的空洞或囊性变。

(2) DSA:多数由多根供血动脉,如根动脉(RA)、脊髓前动脉(APA)、脊髓后动脉(SPA)或椎动脉(VA)及其分支,流量差异较大;畸形血管团(Nidus)可伴有动静脉瘘(AVF)或者动脉瘤。引流静脉常有扩张。

鉴别诊断

在 MRI 上,隐匿性、小型或团块型 AVM 常与海绵状血管瘤、血管网状细胞瘤相互混淆;在 DSA 上,也常与硬脊膜动静脉瘘(DAVF)和髓周动静脉瘘(PMAVF)相互混淆。但 AVM 在流行病学和血管构筑方面有较大的区别(表 8 - 14、8 - 15)。

表 8 - 14　SAVM 与 SDAVF 临床症状比较

项　目	硬脊膜动静脉瘘 ($n=27$)	硬脊膜内动静脉畸形 ($n=54$)
性别	男性占多数	无性别差异
诊断时平均年龄(岁)	46	24
发作类型	缓慢进展型(85%)	急性(37%)
SAH	0	50%
首发症状	轻瘫(44%)	SAH(32%)

项　目	硬脊膜动静脉瘘 （n＝27）	硬脊膜内动静脉畸形 （n＝54）
脊柱区血管杂音	0	6％
活动后症状加重	70％	15％
上肢功能受累	0	11％

表8－15　SAVM与SDAVF影像学表现比较

项　目	硬脊膜动静脉瘘 （n＝27）	硬脊膜内动静脉畸形 （n＝54）
病灶部位	椎管一侧100％	脊髓内80％ 脊髓腹侧面11％ 脊髓背侧面9％
脊柱节段	胸腰段	均匀分布
高速血流	0	80％
伴有脊髓动脉瘤	0	44％
畸形与脊髓的供血共干	15％	100％
静脉引流途径	头侧100％ 尾侧4％	头侧81％ 尾侧72％

治疗

有临床症状特别是出血者，应积极干预治疗；如无症状和无出血因素，可随访。

治疗目的：在保证脊髓功能的前提下，消除出血和致病因素，次为闭塞畸形血管团。方法有：手术、介入治疗、立体定向放射外科以及上述方法的组合。具体方法根据病变的血管构筑、大小、部位、患者症状和体征、脊髓功能、年龄和整体情况，及诊疗水平等综合来选择。

预后

上述治疗后，基本能消除出血因素，对脊髓静脉高压也能较大程度的缓解。术后脊髓功能的加重风险下降至每年8.4％,完全闭塞者其加重风险则更低(3.7％)。但功能的恢复仍主要取决于治疗前的损伤程度(独立因素)。

(二)硬脊膜动静脉瘘

DAVF在包绕脊神经根的近端硬脑膜处存有动静脉交通性异常结构(瘘口),是SCVM的常见疾病。多数是后天获得性疾病。好发于50岁以上的男性。常见为胸段,次为腰段,颅颈交界区和骶尾部少见。

诊断

1. 临床表现　隐匿发病,缓慢进展,进行性加重。因症状不典型,待到确诊时,其病程平均1年以上,脊髓功能往往受损严重。颅颈交界区DAVF常表现为蛛网膜下腔出血。

2. 影像学表现　影像学检查是主要诊断方法。

(1) MRI和MRA:首选检查,可见脊髓表面(背侧多见)有虫蚀状血管流空信号,增强更为明显;高质量增强的MRA可显示供血动脉及瘘口位置(图8-25)。

扫描二维码
查看图8-25~
8-27

(2) DSA:是诊断的金标准。表现为:

1) 瘘口:位于椎间孔附近的硬脑膜外侧或下方,相当于神经根袖套的"腋窝"处。供血根动脉在瘘口处与粗大的引流静脉同时显影为其影像特征。绝大部分是低流量的单瘘口,高流量、多瘘口多见于颅颈交界区。

2) 供血动脉:绝大部分为单根RA分支,极少为2根RA。在骶区,供血动脉也可来自髂内动脉、髂总动脉和骶正中动脉;在颅颈交界区,可有多根供血动脉(如VA脑膜支、颈外动脉等)。

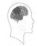

3)引流静脉:多为单一引流静脉,呈迂曲、蜿蜒、扩张状;静脉引流可上行或下行,静脉流速缓慢,循环时间延长(图8-26、8-27)。

鉴别诊断

主要与 AVM 和 PMAVF 鉴别,DAVF 在发病年龄上有明显的不同,DSA:无畸形团,绝大部分为单根 RA 供血,ASA 和 PSA 不参与病变的供血。

治疗

DAVF 为非自限性疾病,且进展性发展,为避免不可逆损伤,应"早发现,早治疗"。目标是消除瘘口,方法有手术、介入或联合治疗。

预后

术后2/3的运动功能获得了改善,近半数疼痛和感觉障碍改善,而括约肌功能的改善比例最小(1/3)。预后主要取决于治疗术前的损伤程度(独立因素),尽管治疗后多数能获得改善,但很少能恢复至正常,特别是括约肌功能,所以患者对疗效仍难言满意。

(三)髓周动静脉瘘

在脊髓表面或软膜下,动脉与静脉直接吻合形成瘘口。多为先天性,以青年人常见,男女比率相当,好发胸腰段和圆锥。

诊断

1. 临床表现　多数缓慢起病,渐进性发展,多为脊髓静脉高压引起的相关症状,部分为占位效应症状。急性出血少。

2. DSA　Merland 分型:

(1)Ⅰ型:单瘘口,单支供血动脉(ASA 或 PSA),单支或双支引流静脉,流量不高(图 8 - 28)。

（2）Ⅱ型:单瘘口,两支及以上供血动脉(RA、ASA 或 PSA),双支及以上引流静脉,常伴有静脉扩张,流量较高。

扫描二维码
查看图 8 - 28

（3）Ⅲ型:单或多瘘口,两支以上供血动脉(RA、ASA 或 PSA),多支引流静脉,常伴瘘口和静脉瘤样扩张,流量高。

鉴别诊断

1. 与 AVM 的区别　是否存在畸形血管团。但 AVM 可伴发 AVF。

2. 与 DAVF 的区别　PMAVF 青年人常见,病程明显短于 DAVF;多数 ASA、PSA 参与供血,瘘口一般位于脊髓表面,流量差异大,常伴有瘤样扩张;而 DAVF 老年人常见,是单根 RA 分支供血,单一瘘口,瘘口位于硬脑膜,流量低,一般不伴有静脉瘤样扩张等。

治疗

应提倡"早发现,早治疗"。目的是阻断瘘口的分流。治疗方法有手术、介入或联合治疗,主要根据血管构筑分型来选择:

（1）Ⅰ型:有适合介入的血管构筑(微导管可超选至瘘口),首选介入。如无,则选择手术闭塞瘘口。

（2）Ⅱ和Ⅲ型:因有粗大的多支供血动脉,微导管更易超选到瘘口,故以介入或先行介入为主。

（3）高流量、复杂瘘口、占位效应明显者:可大部栓塞后再行手术,以提高疗效。

脊髓血管畸形处理流程见图 8 - 29。

扫描二维码
查看图 8 - 29

Ⅰ型最好,Ⅱ型次之,Ⅲ型不佳,可分次或联合治疗来提高疗效。

（陈　功）

第十节　脑海绵状血管畸形

脑海绵状血管畸形(cavernous malformation,CM)又称海绵状血管瘤,是神经外科最常见的血管畸形之一,基于人口的估计患病率为 0.16%～0.9%。

CM 大多数为先天性,以散发为主,少部分有家族史。后天获得性与放射治疗、外伤、手术等因素有关。尸检发现率:平均0.47%,占脑血管畸形的 5%～15%。发病年龄多见于 20～50岁,但也有儿童甚至新生儿发病者,儿童由放疗诱发 CM 的风险比一般人群高 6 倍。家族性 CM 有多发倾向,遗传方式符合常染色体显性遗传。

1. 临床表现

(1) 无症状:常因体检或其他原因做影像学检查而发现。

(2) 出血是最常见的临床症状。根据症状是否明显可将出血分为显性和隐性两种,大多为隐性出血。儿童和家族性发病者可表现活跃,甚至多个病灶同时出血或单个病灶短期内反复出血。

(3) 癫痫:因出血或缺血引发各种类型的癫痫。

（4）局灶神经功能障碍：基底节、脑干、丘脑等深部 CM 出血可引起相应的急性神经功能障碍，症状明显。

2. 影像学检查

（1）CT：头颅 CT 平扫表现为边界清楚的结节状病灶，略高或高密度或混杂密度，后者提示钙化、出血或囊变；很少表现为低密度。注射造影剂有轻度强化或不强化（图 8－30）。

扫描二维码
查看图 8－30～
8－33

335

（2）MRI：头颅 MR 是主要诊断依据。典型 CM 在 T_1W 和 T_2W 表现为中央网状混杂高低信号（不同时期出血及产物），周围低信号环（含铁血黄素沉着）。增强后病灶一般无强化，但有助于观察到 CM 是否伴随静脉畸形。SWI 序列对铁离子及脱氧血红蛋白有非常高的灵敏度，可见微出血灶，可用于评估家族性 CM 的多发病灶，但异常信号范围远远超过病灶本身，不能用于深部 CM 的导航或选择手术路径（图 8－31、8－32）。

鉴别诊断

1. MRI 典型者不难鉴别　出血急性期应与小的脑动静脉畸形出血、肿瘤卒中等自发性出血相鉴别。多数 CM 出血时占位效应轻，症状在数日或数周后自行缓解，少部分 CM 呈急性期反复出血，占位效应和神经功能障碍明显甚至危及生命。亚急性期磁共振影像呈现典型特征性改变等可有助于鉴别。

2. 脑外海绵状血管瘤　镜下与 CM 相似，均由被单层内皮细胞围绕的血窦构成，以往被认为同属一种病理疾病，但目前认为两者生物学特性有差异。脑外海绵状血管瘤常位于眶内、海绵窦，呈缓慢膨胀性生长，极少出血，更倾向于是一种良性肿瘤性病变。磁共振 T_2 呈均匀的异常高信号为特征，可显著强化。

3. **毛细血管扩张症** 又称毛细血管畸形,没有明显的供血动脉和异常的引流静脉,通常无症状,被认为是一种具有良性自然病史的疾病。磁共振影像表现为 GRE 序列上小片低信号。

4. **静脉畸形** 目前认为是脑静脉系统一种正常范围内的代偿变异,而非病理性改变。典型者静脉结构呈放射状排列,向一根引流静脉集中,形态类似"水母头"。一般无症状,常与 CM 合并存在,应注意保护。

治疗

手术是本病的主要治疗方法。无症状或深部首次出血且无安全手术路径者,可观察随访。常规放疗无明显效果,同时有可能诱发 CM,不推荐。立体定向放射治疗效果不明确,治疗后再出血显著增加手术难度。

1. **手术时机** 有显著压迫症状无法等待或短期内反复出血患者,可紧急手术,否则可待亚急性期血肿液化、周围水肿消退后手术,减少手术创伤且有助于全切病灶。过晚待血肿机化也增加手术难度。对于深部功能区病灶,如果估计手术创伤大于出血创伤,可待二次出血后再手术。癫痫常为药物难治性,有癫痫发作而出血不明显者可先保守治疗,如反复发作应进行癫痫与病灶关系评估,及早手术(图 8-33)。

2. **手术策略** 导航下手术,磁共振传导束成像有助于选择合理径路。癫痫患者应开展术中皮质脑电监测,注意麻醉深度和用药,减少麻醉对皮层脑电影响。手术应保护合并存在的静脉畸形,否则可发生术后脑肿胀。

预后

癫痫控制率高于一般的癫痫手术,术后完全控制或辅助药物治疗完全控制率可达 90% 以上。完全切除后可避免再出血,即使深部功能区 CM，完全切除率也可达 95% 以上。

（陈 亮 宋 巍）

第十一节　头皮动静脉畸形

头皮动静脉畸形（scalp arteriovenous malformation，SAVM）由头皮供血动脉直接和引流静脉异常连通形成。它们之间没有毛细血管，存在异常纠缠或"巢样"血管。在文献上曾命名为：动脉曲张、蛇形动脉瘤、蔓状动脉瘤、丛状血管瘤等。SAVM 占脑 AVM 的 1.29%～8.1%，无性别差异。可见任何年龄组，多见于幕上头皮，特别是颞部。

诊断

1. 临床表现　可有头痛、耳鸣、颅内杂音，搏动性震颤的皮下肿块，低头或体力活动时加重。多因逐渐增大的头皮肿块就诊；体检局部皮肤多正常，少数头皮为赤红色搏动性肿块，可压缩，压迫时有震颤，听诊有杂音。肿块的大小与体位有关，即低头时肿块增大，抬头时肿块缩小。局部外伤后或手术后及青春期或妊娠等可使临床表现突然加重，病灶增大。盗血现象可致头皮缺血秃发、坏死而造成反复出血。

2. 影像学检查

（1）CT 和 MRI：头部 CT 检查可显示软组织肿块影，部分病例可发现病变区域的颅骨增厚和钙化，少数病变可累及颅骨，甚至造成颅骨缺损与颅内相通。病灶本身可显示为蜂窝状或肥皂泡样改变。头部 MRI 检查表现为扩张、匍行性血管流空现象。

CT 和 MRI 增强检查均可显示病变的强化。CTA 和 MRA 可明确诊断和初步了解病变的血管构成,为进一步的治疗提供指导。

(2) DSA:全脑 DSA 是必不可少的确诊手段,是诊断 SAVM 的"金标准",表现为扩张迂曲的供血动脉、畸形血管团和过早显影的引流静脉。由于病变复杂,供血动脉、引流静脉和畸形血管团的关系有时候难以确定,必须包含所有可能参与供血的动脉,即通过超选择性全脑血管造影来确定病变的解剖关系。明确 SAVM 的大小和范围、类型、供血动脉和引流静脉及流量的高低;是否伴有其他病变,如动脉瘤和动静脉瘘等;是否与颅内沟通;是否伴有颅骨和颅内病变(如 AVM),以及与头皮的关系。

治疗

1. **外科手术**　皮肤切口要大于病变范围,应带骨膜翻起皮肤瓣,以方便解剖和分离血管,减少出血。根据血管造影,先找出供血动脉,并结扎,再暴露病变整体;应整体切除病变,不宜分块切除,后者容易导致大量出血和病灶残留;供血血管结扎不足,往往促使畸形团生长,并使一些潜在的动静脉联接开放。

2. **介入栓塞治疗**

(1) 动脉入路:对单一动脉供血,且微导管容易经动脉路径到达畸形团或瘘口者,首选动脉入路栓塞。

(2) 静脉入路:对多支动脉供血或供血动脉极度迂曲者,首选静脉入路,对血流量大、流速极快者,可用弹簧圈或球囊辅助 Onyx 栓塞,避免 Onyx 快速飞入引流静脉造成肺动脉栓塞(图 8 - 34)。

(3) 经头皮穿刺入路:用于供血动脉和引流静脉均极度迂曲,微导管经动脉或静脉入路均难以

扫描二维码
查看图 8 - 34

到达畸形血管团或瘘口,且畸形血管团或瘘口较为表浅、容易定位者,可直接经头皮穿刺畸形血管团或瘘口,确认穿刺针位于血管结构内且回血明显时,可直接经穿刺针注入栓塞剂行栓塞治疗。

3. 硬化剂治疗　可以将微导管超选至邻近畸形血管团的供血动脉内或通过皮肤穿刺将静脉留置针置于动脉腔内反复多次注射无水乙醇、十二烷基硫酸钠等硬化剂,直至复查造影显示血流动力学明显改善为止。

4. 综合治疗　术前超选择性全脑血管造影,然后实施超选择性栓塞,栓塞术后即刻或择期手术切除。术前栓塞的目的是减少病灶血流量以便手术切除,而不是为了减小手术切除的范围。

预后

本病是进行性发展,少有自愈者。不提倡保守治疗或压迫供血动脉使 SAVM 消失,后者不仅无效,反加重病情发展。血管内介入对单根供血的 SAVM 可治愈,多根供血血管的介入治疗复发率高,应配合外科手术。外科手术切除者可根治,预后好。

（田彦龙）

第十二节　大脑大静脉瘤

大脑大静脉瘤(Galen Vein Aneurysm,GVA)属于先天性血管畸形,10 000~25 000 名新生儿中有 1 例,占儿童血管畸形的30%,在全部儿童先天性畸形中约占 1%。

分型

GVA 根据其血管构筑特点进行分型,目前较为常用的有下列两种。

1. Lasjaunias 分类（1989）

（1）原发性大脑大静脉瘤：粗大供应动脉，并直接汇入大脑大静脉，静脉扩大成囊状。原发性 GVA 又分为两个亚类，壁型和脉络膜型。壁型 GVA 有 1 根以上的动脉直接与 GVA 的静脉壁相通，而脉络膜型由多根脉络膜动脉形成巢样结构并回流至 GVA。

（2）继发性大脑大静脉瘤：因邻近部位血管畸形的引流静脉回流，血流大量进入 Galen 静脉系统，引起 Galen 静脉代偿性扩大。血管畸形可位于脑干、脑深部结构、小脑上部或半球后正中部。常同时伴有下矢状窦和直窦扩张。

2. Yasargil 分类（1988）　见图 8-35。

Ⅰ型：由单根或多根胼周动脉及大脑后动脉与 Galen 静脉直接相连。畸形血管为呈壶状的 Galen 静脉。

扫描二维码
查看图 8-35

Ⅱ型：丘脑穿通动脉与 Galen 静脉间的动静脉瘘。

Ⅲ型：最常见。为Ⅰ型和Ⅱ型的混合型。

以上 3 型相当于 Lasjaunias 中的原发性 GVA。

Ⅳ型：纯蔓状动静脉畸形。有一个或多个畸形血管团位于中脑或丘脑，畸形血管引流至大脑内静脉基底静脉等。此型相当于继发性 Galen 静脉瘤。

诊断

1. 临床表现　GVA 患者主要表现为心脏和神经系统症状。具体临床表现因发病年龄不同而异。新生儿期：表现为高搏出量性心脏衰竭和肺动脉高压；婴幼儿期：脑积水、癫痫发作或者神经认知功能障碍；青少年或成年期：多表现为头痛或者是颅内出血。

2. 影像学检查

（1）胎儿 GVA 多发生在孕晚期（32 周后），且多在孕妇常规超声检查时发现。二维超声表现为中线区薄壁囊性结构，此为 Galen 静脉瘤最具特征性表现。

（2）CT 和 MRI：是目前诊断 Galen 静脉瘤的有效手段，同时能有效评价静脉瘤伴随的脑结构改变，如脑积水、脑缺血、动静脉畸形和静脉窦情况。增强 CT 扫描能显示明显强化的病灶。MRI 显示脑缺血、Galen 静脉瘤的 3D 解剖关系及供应动脉、回流静脉等方面优于 CT。

（3）DSA 是本病确诊的标准方法。可显示畸形血管的类型和部位，有利于血管内治疗和外科治疗方案设计。

治疗

应根据患者的年龄和临床特点来制定个体化的治疗策略。因此一个完备方案的确定要包括神经内科、神经外科、介入放射科、心脏科以及新生儿重症医学科等多个科室的参与很重要。

1. 药物治疗　目的是控制心脏和其他系统并发症，为后续血管内介入治疗做准备。判断药物治疗有效的标准就是看临床症状有无缓解。新生儿期心脏衰竭多较严重，药物治疗效果差；而对于婴儿期和儿童期出现的中度心力衰竭，药物控制效果要好很多。

2. 血管内介入治疗　血管介入治疗的目的是重新恢复血流动力学平衡，追求生理机能而不是解剖意义上的治愈，以期改善患者神经功能、缓解临床症状。血管内介入治疗应采取阶梯式方案。部分栓塞可有效降低 GVA 瘘口血流量，缓解心衰症状，同时可将治疗并发症发生率控制在最低水平；而且阶梯式栓塞有利于血流动力学逐步达到稳定,有助于神经功能的发育。

介入治疗的时间窗是影响治疗效果的关键因素。Lasjaunias 等认为初次介入治疗的最佳时机在出生后4~5个月龄,此时治疗效果最佳,有助于脑功能的正常发育。对于复杂性 GVA 需多次栓塞者,后续治疗距初次治疗间隔通常在6~8周,根据具体病情也可缩短到4周。对于部分新生儿患者,有时需急诊行血管内介入治疗,其治疗目标是降低瘘口血流量、维持机体生理功能的稳态。在新生儿期,瘘口流量降低后可为颅内静脉系统的发育重新创造有利的环境。

从技术角度,动脉入路和静脉入路均可。GVA 的分型对于入路的选择也有指导意义,一般认为对 Yasargil Ⅰ型、Ⅱ型、Ⅲ型大脑大静脉瘤,经动脉血管内介入治疗是最适合的介入治疗途径;而对 Yasargil Ⅳ型静脉瘤,经动脉介入治疗和经静脉介入治疗均可采用。

3. 手术治疗 目前开颅手术对于 GVA 已经不作为一线方案,但在某些特定情况下可起到辅助性治疗作用。伴有脑积水者,可行脑脊液分流术或神经内镜下第3脑室造瘘术。少数经窦汇入路栓塞者,需通过手术暴露窦汇;患者出现颅内血肿时可以通过开颅手术清除;当栓塞治疗失败后,手术治疗也可作为最后的选择。

4. 放射外科治疗 放射外科(伽玛刀/质子刀)在 GVA 的治疗中意义不大。对于高流量瘘口效果不好,而且血管闭塞所需时间很长,不利于正常脑组织的发育。对于低流量瘘口或者较为年长的患者,也可以作为一种选择。

（高 超）

第十三节 骨膜窦和静脉窦血管瘤

一、骨膜窦

骨膜窦(sinus pericranii，SP)是一种少见血管畸形，发生在颅骨膜上或下，经板障静脉、导静脉与颅内静脉窦相通。病因有先天性(如颅狭症)、后天获得性(如头外伤)和特发性(如脑积水)。可见任何年龄，但青少年和婴幼儿多见，无性别差异。

诊断

1. 临床表现　病程进展缓慢、隐匿，大部分患者可无症状。主要表现为在头皮中线上可见一可压缩的软性肿物，大多无搏动。任何能增加颅内压的因素均能使肿物增大，如处于仰卧、俯卧、低头、哭闹，当直立和坐位时，肿物消失，此时，压迫双侧颈静脉肿物又复出现。部分患者有头痛的主诉。外伤性骨膜窦多具有明确外伤史并有明显的头皮挫伤或颅骨骨折。

2. 影像学检查

(1) 颅骨 X 线：常见肿块下方颅骨变薄，部分呈蜂窝状甚至颅骨缺损。

(2) 超声检查：可初步辨别肿块性质，是否为静脉性。

(3) 头部 CT：CT 平扫显示颅外头皮下均匀的软组织密度肿块，肿块边界清晰，呈团块状或条索状，无钙化，骨窗位可见大小不等异常骨孔。增强扫描可见少许造影剂通过颅骨的缺损而弥散到颅骨内外，形成明显的强化影。CT 血管成像可显示异常颅外病灶经板障静脉引流入颅内静脉窦。

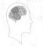

（4）头部 MRI 和 MRV：MRI T_1W 示低信号肿块和骨缺损。如病变体积不大且静脉流速不快，T_1 增强可见典型的"造影剂湖"现象。MRV 显示与静脉窦相连的颅外静脉结构。

（5）DSA：是本病诊断的金标准。造影可见动脉期及毛细血管期正常，仅在静脉晚期可见颅外异常静脉性结构与颅内静脉系统相沟通，造影剂缓慢聚集于颅骨缺损部位附近，形成静脉湖。直接穿刺肿块造影能清楚地显示出病变的全貌及引流静脉。

治疗

由于骨膜窦血流动力学较为复杂，同时往往伴有其他先天畸形，手术对于每个个体而言都是不小的挑战，因此对于病灶小，无症状者采用保守观察不失为理性的选择。治疗的目的多是出于美容方面的考虑。常用的治疗方法包括外科手术、介入治疗及局部电凝。

预后

总体预后良好。即使保守治疗，病变发生自发性出血、外伤性出血或空气栓塞的概率均很低。大多数儿童患者在青春期后病情趋于稳定，病变不再扩大。介入手术对于范围较大的病变具有一定的优势，相对安全，远期闭塞率高，可作为主要的选择。

二、静脉窦血管瘤

是静脉窦壁损伤后引起的静脉窦动脉瘤样扩张。多发生在侧窦区，即横窦与乙状窦交界处。由于该病发病率极低，国内外仅有数十例病例报道，无法进行全面系统的流行病学统计工作。但总结现有病例可发现，该病好发于女性，平均年龄 40 岁左右。

诊断

1. 临床表现　目前几乎所有已报道的静脉窦血管瘤患者均

以搏动性耳鸣为主诉。

2. 影像表现

（1）CT：头颅 CT 平扫、CTA 及 CTV 可作为重要的无创诊断方法。高分辨率三维重建技术及增强血管造影相互配合可以清晰地显示颞骨岩部的缺损，该征象可高度提示静脉窦血管瘤可能。

（2）DSA：在静脉期可见优势侧的横窦、乙状窦交界区局部静脉窦壁外翻形成瘤样突起，并指向岩骨后方。优势侧横窦、乙状窦的定义通常为该侧静脉窦直径为对侧 2 倍以上。文献报道，半数静脉窦血管瘤远端都存在静脉窦狭窄，推断可能是该病的成因。

鉴别诊断

包括动脉粥样硬化性脑血管病、副神经节细胞瘤、DAVF 及颞叶的血管性肿瘤。尤其值得注意的是，有部分病例报道提及侧窦区局部扩张膨隆也可引起搏动性耳鸣的症状，但 DSA 仅见局部静脉窦粗大，并无血管瘤样改变。

治疗

由于病例较少，目前关于静脉窦血管瘤的治疗方法尚无定论。几乎所有报道的患者均诉有严重的搏动性耳鸣，并影响正常生活，因此均采取了积极治疗。现有的治疗方法包括血管内治疗及静脉窦手术重建。此外，覆膜支架也可作为治疗静脉窦血管瘤的重要选择。

预后

目前已有文献报道的 13 例静脉窦血管瘤患者均接受手术或介入治疗，术后耳鸣症状均缓解。随访未见复发，可见远期预后良好。

（倪　伟）

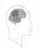

第十四节　离子辐射性脑血管病

离子辐射性脑血管病多发生于头颈部肿瘤放疗患者,其发生率约 47.8/10 万。偶发于电离辐射事故中。患病率随时间增长,小儿为 5.4%（5 年）～16%（10 年）,成人为 12%～21%（20 年）。但因多缺少长期随访,特别血管造影（MRA、CTA）随访,故上述数据存在低估计可能。

临床表现

1. 急性期脑血管损伤　主要表现为脑损伤,如头痛、嗜睡、呕吐等颅高压症状,查体可发现视盘水肿,病理基础为脑水肿。（详见本书第九章第三十五节"放射性脑损伤"）。

2. 晚期脑血管损伤

（1）潜伏期:1～12 年,中位 12 年。近距离照射 20 年、全脑照射 9 年、局部照射 8 年、放射外科 5 年。

（2）无症状:常规随访或因其他原因做头部检查发现。

（3）脑缺血:表现定向障碍、痴呆、癫痫发作、失语、失认、偏瘫、共济失调、肌张力异常等。

（4）脑出血表现:头痛、呕吐。

影像学检查

1. CT　头颅 CT 可见低密度灶（梗死区）或高密度灶（出血）,后者可蛛网膜下腔出血、脑实质或脑室出血。

2. MRI　除常规序列,应加 DW（ADC）、SW、pMR、动态磁敏感对比/毛细管传送时间异常分布（DSC-CTH）、像素内非相关运动（IVIM）等。

3. 脑血管检查　CTA 或 MRA 可用于无创筛查或慢性病程中的动态随访。DSA 仍然是脑血管损伤评估的金标准,尤其在侧支代偿的评估上具有重要价值。局限性脑损伤表现为照射区不具特征的少血管区,单支或多支血管狭窄或闭塞;或动脉瘤形成。

诊断

（1）有离子照射病史。

（2）有一定潜伏期。

（3）发现血管病变在照射野内。

（4）可排除遗传性或其他因素。

（5）神经影像学。

治疗

迄今无高循证医学证据,多为回顾性资料。

1. 预防和对症治疗　①一般抗炎症反应,类固醇激素、他汀类、阿司匹林、贝伐单抗等;②高渗脱水药物;③高压氧;④自由基清除剂,如超氧化物歧化酶、维生素 E 等,能清除自由基,减轻自由基损伤及后期效应;⑤脑保护药物,如胞二磷胆碱、维生素 B_1 等;⑥抗癫痫、改善认知、抗焦虑或抗抑郁等。

2. 晚期脑血管损伤

（1）非手术治疗:适用于偶然发现、无症状、周边有放射血管病变、瘤壁不增强的动脉瘤、微出血毛细血管扩张症、腔梗。方法:①防"三高(高血压、高血脂、高血糖)";②对症治疗;③密切随访。

（2）外科手术:适用于海绵状血管瘤、烟雾病、自发脑出血、脑动脉瘤。方法:血管内介入或显微外科手术。

预后

（1）影响预后的因素:年龄(儿童)、放疗剂量、合伴 NF1、合伴化疗或内分泌异常或"三高"、重复多次放疗、嗜烟等。

（2）本病目前缺乏有效的治疗方法，关键在于预防和早诊早治，效果才好。

（廖煜君　朱　巍）

第一节 2021 WHO 中枢神经系统肿瘤 （第五版）分类和解读

一、分类

见表 9-1。

表 9-1 2021 WHO 中枢神经系统肿瘤（第五版）分类

神经胶质瘤、胶质神经元肿瘤和神经元肿瘤
成人型弥漫性胶质瘤
星形细胞瘤，IDH 突变型
少突胶质瘤，IDH 突变和 1p/19q 共缺失型
胶质母细胞瘤，IDH 野生型
儿童型弥漫性低级别胶质瘤
弥漫性星形细胞瘤，*MYB* 或 *MYBL1* 变异型
血管中心型胶质瘤
青年人多形性低级别神经上皮肿瘤
弥漫性低级别胶质瘤，MAPK 通路变异型
儿童型弥漫性高级别胶质瘤
弥漫性中线胶质瘤，H3 K27 变异型
弥漫性半球胶质瘤，H3 G34 突变型
弥漫性儿童型高级别胶质瘤，H3 野生型和 IDH 野生型

婴儿型半球胶质瘤

局限性星形细胞胶质瘤

毛细胞星形细胞瘤

毛细胞样特征的高级别星形细胞瘤

多形性黄色瘤型星形细胞瘤

室管膜下巨细胞型星形细胞瘤

脊索样胶质瘤

星形母细胞瘤,*MN1* 变异型

胶质神经元和神经元肿瘤

神经节细胞胶质瘤

婴儿促纤维增生性神经节细胞胶质瘤/婴儿促纤维增生性星形细胞瘤

胚胎发育不良性神经上皮肿瘤

有少突胶质瘤样特征和核簇集的弥漫性胶质神经元肿瘤

乳头状胶质神经元肿瘤

伴菊形团形成的胶质神经元肿瘤

黏液样胶质神经元肿瘤

弥漫性软脑膜胶质神经元肿瘤

神经节细胞瘤

多结节和空泡状神经元肿瘤

小脑发育不良性神经节细胞瘤(Lhermitte-Duclos 病)

中枢神经细胞瘤

脑室外神经细胞瘤

小脑脂肪神经细胞瘤

室管膜肿瘤

幕上室管膜瘤

幕上室管膜瘤,*ZFTA* 融合阳性型

幕上室管膜瘤,*YAP1* 融合阳性型

颅后窝室管膜瘤

颅后窝室管膜瘤,PFA 组

颅后窝室管膜瘤,PFB 组

脊髓室管膜瘤

脊髓室管膜瘤,*MYCN* 扩增型

黏液乳头状型室管膜瘤

室管膜下室管膜瘤

脉络丛肿瘤

脉络丛乳头状瘤

非典型性脉络丛乳头状瘤

脉络丛癌

胚胎性肿瘤

髓母细胞瘤

髓母细胞瘤分子分型

髓母细胞瘤,WNT 活化型

髓母细胞瘤,SHH 活化和 *TP53* 野生型

髓母细胞瘤,SHH 活化和 *TP53* 突变型

髓母细胞瘤,非 WNT/非 SHH 活化型

髓母细胞瘤组织学分型

其他中枢神经系统胚胎性肿瘤

非典型性畸胎样/横纹肌样肿瘤

筛状神经上皮肿瘤

有多层菊形团的胚胎性肿瘤

中枢神经系统神经母细胞瘤,*FOXR2* 活化型

伴有 *BCOR* 内部串联重复的中枢神经系统肿瘤

中枢神经系统胚胎性肿瘤

松果体肿瘤

松果体细胞瘤

中分化松果体实质性肿瘤

松果体母细胞瘤

松果体区乳头状肿瘤

松果体区促纤维增生性黏液样肿瘤,*SMARCB1* 突变

颅神经及椎旁神经肿瘤

神经鞘瘤

神经纤维瘤

神经束膜瘤

混合型神经鞘膜瘤

恶性黑色素神经鞘膜瘤

恶性周围神经鞘膜瘤

副神经节瘤

脑膜瘤

脑膜瘤

间叶性非脑膜上皮来源肿瘤

软组织肿瘤

成纤维细胞和肌成纤维细胞肿瘤

孤立性纤维性肿瘤

血管源性肿瘤

血管瘤和血管畸形

血管母细胞瘤

骨骼肌来源的肿瘤

横纹肌肉瘤

未定分类

颅内间叶性肿瘤,*FET-CREB* 融合阳性型

CIC 重排肉瘤

原发性颅内肉瘤,*DICER1* 突变型

尤文肉瘤

软骨及骨肿瘤

软骨源性肿瘤

间叶性软骨肉瘤

软骨肉瘤

脊索肿瘤

脊索瘤(包括分化差的脊索瘤)

黑色素细胞肿瘤

弥漫性脑膜黑色素细胞肿瘤

脑膜黑色素细胞增生症和脑膜黑色素瘤病

局限性脑膜黑色素细胞肿瘤

脑膜黑色素细胞瘤和脑膜黑色素瘤

血液淋巴肿瘤

淋巴瘤

中枢神经系统淋巴瘤

中枢神经系统原发性弥漫大 B 细胞淋巴瘤

免疫缺陷相关的中枢神经系统淋巴瘤

淋巴瘤样肉芽肿

血管内大 B 细胞淋巴瘤

其他中枢神经系统罕见淋巴瘤

硬脑膜 MALT 淋巴瘤

其他中枢神经系统低级别 B 细胞淋巴瘤

间变性大细胞淋巴瘤($ALK+/ALK-$)

T 细胞和 NK/T 细胞淋巴瘤

组织细胞肿瘤

Erdheim-Chester 病

罗赛-多夫曼病

幼年黄色肉芽肿

朗格汉斯细胞组织细胞增生症

组织细胞肉瘤

生殖细胞肿瘤

成熟型畸胎瘤

未成熟型畸胎瘤

畸胎瘤伴体细胞恶变

生殖细胞瘤

胚胎癌

卵黄囊瘤

绒毛膜癌

混合性生殖细胞肿瘤

鞍区肿瘤

成釉细胞瘤型颅咽管瘤

乳头状型颅咽管瘤

垂体细胞瘤、鞍区颗粒细胞瘤和梭形细胞嗜酸细胞瘤

垂体腺瘤/垂体神经内分泌肿瘤

垂体母细胞瘤

中枢神经系统转移瘤

脑和脊髓实质转移性肿瘤

脑膜转移性肿瘤

注：IDH，异柠檬酸脱氢酶；NK，自然杀伤细胞；类型和基因符号以斜体表示，蛋白质和基因家族（如 IDH 基因家族）不以斜体表示。

◇　二、解读

（一）概述

WHO 中枢神经系统（CNS）肿瘤分类（第五版）（以下简称第五版）于 2021 年 6 月发布，是针对脑和脊髓肿瘤分类国际标准的第五次修订。基于 2016 年第四版修订版和中枢神经系统肿瘤分类的分子信息及实践方法联盟（clMPACT-NOW）发布的分类更新，第五版进一步强调了分子诊断在 CNS 肿瘤诊断和分类中的作用，对临床病理诊断报告提出了新的要求，即纳入分子诊断信息的整合报告和分层报告。同时，由于分子诊断技术的不断更新，从第 1 代（Sanger）测序，到第 2 代测序，再到 RNA 测序，以及最新的甲基化测序，帮助我们对许多原先无法诊断的 CNS 肿瘤进行了再分类，因此第五版对这些肿瘤有了新的定义。当然由于每个医疗机

构的条件各不相同,第五版当中提到的具有重要辅助和诊断作用的分子标记物不可能应用到每一个病例的诊断当中,还是会存在一些无法定义的肿瘤,所以对于NOS(非特指)和NEC(未知类型)的应用就非常重要。总体而言,第五版分类标准不仅仅对很多肿瘤的诊断提出了新的标准,更重要的是它是一个教程,要求神经病理科医生、神经外科医生、神经肿瘤科医生、神经影像科医生、神经放疗科医生等都需要进一步学习分子诊断在CNS肿瘤诊断中的作用和价值,特别是预后和预测价值,这样就能够精准地诊断和治疗每一位中枢神经系统肿瘤患者,并且为他们制订个体化的治疗方案,最终实现延长患者生存时间和生存质量的目的。

(二)肿瘤类型和亚型的定义及命名

第五版更重视对分子标志物的应用,在30个肿瘤类型中加入了分子诊断信息,特别强调多组学的重要价值,包括DNA变化、融合基因、拷贝数变化、甲基化水平等。例如,在星形细胞瘤中,*IDH*基因突变是经典的DNA水平变化;在毛细胞星形细胞瘤中*KIAA1549-BRAF*融合基因是重要诊断标准;同时在7号染色体和10号染色体拷贝数变化($+7/-10$)是鉴别IDH野生型星形细胞瘤和胶质母细胞瘤的辅助指标。

对于肿瘤的命名,第五版的原则是强调简洁、明了,尽可能挑选具有重要诊断价值的临床信息、分子信息作为命名的核心要素,其他则不予以再分类。例如,第3脑室脊索样胶质瘤虽然具有好发于第3脑室的特征,但并非所有具有好发部位的肿瘤都要进行位置命名。例如,髓母细胞瘤好发于第4脑室,就不能称为"第4脑室髓母细胞瘤"。为了避免类似混淆,第五版中保留了关键位置信息,如脑室外神经细胞瘤和中枢神经细胞瘤。另外,由于新的分级系统的引入,"间变性"之类临床非常熟悉的词语将被去除。

（三）肿瘤的分级系统

肿瘤的分级系统是第五版中最大的变化，这些变化来源于脑瘤分子分型研究不断深入，使得肿瘤异质性对于预后的影响越来越清晰。从形式上来看，过去分级采用罗马数字，这一版则全部换成阿拉伯数字，主要原因是向其他部位肿瘤的分级看齐。从内容上来看，强调肿瘤类型下分级的重要性。过去分级是建立在跨肿瘤类型的基础上，如有Ⅲ级胶质瘤，也有Ⅲ级脑膜瘤，可能是因为Ⅲ级患者的预期生存期相仿，但并不意味着它们的临床生物学特性也相仿。以肿瘤类型分级，这些差别就能更灵活得到解释。例如，星形细胞瘤分为2、3、4级，脑膜瘤分为1、2、3级，在这样的框架下，胶质瘤的2级与脑膜瘤的2级是完全不一样的。当然这当中有一个概念不能混淆，因为随着分子诊断和治疗方法的改进，同一肿瘤可能存在不同预后，如髓母细胞瘤（WNT亚型）对目前治疗反应好，临床预后较好，患者长期存活，但不能就此定义它为WHO 1级，它仍然是WHO 4级肿瘤。

在这次分类标准中，还有一个分类系统值得我们关注，就是不像过去必须依赖特征性组织学变化来定义WIIO分级，而是可以加入分子诊断信息，形成组织/分子分级系统。其中最典型的改变就是IDH突变型星形细胞瘤，只要存在 *CDKN2A/B* 纯合性缺失，就可以诊断为星形细胞瘤 WHO 4级；同样，IDH野生型弥漫性星形细胞瘤如果存在 *EGFR* 扩增、*TERT* 启动子突变、7号染色体扩增和10号染色体丢失（＋7/－10），就可以诊断为 GBM WHO 4级。这些肿瘤哪怕存在低级别胶质瘤组织学特征或无高级别胶质瘤组织学特征，也要诊断为高级别胶质细胞肿瘤，分别为"星形细胞瘤，IDH突变型（WHO 4级）"和"GBM，IDH野生型（WHO 4级）"。

（四）整合报告和分层报告

由于分子信息在病理学诊断中的价值越来越高，整合不同维度的信息成为一份报告，包含组织学、遗传学和临床特征，成为整合报告或者分层说明报告。这样的整合得到国际神经病理学学会"哈勒姆共识指南"和国际癌症报告合作组织的强烈推荐。报告的格式通常是：①整合诊断（结合组织学和分子诊断）；②组织学诊断；③CNS WHO 分级；④分子信息。例如，过去"少突胶质细胞瘤 WHO Ⅱ级"是我们很熟悉的病理诊断报告形式，但是在整合报告中就变成"少突胶质细胞瘤，IDH 突变和 1p19q 共缺失型，WHO 2 级，IDH1 突变、1p19q 共缺失、*TERT* 启动子突变、*MGMT* 启动子甲基化"。这就使临床医生能够更全面地了解肿瘤的特征，做出有针对性的预判。

由于受条件的影响，不是所有医疗机构都有条件发布整合报告，也不是所有肿瘤都能够符合目前的诊断标准，因此在整合报告中还是应用未能分子学诊断（NOS）和未能归类（NEC），如"幕上室管膜瘤，NOS"（表示室管膜肿瘤，WHO 3 级，甲醛固定石蜡包埋组织中提取的核酸质量不足以进行测序，且没有足够的组织用于 FISH 检测）。

（五）病理诊断新技术

第五版更新很大程度依赖于分子诊断技术和组织蛋白组学技术的应用，目前第 1 代测序、第 2 代测序、DNA 荧光原位杂交、RNA 表达谱等技术已经比较普及，但是在实际诊断中仍然有一定缺陷，还是有一小部分肿瘤即使完成了分子诊断，依然无法被定义和分类。所以在这一版中特别推荐了甲基化组谱分析这一新技术，以此来确定 DNA 甲基化特征。DNA 甲基化的组谱分析是一种非常强大的 CNS 肿瘤分类工具，拷贝数变化也能够从甲基化检

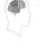

测中获得，如1p19q共缺失。甲基化组谱分析能够对具有同一组织学或者生物学特征的肿瘤进行区分，也能将不同类型的肿瘤进行聚类，是识别某些罕见肿瘤类型和亚型的唯一方法。

但是，甲基化组谱分析目前仍存在一些技术问题，还不能够被广泛推广，包括诊断标准化、阈值的界定。由于大多数脑肿瘤可由组织病理、免疫组化和常规分子病理检测做出诊断，甲基化组谱检查仅用于少数疑难性、罕见病例的诊断。另外，甲基化分析还不能指导靶向治疗，因此不能用它作为标志物来设计临床试验。

（史之峰　秦智勇）

第二节　中枢神经系统肿瘤的诊治原则

CNS肿瘤的诊断包括定位和定性诊断。前者包括病史、体检和神经系统查体以及辅助检查（实验室、影像学等），后者虽然部分借助前者可初步做出定性诊断，但多需要外科手术病理检查才能明确。治疗包括外科手术、放疗、化疗、靶向治疗、免疫治疗、基因治疗等。

临床表现

1. **病史**　病史中凡有下列情况之一者，应考虑颅内肿瘤的可能性：①慢性头痛史，尤其是伴有恶心、呕吐、眩晕或有精神症状、偏瘫、失语、耳聋、共济失调等；②视力进行性减退、视神经盘水肿、复视、斜视，难以用眼疾解释；③成年人无原因地突然发生癫痫，尤其是局限性癫痫；④有其他部位如肝、肺、肾、乳腺、子宫、胃肠道的癌症或肿瘤手术史，数月、数年后出现颅内压增高和神经定位症状；⑤突然偏瘫昏迷，并有视盘水肿。

2. 临床检查　包括全身与神经系统等方面。神经系统检查注意意识、精神状态、颅神经、运动、感觉和反射的改变。需常规检查眼底。怀疑颅后凹肿瘤，需做前庭功能与听力检查。全身检查按常规进行，除血、尿常规检查外，根据需要进行内分泌功能检查、血生化检查等。

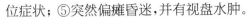

影像学检查

常规检查包括以下几项：

1. CT　一般在普通 CT 影像可能看到：①脑室系统的变形与移位；②密度减低区通常代表脑水肿或某些低密度病变，如囊肿、软化灶等；③高密度变化表示肿瘤出血或钙化；④静脉滴注造影剂后的增强 CT 可使颅内结构的密度反差更为突出，提高分辨能力。

2. MRI

（1）常规 MRI：一般脑肿瘤及瘤周脑水肿在 T_1W 显示低信号，在 T_2W 显示高信号。高级别肿瘤如胶质母细胞瘤（GBM）倾向于破坏血脑屏障，可呈肿瘤中心低信号伴瘤壁信号不规则增强的特征性表现。相反，低级别肿瘤拥有完整的血脑屏障，通常无增强表现。液体抑制反转恢复（FLAIR）序列能快速鉴别正常脑组织与脑肿瘤或脑水肿。

MRI 有一些不足，许多病变都表现为 T_1W 上低信号和 T_2W 上高信号，如原发性脑肿瘤、放射性坏死、缺血性卒中、感染、炎症及脱髓鞘病变。增强扫描并不总与肿瘤病理级别相关。

（2）磁共振波谱（MRS）：有 ^1H - MRS 和 ^{31}P - MRS 两种，主要用前者。它检测脑肿瘤代谢细胞的化学物质成分，如 N -乙酰门冬氨酸（NAA）、胆碱（Cho）、乳酸（Lac）、肌酐（Cr）。如 Cho/Cr<1.3 常为正常脑组织，≥2 常见于胶质瘤，介于 1.3～2.0 可为

水肿或胶质增生,Cho/NAA≥2 提示低级别胶质瘤,≥3 提示高级别胶质瘤,并常伴有双乳酸波。应注意,许多因素影响 MRS 检查的敏感性和准确性。如 1.5 T MRI 不如 3.0 T MRI,单体素比多体素差。在水脑或脑骨交界面,因容积效应以及磁场不稳定导致基线不稳定,也影响可靠性。

(3) 相关脑血容积(rCBV):MRI 灌注成像能显示毛细血管密度,后者与肿瘤组织学分级有关,特别是 rCBV 可区分胶质瘤级别。

(4) 功能 MRI(fMRI),又称血氧饱和度水平依赖成像(blood oxygen level dependent,BOLD):可用来定位脑功能组织结构,尤其是运动、感觉及语言皮质。

(5) 弥散张量成像(DTI):用于定位白质纤维传导束。

3. 正电子发射计算机断层扫描(PET) 成像时间敏感性高,但空间定位较差,目前 PET/CT 或 PET/MRI 可帮助诊断和区分低级别与高级别病灶,区别肿瘤复发与放射性坏死等。氨基酸示踪剂(如蛋氨酸[11]C - MET,[18]F - FET)比葡萄糖(FDG)更具有特异性,可区别胶质瘤与非胶质瘤。

治疗

中枢神经系统脑瘤主要治疗方式有手术、放疗或放射外科治疗及化疗,以及肿瘤电场治疗(TTF),辅助治疗有免疫治疗、基因治疗、光动力学治疗、热疗等,以及对症治疗、康复治疗等。

预后

疾病预后取决于脑瘤性质、发生部位、治疗是否及时和彻底,以及患者年龄和身体状态。大部分颅内肿瘤如不治疗,最后将导致颅内压增高、昏迷、突发脑疝而死亡。

(唐 超)

第三节 成人型弥漫性胶质瘤

由于成人和儿童的弥漫性胶质瘤存在临床和分子遗传学差异,因此 WHO 第五版(2021)分类将弥漫性胶质瘤分成了成人型和儿童型。成人型弥漫性胶质瘤包含 3 个类型:星形细胞瘤,IDH 突变型;少突胶质瘤,IDH 突变和 1p/19q 共缺失型和胶质母细胞瘤,IDH 野生型。

一、星形细胞瘤(IDH 突变型)

在 2016 年 WHO 第四版修订版分类(以下简称修订版)中,IDH 突变型弥漫性星形细胞瘤根据组织学特征分为 3 种不同的肿瘤类型:即弥漫性星形细胞瘤、间变性星形细胞瘤和 GBM。在第五版分类中,所有 IDH 突变型弥漫性星形细胞肿瘤都被认为是同一类型:星形细胞瘤,IDH 突变型,常有 ATRX 和/或 TP53 突变,无 1p/19q 缺失。可进一步分为星形细胞瘤 IDH 突变,WHO 中枢神经系统肿瘤分级 2 级、3 级和 4 级。并且,分级不再完全取决于组织学特征,即使没有微血管增殖或坏死,存在 CDKN2A/B 纯合性缺失也可以诊断为 WHO 4 级,不建议用第四版的命名。

(一)星形细胞瘤(IDH 突变型)(WHO 2 级)

对应修订版的弥漫性星形细胞瘤,IDH 突变型(WHO 2 级),是指弥漫性、浸润性星形细胞胶质瘤,具有 IDH1 或 IDH2 突变,分化良好,缺乏间变的组织学形态特征。缺乏或仅有低度的有丝分裂活性,无血管增生、坏死或 CDKN2A/B 纯合性缺失。占脑肿瘤的 10%～15%,多见于 25～45 岁的成人,平均发病年龄约

37.5 岁，无明显性别差异。肿瘤可发生于 CNS 任何部位，但主要位于大脑半球，以额叶多见（46％），其次为颞叶（31％）、顶叶（15％），位于间脑与枕叶者较少见。

临床表现

生长缓慢，病程常长达数年，平均 3.5 年，多数患者呈缓慢进行性发展。癫痫常为首发症状，50％患者以癫痫起病，75％患者有头痛。部分患者无症状，因体检或头外伤拍片偶然发现。

影像学表现

T_1 呈低信号，T_2/FLAIR 呈高信号。注射增强剂后一般不强化，少数有周边斑点状轻度强化。少数可表现为囊性或瘤内出血（图 9 - 1）。MRS 以及^{18}F – FET 和^{11}C – MET PET 检查有助于鉴别。

扫描二维码
查看图 9 - 1

治疗

强烈推荐最大范围安全切除肿瘤。手术辅助技术（多模态神经导航、唤醒或全麻下的术中神经电生理监测技术、术中 MRI）可以有效提高肿瘤全切率，降低术后永久性神经功能障碍率。

术后放疗适应证、最佳时机、放疗剂量等一直存在争议。对于肿瘤未全切或年龄≥40 岁的患者，推荐积极行早期放疗和/或化疗。年龄＜40 岁且肿瘤全切除的患者，可以选择密切观察，肿瘤进展后再治疗。

化疗也存在争议，主要包括化疗的时机、化疗方案的选择、化疗与放疗次序的安排等。对于有高危因素的低级别脑胶质瘤患者，应积极考虑包括化疗在内的辅助治疗。化疗方案包括 PCV（洛莫司汀＋甲基肼＋长春新碱）方案（1 级证据）；TMZ（替莫唑胺）单药化疗（2 级证据）；TMZ 同步放化疗（2 级证据）。

预后

经手术和/或放化疗后，预后尚佳。目前认为病理类型、手术切除程度、发病年龄、病程、临床表现均可反映患者的预后。肿瘤全切者 5 年生存率可达 80%，而部分切除或活检 5 年生存率仅为45%～50%。

（二）星形细胞瘤（IDH 突变型）（WHO 3 级）

弥漫性、浸润性星形细胞胶质瘤，具有 IDH1 或 IDH2 突变，局灶性或散在的间变的组织学形态特征，有明显的有丝分裂活性，无血管增生、坏死或 $CDKN2A/B$ 纯合性缺失。好发于中年，35～60 岁多见，以男性稍多见，男女比为 1.22∶1。额叶居多，占40%，其次颞叶（35%）、顶叶（17%），少见于间脑、视神经、脑干、小脑及脊髓。

临床表现

病程较 2 级短，一般在 6～24 个月。临床症状包括头痛（71%）、精神症状（51%）、肢体无力（40%），癫痫发作少见。体检可发现偏瘫（59%）、视乳盘水肿（47%）等。发病呈进行性加重，部分可出现突然恶化。

影像学表现

90% 占位效应明显，伴有瘤周水肿。T_1 为低信号，T_2 为高信号，较胶质母细胞瘤影像稍均匀，无坏死或出血灶。80%～90% 肿瘤有强化。肿瘤强化表现不一，可为环形、结节形、不规则形等，另有部分肿瘤强化均匀一致（图 9-2）。

扫描二维码
查看图 9-2

治疗

应尽可能地在保护功能的基础上最大程度切除肿瘤，甚至全切除。所有患者均应术后行放疗与化疗。

预后

中位生存期为 3～5 年。手术加放疗后,患者 5 年生存率基本不超过 50%。肿瘤位于间脑或前视路者预后更差,生存期不超过 2 年。

(三) 星形细胞瘤(IDH 突变型)(WHO 4 级)

弥漫性、浸润性星形细胞胶质瘤,具有 IDH1 或 IDH2 突变,有血管增生、坏死或 *CDKN2A/B* 纯合性缺失,或者同时出现上述多种情况。这类肿瘤可有低级别的胶质瘤病史,与继发性胶质母细胞瘤一致;也可为原发性(Korshunov A,2019)。由于此类肿瘤与 IDH 野生型胶母具有不同的驱动基因和分子特征,预后也显著不同,因此不再列入胶质母细胞瘤,尽管他们具有相似的组织学形态。平均好发年龄为 48 岁,比 IDH-1 野生型的胶质母细胞瘤患者的平均年龄(61 岁)要轻。

临床表现

临床病史平均长度为 16.8 个月,比原发性胶质母细胞瘤患者的平均病程长(6.3 个月)。多位于额叶,多有肢体活动或神经认知方面症状。由于 2 级和 3 级的星形细胞瘤发展缓慢,因此与肿瘤相关的水肿较原发性 IDH 野生型胶质母细胞瘤患者发展缓慢,颅高压症状发展较慢。

影像学表现

与 IDH 野生型胶质母细胞瘤不同,通常不存在大范围的中央性坏死。

治疗和预后

预后要比 IDH 野生型胶质母细胞瘤患者的预后要好,治疗方法包括手术和放化疗,患者的平均总生存期是 IDH 野生型胶质母细胞瘤的 2～2.4 倍。

二、少突胶质瘤（IDH 突变和 1p/19q 共缺失型）

根据其组织学形态特征,将少突胶质细胞瘤分为两个级别。WHO 2 级具有良好的分化,预后良好;WHO 3 级恶性程度高,是此类肿瘤最高的级别,即使组织学形态出现微血管增生、坏死等 4 级的组织学形态,也列为 3 级。

（一）少突胶质瘤（IDH 突变和 1p/19q 共缺失型）（WHO 2 级）

一种弥漫浸润、缓慢生长伴 IDH - 1 或 IDH - 2 突变和 1p/19q 染色体臂联合缺失的胶质瘤。成人多见,好发于中年前后,平均发病年龄为 38～45 岁,男性稍多。80％以上的少突胶质细胞瘤位于大脑半球白质内,以额叶最多见,约占半数。

临床表现

病程较长,平均 4 年。部分患者是由于头外伤或者体检等被偶然发现,称为偶然发现的无症状低级别胶质瘤（incidentally discovered low grade glioma，IDLGG）,在 IDLGG 中目前发现大多为少突胶质瘤。癫痫为首发症状,见于 2/3 的患者。

影像学表现

最显著的特点是钙化。CT 显示,90％的肿瘤内有高密度钙化区。MRI 扫描示 T_1W 为低信号,T_2W 为高信号,钙化区有信号缺失现象,瘤周脑组织水肿不明显（图 9 - 3）。

扫描二维码
查看图 9 - 3

治疗和预后

肿瘤切除是首选方案。进行染色体 1p/19q 杂合性缺失检测对手术治疗策略制定意义很大。由于这些患者能够长期存活，而放疗的毒性是慢性、进展性的，若 1p/19q 杂合性缺失，则先予化疗，放疗延期做或复发时做。若无缺失，则先予放疗。对于联合缺失的患者，放疗加化疗较单纯放疗有明显的生存益处（14.7∶7.3年）。

（二）少突胶质瘤（IDH 突变和 1p/19q 共缺失型）（WHO 3 级）

第五版分类中不建议用间变性少突胶质细胞瘤。本型肿瘤恶性程度高，组织学形态与胶质母细胞瘤相似。但同 2 级少突胶质细胞瘤同样有明显的钙化。与 2 级的区别为肿瘤细胞极丰富，形态多样，核质比例增大，核分裂象多见。肿瘤血管内皮增生明显，并有肿瘤坏死现象存在。多数患者病程较短，颅高压症状及神经系统局灶症状明显。在影像学上，除钙化外，瘤周水肿明显，部分恶性程度高者 CT 与 MRI 表现可与胶母细胞瘤相似（图 9-4）。治疗仍以手术全切肿瘤为主，术后放疗是必需的。化疗常用 PCV 联合治疗或者 TMZ 单用。3 级少突胶质细胞瘤预后较 WHO 3 级星形细胞瘤要好。

扫描二维码
查看图 9-4

三、胶质母细胞瘤（IDH 野生型）

对于成人发生的 IDH -野生型和 H₃ 野生型弥漫性星形细胞肿瘤，如存在下列遗传学和组织学特征的 1 项或多项（*TERT* 启动子突变、*EGFR* 基因扩增、7 号染色体扩增和 10 号染色体丢失［＋7/－10］）；微血管增生、坏死，可定义为胶质母细胞瘤（IDH 野生型）WHO 4 级（GBM 野生型有 3 个亚型：巨细胞 GBM，胶质肉瘤、上皮样 GBM。建议不再用多形胶母名称）。GBM 是神经系统最常见的高度恶性胶质瘤，占神经外胚叶来源肿瘤的 50%～

55％,占成人颅内肿瘤的 25％。以 45~65 岁好发,30 岁以下年轻患者少见。男女发病比例为 3:2,在老年患者中男性患者多见。

临床表现

GBM 生长速度快、病程短,80％以上患者病程在 3~6 个月,病程超过 1 年者仅 10％。主要表现为高颅内压症状与局灶性神经症状:头痛(73％)、精神改变(57％)、肢体无力(51％)、呕吐(39％)、意识障碍(33％)与言语障碍(32％)、偏瘫(70％)、脑神经损害(68％)、视乳盘水肿(60％)、偏身感觉障碍(44％)与偏盲(39％)。

影像学表现

1. 头颅 CT　GBM 表现为低、等混合密度影,可有高密度的出血区,周围脑组织呈大片低密度水肿,肿瘤与脑组织无明显边界。

2. 头颅 MRI　T_1W 呈低信号,T_2W 为高信号的边界不清的肿瘤影。增强后呈不均匀强化,常有中央低密度的坏死,周边增生血管区不规则的环形、岛形或螺旋形强化影(图 9-5)。

扫描二维码
查看图 9-5

治疗

GBM 以手术、放疗、化疗及其他综合治疗为主。手术应做到在安全的前提下尽可能多地切除肿瘤,扩大肿瘤切除范围既可有效地内减压,又能减轻术后脑水肿,减低神经系统并发症的发生率。对新诊断有 MGMT 启动子甲基化的 GBM 患者强烈推荐术后 TMZ 同步放疗,口服 TMZ 75 mg/m²,疗程 42 d。放疗结束后 4 周,TMZ 治疗,150 mg/m²,连续用药 5 d,28 d 为一个疗程,若患者耐受良好,则在以后化疗中剂量增至 200 mg/m²,化疗 6 个疗程(Ⅰ级证据)。NCCN 指南和国内指南把电场治疗纳入初发和复发

GBM 的标准治疗,另外,免疫治疗可能是今后的发展方向。

(路俊锋)

第四节　儿童弥漫性胶质瘤

儿童弥漫性胶质瘤,包括儿童型弥漫性低级别胶质瘤和儿童型弥漫性高级别胶质瘤。

◈ 一、儿童型弥漫性低级别胶质瘤

(一) 弥漫性星形细胞瘤(MYB 或 MYBL1 变异型)(WHO 1 级)

指单一形态细胞构成弥漫浸润性星型细胞瘤,具有 *MYB* 或 *MYBL1* 变异型。发生率:占脑瘤的 0.5%,占儿童低级别胶质瘤约 2%。无性别差异。好发于大脑半球皮质和皮质下。依频率排列如下:颞叶(42.5%),额叶(27.5%),枕叶(20%),顶叶(10%)。少数见脑干。

诊断

1. 临床表现　顽固性癫痫见 81% 病儿。发病年龄约 10 岁。

2. 影像学检查　典型者 T_1W 低信号或高信号,T_2W/FLAIR 混杂信号。注射增强剂后瘤不增强。少数囊变。位于皮质者呈分叶状,像 DNET。

3. 病理学检查　除组织学、分子生物学检查,DNA 甲基化有助诊断。

治疗

应保功能前提下最大程度切除肿瘤,有利预后,有利病理诊断,术后癫痫可消失,或减轻或减少。

预后

预后良好,*MYB* 扩增比未扩增者无进展生存期长。Chiang
(2019)对 11 例患者平均随访 12 年,1 例在术后 17 个月复发,需再
手术,另 1 例死于病变,余好。Ryall(2020)报告 16 例患者,平均
随访 6.2 年,4 例为全切者因复发再手术。术后 90%患者不再发
癫痫,其他需用药者,癫痫发作显著减少。

(二)血管中心型胶质瘤(WHO 1 级)

发病率不详,多见儿童和青年,平均年龄 13 岁(2~79 岁),无
性别差异。好发颞叶、额叶。脑干也有报告。

诊断

1. **临床表现** ①癫痫是最常见的首发症状,常为长期顽固性
癫痫;②头痛、视力障碍。

2. **影像学检查** 病灶在 MRI T_1W 呈低信号,可伴周边高信
号,T_2/FLAIR 高信号,注射增强剂后不增强。占位征轻微。病变
多在皮质下方,可有伸向临近脑室的茎样结构,可伴钙化。

3. **病理学表现** 该型肿瘤细胞以同心圆或假"菊形团"方式
排列在皮质血管周围,以浸润性形式生长。肿瘤可有 *MYB* 或
MYBL－1 变异。

治疗

应争取全切肿瘤,能降低术后癫痫发生,而且极少复发。

预后

预后较好。Ampie(2016)报道了 88 例患儿的文献复习,3 例
患者出现术后并发症,没有死亡病例。随访中,仅 5 例患者出现术
后复发。经统计,全切除的患者术后癫痫控制率明显优于次全切

除患者。

（三）青年人多形性低级别神经上皮肿瘤（PLNTY，WHO 1 级）

发生率不详，发病平均年龄 16 岁（4～57 岁），无性别差异。好发在大脑皮质和皮质下，颞叶最多见（80%），特别在右侧。其他部位：额叶、顶叶和枕叶以及第 3 脑室。

诊断

1. 临床表现　多以癫痫起病，呈顽固性、部分复杂性发作。

2. 影像学检查　多发生于颞叶皮层或皮层下（95.8%），呈实性或囊实性，轻度的占位效应。多和脑组织边界清楚（72.7%）。MRI T_1W 上等、低信号，T_2W 上高信号（可表现为"盐和胡椒征"），在注射造影剂后轻度或无明显强化。CT 影像的沙砾样钙化是 PLNTY 的特征性影像学表现。蛋氨酸 PET 提示病灶高摄取。

3. 病理学表现　最显著的特征性显微镜检查结果包括病灶呈浸润性生长、伴有少突胶质细胞瘤样细胞成分，分化簇 34（CD34）的强烈免疫标记。具有独特的 DNA 甲基化特征，常发生 B-Raf 原癌基因（*BRAF*）变异或成纤维细胞生长因子受体 2 和 3（*FGFR2/3*）融合，两者常相互排斥。

治疗

手术切除为首选治疗方案。

预后

由于肿瘤增殖极其缓慢，目前仍归为 WHO 1 级。由于该分型的提出是 2017 年，且文献报道病例数都较少，目前也缺乏长时间的随访数据，因此长期预后尚难判断。

（四）弥漫性低级别胶质瘤（MAPK 通路变异型）

WHO（2021）分类中未定级。发生率不详。

诊断

1. 临床表现　可发生在任何部位,但大脑半球多见。①癫痫；②局灶征:取决肿瘤所在部位；③颅内压增高表现。

2. 影像学表现　病灶表现为 T_1W 低信号,T_2W 高信号,增强后囊肿实质部均匀或不均匀的明显强化,有时可表现为少突胶质瘤样的钙化表现。

3. 病理学表现　MAPK 通路变异型肿瘤包含常见的 *BRAF* 突变或融合、NF1 变异,还包括少见的 *FGFR1/2/3*、*NTRK2*、*RAF1*、*ALK* 和 *ROS1* 变异。

治疗

根据不同的部位,采取不同的手术方案,可全切、部分切或活检。有学者认为靶向药物可以作为潜在的治疗方法,如对于 *BRAF* 突变的肿瘤可使用 *BRAF* 抑制剂。

预后

不同的分子病理改变,有不同的预后。目前该型病例较少,缺乏长期的随访数据。

二、儿童型弥漫性高级别胶质瘤

(一)弥漫性中线胶质瘤(H3 K27 变异型)(WHO 4 级)

好发脑干(特别是脑桥)、丘脑、脊髓、松果体区、下视丘和小脑。发生率:占儿童脑瘤的 $10\%\sim15\%$,儿童脑干肿瘤的 75%。无性别差异。患者诊断时的中位年龄为 8 岁。

诊断

1. 临床表现　取决于肿瘤所在部位。①脑桥弥漫中线胶质瘤:病程短(<2 个月)、典型交叉性瘫痪。②丘脑弥漫中线胶质

瘤：颅内压增高和感觉、运动缺失。

2. 影像学表现　发生于中枢神经系统中线位置，呈弥漫性生长。肿瘤通常在 T_1W 上呈低或等信号，在 T_2W 上呈高信号，在 FLAIR 序列上相对均匀。很少或不强化，但如果出现强化，可能有不同的强化方式。脑桥受累时可包绕基底动脉。

3. 病理学表现　肿瘤细胞弥漫性浸润生长，可见核分裂象及血管增生。可见 H3 K27I 突变或 H3.2 K27M 突变。

治疗

对于影像学典型的弥漫内生型脑桥胶质瘤（DIPG），可考虑直接行放化疗。对于其他部位影像学诊断为弥漫中线胶质瘤，建议部分切除或活检后明确性质，再行放化疗。目前有多项靶向药物的临床试验正在开展。

预后

对各类治疗均不敏感。患者中位总生存期为 11 个月左右。有部分复发肿瘤可考虑再放疗。

（二）弥漫性半球胶质瘤（H3 G34 突变型）（WHO 4 级）

主要发生在年轻人中，9～51 岁（中位：19 岁），绝大多数患者起病年龄 11～30 岁。男女比例为 1.4：1。肿瘤均位于大脑半球；颞叶和顶叶最常受累（80%）。可累及胼胝体并向对侧扩散。

诊断

1. 临床表现　取决于肿瘤所在部位，常有癫痫、运动和/或感觉缺失。

2. 影像学表现　MRI 呈 T_1W 等或低信号、T_2W 或 FLAIR 高信号，DWI 弥散受限且呈高信号，增强明显伴占位效应。可多发、软脑膜播散。也可有坏死、出血和钙化表现。

3. 病理学表现　可表现为 CNS 原始神经外胚层肿瘤或者胶

质母细胞瘤样的组织病理学特征。但分子特征一致,提示单一生物学来源。几乎 100% 存在 *TP53* 突变和 *ATRX* 缺失。PDGFRA/CDK6 扩增在胶质母细胞瘤样该型肿瘤的组织学表现的样本中被过度表达,而 CCND2 扩增在 CNS 原始神经外胚层肿瘤样形态的肿瘤中被富集。而这些癌基因扩增与预后不良显著相关。

治疗

最大安全范围的切除肿瘤,并辅以放化疗。

预后

预后差,PFS 为 9 个月,OS 为 22 个月。局部肿瘤再生长为其主要复发模式。

(三)弥漫性儿童型高级别胶质瘤(H3 野生和 IDH 野生型)(WHO 4 级)

占组织学诊断为高级别胶质瘤的所有儿科病例的 1/3。中位年龄 8~11 岁。不同的部位症状各不相同。幕上为主(86%~94%),也可幕下(6%~18%)。

诊断

1. 临床表现 取决于肿瘤所在部位,同一般儿童高级别胶质瘤,可表现癫痫、运动、感觉缺失。

2. 影像学表现 MRI T_1W 等、低信号,T_2W 高信号,可不同类型的强化。

3. 病理学表现 一般可将该类型肿瘤再细分为三亚型:①GBM_MYCN 亚型,显示 MYCN 扩增频率高;②GBM_RTK1 亚型,富集 PDGFRA 扩增;③GBM_RTK2 亚型,显示 EGFR 扩增频率增高。

最大安全范围的肿瘤切除，后续同步放化疗和替莫唑胺化疗。

平均 OS 为 22 个月。其中 GBM_RTK2 亚型预后最好，可达 44 个月。GBM_MYCN 亚型最差，仅 14 个月。GBM_RTK1 亚型 为 21 个月。

（四）婴儿型半球胶质瘤（WHO 4 级）

平均年龄为 2.8～8.3 月龄。好发大脑半球的脑叶浅表。

1. 临床表现　缺乏特征性表现。可表现为哭闹不安或昏睡。头大，前囟饱满。

2. 影像学表现　CT 影像显示等、高密度。MRI T_1W 等、低信号，T_2W 高信号。增强后可见明显不均匀强化，可以伴有囊变坏死。

3. 病理学表现　一般可以分 3 个亚型：①半球 RTK 驱动型，表现为 *ALK*、*ROS1*、*NTRK*、*MET* 变异（多数为融合），多为高级别；②半球 RAS/MAPK 驱动型，仅由大脑半球 LGG 组成，占婴儿大脑半球胶质瘤的 26.1%；③中线 RAS/MAPK 驱动型，其中 97.4% 携带典型的 BRAF 改变，在组织学上为 LGG，主要由毛细胞型星形细胞瘤组成。

3 个亚型中，半球 RTK 驱动型和半球 RAS/MAPK 驱动型较易获得肿瘤全切除或次全切除。其中，半球 RAS/MAPK 驱动型，为低级别，且多能全切除或者次全切除，可能不需要二线治疗。其他亚型需要化疗。

预后

一般婴儿高级别胶质瘤的预后比儿童高级别胶质瘤要好。不同亚型的预后不同：①半球 RTK 驱动型：ALK、ROS1 和 NTRK 融合肿瘤的 5 年 OS 分别为 53.8％、25.0％和 42.9％。②半球 RAS/MAPK 驱动型：在 3 个亚组中具有最佳结局，10 年 OS 为 93.3％。③中线 RAS/MAPK 驱动型：生存期显著较差，5 年无进展生存期(PFS)为 23.4％。

（邱天明　周良辅）

第五节　局限性星形细胞胶质瘤

一、毛细胞型星形细胞瘤

毛细胞型星形细胞瘤（pilocytic astrocytoma，PA），WHO (2021)目前分类为 1 级。可见脑脊髓任何部位，但好发小脑、鞍区、脑干、基底节、大脑半球、脊髓。PA 是儿童最常见的脑瘤，在小儿发病率为 0.91/10 万，占原发脑肿瘤的 5％。它的亚型：毛细胞黏液样星形细胞瘤，毛细胞星形细胞瘤伴间变。

诊断

（1）病程较长，症状复杂多样，主要与肿瘤生长部位有关。

（2）位于幕上者可出现癫痫、颅内压增高症状及局灶症状，位于幕下者可出现走路不稳等共济失调表现。

（3）肿瘤可沿脑脊液通路播散，但不意味恶性进展。

（4）部分患者伴 NF1 神经纤维瘤病，有皮肤和眼部病灶。

（5）CT 和 MRI 表现复杂多样，2/3 肿瘤有边界清楚的囊肿伴可强化的瘤结节，其他可呈囊性占位伴中央不增强或实质性可增强肿块，可有钙化。

（6）病理学表现：由于 PA 组织学表现多样，常与其他胶质瘤混淆，因此分子遗传学以及 DNA 甲基化检查有助于鉴别。

（7）毛细胞黏液样星形细胞瘤：见于＜2 岁小儿（平均 8 个月），发生部位同 PA，但下丘脑、视交叉好发，多实质性肿瘤，少囊变。

（8）毛细胞星形细胞瘤具有组织间变：可见儿童或成人，常有放疗史，1.5～5 年后复发和恶变，发生部位和临床表现同 PA。

治疗

（1）毛细胞型星形细胞瘤生长速度慢，肿瘤可长期静止或消失，因此，对无症状者，可以随访。

（2）治疗以手术为主。位于小脑或大脑部位肿瘤应行肿瘤全切除，包括囊壁结节。肿瘤全切后不必放疗或化疗。

（3）行病灶活检者可行化疗或放疗。

（4）毛细胞黏液样星形细胞瘤和毛细胞星形细胞瘤伴组织间变均比 PA 更具侵袭性，虽然它们被归为 PA 的亚型，但级别并非WHO(2021)分类 1 级，肿瘤多不能切除干净，术后辅以化疗、靶向治疗、放疗，预后比 PA 差，但比 WHO 3、4 级胶质瘤好。

预后

预后良好，手术全切者，可长期生存，少见复发。

二、高级别星形细胞瘤有纤毛样特征

高级别星形细胞瘤有纤毛样特征（high-grade astrocytoma with piloid features，HGAP）又称毛细胞样特征的高级别星形细胞瘤,是少见的高级别星形细胞瘤,平均发病率为 40 岁(4～88 岁),无性别差异。WHO(2021)分类中未见级别分类,不建议用名称:间变星形细胞瘤有纤毛样特征,间变细胞星形细胞瘤。肿瘤大多为新发,少量(18％)来自低级别星形细胞瘤或毛细胞星形细胞瘤,其中仅 5％有放疗史,反映放疗在此瘤中不起促恶变作用。脑脊髓均可发生,但后颅多见,特别是小脑(74％)好发,幕上占 17％,脊髓占 7％。

诊断

1. 临床表现　无特征性,取决于肿瘤的部位。

2. 影像学表现　MRI T_1W 为低-中等信号,T_2W 高信号,增强有类似 GBM 环状强化表现。

3. 病理学表现　①组织学有高级别纤毛样和/或 GBM 表现,MGMT 启动子甲基化可见于 46％患者。②MAPK 通路基因伴 *CDKN2A/2B* 纯合子缺失和/或 *ATRX* 突变或细胞核 *ATRX* 表达缺失。③DNA 甲基化表现。

治疗

外科手术,放疗和化疗。

预后

预后不良,5 年生存率 50％左右,比 PA 和 IDHmt 星形细胞瘤(WHO 3 级)短,比 IDHwt GBM 长,与 IDHmt 星形细胞瘤的 WHO 4 级相似。

三、多形性黄色星形细胞瘤

多形性黄色星形细胞瘤(pleomorphic xanthoastrocytoma,PXA),WHO(2021)分级为 2 或 3 级,不推荐用名称:多形性黄色星形细胞瘤伴间变特征、间变多形性黄色星形细胞瘤。它占原发脑瘤<3%,好发于青年,但也可见于老年人,无性别差异。多位于大脑半球表面,98%位于幕上特别是颞叶,其他部位如小脑、脊髓、视网膜。

诊断

1. 临床表现

(1) PXA 病程较长,平均为 6.2～7.6 年。主要临床症状为癫痫,约占 70%。

(2) PXA 可有局灶症状和颅高压症状,取决于肿瘤所在部位。

2. 影像学表现　头颅 CT 与 MRI 检查可见肿瘤大多为位于大脑半球皮层和软脑膜、不规则的占位影,瘤周水肿不明显。肿瘤在 CT 与 MRI 上密度或信号不均匀,有时可呈囊变。增强后可见肿瘤实质部分强化。

3. 病理学表现　多组织学形态,有大星形细胞,多核,含嗜伊红颗粒和网状沉着,具有 *BRAF V600E* 突变,同源 *CDKN2A/2B* 纯合子缺失。

治疗

(1) 手术切除为主要治疗手段,应争取做到全切除。

(2) 部分未能全切肿瘤的患者可行放疗、化疗等辅助治疗。

预后

影响预后因素:①肿瘤的切除程度。②WHO 肿瘤分级,5 年肿瘤复发率为 70.98%(2 级)、48.9%(3 级),5 年总生存率为 90.4%(2 级)、57.1%(3 级)。

四、室管膜下巨细胞型星形细胞瘤

室管膜下巨细胞型星形细胞瘤(subependymal giant cell astrocytoma,SEGA)位于脑室周边,起源于室管膜下层的良性肿瘤,伴发结节性硬化症,WHO分级1级,不推荐名称:室管膜下巨细胞肿瘤。

诊断

1. 临床表现

（1）好发部位:室间孔附近,少数可在第3脑室和视网膜。

（2）年龄＜20岁。

（3）伴结节性硬化症患者表现为智能发育落后,频繁的癫痫发作。

（4）可急性起病,表现为梗阻性脑积水引起的高颅压症状或自发脑出血。

（5）无症状,特别见于结节硬化患者早期筛查被发现。

2. 影像学表现

（1）肿瘤在CT扫描上呈等或高密度影,内可有不规则钙化影。在MRI上,T_1WI呈等或低信号,T_2WI为高或混杂信号,瘤内可有流空的低信号,提示血管丰富。增强后肿瘤影强化明显。

（2）MRS:高Cho/Cr比值,低NAA/Cr比值。

3. 病理学表现 镜下可见肿瘤边界清,表面覆盖一层完整的室管膜,肿瘤血管丰富,瘤内常有小片出血,局部有钙化,常伴有大量巨大的星形细胞。分子病理有助于鉴别诊断。

治疗

（1）首选手术治疗,手术目的是尽可能全切肿瘤,解除脑积水。

（2）对未能行全切肿瘤、脑积水持续存在者应行脑脊液分流术。

（3）靶向药物目前有报告依维莫斯可缩小肿瘤,控制肿瘤进展。

(4) SEGA 预后良好。全切肿瘤可治愈,次全切除肿瘤亦可获得较长时间的无症状生存,但要随访,一旦复发尽早再手术,对结节硬化病患者应每 1~3 年随访头颅 MR,直到 25 岁。

◈ 五、脊索样胶质瘤

脊索样胶质瘤(Chordoid glioma,CG)在 WHO(2021)分类中为 2 级,曾因为它好发第 3 脑室前部,命名为第 3 脑室脊索胶质瘤,后来发现其他部位如侧脑室、第 4 脑室、下视丘、顶颞叶、小脑也可发生,因此,现在不再推荐用旧名,在原发脑瘤中,CG占 $<0.1\%$。

诊断

1. 临床特征

(1) 好发成人,平均年龄 45 岁(5~71 岁),男女比为 1∶2。

(2) 局灶症状,取决于肿瘤生长部位,如内分泌症状(下视丘),视野改变(视束),肢体瘫痪(内囊、基底节)。

(3) 颅内压增高:见于脑积水的肿瘤占位效应,如头痛、恶心、呕吐、眼底水肿。

2. 影像学表现

(1) 头颅 CT:肿瘤密度比脑实质高,可增强,呈卵圆形或分叶状,可钙化。

(2) 头颅 MRI:T_1W 为等或略高信号,均匀明显增强,T_2W 为等或高信号,可伴周边对称形血管源性水肿,肿瘤囊变、坏死或钙化少见。灌注成像 MR 的 rCBV 和邻近白质相似。

3. 病理学表现　上皮样细胞组织上有 GFAP 表达,呈束团状,分子遗传学上有 *PRKCA* 基因错义突变。

治疗

应最大程度安全切除肿瘤,肿瘤肉眼全切者比活检或不全切除加放疗者无进展生存期长。化疗效果不明确。

六、星形细胞瘤（*MN1* 变异型）

属局限性胶质瘤，有 *MN1* 基因变异，WHO（2021）分类中未定级别，但不推荐用名称：CNS 高级别神经上皮肿瘤伴 *MN1* 变异。好发大脑半球，特别是额、顶叶，但脑室内、颞叶、枕叶、脑干和脊髓也有报告，患者就诊时年龄从 3 月到 40 岁，平均 15 岁。女性多见。

诊断

1. 临床表现

（1）一般症状包括头痛、头晕、恶心、呕吐。

（2）癫痫。

（3）局灶症状，取决于肿瘤部位。

2. 影像学表现　头颅 MRI 肿瘤呈边界实质性或囊性占位，T_1W 为等或低信号，不均匀强化，T_2W 为等或高信号伴瘤周水肿。

3. 病理学表现　组织形态上瘤细胞呈圆形、柱状或立方状，假乳头状血管周围分布，血管周围无核区，血管和周围细胞玻璃样变。分子病理上有 *MN1* 基因突变改变。

治疗

最大程度安全切除肿瘤的生存率是 90％（5 年），50％（10 年），不全切除者可放疗、化疗。

（唐　起　周良辅）

第六节 室 管 膜 瘤

室管膜瘤(ependymoma)为少见的中枢神经系统肿瘤。占原发性颅内肿瘤的5%～6%,其中儿童患者占69%。总体颅内室管膜瘤的平均发病年龄为17.5岁(幕上室管膜瘤平均为22岁,幕下室管膜瘤平均为14岁)。其中儿童患者的平均发病年龄为5岁(幕上室管膜瘤平均为4.5岁,幕下室管膜瘤平均为6.5岁)。长期以来,室管膜瘤被认为起源于脑室及脊髓中央管内的室管膜细胞,而如今认为其起源于放射状胶质细胞。

WHO 2021 年中枢神经系统肿瘤第五版分型,将其分为幕上室管膜瘤(包含两种基因型:ZFTA 融合阳性、YAP1 融合阳性;WHO 2、3 级);幕下室管膜瘤(包含两种基因型:PFA 组、PFB组;WHO 2、3 级);脊髓室管膜瘤则分为:脊髓室管膜瘤,MYCN扩增型、黏液乳头型室管膜瘤(WHO 2 级)及室管膜下瘤(WHO 1级)。新的指南删除了间变性室管膜瘤分型。

◈ 一、幕上室管膜瘤

幕上室管膜瘤(supratentorial ependymoma,ST)在 WHO(2021)分类中分为 2～3 级,包含 ZFTA 融合阳性或 YAP1 融合阳性两种类型,前者好发于额叶、顶叶、下视丘及第 3 脑室,后者好发于侧脑室及其附近区域。发病率前者较后者高,其中 20%～58%为成人,66%～84%为儿童。

 诊断

1. 临床表现

(1) 颅内压增高症状:头痛(80%);恶心及呕吐(75%)。

（2）癫痫发作（30％）。

（3）局灶症状：取决于肿瘤发病部位。

（4）2岁以下的儿童症状特殊，主要为激惹、嗜睡、胃纳差、头围增大、前囟饱满、颈项硬、发育迟缓及体重不增。

2. 影像学检查

（1）CT：呈边界清楚的稍高密度影，其中夹杂有低密度。可有钙化表现，幕上肿瘤钙化与囊变较幕下肿瘤多见。部分幕上肿瘤位于脑实质内，周围脑组织呈轻至中度水肿带，可伴有脑积水。

（2）头颅 MRI：为首选影像学检查，应涉及整个神经轴包括脊髓，排除沿脑脊液种植病灶。病灶多为 T_1W 为低、等信号影，注射增强剂后肿瘤呈中度至明显的不均匀强化影，T_2W 呈高信号。

3. 组织病理学及分子特征

（1）组织病理：肿瘤肉眼外观呈紫红色、片状结节状、菜花样，呈膨胀性生长，浸润性生长多不明显，与脑、脊髓组织分界较清楚，部分可见钙化和囊变。显微镜下典型的室管膜瘤，肿瘤细胞通常较小，核圆形或卵圆形，胞质中等量。肿瘤细胞可呈特征性的菊形团或假菊形团排列。

（2）分子特征：不同部位室管膜瘤的基因表型有明显差异。幕上室管膜瘤以 *ZFTA* 基因与 *RELA* 融合（即 *C11orf95 - RELA* 及其伴侣基因）及 *YAP1* 与 *MAMLAD1* 基因融合为主。

治疗

1. 手术治疗 应最大程度安全切除肿瘤，对于可能无法耐受手术的患者，同样建议活检（立体定向穿刺或开颅活检）或部分切除肿瘤以取得病理诊断。针对颅内室管膜瘤患者，术后复查头颅、脊髓磁共振（建议头颅磁共振为术后 24～72 h 复查，脊髓则为 2～

3周后)及脑脊液脱落细胞(如条件允许,建议术后2周行腰穿查脱落细胞)。

2. 放射治疗　临床证实,术后辅助放疗有利于室管膜瘤患者预后。对于术后 MR 证实全切除且未转移的 WHO 2 级室管膜瘤,可以对其进行随访;而术中有残留的 2 级室管膜瘤、3 级室管膜瘤应予以术后辅助放疗;术后证实脑脊液种植转移的室管膜瘤,应予以全脑全脊髓放疗。

传统策略为针对瘤床进行总量 45～48 Gy 的治疗,对于复发的肿瘤可增加 15～20 Gy;也有建议对瘤床及周围 1 cm 的区域,以更高剂量(59.4 Gy)进行三维适形(3D conformal)放疗。应尽量避免应用在 3 岁以下患儿。

3. 药物治疗　存在争议。目前临床使用以铂类为主的联合化疗,包含替莫唑胺、依托泊苷及亚硝脲类等药物,临床试验结果并未发现化疗的显著益处。

预后及转归

文献报告,手术死亡率为 5%～8%。发病年龄、肿瘤切除程度以及基因表型为独立预后相关因素。复旦大学附属华山医院统计 2002—2010 年 176 例室管膜瘤临床资料,其中幕上室管膜瘤 5 年生存率为 80%(成人)和 20%～30%(儿童),无进展生存期为 60%。

根据基因分型分组后表明,幕上 ZFTA 基因融合型预后较差,10 年生存率及无进展生存率约分别为 50%;YAP1 基因融合型预后较好;肿瘤脊髓播散见于 15% 的 WHO 3 级室管膜瘤。

二、幕下室管膜瘤

又名后颅窝室管膜瘤(posterior fossa ependymoma,PFE),

WHO(2021)分型分为 2 或 3 级,如肿瘤细胞中有 *H3pK28 me3*(*K27M*)缺失或 DNA 甲基化表现,称之为后颅窝 A 组(PFA)室管膜瘤;若没有 DNA 甲基化表现则为后颅窝 B 组(PFB)室管膜瘤。PFE 可发病于任何年龄,但以儿童多见,平均发病年龄为 6岁,男性多于女性。PFA 多见于婴幼儿,平均年龄为 3 岁,发病率随着年龄而逐步下降。PFB 以青少年多见,平均年龄为 30 岁(1～72 岁),女性较男性多,肿瘤好发部位第 4 脑室、小脑脚及脑桥小脑角等;PFA 则好发于第 4 脑室顶部和侧方,PFB 可生长于任何部位,但以四脑室底部多见。

诊断

1. 临床表现

(1) 头痛、恶心、呕吐及意识障碍等。

(2) 婴幼儿可表现为头围进行性增大,前囟隆起及颅缝增宽等。

2. 影像学检查　头颅 MRI 提示第 4 脑室均质性肿瘤,多伴有出血或 SWI 上可见点状出血,或 T_1W/T_2W 上提示病灶合并囊性变、坏死;T_1 增强可见不均匀强化。

3. 病理学诊断　根据组织学形态、分子病理及 DNA 甲基化检查综合诊断。

治疗及预后

以外科治疗及放疗为主。

影像预后的因素有:肿瘤切除程度、染色体 1q(＋)、PFA 较 PFB 预后差。

三、脊髓室管膜瘤

脊髓室管膜瘤(spinal ependymoma,SE)占原发性脊髓肿瘤的 30%,肿瘤细胞 MYCN 扩增称 SE(MYCN 扩增型),这类室管膜瘤在 WHO(2021)分型中并未分级,若肿瘤细胞周围围绕血管有黏液样变和微囊形成,称黏液乳头型室管膜瘤,WHO(2021)分型中为 2 级。

脊髓室管膜瘤在全脊髓均可发病,但 SE 和 SE(MYCN 扩增型)多见于颈、胸髓,黏液乳头型室管膜瘤则多见于腰髓,SE(MYCN 扩增型)常有脊髓播散。

SE 多见于青少年,男性为主;SE(MYCN 扩增型)和黏液乳头状室管膜瘤多见于成人,后者女性多见。

诊断

1. 临床表现

(1)颈部、背部及腰部疼痛,可有坐骨神经痛(见于黏液乳头型室管膜瘤)。

(2)感觉及运动障碍。

(3)大小便失禁。

2. 影像学检查　MRI 以肿瘤 T_1W 低信号、T_1W 增强明显强化,可伴有囊性变、出血、坏死及钙化。50%患者肿瘤的头侧或尾端伴有脊髓空洞。黏液乳头型室管膜瘤常有沿软脊膜的结节。

3. 病理学诊断　根据组织学形态、分子病理及 DNA 甲基化检查综合诊断。

治疗及预后

手术治疗、放疗及放射外科等治疗措施,SE 预后良好,一般术后 5 年及 10 年的无进展生存率和总生存率分别为 70%、90% 及 90%、100%。SE(MYCN 扩增型)的预后差,术后易发生复发和播散;黏液乳头型室管膜瘤预后好,10 年总生存率超过 90%。

四、室管膜下瘤

WHO(2021)分类为 1 级,肿瘤好发于第 4 脑室(50%～60%)、侧脑室(30%～35%)、第 3 脑室甚至脊髓。脊髓室管膜下瘤多好发于胸髓,且偏离中线生长。也有发生于大脑、小脑、脑干及脑桥小脑脚的报道。肿瘤多生长缓慢且无症状,故其真实发病率不详。美国报道为每年 0.055/10 万人,男女比例为 2.5∶1,好发于成人,40～84 岁;其占室管膜瘤的约 8%,占颅内肿瘤<1%。

诊断

1. 临床表现

(1) 常无症状,因无关的原因行 MR 检查时发现。

(2) 颅内压增高症状:头痛、恶心、呕吐等。

(3) 局灶症状:取决于肿瘤发病部位。

2. 影像学检查 肿瘤在 MRI 上多以 T_1W 等、低信号,T_1 增强明显强化,T_2W 高信号,伴有囊变、出血、坏死及钙化。

3. 病理学诊断 根据组织学形态、分子病理及 DNA 甲基化检查综合诊断。

治疗

外科手术,术后复发少见。对于手术不能全切、复发肿瘤可予以放疗或放射外科治疗。

预后

良好。肿瘤细胞含多形细胞,偶有有丝分裂、坏死者影响预后因素。脑干室管膜下瘤尽管具有脑干胶质瘤的分子特征(K27M 改变),但一般不会在短时间内致命(Yao K, 2019),5 年总生存率为 89%。

(陈峻叔)

第七节　神经元肿瘤与神经元-神经胶质混合性肿瘤

◈ 一、神经节细胞胶质瘤

　　神经节细胞胶质瘤(ganglioglioma，GG)在 WHO(2021)分类中为 WHO 1 级，其发病率为 0.186/10 万，占脑肿瘤的 0.4%，占儿童脑肿瘤的 7.6%。脑脊髓均可发生，但颞叶最多见(>70%)。年龄从 0~70 岁，常见<20 岁，男多于女。文献曾有间变神经节细胞胶质瘤报告，可见初发或 GG 复发，由于仅组织形态学检查，无分子病理检查，不能与其他高级别胶质瘤鉴别。因此 WHO 2021 没有把它纳入，待进一步研究再定。

诊断

　　1. 临床表现

　　(1) 好发于儿童与青年患者。

　　(2) 癫痫常为首发症状，正规抗癫痫剂多数不能控制，病程较长，平均为 1.5~4.8 年。

　　(3) 局灶症状：取决于肿瘤的部位和肿瘤大小，如位于下丘脑的肿瘤可出现脑积水与下丘脑损害表现，位于脑干的肿瘤则可出现长束和颅神经征。

　　2. 辅助检查　见图 9-6。

　　(1) CT 检查：大多数为低密度或等密度，少数为高密度。肿瘤边界清，钙化或囊变各约 1/3，部分可强化，占位效应不明显，位于脑表面肿瘤可

扫描二维码
查看图 9-6

引起颅骨内板局部变薄或扇贝状；

（2）MRI检查：肿瘤可实质性或囊变或两者混合，T_1W呈低信号、T_2W呈高信号、边界清晰，实质部可增强，病灶周围脑回可有肿胀。

3. 病理学检查　组织形态学、分子病理和DNA甲基化检查。

治疗及预后

手术治疗，大部分可全切除。如深部界限常不确切，易损伤深部结构，可行次全切除。对放化疗均不敏感，不做常规放疗等辅助治疗。全切肿瘤预后佳，且能较好地控制癫痫发作，15年OS 83%～94%，但肿瘤复发率16%～35%。有 *BRAF V600E* 突变和*CDKN2A* 纯合子缺失者易复发且预后差。少数位中线的肿瘤有 *BRAF V600E* 和 *H3K28M（K27M）* 突变预后差。术后有癫痫者需用药。

二、神经节细胞瘤

神经节细胞瘤（gangliocytoma），WHO 2021 分类为1级，是CNS中分化最成熟的细胞所形成的肿瘤。瘤内只含有神经元成分，可伴有少量正常的或是反应性的星形细胞，但并非瘤细胞。临床发生率低，占癫痫外科手术后病理报告1%～3.2%。

诊断

（1）临床和影像学与神经节细胞胶质瘤均难区分。

（2）病理：组织形态学、分子病理检查。

治疗及预后

手术治疗，切除后无须做放疗与化疗，预后佳。术后仍有癫痫者，仍需用药。

◈ **三、婴儿促纤维增生型星形细胞瘤和神经节细胞胶质瘤**

婴儿促纤维增生型神经星形细胞瘤和神经节细胞胶质瘤（desmoplastic infantile astrocytoma and ganglioglioma，DIA/DIG）WHO（2021）分类中为1级。发生率占脑肿瘤的0.4％，儿童脑肿瘤的1.25％，婴儿脑肿瘤的1.3％～15.8％。大多数为24个月以下婴幼儿，男性略多。好发于大脑半球的皮质和软脑膜，常与硬脑膜相连。其他少见部位有脊髓、后颅窝、脑室和鞍上。

诊断

1. 临床表现

（1）病程较短，3 d至3个月。

（2）快速的头围增大、前囟饱满，双眼呈"落日"现象。

（3）部分有癫痫发作与局灶性运动障碍。

（4）意识障碍，如嗜睡。

2. 辅助检查

（1）CT：最显著的特点为呈现一巨大的低密度囊，甚至可从前囟突出。实质部分呈等或稍高密度，增强后瘤结节异常强化。当肿瘤和硬脑膜相连时尤可与典型的神经节细胞胶质瘤相鉴别；

（2）MRI：肿瘤囊性部分 T_1W 为低信号，T_2W 为明显高信号，实质部分 T_1W 和 T_2W 均为低信号，明显增强。

3. 病理学检查　组织形态学、分子病理检查。

治疗及预后

以手术切除为主，全切者可获得根治，预后良好。婴儿患者一般不用放疗，有复发及恶变倾向的可化疗或靶向治疗。

四、胚胎发育不良性神经上皮肿瘤

胚胎发育不良性神经上皮肿瘤（dysembryoplastic neuroepithelial tumor，DNT）在 WHO（2021）分类中为 WHO 1 级，其发生率为 0.03/10 万，好发大脑皮质：颞叶（67.3％）、额叶（16.3％）、其他部位（16.4％）。好发年龄＜20 岁（1 周至 30 岁），男性略多。

诊断

1. 临床表现

（1）病程较长，但常在幼年或年轻时发病。

（2）复杂性的局灶性癫痫发作，顽固而不易控制。

（3）病灶侧可有颅骨变形。

（4）脑电图常有病灶部位的癫痫波存在。

2. 辅助检查

（1）CT：肿瘤为低密度影，占位效应不明显，明显钙化；

（2）MRI：肿瘤呈分叶状，单囊或多囊边界清楚，无占位效应，T_1W 呈低信号，T_2W/FLAIR 呈等或高信号，FLAIR 示囊内分隔，高信号肥皂泡样，囊壁边缘高信号（环征），瘤周无明显水肿带，约 1/3 肿瘤结节和/或囊壁可强化。

3. 病理学检查　组织形态学、分子病理检查。

治疗及预后

手术目的是切除病灶、控制癫痫发作，可作病灶全切除，或是对发育不良的皮质及部分病灶切除。预后良好，肿瘤本身一般并不影响患者生存，即使手术仅对病灶部分切除亦可以满意控制癫痫发作。放化疗仅用于恶性变者。

五、 小脑发育不良性神经节细胞瘤

小脑发育不良性神经节细胞瘤（dysplastic cerebellar gangliocytoma，DCG）在 WHO（2021）分类中定为 1 级，它又称 Lhermitte Duclos 病，不少合并有 Cowden 综合征（全身黏膜、皮肤多发性错构瘤与肿瘤，包括肠息肉病、甲状腺肿、乳腺纤维囊性病、乳腺癌及甲状腺癌等）。成人多发，但儿童和老年人也可患。好发部位：大多数为一侧小脑，少数为双侧。

诊断

1. 临床表现

（1）可有小脑症状与颅神经受损表现。

（2）颅高压症状与脑积水表现。

（3）可有巨颅症、癫痫。

（4）伴有 Cowden 综合征者，可伴发全身皮肤黏膜上的错构瘤及其他部位的肿瘤或肿瘤样病变。

2. 影像学检查　MRI 可见小脑半球脑叶异常增大，可伴囊变。无明显占位效应，肿瘤在 T_1W 上为低信号，T_2W 为高信号，像老虎条纹样分布，无明显强化。

3. 病理学检查　组织形态学、分子病理检查。

治疗及预后

手术全切肿瘤可达到治疗目的，预后良好。对有 Cowden 综合征者，应长期随访，以早期发现其他部位肿瘤。

六、 乳头状胶质神经元肿瘤

乳头状胶质神经元肿瘤（papillary glioneuronal tumor，PGNT）在 WHO（2021）分类中为 1 级，占颅内肿瘤的＜0.02%。

多见青年,平均年龄 16 岁(6~54 岁),无性别差别。好发幕上以颞叶(28％)和侧脑室旁(28％)多发。

诊断

1. 临床表现

(1) 主要表现为头痛和癫痫发作。

(2) 部分见神经系统,如视力、步态、感觉、认知和情绪方面异常。

2. 影像学检查

(1) CT 检查:表现分界清楚的实性或囊性肿瘤,具有强化特征,占位效应轻微。

(2) MRI 检查:实质部分在 T_1W 为等强度或低信号,实质部分或瘤壁增强明显,在 T_2W 和 FLAIR 上为高信号,大多没有瘤周水肿。

3. 病理学检查　组织形态学和分子病理检查。

治疗和预后

手术治疗为主,预后好。少数肿瘤进展或播散,见于 Ki‐67＞20％,有间质组织学表现,*PRKCA* 融合基因缺失。

七、 伴菊形团形成的胶质神经元肿瘤

伴菊性团形成的胶质神经元肿瘤(rosette-forming glioneuronal tumor,RGNT)在 WHO(2021)分类中为 1 级。好发青少年和儿童。好发部位:神经轴中线结构,多发于第四脑室和/或邻近如脑干、小脑部、四叠体、松果体和丘脑。其他少见部位有脊髓、视交叉、透明隔和间脑。

诊断

1. 临床表现

(1) 生长缓慢,可无症状,因影像学检查发现。

（2）常见头痛(阻塞性脑积水的表现)和/或共济失调,偶出现颈椎疼痛。

（3）局灶症状:取决于肿瘤累及的神经结构。

2. 影像学检查　MRI 检查示相对边界清楚的实体瘤,T_2 高信号,T_1 低信号和局部/多灶性增强。

3. 病理学检查　组织形态学、分子病理和 DNA 甲基化检查。

治疗和预后

良性病变,手术治疗预后较好,术后出现功能障碍比例较高。极少数情况下可能会发生肿瘤扩散和进展。

◈ 八、弥漫性软脑膜胶质神经元肿瘤

弥漫性软脑膜胶质神经元肿瘤（diffuse leptomeningeal glioneuronal tumor，DLGNT）是一种少见的神经胶质瘤,在 WHO(2021)分类中未定级。好发于儿童,平均年龄为 5 岁(5 个月至 46 岁),男性略多于女性。好发部位:脑和脊髓软脑(脊)膜及其邻近实质,如大脑半球、脊髓。软脑膜生长趋势:后颅窝沿脑干、基底池、脊髓,可见多个边界清楚、脑实质内囊肿或瘤结节。

诊断

1. 临床表现

（1）病程隐匿,常急性起病。

（2）因阻塞性脑积水,引发头痛、恶心和呕吐。

（3）颅神经损伤的导致角弓反张征象,一些患者显示共济失调和脊髓压迫症状,少数有癫痫。

2. 影像学检查　MRI 上为特征性的广泛的软脑(脊)膜增强,伴小结节或囊肿,T_2W 见脑室周围高信号,容易被诊断为弥漫性软脑膜增强。

3. 病理学检查　组织形态学、分子病理、DNA 甲基化检查。

治疗及预后

手术治疗，包括活检、VP 分流。术后放化疗（铂类或烷化剂）。预后不良，但治疗后可延长生存率，少数患者生存可大于 10 年。

◈ 九、中枢神经细胞瘤

中枢神经细胞瘤（central neurocytoma，CNC）在 WHO 2021 分类中为 2 级，占中枢神经系统原发性肿瘤的 $0.25\%\sim0.5\%$。好发于青壮年，平均发病年龄在 $20\sim30$ 岁（8 d 至 82 岁）。好发部位：侧脑室和/或第 3 脑室，常由一侧脑室前部长到侧脑室和第 3 脑室，再到双侧脑室。肿瘤附着点在透明隔近蒙氏孔。

诊断

1. 临床表现

（1）平均病程为 $3\sim7$ 个月。

（2）主要表现为梗阻性脑积水引起的颅内压增高症状，大多数患者无定位体征。

（3）部分有反应迟钝、摸索动作和癫痫发作。

2. 影像学检查　见图 9-7。

（1）CT：肿瘤呈脑室内边界清楚的圆形等密度或略高而不均匀密度影，半数以上肿瘤有钙化，瘤增强后可见强化；

扫描二维码
查看图 9-7

（2）MRI：可见多数肿瘤与透明隔或侧脑室壁有关。肿瘤实质部分 T_1W 为等或稍高信号，T_2W 为高信号，多呈多囊的肥皂泡征，瘤内可见血管流空影，部分伴出血，使 T_1W 呈不均匀增强。

3. 病理学检查　组织形态学、分子病理检查。

治疗及预后

手术治疗，全切可解除梗阻性脑积水，但部分肿瘤血供丰富只能做部分切除。脑积水未解除者应行脑脊液分流术。对肿瘤部分切除患者或复发患者宜行放射治疗和/或放射外科，可延长生存期，多数预后良好。5 和 10 年 OS 估计为 96% 和 82%。但恶性行为如脑脊髓播散仍有报告。

十、脑室外神经细胞瘤

脑室外神经细胞瘤（extraventricular neurocytoma，EVNC）可发生于整个中枢神经系统，且与脑室系统无明显关系，多见于大脑半球和小脑，少见脊髓、丘脑、下丘脑、脑干、颅神经、鞍区、马尾等。EVNC 生长缓慢，并且与 CNC 有很多相同的组织学特征。在 WHO(2021) 分类中为 2 级，在美国其发病率为 0.01/10 万人口，多见成人，无性别差异。

诊断

1. 临床表现

（1）中位年龄为 40 岁。

（2）头痛、视力改变、癫痫。

（3）局灶症状：根据肿瘤的位置以及是否具有占位效应而有所不同。

2. 影像学检查

（1）CT：边界清楚占位，可低（囊性）或等密度（实质性），伴钙化。

（2）MRI：表现为孤立的、界限分明的信号和不同程度的造影剂增强，可见囊性成分，病灶周围水肿，钙化。实质肿瘤在 T_1W 上主要表现为等、低信号，不均匀增强，在 T_2W 和 FLAIR 上，表现为高信号。

3. 病理学检查　组织形态学、分子病理、DNA 甲基化检查。

治疗及预后

治疗方法和预后同 CNC。

◈ 十一、 小脑脂肪神经细胞瘤

小脑脂肪神经细胞瘤(cerebellar liponeurocytoma，CLNC)局限于一侧小脑半球，但可长于小脑蚓部、脑桥小脑角。在 WHO(2021)分类 2 级。

诊断

1. 临床表现

(1) 成人患者，平均年龄 50 岁(24～77 岁)，无性别差别。

(2) 后颅窝小脑占位症状。

(3) 颅内压增高症状。

2. 影像学检查

(1) CT：肿瘤呈等到低密度，其中有明显更低密度灶；

(2) MRI：表现较为特征，T_1W 呈等低信号，伴随点状高信号，不均匀增强，T_2W/FLAIR 示高信号。

3. 病理学检查　组织形态学、分子病理、DNA 甲基化检查。

治疗及预后

手术切除，全切除肿瘤预后较佳。5 年 PFS 和 OS 分别 60.8％和 71.3％，平均 OS 16.3 年，平均 PFS 10 年。不全切除、复发者应放疗。

(庄冬晓　尾加提　周良辅)

第八节　复发脑胶质瘤

脑胶质瘤中,除了少数 WHO(2021)分类中定为 1 级的肿瘤,在手术全切除后可治愈,绝大多数胶质瘤在包括外科手术的综合治疗后复发。复发的原因:①肿瘤局部浸润性生长的特征,肿瘤复发大多数在手术切除周围 2 cm 的范围,这些残留肿瘤对化疗或放疗不敏感。②术后术野区因各种原因(手术创伤、缺血)引起局灶缺氧,促使残瘤细胞生长。③肿瘤干细胞特性:胶质瘤细胞异质性,特别是 GBM,在肿瘤浸润带或瘤腔边缘的瘤细胞有肿瘤干细胞标记物 CD133 阳性。这些肿瘤细胞的迁徙浸润能力大,对烷化剂等药物耐药。④"冷"微环境。复发瘤所在区域缺少有活力细胞毒性 T 淋巴细胞,表现免疫功能低下。⑤基因异质性。复发胶质瘤与其母瘤的基因比较,约半数以上发生变化,特别是发生恶变的低级别胶质瘤。

临床表现

(1) 原已缓解或消失的症状体征出现。

(2) 出现新的症状体征。

(3) 癫痫发作。

(4) 颅内压增高表现。

(5) 病程:上述表现在术后短期出现,如数月(高级别胶质瘤)或数年(低级别胶质瘤)。

影像学表现

脑胶质瘤在综合治疗后常规随访头颅 MR,一旦出现下列征象应考虑复发可能:

（1）原来病灶复出。

（2）手术切除周边出现异常病灶，T_1W 低信号，增强后明显信号增高或不增高，T_2W 为高信号，伴瘤周水肿。

（3）灌注 MR(pMR)：rCBF 增高。

（4）MRS：Cho/NAA＞2（低级别胶质瘤）或＞4（高级别胶质瘤）。

（5）PET/CT：示踪剂以氨基酸(FET、CET)比葡萄糖(FDG)准确，表现代谢增高。

诊断

根据临床表现和影像学，一般不难做出诊断。可是，发现的肿瘤通常都很大或已发生远处播散，影响再手术疗效。因此，早期发现，早期治疗是目前努力方向。

（1）血管结构图（VAM）：梯度回波（GE）联合自旋回波（SE）序列扫描可以显示肿瘤微循环和新生血管，表现毛细血管高灌注。

（2）定量 fMR：可发现低氧区肿瘤。

（3）早期复发 WHO 3 级胶质瘤的 MR 表现：VAM 表现（AUK 0.833），定量 fMR（AUK 0.661)（图 9‑8)(Stadlkauer，2021)。

扫描二维码
查看图 9‑8

（4）FLAIR：恶性胶质瘤术后瘤腔内液体信号呈进行性增高表现，比增强瘤结节出现早(Bette，2017)。

鉴别诊断

1. **放射性坏死**　见图 9‑9。

（1）一般发生在放疗后的 3～12 个月后，可分早期(＜5 月)和晚期(＞5 年)，以后者多见，发生率在 3%～24%，发生原因一般与较高的放射剂

扫描二维码
查看图 9‑9

量、较大的放疗范围、同步放化疗及接受再次放疗有关。

（2）临床表现因人而异，患者可以无症状，也可能伴有相应的神经功能障碍。

（3）多见高级别胶质瘤伴 IDHmt、MGMTp 甲基化的分子病理表现。

（4）影像学表现难与肿瘤进展鉴别，但有位于放射野内多个可增强小结节，沿脑室周边白质和/或深部白质分布的特点。

（5）病灶常呈进行性进展，对类固醇等治疗有反应，少数需活检鉴别。

（6）具上述分子病理表现者，预后常比无此分子病理表现者好。

2. **假性进展**　见图 9 - 10。

扫描二维码
查看图 9 - 10

（1）由于替莫唑胺烷化剂对组织的细胞毒性作用所致。多发生在放化疗后 2～3 个月，发生在 10%～20% 的肿瘤患者。

（2）多见高级别胶质瘤，少见低级别胶质瘤。

（3）影像学很像复发胶质瘤，但具非结节增强灶，围绕手术腔的特点。需 MRS、PET 和活检加以鉴别。可是 25% 假性进展的活检标本含有少量肿瘤细胞。

（4）病灶非进展，经治疗多可缓解。

（5）多见 MGMTp 甲基化和 IDH1 突变，预后较好。

治疗

1. **手术治疗**　对于新诊断的胶质瘤，安全保留原有神经功能前提下，最大限度的肿瘤切除，一直是公认推荐的治疗方式，也是最关键的预后影响因素。对于复发胶质瘤，近来 CNS(2022)指南推荐再手术。理由如下：①肿瘤切除对患者获益主要有缓解肿瘤占位效应引起的症状、降低颅内压、控制癫痫。②进行病理诊断及分子检测。③减少肿瘤负荷有助提高后续辅助治疗的疗效。④探索新的治疗方法。

（1）手术适应证：①新出现神经系统缺失表现；②颅内压增高；③影像学见复发肿瘤；④KPS＞70 分；⑤肿瘤位非功能区，可全切或次全切除；⑥用 Avastin 至少 1 个月前；如＜1 个月，术后切口拆线推迟＞3 周。

（2）手术禁忌证：①患者全身情况差，不能耐受手术；②局部伤口感染；③肿瘤广泛播散。

（3）手术有关问题：

1）麻醉：如肿瘤邻近功能区或术中须用皮层/皮层下直流电刺激，应与麻醉科磋商唤醒麻醉。

2）头皮切口的评估：由于患者多有放疗史，头皮原切口和估计需延长或扩大切口对皮瓣血供的影响，应考虑，必要时征求整形外科医生的意见。

3）外科有关技术：电生理监测、直流电刺激、神经导航技术、术中 MR、5－ALA 等可酌情考虑应用。

4）开颅时注意事项：①尽量用原皮肤切口。②注意皮瓣少电灼止血，少血管钳夹，皮瓣翻开后，其下填以纱布垫防止长时期缺血，表面敷盖湿纱布。③骨瓣有时已骨性愈合，需再钻孔。骨瓣与其下硬脑膜有时有粘连，应注意分离，避免损伤其下脑皮层及其附近的静脉窦。④硬脑膜切口：注意其下与脑皮质的粘连，应小心用显微外科技术分离，与重要神经血管粘连紧的硬脑膜可留下小片，不分离。⑤复发肿瘤的鉴别：多在上次手术腔的周边，可根据术前MR、术中超声、术中 MR 来确定。由于再手术，正常的解剖结构失常态，应注意分辨，必要时加直流电刺激。分离和牵拉力量应在肿瘤侧，不在正常脑皮层。分块切除比整块瘤切除好。⑥确认复发肿瘤切除:应仔细检查术野,术中超声和用术前影像的导航技术只能参考,它们不可靠,因为上次手术的瘢痕、脑移位会影响它们的精确性。术中 MR 导航可靠。⑦关颅:应妥善止血,紧密缝合硬脑膜,如需扩大缝合,尽量少用人工硬脑膜,用骨衣或自体筋膜。应缝帽状腱膜,再缝头皮切口。

(4) 局部治疗:

1) Gliadel wafer(BCNU):瘤腔敷贴,作用 5~7 d。对原发 GBM 有效,复发无效。目前与 TMZ 联合 RCT。

2) 铯^{131}(^{131}Cs):核素^{131}Cs 置入瘤壁,辐射 120~150 Gy,穿透 5 mm 处为 60~80 Gy,半衰期 9.7 d。虽美国 FDA 批准上市,但缺乏高循证医学证据。碘^{125} 已证实无效,不用。

3) 术中放疗:术中可移动球形瘤腔放疗 IORT(Carl Zeiss, Intrabeam),低 X 射线(30~50 Kv),穿透 2 mm 传递局部剂量 10~14 Gy,对正常脑组织和周边环境不影响。目前临床Ⅱ期。

(5) 手术相关并发症:根据文献统计,复发胶质瘤手术术后神经功能下降比例较初次手术高(18% vs 8%),术后发生系统性感染概率也比较高,同时伤口感染及愈合不良的可能性增加。

2. 复发胶质瘤的非手术治疗 再次放疗目前应用较多,临床研究提示胶质母细胞瘤再次放疗虽然可改善无进展生存期,对于总生存期获益不明显。放射外科(包括射波刀、γ 刀、质子刀)对小局限(<3 cm)复发胶质瘤可提高 OS 和 PFS。肿瘤电场(TTF)治疗与 TMZ 联合应用,可提高 OS。对于 MGMT 甲基化的胶质母细胞瘤患者,再次替莫唑胺治疗可能是合适的治疗方式;贝伐单抗为血管内皮生长因子(VEGF)抗体,目前也广泛应用于复发胶质瘤患者中,主要用于缓解瘤周水肿所致的临床症状,也广泛用于治疗放射性坏死,减少患者对糖皮质激素的使用,然后对于总生存并无明显改善。

洛莫司汀及卡莫司汀等亚硝酸根类药物,对于血脑屏障穿透性较好,目前已有对于复发胶质母细胞瘤的多项临床试验开展,对于 MGMT 甲基化胶质母细胞瘤患者可能疗效较好。

　　由于目前对于复发胶质瘤治疗的局限性,近年国内外开展许多靶向药物治疗,例如针对 *EFGR* 扩增突变、*HIF2a*、*mTOR* 及 *BRAF V600E* 等突变位点的药物治疗,同时也有针对肿瘤代谢相关的药物临床试验,其有效性及疗效仍需大样本的临床研究证实。

预后

　　复发脑胶质瘤经上述各种治疗后,虽然可延长生存期,但仍难免复发。寻找预测复发的影像学指征,探索新的治疗方法,如 CAR‐T 细胞治疗、新辅助免疫治疗和工程化干细胞传送基因或溶瘤病毒治疗等,以求早期和多措施治疗是今后努力方向。

(陈峻叡　周良辅)

第九节　脉络丛肿瘤

　　脉络丛肿瘤占成人颅内肿瘤的 0.5%～0.6%,占儿童颅内肿瘤的 2%～5%。肿瘤发生在儿童时多位于侧脑室,发生在成人则通常见于幕下,多数为良性肿瘤(脉络丛乳头状瘤,WHO 1 级),少数为中间(不典型脉络丛乳头状瘤,WHO 2 级)和恶性肿瘤(脉络丛癌,WHO 3 级)。

一、脉络丛乳头状瘤

　　脉络丛乳头状瘤(choroid plexus papilloma,CPP)仅占脑肿

瘤的 0.3%～0.8%,好发于儿童,占<15 岁儿童脑肿瘤的 2%～4%,<1 岁脑肿瘤 20%～40%,男孩居多。肿瘤在儿童好发侧脑室,成人则见于第 4 脑室,其他少见部位有第 3 脑室、脊髓和异位。CPP 可发生于脉络丛上皮或脑室壁胶质细胞,多具有分泌脑脊液的特性,一般生长缓慢,极少发生恶变。

诊断

1. 临床表现

(1) 病程约 2 个月($\leqslant$2 岁)至 6 个月(>2 岁)。

(2) 大多数表现为脑积水所致颅内高压症状(头痛、恶心、呕吐、头围增大)。

(3) 可有癫痫发作、易激惹、精神不适及视物模糊等,但局灶症状常不明显。

2. 影像学检查

(1) CT:脑室明显增大,内有稍高密度影,增强后病灶均匀强化,肿瘤将正常脉络丛吞噬,呈叶状外观,内有点状钙化,有时可见蛛网膜下腔出血。

(2) MRI:脑室扩大其内肿瘤在 T_1W 呈等或低信号,不均匀增强,T_2W 为等或高信号,可见局灶出血、钙化与血管流空影,分叶状为其经典特征(图 9 - 11)。

扫描二维码
查看图 9 - 11

3. 病理学检查　组织形态学与分子病理检查。

治疗与预后

全切肿瘤是治愈本病的唯一疗法。尽量避免分块肿瘤切除,宜找出肿瘤血管蒂,电凝后离断,争取完整摘除肿瘤,5 年生存率为 97%。对未能全切肿瘤、脑积水现象不能解除者,应行脑脊液分流术。放疗对术后残余肿瘤无效。

二、不典型脉络丛乳头状瘤

不典型脉络丛乳头状瘤（atypical choroid plexus papilloma，ACPP）具有增加的有丝分裂活性，但未达到脉络丛癌的标准。ACPP 在组织学上与 WHO 2 级相对应。发病年龄平均为 8 个月，比 CPP（3.5 个月至 2.18 年）更年轻。

诊断

（1）临床表现及影像基本与 CPP 相似，但是肿瘤进展比 CPP 快，特别是成年 CPP。

（2）病理学表现：ACPP 为有丝分裂活性增加的脉络丛乳头状瘤。该肿瘤可能还存在以下 4 个特征中的 1 或 2 个：细胞增多，核细胞多形性，乳头状结构模糊和坏死区域。

治疗与预后

应争取全切肿瘤，5 年总生存率和无进展生存率分别为 89％和 83％。与 CPP 比，ACPP 具有更高的复发风险，其总体生存率和无进展生存率介于 CPP 和脉络丛癌之间。不全切者、有脑脊液通路播散者应术后化疗，大于 2 岁者放疗。

三、脉络丛癌

脉络丛癌（choroid plexus carcinoma，CPC）占脉络丛肿瘤的 29％～39％，80％见于儿童，诊断依赖于病理学检查，WHO 3 级。

诊断

1. 临床表现　基本与脉络丛乳头状瘤相似，但患者一般情况较差。

2. 影像学检查

（1）CT：扫描可发现肿瘤充满脑室，病灶有坏死、囊变或钙化,为不均一稍高密度,周围脑组织水肿,注射造影剂后可见肿瘤强化异常明显但不一致。

（2）MRI:肿瘤表现 T_1W 为低信号,质子加权为等信号,T_2W 高信号。由于脉络丛癌缺乏正常脉络丛形态,脑脊液分泌量少,脑室扩大不如脉络丛乳头状瘤。头颅与脊髓 MRI 检查发现肿瘤在蛛网膜下腔播散对诊断有价值(图 9-12)。

扫描二维码
查看图 9-12

（3）DSA:脑血管造影可发现病灶处有动静脉分流与肿瘤新生血管。

2. 病理学检查　组织形态学和分子病理检查,必要时可 DNA 甲基化检查。

治疗

治疗以手术为主。但由于肿瘤血管特别丰富,且肿瘤与脑组织边界不清,质地异常脆弱,肿瘤全切除较困难。手术后应行化疗(卡铂、依托泊苷、长春新碱、顺铂等),化疗可缩小肿瘤体积并减少肿瘤血供,有利于再次手术。2 岁以上的患者需行放射治疗。5 年无进展生存率和总生存率为 38% 和 62%。

预后

CPC 的侵袭性通常导致无法进行肉眼下全切术,预后较差,中位生存期为 2.5～3 年,免疫组化检查发现 *TP53* 突变与结局更差有关。

（庄冬晓　尼加提　周良辅）

第十节　胚胎性肿瘤

CNS胚胎性肿瘤是指一类瘤细胞与原始未分化的神经上皮细胞相似的肿瘤。在病理学上都具有原始的组织学形态,其恶性程度高,易沿脑脊液通路播散,可发生于任何年龄段,尤其好发于婴幼儿和儿童。2021年,WHO对CNS肿瘤分类进行更新,将胚胎性肿瘤分为髓母细胞瘤和其他中枢神经系统胚胎性肿瘤两大类。

一、髓母细胞瘤

髓母细胞瘤(medulloblastoma,MB)发生率约为1.8/100万,占儿童脑肿瘤的20%,占胚胎性肿瘤的65%。平均发病年龄9岁,3~7岁是高峰。1/4 MB发生在成人,但占成人脑肿瘤小于1%。WHO(2021)分类对2016的分类做了较大的修改,不仅SHH和非WNT/非SHH的组3、组4分别增加4个和8个亚型,而且进一步明确组织形态学分型与临床表现、分子病理和预后之间的相互关系,指导了治疗方法的选择。

临床表现

髓母细胞瘤病程多较短,近一半患者病程在1个月内,少数可达数年,平均约8个月。首发症状为头痛(68.75%)、呕吐(53.75%)、走路不稳(36.25%),以后可出现复视、共济失调、视力减退。查体多有视盘水肿、眼球震颤、闭目难立、外展麻痹等。儿童与成人患者症状、体征基本一致,但严重呕吐、病理征及腱反射改变多见于儿童患者,头围增大、前囟隆起多见婴儿,视物模糊与

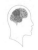

四肢无力多见于成人。

影像学表现

1. CT　87％的肿瘤表现为均匀一致的高密度影,10％为等密度病灶,另为混杂密度,少数有钙化,偶可呈低密度囊性变。病灶边界均较清晰,不均匀增强。多位于小脑蚓部,成人患者可见于小脑半球。

2. MRI　应同时做 T_1W、$T_2W/FLAIR$ 和 DW、T_1W 增强扫描。T_1W 上肿瘤均为低信号,$T_2W/FLAIR$ 肿瘤呈高信号(67％)或等信号(33％),97％瘤周有明显水肿(DW)。T_1W 增强后肿瘤有均匀或不均匀强化(图 9-13)。在 MRI 矢状位图像上 74％可见肿瘤与第 4 脑室底间有一极细长的低信号分隔带。少数患者 MRI 可见肿瘤沿蛛网膜下腔转移,

扫描二维码
查看图 9-13

显示小脑叶的边界模糊,注射增强剂 Gd-DTPA 后呈结节状的脑外增强。髓母细胞瘤 MRI 中 DWI 表现出强高信号,可作为影像学诊断的依据之一。

病理

髓母细胞瘤分子病理分型与临床和组织学关系(表 9-2)。

诊断

根据临床和影像学表现,再结合术后病理检查,可作出诊断。其中术前影像基因组学分型准确率可达 74％,特别是 SHH 和组 4 分别达 95％和 78％,组 3 和 WNT 仅 56％和 41％。具有特征表现:①SHH 型:头颅 MRI 示肿瘤在小脑中线,见婴儿(≤3 岁)和小儿(3~18 岁)分别为 71％和 50％,成人仅 13％。肿瘤邻近天幕多见(50％),其他型很少见。瘤周水肿(91％)中重度(>1.5 cm)占 39％,其他型少见。②组 4 性质与组 3 很多地方相似,如好发下

表 9-2 MB 亚型的人口学、临床和分子特征总结(摘自 Volker Hovestadt 2019)

分组	WNT	SHH			
亚型		α	β	γ	δ
人口统计 — 发病率(%)	100	29	16	21	34
年龄分布(0~3 3~10 10~17 >17)	(柱状图)	(柱状图)	(柱状图)	(柱状图)	(柱状图)
临床特征 — 性别(%)	45♂ 55♀	63 37	47 53	55 45	69 31
病理分型	经典型	经典型>促纤维增生型>大细胞/间变型	促纤维增生型>大细胞/间变型	促纤维增生型>广泛结节型>经典型	经典型>促纤维增生型
转移(%)	12	20	33	9	9
5年生存率(%)	98	70	67	88	89
分子特征 — 细胞遗传学	6-	9p+ 9q- 10q- 17p-	2+	9q-	9q- 14q-
驱动基因	CTNNB1, DDX3X 或 SMARCA4 突变	MYCN 或 GLI2 扩增;TP53 突变;PTCH1 突变(少见)	PTCH1 或 KMT2D 突变;SUFU 突变/缺失;PTEN 缺失	PTCH1, SMO 或者 BCOR 突变;PTEN 缺失	PTCH1 突变;TERT 启动子甲基化

分组	组 3				组 4			
亚型	I	II	III	IV	V	VI	VII	VIII
人口统计 发病率(%)	4	13	9	10	8	9	22	25
年龄分布	0-3 3-10 10-17 >17	0-3 3-10 10-17 >17	0-3 3-10 10-17 >17	0-3 3-10 10-17 >17	0-3 3-10 10-17 >17	0-3 3-10 10-17 >17	0-3 3-10 10-17 >17	0-3 3-10 10-17 >17
临床特征 性别(%)	60♂40	77♂23	78♂22	68♂32	71♂29	67♂33	66♂34	75♂25
病理分型	经典型>促纤维增生型	大细胞/间变型,经典型	经典型>大细胞/间变型	经典型	经典型	经典型	经典型	经典型
转移(%)	35	57	56	58	62	45	45	50
5年生存率(%)	77	50	43	80	59	81	85	81
分子特征 细胞遗传学	(见图)	8+ 17q(loss) i4q+	7+ 17q 10q+	14+ 8q 7+ 17q 10q+ 11+	7+ 17q 18q+	7+ 17q 8-	7+ 17q(loss)	17q
驱动基因	GFI1 和 GFI1B 活化;OTX2 扩增	MYC 扩增;GFI1 和 GFI1B 活化;KBTBD4、SMARCA4、CTDNEP1 或 KMT2D 突变	GF-MYC 扩增(少无常见驱动基因见)	(少无常见驱动基因见)	MYCN 或 MYC 扩增	MYC PRDM6 活化;MYC 扩增(少见)	PRDM6 活化;KBTBD4 突变	PRDM6 活化;KDM6A、ZMYM3 或 KMT2C 突变

蚓部;肿瘤等信号少于对照组 3;增强呈斑点状,30％不增强(组 3 仅 10％不增强);少囊变(组 3 单个大囊 19％,多个微囊 22％) (Dasgupta 2019)。根据 MR 显著特征诊断 MD 的 4 个亚型流程见图 9-14。

对于术后患者,还需要根据复发危险程度分为一般风险组和高风险组,以指导后续治疗:①一般风险组:术后肿瘤残余<1.5 cm^2,并且无转移证据;②高风险组:术后肿瘤残余≥1.5 cm^2;脑脊液肿瘤细胞学检查阳性,或头部或脊髓检查存在肿瘤播散证据,或颅外转移;病理组织学弥漫间变型。满足以上任一条件者,归为高风险组。

扫描二维码
查看图 9-14

治疗

包括外科手术切除和放化疗。

1. **安全的最大程度切除肿瘤的原因**　①解除肿瘤占位效应,使神经功能恢复;②获得明确病理学诊断;③有利术后辅助治疗;④提高无进展生存期和总生存期;⑤减少术后复发。术后应脑室外引流,数天后拔除;脑积水未解除者应做脑室腹腔分流术。

2. **术后放化疗应根据复发的危险度分别治疗**　①一般风险组:脑脊髓(CSI)剂量 30～36 Gy 后颅窝 55.8 Gy;或 CSI 剂量 23.4 Gy,后颅窝 55.8 Gy, VCR 同步化疗并放疗后联合化疗。化疗用长春新碱＋顺铂＋CCNU 或长春新碱＋顺铂＋环磷酰胺或长春新碱＋依托泊苷＋卡铂(环磷酰胺)联合化疗方案。②高风险组:CSI 剂量 36 Gy,后颅窝 55.8 Gy,放疗后联合化疗。可选择的化疗方案:长春新碱＋顺铂＋CCNU 联合化疗。对小于 3 岁的患儿,化疗通常是主要的辅助治疗,不建议常规放疗。术后单独化疗,大剂量冲击化疗可延缓或避免婴幼儿术后的放疗所带来的近期和远期并发症。对于成人患者,在手术和放疗后,常用化疗方案为 CCNU、长春新碱及泼尼松。

WHO(2021)对 MB 分类的细化及其转化到临床,目前在开展临床前研究,如针对 SHH 患者的 SMO 抑制剂 Vismodegib,初衷是用于婴幼儿,但发现抑制患者长骨生长只能用于骨骼发育成熟者。可见,靶向治疗 MB 仍面临挑战。

预后

根据不同分子亚型可以判断髓母细胞瘤预后:

1. **低危组** 未发生播散的 WNT 型髓母细胞瘤;组 4 型,伴有 11 号染色体缺失或者 1 号染色体重复,同时未发生转移者被纳入本组。5 年生存率大于 90%。

2. **标危组** 未发生播散的 TP53 野生型且无 MYCN 扩增的 SHH 型;无 MYC 扩增的组 3;无 11 号染色体丢失的组 4 纳入本组。5 年生存率为 75%~90%。

3. **高危组** 发生播散的组 4 型;发生播散的非婴儿型 TP53 野生型 SHH 型;未播散的 MYCN 扩增的 SHH 型纳入本组。5 年生存率 50%~75%。

4. **极高危组** TP53 突变的 SHH 型;发生播散的 MYC 扩增的组 3 型纳入本组。5 年生存率小于 50%。

◆ 二、非典型性畸胎样/横纹肌样肿瘤

非典型畸胎样/横纹肌样瘤(atypical teratoid/rhabdoid tumour, AT/RT)在 WHO(2021)分类中为 4 级。它占小儿脑瘤的 1.6%,<1 岁脑瘤的 10.1%。男比女略多。发病年龄大多<2 岁,≤1 岁为 33%,成人很少发病。可见脑脊髓任何部位,但多见幕上,且随年龄增长而增多,特别在大脑半球、鞍上和松果体,少影

响脑室。幕下见小脑半球,脑桥小脑角,脑干。脊髓少见。在成人可见大脑半球和鞍区。

诊断

1. 临床表现　取决于年龄、肿瘤部位和大小。

(1) 婴儿:嗜睡、呕吐、无活力、头大、颅神经麻痹。

(2) 幼儿:头痛、呕吐等高颅内压表现,偏瘫等。

2. 影像学表现　同其他胚胎性肿瘤。肿瘤在 MR 表现 T_1W 等信号,T_2W/FLAIR 高信号,DWI 高信号,T_1W 呈不均匀性增强,常伴瘤周囊肿和水肿。

3. 病理学表现　正常发育调控基因 SMARCB 失活为特征。

治疗和预后

虽然 AT/RT 预后不良,但综合治疗包括外科手术、放疗和化疗及靶向治疗,可延长患者总生存期(OS)。外科手术应安全地最大限度地切除肿瘤,尽快术后放疗(>3 岁患儿)和化疗。化疗药物包括 PEI 顺铂、依托泊苷、异环磷酰胺、VAC(长春新碱、放线菌素、环磷酰胺)、VAP(长春新碱、异磷酰胺、顺铂)。靶向药物常用组蛋白去乙酰抑制剂-帕比司他。

小儿 AT/RT 的 OS:70%(2 年),43%(4 年),34.7%(5 年)。

三、伴有多层菊形团的胚胎性肿瘤

伴有多层菊形团的胚胎性肿瘤(embryonal tumors with multilayered rosettes,ETMR)为少见的中枢神经系统胚胎性肿瘤,WHO(2021)分类中为 4 级,好发于新生儿和幼儿(小于 2 岁)。男女发病无差别,幕上幕下均可发生。

诊断

1. 临床表现　最常见的是颅内压增高和脑积水,年龄较大的儿童可出现局灶性神经系统病理特征。

2. 影像学表现 CT 和 MRI 显示为颅内增强的较大体积占位,可有囊变或钙化,肿瘤周围水肿明显,肿瘤小时可无增强;MRS 中 Cho/NAA 明显升高。

3. 病理学表现 ETMR 常见特征性组织病理学特征是由原始未分化的神经上皮细胞密集成片分布,伴多层菊形团结构形成。在 ETMR 中发现了 3 种组织学亚型,分别是富含神经毡和真菊形团的胚胎性肿瘤、室管膜母细胞瘤及髓上皮瘤形态。

治疗和预后

ETMR 病程进展快,早期出现转移,治疗包括外科手术+化疗+放疗,平均生存时间 1 年,化疗药物包括顺铂、依托泊苷等。

四、中枢神经系统神经母细胞瘤,FOXR2 激活

中枢神经系统神经母细胞瘤(CNS neuroblastoma,CNS NB)在 WHO(2021)分类为 4 级,非常少见,以儿童患者为主,女比男多。肿瘤几乎均位于幕上,并按各脑叶的大小分布。

诊断

1. 临床表现 肿瘤生长迅速,患者病程短,以癫痫、神经系统局灶症状及颅高压症状为主要表现,中枢神经系统内转移灶多见。即使未手术的患者亦可发生中枢神经系统以外的转移灶。

2. 影像学表现 肿瘤在 CT 扫描上呈低密度、等密度或高密度,瘤周水肿与瘤内钙化常见。在 MRI 扫描上,肿瘤在 T_1W 为低信号,T_2W 为高信号。增强后肿瘤强化明显,部分肿瘤可有囊变。

3. 病理学表现 组织学和分子病理学常与髓母、高级别胶质瘤混淆,DNA 甲基化有助于鉴别。

治疗和预后

手术加术后放疗是主要的治疗措施,手术应尽可能全切除肿瘤,术后放疗范围及放疗剂量均应较大,剂量应>54 Gy。CNS NB预后差,成人患者肿瘤恶性程度较低,少数患者存活可超过 5 年,肿瘤复发后病死率高,几乎为 100%。

（丁兴华　秦智勇　周良辅）

第十一节　松果体区肿瘤

松果体区位于颅腔正中,前部为第 3 脑室后壁,后部为小脑幕切迹游离缘,上部达胼胝体压部,下部为中脑和导水管,来源于这一区域的肿瘤统称为松果体区肿瘤。松果体区肿瘤发病率低,占成人脑肿瘤比例不到 1%,占儿童肿瘤比例略高,3%～8%;但病理类型多,主要包括生殖细胞性肿瘤、松果体实质细胞肿瘤、胶质细胞瘤、室管膜瘤、乳头状瘤、转移瘤、脑膜瘤、淋巴瘤、嗜铬细胞瘤、脂肪瘤等。这里介绍前 3 种病变,松果体囊肿不属于肿瘤,是良性囊肿,因易与肿瘤混淆,在本章附录中介绍。

一、生殖细胞性肿瘤

生殖细胞性肿瘤(germ cell tumor)是松果体区最常见肿瘤,包括生殖细胞瘤(germinoma)和非生殖细胞瘤的生殖细胞肿瘤(germ cell tumors),后者又分:

(1) 畸胎瘤(teratoma),成熟畸胎瘤为良性;不成熟畸胎瘤为恶性。

（2）卵黄囊瘤(yolk sac tumor)，又称为内胚窦瘤(EST)，恶性程度较高。

（3）绒毛膜癌(choriocarcinoma)，高度恶性肿瘤，常为其他生殖细胞源性肿瘤的伴随成分，只有约 15％的绒毛膜癌为单独成分。

（4）胚胎癌(embryonal carcinoma)：此类肿瘤中最原始的肿瘤，来源于胚胎干细胞。大多数发生于 20 多岁的男性，预后差。

虽然 WHO(2021)对生殖细胞性肿瘤没有分级，但国际疾病和肿瘤分类把畸胎瘤作为良性，其余均恶性。发生率：<19 岁为 0.49/10 万人口。患病率占脑瘤的 2％～3％，在亚洲可高达 8％～15％。多见于 10～14 岁，男比女多。按好发率依次为生殖细胞瘤、混合生殖细胞肿瘤、畸胎瘤、胚胎癌、卵黄囊瘤和绒毛膜癌。

◈ 二、松果体实质细胞肿瘤

松果体区有 15％～20％肿瘤来自松果体实质细胞，包括松果体细胞瘤(pinealoma)，WHO(2021)分类为 1 级；中分化松果体实质瘤（pineal parenchymal tumor with intermediate differentiation，PPTID)，WHO 为 2～3 级；松果体母细胞瘤(pineoblastoma)，WHO 为 4 级。它们三者在松果体实质细胞肿瘤的比率分别为 25％、45％和 35％。除松果体母细胞瘤好发于儿童，平均年龄 6 岁（0～41.5 岁)，无性别差异，其他 2 型好发于成人，平均年龄分别为 44 岁和 33 岁，女性多于男性。

◈ 三、乳头状瘤

乳头状瘤罕见，作为一种新的神经上皮肿瘤，归在松果体区；WHO(2021)分类定为 2 或 3 级，在松果体区肿瘤发生率不详，发病平均年龄 35 岁（1～71 岁)，无性别差异。

诊断

1. 临床表现　松果体区肿瘤的临床表现取决于肿瘤的性质和所在部位,主要有颅内压增高症状、神经系统症状和内分泌系统症状。

（1）颅内压增高症状：头痛、呕吐、眼底水肿和意识改变等。

（2）局灶症状：①四叠体上丘综合征（Parinaud 综合征）双眼球垂直活动障碍,特别是上视不能,瞳孔对光反射障碍。②导水管综合征（Sylvian 征）除了 Parinaud 综合征,还有眼球会聚功能麻痹或痉挛、眼球震颤,提示导水管周围（包括导水管前部和第 3 脑室后下部）受损。③四叠体下丘损害可导致双耳听力障碍。④肿瘤压迫或侵犯小脑,引起辨距不良、共济失调、肌张力降低和意向性震颤。⑤肿瘤侵犯脑干可引起意识障碍。⑥恶性松果体区肿瘤可循脊髓蛛网膜下腔发生远处转移,引起脊神经根痛或感觉障碍。⑦因脑积水或者下视丘同时受累者,可有内分泌系统功能紊乱症状:主要是性早熟,见于松果体区生殖细胞肿瘤,特别是畸胎瘤,仅限于男孩,少数表现为性发育迟缓,还可引起尿崩症。

2. 肿瘤标志物　见表 9 - 3。

表 9 - 3　松果体肿瘤血清/脑脊液中肿瘤标记物表达

肿瘤类型	α - FP	β - HCG
生殖细胞瘤	—	±*
畸胎瘤	—	—/+（少见）
恶性畸胎瘤	±	±
卵黄囊瘤	+	—
绒癌	—	+
胚胎性肿瘤	+	+*
未分化生殖细胞肿瘤	±	±
松果体实质细胞瘤	—	—

注：*,含量增高由生殖细胞瘤内的合体滋养层细胞产生。

3. 影像学表现

(1) 生殖细胞源性肿瘤：

1) CT 表现为均匀或不均匀混杂密度,可有高密度组织环形包绕钙化的表现;MRI 为 T_1WI 信号低、等信号,T_2WI 稍高信号,增强后较均匀强化,40% 的生殖细胞瘤有特异性的"蝶形征"(图 9-15)。

扫描二维码
查看图 9-15～
9-17

2) 畸胎瘤的表现变化不一,CT 检查常可见致密的钙化灶,有牙齿、骨骼样钙化高密度提示畸胎瘤;MRI 信号混杂(图 9-16),有时见多重囊性的蜂窝状表现,可同时在 T_1WI 和 T_2WI 图像上都显示高信号,可能是由于其中含有高蛋白液体的缘故。

3) 绒毛膜癌有较强的出血倾向,常可见出血灶。在大的或恶性肿瘤周边,常可见水肿。增强 MRI 几乎所有亚型肿瘤都有明显强化(图 9-17)。50% 的生殖细胞瘤和 90% 的其他类型生殖细胞源性肿瘤可见小的囊变。

(2) 松果体实质细胞肿瘤：①松果体细胞瘤表现均匀且边界清楚,CT 影像表现为等、高密度,钙化少见;MRI 表现可为实质性也可为囊性,分叶少见(图 9-18、9-19)。②松果体母细胞瘤常为分叶状,出血常见,有时有水肿和周边侵袭(图 9-20)。③中间分化松果体实质瘤影像学表现介于两者之间。

扫描二维码
查看图 9-18～
9-20

(3) 松果体区胶质细胞瘤：多是由周边脑组织起源而延及松果体区,少数是源于松果体腺本身。源于顶盖区的胶质细胞瘤通常等级较低,且经常引起导水管狭窄甚至堵塞,而从视丘或胼胝体来源的胶质细胞瘤则等级较高。其具体表现类似于颅内其他部位的同类肿瘤(图 9 - 21)。

诊断

　　由于本区肿瘤来源多,影像学表现均缺乏特征性,应根据年龄、临床表现、肿瘤标志物、影像学表现,可作出肿瘤的定位诊断,定性诊断常需病理检查。

治疗

　　1. 脑积水处理　建议选用立体定向和内镜辅助下的第 3 脑室造瘘(图 9 - 22),不仅比传统的脑室腹腔分流术,感染率低,且避免过度引流和脑脊液的肿瘤播散,而且可活检取病理组织。症状不明显的患者可在开颅手术的同时留置脑室外引流,术后根据具体情况拔除外引流管或将外引流管转接腹腔分流。部分症状较轻的脑积水患者,可在肿瘤切除后自行得到缓解,无需分流手术。

　　2. 手术入路和体位　有幕上和幕下 2 类,幕上入路包括经胼胝体,或经枕下以及经皮质侧脑室入路。幕下为小脑上入路。2 种入路各有优缺点。一般来说,肿瘤主体在幕上并突入脑室的肿瘤适合幕上入路,和幕下入路比暴露的空间更大。但幕上入路会直面深静脉丛,有可能影响肿瘤的切除。如果肿瘤位于中线且主体位于幕下,幕下小脑上入路有天然优势,重力作用可以使小脑和肿瘤下垂。小脑下垂可以更好地暴露肿瘤,肿瘤下垂可以和上方的深静脉丛分开。

　　3. 手术后处理　本区的手术是目前神经外科难度较高的一类手术,随着现代显微外科技术和内镜技术的完善,手术致死、致残率已大大降低,分别为 $0 \sim 8\%$ 和 $0 \sim 12\%$。除一般开颅术后常规治疗和监测外,建议患者当天行头颅 CT,有条件者术后 3 d 内行头颅增强 MRI 检查以确定切除范围,以指导后续的治疗。如术

扫描二维码
查看图 9 - 21

扫描二维码
查看图 9 - 22

前肿瘤标志物高的患者术后应继续测量,用于评估治疗效果和判断早期复发。松果体实质细胞肿瘤、恶性生殖细胞源性肿瘤有肿瘤脑脊液播散的可能,需随访脊髓 MRI。

辅助治疗

1. 放射治疗和放射外科　未全切除的良性肿瘤和恶性肿瘤的患者术后需行放疗或放射外科治疗;不提倡无病理直接放疗或放射外科治疗。

2. 化疗　单独化疗少见,复发率高,主要用于无法耐受放疗的儿童患者。生殖细胞瘤伴 β－HCG＞50 mIU/ml 具高危性,为减少放疗剂量引起的后期不良反应,近期有报道,先化疗 4 疗程,再放疗,患者能耐受,且疗效不变(Lee J W, 2020)。

预后

取决于肿瘤性质、肿瘤切除程度、对放化疗敏感性、肿瘤生物标志物等。纯生殖细胞瘤或成熟畸胎瘤或以它们为主的混合瘤,10 年 OS＞90％。混合成熟或不成熟畸胎瘤,3 年 OS 70％。卵黄囊瘤、胚胎癌、绒毛膜瘤或以它们为主的混合瘤,3 年 OS 9.3％～27％。松果体细胞瘤 5 年 OS 为 86％～91％,PFS 100％;中分化松果体实质瘤 5 年 OS 84％,PFS 52％,松果体母细胞瘤预后差,5 年 OS 10％左右。

◇　附录　松果体囊肿

松果体囊肿(pineal cyst, PC)的大多数囊肿直径＜2 mm,无症状,因其他原因做 MRI 检查而发现,据估计健康人发现率为 1％～23％。发现平均年龄 38.6(女性)和 50.4(男性),女性比男性好发。PC 为良性囊肿,未被 WHO(2021)纳入,因它常与松果体区其他肿瘤鉴别,这里简单介绍如下。

诊断

1. 临床表现

(1) 无症状：因体检或其他原因做头颅 MRI 而发现。

(2) 常见症状：头痛、头晕、视力模糊、恶心、呕吐、睡眠障碍，少数有认知障碍、癫痫、Parinaud 征。极少数可猝死。

2. MRI 表现　圆形或卵圆形、边界清楚的囊肿，T_1W 低或等信号，不增强，T_2W/FLAIR 高信号，周边无水肿。一般 PC 直径＜1 cm，少数有钙化、多囊、囊壁增强、囊肿增大引起脑积水、出血。有后 4 种情况常提示恶变，需手术。

3. 病理学表现　囊壁内层为胶质样组织，外层为结缔组织，中间层是松果体实质组织。免疫组化有 GFAP（＋），S100（＋）。需借助分子病理与囊性星形细胞瘤和松果体细胞瘤鉴别。

治疗和预后

迄今无高级别循证医学资料，经验多来自回顾性病例报告，故应结合患者情况选择治疗方法。

1. 随访观察

(1) 指征：①偶发性；②无症状；③囊肿小、不增强。

(2) 方法：酌情头颅 MRI 随访。

2. 手术治疗

(1) 指征：①有明显症状；②囊肿大且有压迫占位效应；③囊肿增强；④囊内出血；⑤伴脑积水。

(2) 方法：显微外科或内镜外科下切除囊肿。

3. 预后良好　无症状，偶然发现的小 PC，长期随访多数不增大，仅少数（＜10%）增大和出现脑积水或出血，需外科手术。

（丁兴华　张　荣　周良辅）

第十二节　颅内神经肿瘤

颅内神经肿瘤为良性肿瘤,占颅内肿瘤的 8％～12％,最多见于前庭神经,其次是三叉神经,也可见于后组颅神经、面神经、眼球运动神经和其他罕见部位。多为单发,也可多发。多为散发,也可有家族史(如神经纤维瘤病)。WHO(2021)分类定为 1 级。极少数恶变。

◈　一、听神经瘤

绝大多数听神经瘤起源于听神经的前庭神经支,故又称为前庭神经鞘瘤。听神经瘤约占颅内神经肿瘤的 90％ 以上,多发生于成年人,无性别差异。发病年龄高峰为 30～49 岁,大多数位于一侧,少数为双侧,见于 NF2 患者。

诊断

1. 临床表现　与肿瘤的大小密切相关,常将其病程分为 4 期。

第 1 期:肿瘤直径＜1 cm,仅有听神经受损表现,如眩晕、耳鸣、听力减退和眼球震颤。

第 2 期:肿瘤直径 1～2 cm,除听神经症状外,可有患侧角膜反射减弱或消失和小脑症状,一般无颅内压增高。

第 3 期:肿瘤直径在 2～4 cm,除上述症状外,可有后组颅神经症状和脑干受压症状,并有不同程度的颅内压增高。

第 4 期:肿瘤直径＞4 cm,上述症状更趋严重,小脑症状更为明显,语言及吞咽障碍明显,可有梗阻性脑积水,导致视力下降,甚至失明,严重者出现意识障碍,呼吸骤停。

2. 辅助检查

(1) 听神经功能评估:①音叉试验:患侧为感音性耳聋,气导＞骨导(Rinne 试验阳性),Weber 试验偏向健侧。②听力功能评估:使用电测听、言语识别率测试及声导抗测试评估。患者为神经性耳聋,无复聪现象。③前庭功能试验:患侧前庭功能减退或消失,可用于早期鉴别诊断听神经瘤和耳蜗病变。④脑干听觉诱发电位:患侧Ⅰ～Ⅴ波的波间潜伏期延长,两耳Ⅴ波的潜伏期差异扩大,可发现直径＜1 cm 的听神经瘤。

(2) 面神经功能评估:采用 House-Brackmann(HB)面神经功能评分对患者术前和术后的面神经功能进行评估,将面神经功能分为 3 类:良好(HB Ⅰ级与Ⅱ级),中等(HB Ⅲ级),不良(Ⅳ级或Ⅳ级以上)。

(3) CT:肿瘤表现为均匀的等或低密度占位病灶,亦可表现为混杂密度,提示肿瘤有囊变、坏死或出血。增强后肿瘤呈均匀或不均匀强化。颅底薄层 CT 扫描骨窗位可显示内听道扩大和岩骨骨质破坏情况,并可以了解内听道形态,识别是否有高位颈静脉球和过度气化乳突气房(图 9 - 23)。

扫描二维码
查看图 9 - 23、
9 - 24

(4) MRI:肿瘤在 T_1W 略为低或等信号,T_2W 高信号,信号不均匀提示肿瘤有囊变、坏死或出血(图 9 - 24)。增强后肿瘤实质性部分有强化,囊变部分囊壁有强化。DTI 有时可显示面听神经与肿瘤的关系。肿瘤较大时,可出现小脑、脑干、第 4 脑室等受压表现,可伴有幕上脑积水。

治疗

应根据肿瘤大小、患者年龄和全身状况,选用下列治疗方法。

1. 手术治疗　常为首选,适合各期肿瘤。应在神经电生理监测下尽可能安全地全切除肿瘤,并最大限度地保留面、听神经功能。但对高龄、体弱、有系统严重疾病者,不强求全切除肿瘤,可瘤内大部分切除肿瘤,术后放射外科治疗。对术后有面瘫的患者,早期应进行面肌功能的康复训练,恢复不佳者可行各种面神经修复手术,可减轻面瘫症状。

2. 放射外科治疗　适用于瘤体直径≤2 cm、手术残留的肿瘤或患者不能耐受手术者,可采用伽玛刀或射波刀治疗。

预后

全切除者,可根治,预后良好。

◈ 二、三叉神经瘤

三叉神经瘤占颅内神经肿瘤的 0.8%～8%。

诊断

1. 临床表现　常以患侧三叉神经的破坏或刺激症状发病,表现为患侧面部麻木,可伴有角膜反射减退或消失,面痛和咀嚼肌的无力或萎缩。随着肿瘤增大可出现相邻结构受损的表现。按照肿瘤的发生部位和生长方向,可分为以下5型(图9-25)。

扫描二维码
查看图 9 - 25

(1) 中颅窝型:肿瘤起源于三叉神经半月节或其分支,Ⅲ、Ⅳ、Ⅵ脑神经可受累,表现为眼球运动障碍、复视,可伴有颞叶癫痫症状。

(2) 后颅窝型:肿瘤起源于三叉神经根,第Ⅶ、Ⅷ对脑神经可受累,表现为同侧耳鸣、听力下降、面瘫,可伴有步态不稳或共济失调等。

(3) 哑铃型:肿瘤骑跨中后颅窝,可先后出现上述两型的症状。

（4）周围型：肿瘤起源于三叉神经周围支,长入眶上裂、眼眶或翼腭窝。

（5）混合型：上述各型的联合。

2. 辅助检查

（1）CT：肿瘤表现为均匀的等密度或略低密度,伴有囊变时为低密度,增强后肿瘤呈均匀或不均匀强化。颅底薄层 CT 扫描骨窗位可显示中颅窝或岩骨骨质破坏情况,圆孔、卵圆孔扩大或破坏。

（2）MRI：肿瘤表现为 T_1W 等信号或略低信号,T_2W 高信号,增强后肿瘤呈均匀或不均匀强化,不均匀强化者常有囊变。肿瘤较大时,可见中线移位和梗阻性脑积水。MRI 可显示肿瘤的生长方向及与周围血管神经的关系。

治疗与预后

1. 手术治疗　是本病的首选治疗方法。

2. 放射外科　适用于部分直径≤3 cm 的肿瘤、手术残留的肿瘤或不能耐受手术者。

全切除者,可根治,预后良好。

三、 颈静脉孔区神经瘤

颈静脉孔区神经瘤占颅内神经肿瘤的 $1.4\%\sim2.9\%$。

诊断

1. 临床表现　常以耳鸣、听力下降、共济失调和眩晕等为首发症状。部分患者可出现典型的颈静脉孔区综合征：患侧软腭、咽部感觉障碍,舌后 1/3 味觉缺失,声带和软腭麻痹,出现声音嘶哑、饮水呛咳、吞咽困难、患侧咽反射消失,胸锁乳突肌和斜方肌麻痹和萎缩。

2. 辅助检查 CT 扫描和 MRI 扫描具有诊断价值。颅底薄层 CT 扫描骨窗位可显示颈静脉孔扩大,而内听道无扩大,MRI 可显示肿瘤的生长方向及与相邻结构的关系(图 9 - 26)。

扫描二维码
查看图 9 - 26

治疗与预后

手术治疗和放射外科治疗。全切除者,可根治,预后良好。

四、其他神经瘤

有面神经瘤、舌下神经瘤、动眼神经瘤、滑车神经瘤、外展神经瘤和其他罕见部位的神经肿瘤(如脑干、鞍区、大脑实质内等)。

五、神经纤维瘤病

神经纤维瘤病(neurofibromatoses)是一种常染色体显性遗传疾病,目前有两个明确的亚型:神经纤维瘤病 1 型(NF - 1)和 2 型(NF - 2),病变基因分别位于 17 号和 22 号染色体上。

诊断

1987 年美国 NIH 制定的诊断标准:

1. NF - 1 需符合下列标准的 2 项或以上

(1) 6 个或以上的牛奶咖啡斑,在青春期前斑块最大直径超过 5 mm,在青春期后斑块最大直径超过 15 mm。

(2) 2 个或以上任意类型神经纤维瘤或 1 个丛状神经纤维瘤。

(3) 腋窝或腹股沟区雀斑。

(4) 视神经胶质瘤。

(5) 2 个或以上 Lisch 结节(即虹膜错构瘤)。

(6) 1 个明确的骨病变,如蝶骨发育不良、长骨皮质变薄伴或不伴有假关节形成。

　　(7) 一级亲属(父母、兄弟姐妹或子女)中有以上标准确诊NF‑1 的患者。

　　2. NF‑2需符合下列标准的 1 项

　　(1) 影像学诊断(如 CT 或 MRI)双侧听神经肿块。

　　(2) 一级亲属中有确诊 NF‑2 的患者,同时有下列一种情况:①单侧听神经肿块;②有下列病变中的 2 种,神经纤维瘤、脑膜瘤、胶质瘤、神经鞘瘤、青少年性晶状体后部包膜下混浊。

治疗

　　治疗以改善临床症状为目的。对双侧听神经瘤,需根据肿瘤的大小和进展情况,选择手术和放射外科治疗,需尽量保留听力和至少一侧面神经功能;对其他颅内或椎管内肿瘤,只有出现进展时才考虑手术治疗。

(徐　镕)

第十三节　脑　膜　瘤

　　脑膜瘤(meningioma)是最常见的颅内原发肿瘤,占所有原发神经系统肿瘤的 15%～24%(男性 20%,女性 36%),其发病率为(0.3～8.4)/10 万。脑膜瘤有颅内脑膜瘤和异位脑膜瘤之分。前者由颅内蛛网膜帽状细胞形成,后者指无脑膜覆盖的组织器官发生的脑膜瘤,这里主要讨论颅内脑膜瘤。WHO(2021)分类中将脑膜瘤分为 1、2 和 3 级。

脑膜瘤好发年龄段为 50～60 岁,在儿童和青少年中较为少见,成年患者的男女性别比约为 1∶2。脑膜瘤好发于幕上,以大脑凸面、矢状窦和镰旁、颅底(包括蝶骨嵴、嗅沟、桥小脑角等)为主,其中脊椎部位的病变约占脑膜瘤总体的 12%。其发病原因常与家族遗传、既往颅脑辐射治疗和性激素相关。

【诊断】

1. 临床表现　颅内占位病变的共同表现:头痛、呕吐和视盘水肿等颅高压症状。

(1) 脑膜瘤通常生长缓慢、病程长,肿瘤较大,但症状却较轻微,往往有眼底视盘水肿,少数肿瘤生长迅速,病程短,多见于儿童、恶性脑膜瘤、囊变等。

(2) 多先有刺激症状(如癫痫等),继以麻痹症状(如偏瘫)。

(3) 不同部位脑膜瘤的特殊表现:

1) 矢状窦旁和镰旁脑膜瘤:

A. 前 1/3 者,可无症状或有精神症状,如欣快或淡漠、不拘礼节或癫痫发作。

B. 中 1/3 者,早期出现局灶性症状如 Jackson 癫痫,出现对侧肢体无力,从脚趾向大腿发展,可伴对侧肢体感觉障碍。影响旁中央小叶可有排尿困难。两侧矢状窦同时受累则引起双下肢痉挛性瘫痪,易于脊髓病变混淆。

C. 后 1/3 者,可无症状或有幻视、视野改变等。

D. 部分患者有局部颅骨增生或破坏、头皮血管曲张等。

2) 大脑凸面脑膜瘤:表现同矢状窦脑膜瘤。癫痫常为首发症状,局灶症状取决于病灶所在部位,如失语(主侧半球)。

3) 蝶骨嵴脑膜瘤:

A. 内 1/3(床突型):有同侧视力下降、鼻侧偏盲、突眼、失嗅、钩回发作、垂体功能低下、Weber 征等。

B. 中 1/3（小翼型）：可有精神症状、对侧不全瘫、运动性失语（主侧半球）、钩回发作等。

C. 外 1/3（大翼型）：除了小翼型表现外，还可有颞骨隆起、突眼、颞叶癫痫等。

4）嗅沟和前颅底脑膜瘤：早期常无症状，出现症状时肿瘤常已很大。可表现为失嗅、额叶精神症状和 Foster-Kennedy 综合征。

5）鞍结节和鞍膈脑膜瘤：单侧视力下降和不典型视野缺损。肿瘤长大出现嗜睡、尿崩（下视丘）、垂体功能不足表现；眼肌麻痹（海绵窦或眶上裂）；钩回发作（颞叶前内侧）；不全偏瘫（大脑脚或内囊）。

6）中颅底和鞍旁脑膜瘤：按肿瘤与脑膜粘着部位分为：

A. 鞍旁脑膜瘤（海绵窦脑膜瘤）：症状与蝶骨嵴内侧（床突型）脑膜瘤相似。

B. 眶上裂脑膜瘤：症状与小翼型脑膜瘤相似。

C. 岩尖脑膜瘤：三叉神经分布区感觉异常、颞肌和咀嚼肌萎缩；肿瘤压迫海绵窦出现眼肌麻痹、上睑下垂、单侧突眼；侵犯后颅窝出现听力下降、耳鸣和桥小脑症状。

D. 中颅底外侧脑膜瘤：缺少局灶症状。

7）侧脑室脑膜瘤：以颅高压症状为主，晚期可有对侧肢体感觉和运动障碍。

8）桥小脑角脑膜瘤：类似听神经瘤表现，但缺乏听神经瘤症状发生的规律性，以听神经、三叉神经、面神经麻痹多见，晚期出现颅高压和小脑或脑干症状。

9）斜坡脑膜瘤：以颅神经症状为主，外展神经、三叉神经和听神经最常受累，其次伴有小脑征、颅高压和锥体束征等。

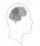

10）小脑幕脑膜瘤:包括幕上型、幕下型和穿透型。以颅高压症状为主。

2. 辅助检查

（1）CT:典型表现有：①肿瘤呈圆形或分叶状或扁平状,边界清晰；②密度均匀呈等或偏高密度,可伴钙化,少数可不均匀和呈低密度（囊变）；③增强后常均匀强化,可有脑膜尾征；④瘤内钙化多均匀,但可不规则；⑤局部颅骨可增生或破坏；⑥半数患者在肿瘤附近有不增强的低密度带,提示水肿、囊变。

（2）MRI:特点：①多数病灶 T_1 加权等、低信号, T_2 加权等、高信号；②增强后病灶常均匀强化,可有脑膜尾征,反映该处硬脑膜的通透性增大,并不是肿瘤浸润；③肿瘤与邻近脑组织之间有一低信号蛛网膜界面；④ T_2 加权可显示肿瘤周围的脑组织水肿（瘤周水肿）；⑤清晰显示肿瘤与血管、窦的关系。

（3）MRV（或 CTV）:可通过无创或相对无创的方法了解大静脉窦受累情况。

（4）DSA:对血供丰富的脑膜瘤术前行 DSA 检查有助于设计手术方案、术前栓塞肿瘤供血动脉,了解静脉窦受累情况等。

（5）MRS:可以无创分析脑膜瘤实质及周围组织的代谢状况,提供鉴别依据,评估良恶性及术前预测分型。

3. 病理分型　WHO(2021)分类中脑膜瘤仍沿用过去的分类,分 3 个级别 15 个亚型(1 级:上皮型、纤维型、过渡型、砂粒型、血管瘤型、微囊型、分泌型、淋巴细胞丰富型、化生型；2 级不典型、透明细胞性、脊索瘤样型；3 级:间变型、乳头型、横纹肌型),但对 2、3 级定义在组织形态学、分子病理更细分,为诊治和预后评价提供指导。

4. 其他

（1）多发性脑膜瘤:指颅内有≥2 个互不相连的脑膜瘤,可同时或先后在不同位置发生,且不伴神经纤维瘤病。多发脑膜瘤占脑膜瘤总体的 $1\%\sim3\%$,其平均肿瘤数目为 3 个($2\sim10$ 个不等),女性性别倾向相比单发脑膜瘤更为强烈,位置以大脑凸面和矢状窦旁多见。

(2) 囊性脑膜瘤:指在脑膜瘤中存在肉眼可见的囊性成分。囊性脑膜瘤占颅内脑膜瘤的 $2\%\sim4\%$,位置多位于大脑凸面。根据囊性部分与周围脑组织的关系,可分下列 4 种类型:①瘤内型:囊肿完全位于肿瘤内,在肿瘤中心或接近中心;②瘤边型:囊肿位于肿瘤的边缘,但仍完全在瘤内;③瘤周型:囊肿位于肿瘤周围,但实际位于邻近的脑组织内;④瘤旁型:囊肿位于肿瘤与脑组织的分界面中间,既不在肿瘤内,也不在脑组织内。囊性脑膜瘤中高级别脑膜瘤占比相比于非囊性脑膜瘤较高。须与胶质瘤鉴别。

(3) 复发脑膜瘤:有两种含义,一指肉眼全切除肿瘤后,在原手术部位又出现肿瘤;另一种指切除肿瘤不全,经一段时间后症状复出,即肿瘤继续生长。WHO 1 级脑膜瘤的 5 年无进展生存率(PFS)为 90%,2 级脑膜瘤为 $60\%\sim90\%$,3 级脑膜瘤为 28%。脑膜瘤的复发及再次的手术治疗极大地降低了患者的生存质量及生存时间。脑膜瘤的病理分级、Simpson 分级、肿瘤增殖指数(MIB-1 或 Ki-67)等可以作为预测脑膜瘤复发的指标。

治疗与预后

1. 手术切除　虽然大多数脑膜瘤属良性肿瘤,手术切除可治愈。但由于手术存在一定的手术死亡率和病残率,所以应谨慎选择手术指征,在决定脑膜瘤处理时应考虑下列因素:①对无症状脑膜瘤,特别伴钙化应观察 $3\sim12$ 个月,再决定治疗方案。②伴瘤周水肿者应手术。③有占位效应、伴智力下降者应手术。④幕上大脑凸面、矢状窦旁、大脑镰旁脑膜应早期手术。⑤颅底脑膜瘤如蝶骨嵴、鞍结节、嗅沟、桥小脑角应手术。⑥扁平脑膜瘤、海绵窦内脑膜瘤、斜坡脑膜瘤如无症状，暂可不必手术。

为便于判断手术疗效和预后，目前仍采用 Simpson(1957)提出的分级标准：①彻底切除(G1)：脑膜瘤及其附着的硬脑膜、受侵的颅骨均切除。②全切除(G2)：瘤体完全切除，但与其附着的硬脑膜没有切除，仅作电灼。③肉眼全切除(G3)：瘤体切除，但与之粘连的硬脑膜及颅骨未做处理。④次全或部分切除(G4)：有相当一部分瘤体未切除。⑤开颅减压(G5)：肿瘤仅活检。在 WHO 1 级脑膜瘤中，Simpson Ⅰ级切除术后的复发率很低，但随着病理分级的增加，复发率显著上升。WHO 1 级脑膜瘤 Simpson Ⅰ级手术切除后的 5 年复发率为 7%～23%，而同样的手术切除在 WHO 2 级脑膜瘤中的复发率为 50%～55%，在 WHO 3 级脑膜瘤中的复发率为 72%～78%，随着切除范围的减小，复发率增加。因此，近来 Al-Mefty 提出 0 级切除，即切除肿瘤附着点周围正常脑膜范围 2 cm 以上。临床研究显示可达到几乎没有复发的疗效。

2. **放射治疗**　包括常规放疗和放射外科。适用于：不能接受手术切除、术后复发、术后残留者、颅底和海绵窦内肿瘤、恶性脑膜瘤等。

3. **药物治疗**　用于复发、残留和不能手术的脑膜瘤。NCCN 建议可用于治疗脑膜瘤的药物有 α-IFN、生长抑素受体激动剂和血管内皮生长因子（VEGF）抑制剂。欧洲神经肿瘤学协会（EANO）的指南认为系统药物疗法使用的实验性证据等级是 C 级，因此不推荐任何特定的药物来治疗脑膜瘤。

（谢　清　宫　晔）

第十四节　孤立性纤维瘤

孤立性纤维瘤(solitary fibrous tumor，SFT)是一种行为不确定的肿瘤，WHO(2021)分类未定级，国际疾病和肿瘤分类定位 1级，即非良性肿瘤，过去曾命名血管外皮瘤(hemangiopericytoma，HPC)现已不用，SFT 是基于硬脑膜生长的肿瘤，在中枢神经系统通常发生于大脑凸面、小脑幕、硬脑膜静脉窦及颅底。椎管仅占10％，SFT 因少见和过去命名的混乱，其确切发生率和患病率不详。可见任何年龄，好发 40～50 岁男性。

临床特点

1. 好发部位　基本与脑膜瘤类似，大多位于脑外，与脑膜关系密切，略好发于枕叶，绝大多数位于幕上，脊髓和幕下少见。

2. 临床表现　病程多短，与良性脑膜瘤比，病情发展较快；常无特殊的症状和体征，临床症状根据病灶部位而表现不同，一般以颅内压增高和局部肿瘤压迫、浸润引起的相应神经功能受损为主。常见表现为头痛、肢体无力、癫痫等。肿瘤卒中有时也是 SFT 的首发症状。

影像学检查

SFT 的 CT、MRI 和 DSA 表现类似于脑膜瘤，如宽基底、明显强化、瘤周水肿和骨质破坏等。但与脑膜瘤不同，SFT 极少钙化，瘤内有钙化者可排除 HPC。MRI T_1WI 相上多呈等低混杂信号，T_2WI 相上呈等信号或等高混杂信号，其中可见血管流空影，肿瘤均有明显强化，瘤周可有"蘑菇化"的小结节。DSA 肿瘤染色较浓密，有螺旋状血管结构。

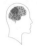

诊断

由于 SFT 的临床和影像表现与脑膜瘤相似,术前常易误诊(表9-4)。对中年男性,拟诊脑膜瘤者,如病程较短,CT、MRI 显示病灶血供丰富,或 DSA 异常供血,应考虑 SFT 可能。近来研究发现 SFT 几乎 100％存在 *NAB2* 和 *STAT6* 基因点位的融合,通过邻位连接技术及免疫组化检测发现 SFT 表达 NAB2‐STAT6 融合蛋白,而脑膜瘤则无表达。

表9-4 脑膜瘤、SFT 和脑膜肉瘤的比较

特征	脑膜瘤	SFT	脑膜肉瘤
部位	幕上＞幕下＞脊髓	幕上＞幕下＞脊髓	幕上＝幕下
发病率(占所有颅内肿瘤)	15％～20％	少见,不详	＜1％
年龄	50～59 岁	40～49 岁	不确定
性别	女＞男	男＞女	男＝女
复发	不常见	常见	常见
潜在转移到 CNS 以外	很少	高	高
影像学	CT/MRI	CT/MRI	CT/MRI
增强后	均匀	典型的较均匀,常有坏死和混杂信号	典型的较均匀,常有坏死和混杂信号
钙化	常见	罕见	罕见
对骨质的影响	增生	侵蚀	侵蚀
首选治疗	手术,力争全切除	手术,力争全切除	手术,力争全切除
术前栓塞	少数位于颅底的	无论部位大多有效	根据部位决定
放疗	一般不需要,除非高级别或无法切除	1 级的 SFT 全切后不需要放疗,2 级和 3 级 SFT 无论是否全切均需要放疗,并仔细评估远处转移瘤	全切除者尚不确定,但对非全切除或复发者推荐

治疗

外科手术、常规放疗和放射治疗是本病的主要治疗方法。由于 SFT 的恶性特性，即使手术彻底切除后辅助放疗，肿瘤仍容易复发或转移。尽可能地全切或扩大切除病灶应是本病治疗的目的，但是单纯手术常难以治愈 SFT，特别是术后残留、复发或常规放疗无效者，具有高复发率（50％～75％）和转移率。术后放疗的必要性已达成共识，无论病灶是否全切，术后均应放疗，特别是肿瘤位于小脑幕和后颅窝者，最近多中心对 133 例的回顾性研究表明放疗可延长无进展生存期。复发常位于原发部位。对于复发病例，手术治疗也是首选，而放疗可作为术后复发、小型 SFT 的辅助治疗。由于本病病灶边界清楚，SRS 也适用于本病治疗。

SFT 是少数可远处转移至中枢神经系统外的原发性颅内肿瘤之一，其转移率在 20％～30％。按转移发生频率，依次为骨、肺、肝、腹膜后等，但亦可见于其他脏器。手术确诊后应行胸部 CT 扫描，或全身 PET‑CT 检查。

预后

大组病理报告平均随访 30～70 个月，SFT 复发率 31.6％～39.4％，死亡率 12.1％～21.8％。影响预后的因素：①单一治疗还是综合治疗；②肿瘤切除程度；③常规放疗剂量，推荐剂量 54～57 Gy（Ebersold 1996）；④组织病理学特性和分子病理：有争议；⑤复发或残留。

（谢　清　宫　晔）

第十五节　脊索骨性肿瘤

颅内的脊索骨性肿瘤主要包括脊索瘤、软骨瘤和软骨肉瘤。在 WHO(2016)分类中它们归入间质性非脑膜上皮肿瘤内,但在 WHO(2021)分类中仅纳入脊索瘤和软骨肉瘤,而且未定级别。在国际疾病和肿瘤分类中定为 3 级,属恶性肿瘤。

(一) 脊索瘤

脊索瘤(chordoma)起源于胚胎残留脊索组织,为低度恶性,年发生率为$(0.08 \sim 0.1)$/10 万,占骨恶性肿瘤的 $1\% \sim 4\%$。脊索瘤好发于颅底(32%)、脊柱(32.8%)和骶尾部(29.2%),一半以上的骶尾部肿瘤是脊索瘤。颅底脊索瘤占颅内肿瘤的 $0.1\% \sim 0.5\%$,男性比女性多见(2∶1),好发于中老年,青少年少见。颅底脊索瘤常起自斜坡中线,在硬脑膜外呈缓慢浸润生长,沿中线向前可侵犯鞍区,向后可压迫脑干,向侧方侵入鞍旁海绵窦,向下可突入鼻腔或咽后壁。亦可穿越硬脑膜长向颅内,占满颅底各脑池,迫使正常脑组织移位,并由此引起脑积水。

诊断

1. 临床表现　肿瘤生长缓慢,病程较长,历时数年,临床表现取决于肿瘤所在部位、生长方向和受影响的结构,其自然病程表现为持续加重的颅底骨侵蚀以及邻近的神经血管直接受压迫。

(1) 不定期的弥漫性头痛为最常见的代表性症状,头颈姿势或活动可诱发或加重头痛。

(2) 颅内压增高症状出现较晚,且较少见。

(3) 颅神经麻痹:Ⅲ、Ⅵ脑神经损害引起眼球活动障碍和复视较多见(60%～90%),亦可累及Ⅴ、Ⅶ脑神经引起三叉神经痛、面瘫,累及后组脑神经导致吞咽困难及发音不清等。

（4）肿瘤位于鞍区者可有视力障碍、视野缺损及下丘脑-垂体功能障碍。

（5）约1/3至半数病例有鼻咽部肿块而引起鼻塞、咽部异物感和吞咽不适。

2. 辅助检查

（1）CT 通常表现为溶骨性骨质破坏,瘤内常伴不规则斑点状或片状钙化,以鞍后、鞍旁分布较多。CT 平扫示肿瘤呈等或略高密度,增强后可表现为轻至中度不均匀强化。

（2）MRI 上肿瘤呈混杂性信号,T_1W 可见骨组织被软组织取代,呈不均匀低或等信号,T_2W 为不均匀高信号,常可区分肿瘤和邻近神经组织的分界;由于大多数脊索瘤乏血供,T_1W 增强后可无强化,部分呈"花环"状、"蜂窝"状强化,因此,需结合 T_2W 和 FLAIR 综合判断肿瘤边界和术后判断肿瘤切除程度。

（3）若肿瘤累及颅颈交界区,则需增加相应影像学检查评估枕髁及寰枕等关节的活动度和稳定度(如颈部正侧位及过屈过伸位 X 片、颈部 CT‐3D 重建及颈部 CTA 等)。

鉴别诊断

脊索瘤需与同部位的脑膜瘤、软骨瘤、软骨肉瘤和骨巨细胞瘤等相鉴别。各种骨源性肿瘤之间,术前往往难以鉴别,明确诊断仍需术后病理。鞍区部位的脊索瘤需与垂体腺瘤和颅咽管瘤相鉴别。如脊索瘤向后颅窝生长,应与桥小脑角的听神经瘤相鉴别。向下长入鼻咽部的脊索瘤需与鼻咽癌相鉴别。

治疗

手术是本病的主要治疗方法,最佳手术方案是沿肿瘤边界完整切除。但脊索瘤解剖位置深,手术暴露困难,加之起病隐匿,病程较长,患者来诊时肿瘤已经广泛侵犯颅底,因此手术全切难度大,而且有一定死残率。由于脊索瘤对放射线不敏感,常规放疗通常只起到姑息性治疗的作用,放射外科的长期疗效仍不明确。目前认为,以保护神经血管和患者生存质量为前提,最大限度地切除肿瘤,结合辅助放疗和放射外科,是颅底脊索瘤最佳的治疗模式。

目前暂无大样本研究证实对脊索瘤有效的化疗或靶向药物。近期国际各中心开展小样本Ⅱ期临床研究,探索多个靶点的抑制剂效果,如表皮生长因子受体(EGFR)、血小板衍生生长因子受体(PDFGR)等,均显示其疗效有限。Ⅱ期临床试验提示 VEGFR 抑制剂阿帕替尼能抑制约 25% 的脊索瘤患者的肿瘤生长,其大样本Ⅲ期临床试验仍待开展。

预后

根据组织形态学和免疫组化,脊索瘤可分为:典型脊索瘤、脊索样脊索瘤、去分化脊索瘤和分化差脊索瘤、SMARCB1 缺失 4 型。它们的诊断时年龄分别是成人(96%)均龄 55 岁、成人(86%)均龄 45 岁、成人(96%)均龄 61 岁、小儿(86%)均龄 7 岁。男女比:1.7、1.1、1.6、0.7。有放疗史:无、无、有(25%)、无。预后:①转移 13%、9%、30%、30%;②局部进展:46%、54%、65%、54%;③平均 PFS:24 个月、26.5 个月、6 个月、4 个月;④随访期死亡率:29%、42%、61%、43%;⑤平均 OS:48 个月、43 个月、15 个月、13 个月。

(二)软骨瘤、软骨肉瘤

软骨瘤(chondroma,又称骨软骨瘤),是一种良性肿瘤,发生于软骨内骨化的骨骼,主要见于四肢骨和颅底骨,少数可与颅骨无明确关系,游离于颅内如大脑凸面、脑室内脉络丛、脑桥内等部位。软骨肉瘤(chondrosarcoma)可由软骨瘤恶变而来,也可直接由间质细胞发展而成,故又称为间质性软骨肉瘤。在颅内肿瘤中,软骨瘤<0.5%,软骨肉瘤占0.15%。

诊断

1. 临床表现

(1) 由于肿瘤生长缓慢,病程可从数月至数年不等,甚至长达10余年。

(2) 临床表现取决于肿瘤所在部位,可以有头痛、视力障碍等,缺乏特征性的症状与体征。生长于颅底的软骨瘤或软骨肉瘤表现与同部位的脊索瘤等难以区别,明确诊断仍需术后病理。

2. 影像学检查

(1) CT:软骨瘤表现为高而不均匀密度肿块,呈分叶状如菜花或为类圆形,界限清楚,瘤内有点片状的钙化,或"C"形或螺纹状钙化。有这种钙化常表明肿瘤为软骨源性,可以是软骨瘤或软骨肉瘤。但是瘤基底部无骨质破坏是软骨瘤的典型表现,软骨肉瘤则常破坏软骨样底部,并呈现"多星夜空"现象,即钙化和骨碎片混杂在大量的软骨样瘤组织(呈等或略低密度)内。增强后肿瘤无钙化和无黏液变性部分可强化,呈现不均匀密度改变。软骨瘤和软骨肉瘤多发生于颅底骨质接缝处、偏一侧居多,而脊索瘤多在中线位置,且前者的钙化较后者更多见。

(2) MRI:在 T_1W 为低或中等信号,在 T_2W 上为中等或高信号,钙化或骨碎片为低信号。肿瘤呈不均匀的增强。软骨肉瘤的影像学表现基本同软骨瘤,但它体积常较大,溶骨破坏明显,钙化和骨化部分常较少。弥散 MRI 成像时,软骨肉瘤的 ADC 值明显高于脊索瘤。

外科手术是主要疗法,手术方式与脊索瘤类似,但由于颅底骨常广泛受累,且病灶钙化程度高,较脊索瘤更难以做到全切除。部分或大部切除肿瘤可解除颅神经受压迫症状,获较长时期缓解。放疗和/或放射外科可作为术后辅助治疗。

预后

预后与肿瘤病理类型、生长部位及其手术切除程度密切相关。全切或近全切者 5 年存活率达 85%～100%,非全切除者常会复发、需要进行多次手术。总体来说,软骨肉瘤治疗预后好于脊索瘤,手术联合术后放射治疗可以减少肿瘤复发,达到更长时间缓解。但儿童软骨肉瘤较成人软骨肉瘤差,间叶性软骨肉瘤具高度浸润性,预后较差。

(沈　明　秦智勇)

第十六节　血管母细胞瘤

血管母细胞瘤是指发生在 CNS 脑、脊髓和眼球视网膜中的一种良性、高度血管化的肿瘤。WHO(2021)分类中定为 1 级的良性肿瘤;占中枢神经系统肿瘤<2%。它的发生率为 0.15/10 万,无性别差异。多数为散发;有些血管母细胞瘤为 von Hippel-Lindau(VHL)综合征的一部分。VHL 综合征是一种遗传性疾病,为常染色体显形遗传,VHL 基因位于染色体 $3p_{25-26}$,有家族倾向,男女具有相同的外显率。VHL 综合征患者有患脑、脊髓、神经根和视网膜的血管母细胞瘤以及肾癌、嗜铬细胞瘤(肾上腺肿瘤)、胰腺神

经内分泌肿瘤和其他病变的风险。

诊断

1. 临床特征

（1）年龄：VHL 综合征者发生血管母细胞瘤年龄明显低于散发性血管母细胞瘤患者，前者高发年龄为 20～30 岁，后者为 40～50 岁。

（2）部位：多见于小脑半球、蚓部、第 4 脑室底、脑干和脊髓。少见于大脑半球，如有则多为单发。血管母细胞瘤可分为囊性和实质性，囊性多见于小脑半球，实质性多位于脑干、脊髓及小脑蚓部等中线结构。

（3）颅内压增高征：头痛、呕吐和眼底水肿等。

（4）邻近组织受压表现：视肿瘤所在部位，可有小脑征、脑干征或椎管压迫征等。

（5）红细胞增多征：9％～20％颅内血管母细胞伴有红细胞增多征，表现为红细胞计数及血红蛋白增高。肿瘤切除后可恢复正常；肿瘤复发，又出现红细胞增多症。

2. 影像学检查

（1）CT：囊性血管母细胞瘤典型表现大囊小结节，在 CT 平扫呈略高于脑脊液密度，附壁结节呈等或略高密度、并位于病灶的边缘，增强后明显强化。实质性血管母细胞瘤 CT 平扫呈等密度，瘤内可有小的囊变区而呈低等混杂密度，增强后实质部分明显强化。

（2）MRI：囊性部分 T_1W 呈低信号、T_2W 和 FLAIR 成像呈高信号，壁结节 T_1W 呈略低信号，增强后明显强化，瘤周无或轻度水肿。实质性血管母细胞瘤典型表现 T_1W 呈略低信号、T_2W 高信号。$T_1 - T_2W$ 及 FLAIR 同时显示瘤旁或瘤内低信号（血管流空现象),有助于肿瘤的定性。实质部分增强后信号明显强化。

（3）血管造影：CTA 和 DSA 可供选择，可评价肿瘤供血血管及引流静脉，以利于手术方案的制定。对血供丰富的巨大实质血管母细胞瘤术前行超选择栓塞或部分栓塞供血动脉，有助于减少术中出血，有利于手术切除。

3. 基因诊断　为世界 VHL 联盟推荐伴 VHL -血管母细胞瘤诊断的"金标准"。明确 VHL 缺陷携带者的高危人群必须严密随访和监控；没有遗传 VHL 缺陷者可免除繁琐和昂贵的年度检查。但患者年龄超过 60 岁，本人及后代没有 VHL 综合征的表现，也可每 2 年做 1 次 MRI 检查替代。

治疗

1. 手术治疗　囊性血管母细胞瘤应仔细寻找瘤结节，予以切除；囊壁一般无需处理，但对增强的瘤壁因含有肿瘤细胞也应切除。实质性病灶应遵循 AVM 手术原则，先处理供血动脉，再处理引流静脉，最后完整摘除肿瘤。

2. 放射外科治疗　不敏感，仅作为一种难以外科切除患者的辅助治疗于段。

禁忌证：①实质性血管母细胞瘤直径＞1.7 cm；②肿瘤中有囊性成分存在；③脊髓血管母细胞瘤。

3. 药物治疗　最近美国 FDA 批准 Belzutifan(Welireg)用于无症状的 VHL -血管母细胞瘤。这是迄今唯一获批的 VHL 相关肿瘤全身治疗的靶向药物。

预后和随访监控

大多数血管母细胞瘤完全切除可获得根治。

复发的相关因素有：患者年龄较轻（＜30 岁），VHL 综合征，多发性血管母细胞瘤，实质性血管母细胞瘤和病理组织类型（细胞亚型较网状亚型复发率高 10％～15％）。散发性血管母细胞瘤因病因未明而无法预测。

VHL 综合征患者应定期复查；制订合适的治疗时机和治疗方式；能更好地控制病情，积极地处理疾病带来的烦恼；与医生一起共同探索应对 VHL 综合征的更好方法，提高患者生活质量。

（马德选）

第十七节　脑（脊）膜黑色素细胞肿瘤

脑（脊）膜黑色素细胞肿瘤可分两大类：弥漫性和局限性，前者又可分为黑色素细胞增生症（melanocytosis）和黑色素瘤病（melanomatosis），后者又可分为黑色素细胞瘤（melanocytoma）和黑色素瘤（melanoma）。WHO（2021 版）分类未给它们定级，但国际疾病和肿瘤分类中黑色素细胞增生症、黑色素瘤病、黑色素细胞瘤和黑色素瘤分别定为 0、3、1、3 级。CNS 黑色素细胞肿瘤好发于白色人种，其发病与紫外线照射，先前存在的黑色素病变（如结构不良痣）、遗传因素、外伤、内分泌及化学致癌物质接触等多种因素有关。

◈ 一、黑色素细胞增生症、黑色素瘤病

两者均少见，确切发病率不详。它们常伴神经皮肤黑色素细胞增生症（neurocutaneous melancytosis，NCM）或神经皮肤黑色素沉着病，后者的发生率为（0.5～2）/10 万人口，常见新生儿，具下列特征：皮肤先天性黑色素细胞痣（CMN），其上多毛，可分

为两型:①CMN＞20 cm 或多发,伴多发的卫星痣;②增生性黑色素细胞结节。它们分布躯干、头、颈,可伴 NF1、Sturge-Weber 综合征、Dandy-Walker 综合征等(图 9 - 27)。

扫描二维码
查看图 9 - 27

好发年龄:黑色素细胞增生症见婴幼儿,黑色素瘤病见儿童或成人(30～40 岁)。

好发部位:颞叶、小脑、脑桥、延脑和脊髓的软脑(脊)膜和 Virchow-Robin 间隙和脑实质(见黑色素瘤病)。黑色素细胞增生症虽然定为 0 级,属良性,但少数可恶变。黑色素瘤病为恶性。

诊断

1. **临床表现**　取决于发病年龄、部位、是否伴脑积水和恶变。

(1) 无症状:见于 23％儿童,但头颅 MRI 可见异常。

(2) 10％～15％NCM 者,特别是大型或巨型,可发展为黑色素增生症,出现症状。

(3) 颅内压增高症状。

(4) 癫痫。

(5) 局灶症状为肢体无力、共济失调。

(6) 意识改变为烦躁、嗜睡、昏迷。

2. **影像学检查**

头颅 CT 和 MRI 可见等或高密度(CT)或信号(MRI)病变,沿脑沟和脑回分布。CT 伴或不伴钙化。由于黑色素的顺磁特性,MRI 具下列特征:T_1W 为等或高信号,FLAIR 为高信号,T_2W 为低信号。注射造影剂后均匀增强。

3. **术中发现**　硬(脊)膜外表正常,但其下蛛网膜下腔失常态,充满墨绿色或深褐色组织(图 9 - 28)。如脑实质受累,提示病变已恶变。

扫描二维码
查看图 9 - 28

4. **病理学表现**　组织形态学、分子病理检查，其中突变分析（包括 GNAQ、GNA1 等）和 DNA 甲基化检查，可与恶性黑色素神经鞘瘤鉴别。

治疗及预后

（1）无症状黑色素细胞增生症和无症状 NCM，应定期随访临床和影像检查，一旦发现异常，可及时处理。

（2）外科手术仅活检或部分切除或脑室腹腔分流（须加过滤膜以防肿瘤转移腹腔）。放、化疗效果不肯定。一般症状出现后，半数患者不久死亡，预后不良。

二、黑色素细胞瘤、黑色素瘤

占脑膜肿瘤的 $0.06\% \sim 0.1\%$，分别属低和高度恶性肿瘤。发病率：黑色素细胞瘤为 1/千万，平均年龄 45.6 岁（23～69 岁），黑色素瘤为 0.5/千万，平均年龄 53.7 岁（15～86 岁）。该类疾患可累及脑脊髓，女性好发。好发部位：黑色素细胞瘤见颈、胸髓，黑色素瘤则见后颅窝和脊髓，可伴或不伴 NCM。

诊断

1. **临床表现**　同有症状为黑色素细胞增生症和黑色素瘤病，肿瘤易播散、出血（蛛网膜下腔出血）。与病灶同侧的太田痣提示三叉神经或中颅底肿瘤（图 9-29）。

2. **影像学表现**　同有症状为黑色素细胞增生症和黑色素瘤病，但脑（脊）膜强化仅局部，非广

扫描二维码
查看图 9-29

泛。黑色素瘤血供丰富，DSA 有肿瘤染色。肿瘤局部有水肿（T_2W）。

445

3. **术中发现**　肿瘤呈实质性、髓外黑色或深棕色或蓝色或无明显色素的病灶,边界清楚,附着硬(脊)膜上,瘤质地软,血供丰富,特别是黑色素瘤。

4. **病理学表现**　组织形态学、分子病理和 DNA 甲基化检查有助于本病的诊断和鉴别诊断。

治疗及预后

颅内黑色素瘤不论原发或继发,形态学表现良性或恶性,均生长迅速,术后易复发,目前传统的综合治疗仍是手术及术后放、化疗,平均生存仍只有 5～10 个月,少数可达 3 年。原发性颅内黑色素瘤的预后比转移性颅内黑色素瘤好,转移性者生存期基本不超过 1 年。近年来,在免疫治疗和基因靶向治疗等新辅助治疗下,预后有明显改善,最新研究显示,转移性颅内黑色素瘤 1 年无进展生存患者达 56.6%,1 年生存率已达 80% 以上。

1. **手术**　为首选方法,特别是黑色素细胞瘤可做全切除,预后与手术切除程度有关,在不影响重要功能的前提下可以考虑扩大切除范围,但复发率高达 15%～50%,因此术后应放、化疗。

2. **放疗**　单纯全脑放疗的疗效不佳。作为外科手术辅助治疗,可以降低局部复发风险,延缓患者神经系统损害,如癫痫、肢体瘫痪等出现的时间。

3. **放射外科**　治疗颅内黑色素瘤的效果明显优于传统的全脑普通放疗。可与手术和/或放疗结合应用,以缓解症状。

4. **化疗**　黑色素瘤对化疗药物相对不敏感,烷化剂达卡巴嗪(dacarbazine,DTIC)是美国 FDA 批准的首个用于临床治疗黑色素瘤的药物,但是单药治疗的反应率仅 10%～20%。但近年来报道显示,替莫唑胺有一定的治疗效果,而且不良反应较少,但缺乏大样本随机对照研究的证实。

5. 靶向治疗　主要有伊匹单抗（Ipilimumab）、纳武单抗（Nivolumab）和潘布陆利珠单抗（Pembrolizumab），它们与传统的化疗药物相比，疗效更为明显，不良反应更低。基因靶向药物主要有 BRAF 抑制、MEK 抑制剂以及 KIT 抑制剂。单一靶点的药物治疗有限，多个靶点药物联合应用能有效提高疗效，特别是 BRAF 抑制剂与 MEK 抑制剂的联合应用已成为当今治疗黑色素瘤的新方案，如维莫非尼（Vemurafenib）和考比替尼（Cobimetinib）联用、达拉非尼（Dabrafenib）和曲美替尼（Trametinib）联用、Encorafenib 和 Binimetinib 联用。KIT 抑制剂包括甲磺酸伊马替尼（Imatinib mesilate）、达沙替尼（Dasatinib）、苹果酸舒尼替尼（Sunitinib malate）和尼洛替尼（Nilotinib）等。

（张　超　周良辅）

第十八节　原发中枢神经系统淋巴瘤

原发中枢神经系统淋巴瘤（primary CNS lymphoma，PCNSL）占脑内原发肿瘤的 $1\%\sim4\%$，占非霍奇金淋巴瘤的 1%，发生率为 0.47/10 万人口。它可发生于脑实质、脊髓、眼内、软脑膜，同时没有中枢外累及的证据。PCNSL 平均发病年龄为 60 岁。男女比为 3：2。无免疫缺陷 PCNSL 患者的预后优于 AIDS 相关病例。

诊断

1. 临床表现　病程较短，大多数患者发病到就诊间隔时间在 1～2 个月。临床表现缺乏特异性。近半数患者表现为精神、性格方面的改变,部分出现头痛、呕吐、嗜睡等颅高压症状,有的表现为局灶性损害症状,如肢体无力、癫痫发作、视力障碍等,与病灶具体部位有关。眼部表现有飞蚊症、视物模糊、视力减退,少数有脊髓功能受损表现,包括背部疼痛、神经根型颈椎病、四肢无力、感觉异常等。

2. **影像学表现** CT 显示病变为等或稍高密度,病灶边界不清,形态不规则。MRI T_1W 呈低或等信号,增强表现为均匀明显强化,T_2W 为等或高信号伴瘤周水肿,DWI 高信号,ADC 低信号($<$ 1.0),rCBF(ASL)低(图 9-30)。多为单个肿块,多位于幕上、脑室周围且累及深部结构,额顶叶多见。PET-CT 可除外全身淋巴瘤的中枢转移。

扫描二维码
查看图 9-30

3. **病理学表现** PCNSL 的典型组织病理特征是以血管为中心、袖套样成簇弥漫密集分布的单克隆淋巴细胞,90%～95%的 PCNSL 是弥漫大 B 细胞淋巴瘤,其中 90%以上是活化 B 细胞样亚型。PCR 可见 IG 基因重排伴体细胞突变。

治疗

1. **外科手术** 外科干预有活检和病灶部分切除以明确诊断。

2. **化疗** 氨甲蝶呤(MTX)是 PCNSL 治疗的基石,为了达到有效药物浓度,推荐大剂量 MTX 治疗($>3\,g/m^2$)。当患者无法耐受大剂量 MTX 治疗或脑脊液中发现肿瘤细胞时,可鞘注MTX,其他包括鞘注阿糖胞苷和利妥昔单抗。目前以 MTX 为基础联合阿糖胞苷、利妥昔单抗和替莫唑胺治疗,在有条件中心配合自体造血干细胞移植可以进一步延长生存。大剂量 MTX 的使用可能造成肾功能不全和其他器官损害,甚至危及生命,因此监测

MTX 血药浓度、在水化基础上进行亚叶酸钙解救是必要的预防措施。单独用 MTX 3 次后，中位 OS 是 25～84 个月。

半数 PCNSL 会复发，复发后无标准治疗。曾经完全缓解的患者可以考虑再次使用 MTX 为基础的化疗，也可以联合利妥昔单抗、布鲁顿酪氨酸激酶(BTK)抑制剂，在挽救治疗时也可考虑来那度胺、培美曲塞等药物。对较年轻患者而言，噻替派为基础的大剂量化疗结合自体干细胞移植显示较好疗效。全脑放疗也是挽救性治疗措施之一。

3. 糖皮质激素　糖皮质激素可迅速缓解症状和体征，改善一般状况。但是可能掩盖影像学表现，所以除非症状明显，不推荐在明确诊断前使用糖皮质激素。

4. 全脑放疗　全脑放疗很少作为首选的治疗手段。通常被作为无法耐受全身治疗、药物治疗无效患者的选择。对于化疗后未达到完全缓解患者，可以考虑个体化放疗。放疗中位 OS 为 10～18 个月。

预后

影响预后的因素：①年老(＞65 岁)比年轻患者差；②全脑放疗可改善无进展生存(PFS)，但不延长 OS，且增加后期神经毒性损伤；③大剂量 MTX 和自体干细胞治疗继基于 MTX 的多药化疗的标准疗法可提高 OS，改善认知、预后和生存质量；④MGMT 启动子甲基化者，替莫唑胺单药治疗有效；⑤活检组织的血管周围有反应性 $CD3^+$ T 淋巴细胞浸润或瘤细胞表达 LMO2 蛋白者 OS 更长。

（黄若凡　王知秋）

第十九节　生殖细胞肿瘤

　　原发于 CNS 的生殖细胞肿瘤(germ cell tumors，GCT)是一组异质性肿瘤。在成人中少见，好发于儿童和青少年。由于最多见的亚型是生殖细胞瘤(germinoma)，而且生殖细胞瘤对放、化疗比较敏感，治疗效果明显好于其他恶性的生殖细胞肿瘤，因此临床实践中主要分以下两大类：生殖细胞瘤和非生殖细胞瘤性生殖细胞 肿 瘤 (non-germinomatous germ cell tumour，NGGCT)。NGGCT 包括成熟畸胎瘤、未成熟畸胎瘤、畸胎瘤恶性转化、胚胎癌、卵黄囊瘤(内胚窦瘤)、绒毛膜癌及混合性生殖细胞肿瘤。虽然WHO(2021 版)分类中未给它们定级，但国际疾病和肿瘤分类中分别定为：成熟畸胎瘤 0 级(良性)，其他均为 3 级(恶性)。

　　80%～90% CNS 生殖细胞肿瘤位于中线，以松果体区最多见，其次是鞍上区。约 10% 的患者可有两处同时累及。其他部位包括丘脑、基底节区、脑室系统、小脑蚓部、桥小脑角、脚间窝和脊髓等。CNS 生殖细胞肿瘤各亚型与部位分布有一定关系，约 57% 的生殖细胞瘤发生于鞍上区，而近 67% 的 NGGCT 生长于松果体区；同时出现松果体区和鞍上区病灶的多为生殖细胞瘤。

　　生殖细胞肿瘤患者血清和脑脊液的生物学标志物检测(表 9-5)对诊断、预后判断以及肿瘤复发的评估有一定意义。β-hCG 是由合胞体滋养层细胞所产生；AFP 产生于卵黄囊瘤；胚胎癌通常含有合胞体滋养层成分和卵黄囊成分，因此会同时显示上述两个标志物。PLAP 是生殖细胞瘤的特异性肿瘤标志物；c-Kit 是一种原癌基因的表达产物，在生殖细胞瘤标本的免疫组织化学染色检测中表达明显升高，而血液和脑脊液中 c-Kit 的诊断价值尚待验证。

表 9 - 5　CNS 生殖细胞肿瘤血清和脑脊液中的标志物

肿瘤类型	β - hCG	AFP	PLAP	c - Kit
纯生殖细胞瘤	±	−	+	+
成熟畸胎瘤	−	±	−	−
绒毛膜癌	+++	−	−	−
卵黄囊瘤	−	+++	−	−
胚胎癌	±	±	−	−

临床表现

90％的 CNS 生殖细胞肿瘤患者在 20 岁前出现症状,65％的患者在 11～20 岁出现症状,发病高峰位于 10～12 岁,最常发生在松果体区和鞍上区。

1. 松果体区生殖细胞肿瘤

(1) 神经系统功能障碍:

1) Parinaud 综合征:约见于 60％的病例。肿瘤压迫四叠体上丘,引起两眼球上下运动困难,瞳孔散大或瞳孔不等大,对光反射消失。

2) 听觉障碍:肿瘤增大压迫四叠体下丘及内侧膝状体,可出现耳鸣和听力减退。

3) 小脑症状:肿瘤压迫或侵犯小脑上脚和上蚓部时,可出现站立和步态不稳、动作不协调等共济失调表现。

4) 轻偏瘫和锥体外系体征,系肿瘤累及中脑和丘脑所致。

(2) 内分泌改变:主要是性发育紊乱,多数为性早熟,或称早熟性生殖器官巨大综合征,在绒毛膜癌和畸胎瘤患儿中更多见。

(3) 高颅压症:肿瘤突入第 3 脑室后部或阻塞中脑导水管,迅速引起阻塞性脑积水,出现头痛、呕吐、视力障碍和外展麻痹等症状;婴幼儿则出现头围增大、前囟饱满和张力增高等。

2. 鞍区生殖细胞肿瘤

（1）下丘脑-垂体功能紊乱：内分泌功能异常最为常见，尿崩为首发症状者约占 89％，是该部位肿瘤的特征性表现，可在相当长时间内呈唯一症状。其他还有生长发育停滞、消瘦或向心性肥胖、生殖器幼稚或性早熟、畏寒和全身无力等。

（2）视力障碍：为肿瘤直接压迫或继发于脑积水和颅内高压，出现视力下降、双颞侧偏盲、原发性视神经萎缩、视神经盘水肿及继发性萎缩等改变。

（3）中脑损害：出现嗜睡、动眼神经核性麻痹和锥体束征阳性等表现。

影像学表现

缺乏特异性影像学特征。CT 平扫可见肿瘤呈不均匀的混杂密度，有稍高密度、等密度或稍低密度。在松果体区较为典型的表现是高密度组织包埋着更高密度的松果体钙化灶。CT 可发现畸胎瘤内骨骼、牙齿等高密度组织。MRI 检查病灶一般表现边界相对清楚的实质性肿块，体积较大时易出现囊变、坏死，实质性部分 T_1W 等或稍低信号，T_2W 等或稍高信号，增强后均匀明显强化，DWI 可见弥散受限；伴有囊变或出血时病灶呈不均质强化。由于大多数 CNS 生殖细胞肿瘤容易播散，全神经轴 MRI 及增强影像非常必要，以及时发现转移病灶，也有辅助诊断意义。

诊断

CNS 生殖细胞肿瘤患者年龄大多＜30 岁，其中 NGGCT 患者年龄更低。患者可因尿量增多、性发育异常、视觉障碍、肢体无力或进行性加重的头痛、呕吐等症状前来就诊。常规的 CT 及 MRI 检查可发现位于鞍区、松果体区或基底节区等部位的单个或多发占位性病变。对于青少年患者出现的鞍区、松果体区或基底节区病变,须警惕生殖细胞肿瘤的可能,应结合血液或脑脊液中肿瘤标志物如 AFP、β-hCG 等进行鉴别。

血清或脑脊液肿瘤标志物是颅内生殖细胞肿瘤诊断必不可少的指标,一般脑脊液或者血清中 β-hCG 升高(>50 mIU/ml)或AFP 升高(>20 ng/ml)即可诊断 NGGCT,不再需要组织学检查。但如指标无显著升高,也不能排除生殖细胞肿瘤。

CNS 生殖细胞肿瘤的确诊需要病理学诊断,可通过活体组织检查、手术切除取得肿瘤标本做组织病理学诊断。由于生殖细胞肿瘤异质性非常大,局部的病理样本,尤其是穿刺获得的少量组织,并不一定能体现肿瘤的全貌,因此在诊断时需要参考血清/脑脊液肿瘤标志物的结果。比如穿刺组织提示"生殖细胞瘤",但 β-hCG>50 mIU/ml,此时应该考虑到肿瘤有其他 NGGCT 混合的成分。过去对鞍区和松果体区同时有病变者,常按生殖细胞瘤诊治。近来发现,经病理诊断为生殖细胞瘤仅占半数以上,其他肿瘤有畸胎瘤等。因此,强调两个部位都应该活检。

治疗

1. 手术治疗

(1) 活体组织检查手术:立体定向导航或开颅活体组织检查术是生殖细胞瘤的重要确诊手段,一旦组织学证实是生殖细胞瘤即可终止手术。神经内镜也可用于生殖细胞肿瘤的活体组织检查,同时还可对伴随脑积水的患者进行第 3 脑室造瘘,以缓解颅内高压。

(2) 肿瘤切除术:"回看手术"(second-look surgery)是近年来被广泛关注的手术策略,即对较大的肿瘤先进行放、化疗,经过一段时间影像学观察,对不再缩小的剩余肿瘤进行切除,既可以安全地消除肿瘤中对放、化疗敏感的恶性成分,缩小病灶体积,有利于手术操作,也可减少恶性细胞播散的机会。术中应尽量获取标本,以利于检出各种肿瘤成分,获得全面、准确的病理学诊断。生殖细胞瘤治疗后的残留肿瘤对后续治疗无效时也可考虑手术切除。

(3)脑脊液分流术:内镜下第3脑室造瘘或脑室腹腔分流手术,可迅速解除阻塞性脑积水所引起的颅内高压,是改善病情、挽救生命的紧急措施,为肿瘤放射治疗争取时间。

2. 放射治疗 放射治疗是颅内生殖细胞肿瘤的重要治疗手段,但治疗剂量、照射野大小以及是否全中枢神经轴照射等仍未统一。由于全脑脊髓放疗可导致智力下降、学习困难、生长发育障碍等并发症,对年幼患者后果更加严重,因此,目前提出以放疗为基础,结合化疗等治疗手段的多模式综合治疗。立体定向放射治疗对生殖细胞肿瘤局部控制有一定疗效,可使肿瘤缩小,延长生存期,常与放疗相结合进行。有报道提出,质子放疗对颅内生殖细胞肿瘤有初步疗效。

3. 化疗 适用于颅内的生殖细胞肿瘤的化疗药物有卡铂、顺铂、长春新碱、博来霉素、依托泊苷、环磷酰胺、异环磷酰胺等,常联合应用,如 ICE(异环磷酰胺＋顺铂＋依托泊苷)、CARE(顺铂＋依托泊苷)和 PE(卡铂＋依托泊苷)方案。

4. 治疗方法的选择

(1)成熟畸胎瘤:对成熟畸胎瘤应尽量切除肿瘤,全切除者可获得根治。

(2)生殖细胞瘤:生殖细胞瘤对放疗和化疗比较敏感。单纯的生殖细胞瘤只需较小照射剂量即可使肿瘤明显缩小甚至消失,高剂量放疗已被弃用。放疗是保证肿瘤控制的必要手段,长期生存率和治愈率高于单纯化疗,不建议以单纯化疗替代之。

(3)其他类型的非生殖细胞瘤性生殖细胞肿瘤和混合性肿

瘤:治疗比较困难,仅20%～40%的NGGCT对放疗有效,需要更大剂量和范围的放、化疗结合积极手术切除以期延长生存。

（4）恶性生殖细胞肿瘤复发病例:治疗非常棘手,目前的治疗方案仍与初发病例类似,有报道联用紫杉醇大剂量化疗同时结合干细胞移植技术,但疗效仍不满意。

预后

原发性CNS生殖细胞肿瘤的治疗效果差异较大,NGGCT、AFP>2 400 μg/L、年龄<6岁、女性、未接受放疗是影响CNS生殖细胞肿瘤预后的高风险因素。生殖细胞瘤预后较好,无论是否出现转移,5年生存率均可超过90%,成熟畸胎瘤全切除可根治,而相比较而言NGGCT 5年生存率仅为30%～70%。近年来,随着新辅助化疗、放疗结合手术方案的推行,NGGCT的生存率已有明显进步。

影响儿童长期生存质量的因素:肿瘤部位、放疗剂量、脑脊液播散情况、内分泌功能障碍、认知功能和肌肉骨骼发育受影响程度。

（张　超　王知秋）

第二十节　鞍区肿瘤

一、垂体腺瘤

垂体腺瘤约占颅内肿瘤的10%,但在尸检中可有20%～30%的亚临床垂体微腺瘤。患者以20～50岁多见,男女发病率大体相等。

诊断

1. 临床表现　主要表现为病变占位效应和内分泌功能紊乱两方面。

(1) 病变占位效应相关症状:与病变的部位、大小、生长方向有关。最常见的症状是头痛。当病变压迫正常垂体,可出现垂体功能减退相关的临床症状;病变累及垂体后叶或垂体柄,可表现为尿崩症;病变压迫视路可出现视力下降、双颞侧视野缺损等表现,长期压迫可致视神经萎缩;病变累及海绵窦,可出现复视、上睑下垂、眼内肌麻痹以及面部感觉减退等症状;病变侵犯蝶窦,可引起鼻塞、鼻衄。

(2) 垂体激素分泌过度和不足的症状和体征:由于肿瘤分泌过量激素(如功能型垂体腺瘤)或肿瘤占位效应(如无功能型垂体腺瘤)压迫和侵蚀下丘脑-垂体内分泌轴,导致患者出现不同程度的内分泌功能亢进或减退症状,详见表9-6、9-7。

表9-6　垂体激素分泌过量的症状和体征

激素类型	症状/体征
生长激素	成人:头痛、眉弓颧骨突出、手足肥大、下颌前突牙缝增宽、舌头肥大、声音变粗、打鼾、皮肤粗糙多汗、性功能障碍等 儿童和青少年:超过正常年龄平均身高的3个标准偏差以上,或超过父母平均身高(校正后)2个标准偏差以上;青春期后起病者可兼有成人肢端肥大症表现
促肾上腺皮质激素	面部及颈项部脂肪堆积(满月脸、水牛背),多毛、痤疮,皮肤菲薄、紫纹,皮肤瘀斑、乏力、月经紊乱、高血压、高血糖、骨质疏松和肌肉萎缩等
促甲状腺激素	甲状腺肿大、甲亢症状(乏力,食欲增加但体重减轻,多汗、心悸、失眠、情绪急躁易激惹,月经紊乱等)和占位症状(头痛、视力下降、视野缺损等),早期轻者无症状
泌乳素	女性月经稀少或闭经,不孕,溢乳等;男性性欲下降,少精或无精;头痛视力下降视野缺损等

表 9-7　垂体激素分泌不足的症状和体征

激素类型	症状/体征
生长激素	儿童:生长迟缓、矮小 成人:缺乏特异性,体力下降,机体组分改变(脂肪增加肌肉减少),心血管疾病危险因素增加
促卵泡激素	女性:闭经或经量减少,不育,性欲减退,阴道干燥,骨质疏松
黄体生成素	男性:性欲减退,勃起功能障碍,少精或无精不育,骨量丢失
促肾上腺皮质激素	疲乏、纳差、体重减轻;应激情况下,恶心、呕吐、腹痛、低血压、低血钠;严重者昏迷甚至死亡
促甲状腺激素	疲乏、纳差、皮肤干燥、畏寒、便秘、记忆力减退等;轻者无症状
泌乳素	哺乳期无乳,其他无症状
抗利尿激素	多尿,烦渴多饮

2. 辅助检查

（1）内分泌功能评估:各项内分泌激素,包括 ACTH、皮质醇、泌乳素(PRL)、甲状腺功能、生长激素(GH)、胰岛素样生长因子 1 (IGF-1)、性腺激素。其中库欣病诊断还包括 24 h 尿游离皮质醇、大小剂量地塞米松抑制试验、CRH 兴奋试验、双侧岩下窦采血测定。血清 T3、T4、TSH 三者均升高见于 TSH 型垂体腺瘤。垂体 PRL 腺瘤一般血清 PRL＞200 ng/ml;轻度升高可见于多种病理及生理情况下:妊娠、哺乳、药物或其他鞍区病变。血清 GH、胰岛素样生长因子(IGF-I)升高见于肢端肥大症。垂体后叶功能评估包括:24 h 尿量、血电解质、尿比重、血浆渗透压及尿渗透压。

（2）影像学诊断:

1）CT:常作冠状位平扫,主要是为了解蝶窦气化情况。如显示鞍底局部骨质受压下陷变薄,还可以显示蝶窦内的骨性结构,观察肿瘤内出血、钙化以及鞍底、鞍旁骨质破坏程度,对内镜经鼻蝶手术很有定位价值。

2）MR:T$_1$W 顺磁造影剂(GD-DTPA)增强显示微腺瘤呈低

信号灶,垂体上缘膨隆,垂体柄向健侧移位。少数常规 MRI 序列阴性的 ACTH 微腺瘤(库欣病)可通过 3D‑Space 等特殊序列发现病灶。瘤内出血可呈高信号灶。大腺瘤者 T_1 增强后肿瘤组织强化,可显示肿瘤与视神经,视交叉及与周围其他结构如颈内动脉、海绵窦、脑实质等的关系。对选择手术入路有指导价值。另外,对疑似有脑脊液鼻漏者可用磁共振重 T_2 序列扫描明确诊断(图 9‑31~9‑33)。

扫描二维码
查看图 9‑31~
9‑33

(3)眼科评估:包括视力、视野和眼底检查及眼科电生理测定。当垂体腺瘤直径超过 2 cm,向鞍上生长时可将鞍隔顶高或突破鞍隔向上压迫视交叉而产生视力和视野的障碍。特别是无功能腺瘤,在就诊时多数已有视觉障碍。

【治疗】

1. **手术**　是目前治疗垂体腺瘤的主要手段。目的是为了解除肿瘤对正常垂体、视路和其他神经组织的压迫,恢复正常激素水平。手术包括经鼻和经颅入路手术切除肿瘤,以及两者联合入路手术方法。

(1)经鼻手术:95% 垂体腺瘤可经鼻手术获得满意疗效。最常用的术式是经鼻蝶窦入路,采用显微或者内镜技术。10 余年来,内镜技术用于经鼻入路切除垂体腺瘤的比例增多,已经从作为显微镜的辅助工具,替代成为直接内镜下经鼻入路手术,可增加手术视野和肿瘤的暴露,提高手术效果。经鼻手术的优点是术野显露好,手术安全性高,死亡率≤1%,并发症相对较少。

(2)开颅手术:在目前经鼻手术日渐普及的情况下,开颅手术的主要适应证如下:

1)肿瘤体积巨大,向鞍上生长呈哑铃状或不规则形状,包绕周边重要神经和血管。

2）肿瘤向鞍外侧方生长至颅前、中或后窝。

3）患者有严重鼻或鼻旁窦炎症，不适合经鼻手术。

主要的开颅手术入路包括经额下、经翼点、经前纵裂、经侧脑室、眶上锁孔以及开颅经鼻联合入路。

2. 放疗　在垂体腺瘤的治疗中，放射治疗或可作为手术治疗或药物治疗的辅助疗法。放疗常用的有超高压照射的^{60}Co 和直线加速器、重粒子放疗，以及 γ 刀、射波刀等。放疗的有效性因垂体腺瘤的不同类型而有所不同。

3. 药物治疗　药物治疗的目的是减少功能型垂体腺瘤过高的激素水平，改善临床症状及缩小肿瘤体积。而对无功能型垂体腺瘤，主要是针对垂体功能低下的症状选用肾上腺皮质激素，甲状腺激素及性腺激素予以替代治疗。PRL 腺瘤：主要有溴隐亭和卡麦角林，效果最为突出。GH 腺瘤：主要应用生长抑素受体抑制剂（SRLs）、生长激素受体拮抗剂（GHRA）和多巴胺受体激动剂（DA）进行治疗。库欣病：有酮康唑、生长抑素类似物、糖皮质激素受体拮抗剂（米非司酮）等药物。

4. 多学科融合诊疗　垂体腺瘤临床表现与诊疗手段复杂，涉及众多专科。通过"多学科融合诊疗"模式，可打破学科间的界限，依托包括"术前评估，微创外科手术，术后随访"在内的"一站式"综合诊疗新平台，使得垂体腺瘤患者就诊效率和安全性更高，疗效更好。

预后

根据腺瘤的大小、类型、患者年龄、性别、症状、一般情况、治疗需求，实行个体化的治疗，预后一般较好。目前"华山·金垂体"团队的无功能垂体瘤全切率达到 95%，ACTH 型垂体瘤（库欣病）内分泌缓解率达到 92%，生长激素腺瘤(肢端肥大症)缓解率达 75%，泌乳素瘤缓解率达 96%，手术并发症发生率低于 1%。

二、颅咽管瘤

颅咽管瘤是一种颅内先天性肿瘤，可发生于任何年龄，但多见于儿童、青年，男性略多于女性。其起源于原始口腔外胚叶所形成的 Rathke's 囊残余上皮细胞，肿瘤大体形态可分为完全实质型、部分实质型和囊性型，肿瘤可长在鞍内、鞍旁或鞍上，视交叉前方、后方、下丘脑、第 3 脑室内等部位。WHO(2021)分类将颅咽管瘤分为造釉细胞颅咽管瘤和乳头型颅咽管瘤两种肿瘤，而不是两种类型。因为 100% 的儿童患者和 80% 的成人患者属于前者，仅有 20% 的成人患者属于后者。此外，前者有 3 个 90%：囊变、钙化和囊壁强化。两种肿瘤在组织形态学、分子病理和 DNA 甲基化也不同。

> 诊断

1. 临床表现

(1) 下丘脑症状：表现为尿崩、贪食、肥胖、性功能障碍、儿童性器官发育不良及成人性欲消失。

(2) 垂体前后叶功能障碍：表现为女性溢乳、月经失调或闭经、不育。男性毛发脱落、性欲减退、甲状腺功能减退以及代谢障碍等。抗利尿激素分泌障碍可致多饮多尿。

(3) 视交叉受压：引起视力减退、双颞侧偏盲或单侧视野缺损。

(4) 颅内高压症状：表现为头痛、呕吐及眼底视神经盘水肿。

(5) 其他症状：额叶与颞叶受压产生精神症状、颞叶癫痫。肿瘤长入后颅窝引起多组脑神经(三叉、面、听、吞咽及迷走神经)损害。

2. 辅助检查

（1）CT：头颅水平及冠状位扫描可显示肿瘤囊变区呈低密度影，钙化灶为高密度。肿瘤实质部呈均匀略高密度，注射造影剂后肿瘤实质部密度增强，囊肿部仅有囊壁密度增强（图 9 - 34）。

（2）MRI：可见囊肿影，冠状位可见肿瘤向鞍上及第三脑室方向扩张，矢状位可了解肿瘤与正常垂体间关系，MRI 三维空间成像较 CT 能更清楚显示肿瘤向各方向生长的范围，及其与视交叉、漏斗、下丘脑、第 3 脑室和重要血管的关系，有利于术前分型和手术入路的选择用于与垂体腺瘤鉴别诊断（图 9 - 34～9 - 37）。

扫描二维码
查看图 9 - 34～
9 - 37

（3）内分泌检查：颅咽管瘤患者的血清 GH、LH、FSH、ACTH、TSH、T3、T4、皮质醇等均可不同程度低下，因垂体柄受压，可有 PRL 的轻中度升高，还需要检测 24 h 尿量、尿比重、尿和血渗透压、电解质来评估垂体后叶功能。

治疗

1. 手术治疗　为首选方法。手术切除肿瘤，能缓解视神经的压迫，解除颅内高压及其他神经组织的压迫症状。手术应争取肿瘤全切除，尤其是儿童患者，以防止复发。若颅咽管瘤长入第 3 脑室或与下丘脑、丘脑、基底动脉及中脑等重要组织发生粘连时，手术切除有一定困难和危险性。术后主要并发症为尿崩症、下丘脑损害及垂体功能减退。手术入路有开颅和经鼻蝶两大类，随着鼻颅底内镜手术器械的改进和手术经验的积累，绝大部分鞍上型的颅咽管瘤可以在内镜下经鼻蝶扩大入路切除。

2. 放疗　当肿瘤部分切除或患者全身情况较差而不能耐受手术时，可试用放疗，有外放疗和囊内放疗两种。其能抑制肿瘤囊液生成或减少肿瘤血供,但不能防止肿瘤复发。

3. 化疗　有应用博来霉素和 α-干扰素注入囊腔治疗颅咽管瘤的报道,亦有报道 BRAF 抑制剂 dabrafinib 治疗复发的 *BRAF* 突变颅咽管瘤。

预后

颅咽管瘤属于良性肿瘤,治疗后长期存活率高。长期随访资料显示,手术后无复发的 10 年生存率在肿瘤全切除者为 74%～81%,在部分切除者为 41%～42%,而手术加放疗者有 83%～90%。但是,颅咽管瘤在颅内良性肿瘤中复发率相对较高,而当肿瘤难以全切时,术后复发率可高达 30%～100%,且术后复发时间仅为 4～7 个月,即使术后辅以放疗,仍有 0～29.6% 的复发率。复发肿瘤再手术时全切除难度增加,围手术期死亡率增高。因此,首次手术全切除非常重要。文献报道,颅咽管瘤术后 74% 的患者视力视野改善或稳定,但手术不能改善术前已有的内分泌功能障碍。而对于内镜经鼻和开颅手术的内分泌预后比较,内镜手术后垂体前叶功能保留率可达到 14.3%～29.4%,而开颅手术基本无法保留功能。

◆　三、其他鞍区肿瘤

1. 颗粒细胞瘤、垂体细胞瘤、梭形细胞嗜酸细胞瘤　为生长于垂体后叶的肿瘤,生长缓慢无激素活性,易被诊断为无功能性垂体腺瘤,病理组织切片检查可确诊。

2. 视神经和下丘脑胶质瘤　儿童好发,多为毛细胞性星形细胞瘤,主要表现为视力下降、视野缺损、内分泌紊乱、早熟。

3. 鞍区生殖细胞瘤　最常见于儿童、青少年,无明显性别倾向,可为原发灶或松果体区转移。主要影像学特点为:①鞍上池类圆形或分叶状肿块,边缘清楚,轮廓不规则。②增强后混杂不均匀强化。③常累及漏斗、垂体柄,使之"结节样"增粗。④垂体后叶高信号消失。活检明确病理后可行放疗和化疗。

4. 垂体母细胞瘤（pituitary blastoma） 在 WHO(2021)分类中,被确认为一种罕见的垂体原始恶性肿瘤。大多发生在小于 24 个月的婴幼儿中(中位年龄 8 个月),女性稍多。患者大多表现为库欣病的症状和体征。常从鞍区长到鞍上和海绵窦,这种肿瘤包含具有玫瑰花丛形状的上皮性腺体,形似未成熟的 Rathke 上皮,小的原发细胞群具有胚芽样的外观,更大的分泌上皮形似腺垂体细胞。这种肿瘤细胞表达神经内分泌标记,大多数肿瘤分泌 ACTH,少数病例报道中有分泌 GH 的细胞亚群。垂体母细胞瘤是 DICER1 综合征的一部分,或肺胸膜母细胞瘤(pleuropulmonary blastoma,PPB)家族性肿瘤和发育不良综合征,由 *DICER1* 基因生殖细胞杂合突变导致。由于少见,影响预后因素不详。近期最大组 13 例报告中,5 例(38%)死亡,其中 4 例死于手术有关并发症,1 例进展。其余 8 例术后存活平均 5.9 年(21 个月至 17.4 年)。

（寿雪飞）

第二十一节　转移性肿瘤

颅内转移瘤(intracranial metastases)是指身体其他部位的恶性肿瘤转移到颅内者,病情进展快,不治者多迅速致死。颅内转移瘤的发生率约 14/10 万人口,好发于 40～60 岁,男性以肺癌最常见,女性以乳腺癌居多。颅内任何部位均可发生,但以大脑中动脉供血区为多。

诊断

1. 临床表现　类似于其他颅内占位性病变,因转移灶出现的时间、病变部位、数目等因素而不同。有的患者在发现原发肿瘤的同时即可出现脑转移瘤的症状,但常见的是脑转移瘤的症状迟于原发肿瘤。脑转移瘤的临床表现可归结为:

(1) 颅内压升高症状。

(2) 局灶性症状和体征。

(3) 精神症状。

(4) 脑膜刺激征。

(5) 癫痫:可以各种发作形式出现。

2. 病程

(1) 急性进展:常以卒中样起病,在 1～2 d 内迅速昏迷和偏瘫,病情进展恶化,病程一般不超过 2 周。

(2) 中间缓解期:急性起病后经过一段时间的缓解期,颅内占位症状复出并进行性加重,一般为 1 周至数周。

(3) 进行性加重:或急性或慢性起病,并呈进行性加重,历时 3～4 个月。

3. 病史　颅外恶性肿瘤病史有助于本病诊断,但无此病史者,不能排除此病。

4. 辅助检查

(1) MRI:首选。脑转移瘤的 MRI 多为 T_1W 为低信号,T_2W 为高信号,静脉注射顺磁性造影剂(Gd‐DTPA)后肿瘤可呈不同程度的信号增强。若基底池、侧裂池、皮质沟回、大脑镰和小脑幕强化伴或不伴强化结节,常提示脑膜转移瘤。

(2) CT:用于无 MRI 设备或患者禁忌行 MRI 检查(体内有心脏起搏器或其他带磁植入物)时,才考虑做 CT 检查。脑转移瘤

CT 的典型表现为边界清楚、圆形、低密度肿块,增强后可有不均匀强化。全身 CT 可发现原发肿瘤和颅外其他转移灶。

（3）X 线检查:常规做胸部 X 线检查。头颅 X 线检查可有颅内压增高表现,对颅骨转移瘤有一定诊断价值。对有些患者应进行胃肠道、泌尿道和骨骼系统的 X 线检查。

（4）脑脊液检查:是脑膜转移瘤诊断的一种主要方法,目的是寻找肿瘤细胞、检查脑脊液常规和特异性生化指标的变化。

（5）核素检查:转移瘤部位可见放射核素浓集区,对鉴别诊断有一定帮助。核素骨扫描可发现有无骨转移。PET/CT 有助于鉴别高度和低度恶性肿瘤,也可区分肿瘤复发、放射坏死或术后反应、假性进展,以及发现脑外转移灶或原发灶。

（6）立体定向穿刺检查:对经以上各种检查仍不能明确诊断者,可行立体定向活检术。对怀疑脑膜转移者,可经枕下小切口暴露枕大孔,取枕大池蛛网膜检查。

治疗

1. 类固醇激素　不提倡单独使用,应与其他疗法合用,一般提倡早期使用,常用地塞米松。

2. 外科手术　对系统原发肿瘤和/或颅外其他部位转移瘤已得到控制或预测能生存较长时间,具有以下条件的脑转移瘤患者,可考虑手术切除转移瘤:①单发脑转移瘤位于可手术部位;②位于可手术部位的多发脑转移瘤,尤其当它们对放疗或化疗不敏感或病灶太大不适于行立体定向放射治疗(直径＞3.5 cm);③对放疗敏感的多发脑转移瘤中,有危及生命的较大肿瘤,可先切除较大肿瘤,再作放疗;④与颅内其他病变鉴别诊断困难;⑤伴有危及生命的颅内出血;⑥有恶痛症状需放置 Ommaya 储液囊,作鞘内或脑室内注射化疗药物或鸦片制剂;⑦伴脑积水需作分流手术。

3. 常规放射　最常使用的是调强适形全脑放疗,即在全脑放疗 30～40 Gy 后,局部加量 10～20 Gy。适应证有:①脑转移瘤术后;②对放疗敏感的肿瘤,如小细胞肺癌、淋巴瘤、乳腺癌;③对放疗较不敏感的肿瘤,如非小细胞肺癌、肾上腺肿瘤、恶性黑色素瘤;④预防性头部放疗,适用于极易发生脑转移的小细胞肺癌和非小细胞肺癌。

4. 放射外科　包括伽玛刀、射波刀、直线加速器放射治疗、粒子束刀。通常用于单发转移灶和数量有限的脑转移瘤,可单独应用或联合放化疗。

5. 化疗和分子靶向治疗　所选择的敏感药物应具有同时兼顾脑和系统肿瘤,又具有易于通过血脑屏障的特点。应与化疗科或原发肿瘤处理的相关医生共同处理。

6. 免疫治疗　PD－1 抗体药物(pembrolizumab 和 nivolumab)/CTLA－4 抗体药物(ipilimumab)治疗脑转移瘤,CAR－T 细胞治疗也显示出良好的靶向性、杀伤性。

预后

一般预后较差,不治者平均生存期为 4 周。主要影响因素有:①全身状况;②有否颅外其他部位转移;③脑转移的潜伏期;④病灶切除程度;⑤是否联合治疗;⑥原发肿瘤的治疗情况;⑦肿瘤的病理性质;⑧原发肿瘤的不同分子生物学亚型。以患者年龄＜60 岁、KPS≥70 分、原发癌肿已控制、无颅外其他部位转移,以及颅内转移灶完全切除者预后最好。

(刘正言)

第二十二节　假 脑 瘤

假脑瘤(pseudotumor cerebri，PTC)又称特发性颅内压增高(idiopathic intracranial hypertension，IIH)，是指原因不明的颅内高压，经各种检查又未发现引起颅高压的病因。过去曾命名为耳源性脑积水、良性颅内压增高症等，因不准确，现已不用。该病病因迄今不明，可能与脑脊液

扫描二维码
查看图 9-38

分泌、循环和吸收障碍和颅内类淋巴循环障碍有关，PTC 在人群的发生率为(1~28)/10 万(图 9-38)。

临床表现

该病发病年龄为 13~50 岁，平均 29 岁，女性占多数。常见表现(图 9-39)：①肥胖(>90%)，呈梨形，平均 BMI 为 40 kg/m² 。②头痛(80%~90%)，可轻可重，可与体位或劳累有关，单或双

扫描二维码
查看图 9-39

额、眼球后痛，呈持续性或发作性压迫感、搏动感或偏头痛，伴或不伴恶心、呕吐，有或无怕光(声)；头痛程度和频率与颅压呈正相关性。③皮肤痛觉过敏，正常生活中接触皮肤操作后可诱发，与颅压呈正相关性。④视物模糊(60%~70%)，典型者呈一过性视物模糊，历时数秒(颈动脉一过性缺血>15 min)，一天可数十次。常在弯腰或体/头位改变时发生，伴复视和眼底水肿，后期近 1/3 视力可丧失。少数无眼底水肿。⑤搏动性耳鸣(>50%)，持续性，单侧或双侧。常被患者忽略，须提醒。⑥背、颈痛(40%~50%)，可与头痛合并或单独发生。

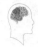
⑦其他,认知功能减退、忧郁、注意力下降等。

辅助检查

1. MRI、CT 检查　头部 MRI、CT(平扫和增强)主要表现：①"4 无"(100%),即无颅内占位病变、无脑积水、无脑水肿、无脑膜增强征；②空蝶鞍(70%)；③眼球后部扁平、视神经鞘变宽(45% 见于 T_2W)；④颅底骨孔扩大、蛛网膜下腔疝入圆孔、颈静脉孔等(图9-40)。

扫描二维码
查看图9-40

2. MRV　应该用造影剂的 MRV,不用不注射造影剂的 MRV(即 ASL 法),后者有假象。检查发现横窦狭窄(30%～90%),无窦内血栓。引起横窦狭窄原因：①外源性,表现平滑狭窄；②内源性,表现充盈缺损。一般认为,横窦双侧狭窄或单侧主侧狭窄才能引起该病。

3. 类淋巴功能检查　Ringstad(2017年)报道,经腰椎穿刺注入低浓度 GBCA(含钆造影剂),在1～24 h 内多次进行头颅 MRI 检查,发现常压脑积水者 GBCA 清除延迟,且逆入脑室和蛛网膜下腔,可量化脑类淋巴功能。常压脑积水与该病有类似的发病解剖基础。

4. 腰椎穿刺　腰椎穿刺测压具有诊断和治疗的双重作用。由于正常人腰椎穿刺压力是取大多数人的均值,如 70～180 mmH$_2$O(成人)和 40～100 mmH$_2$O(儿童)(1 mmH$_2$O = 9.81 Pa),少数正常人可达 250 mmH$_2$O(成人)和 280 mmH$_2$O(儿童)。因此,目前多建议侧卧位,腰椎穿刺进针后,放松伸展下肢 5 min 后测压。当压力≥250 mmH$_2$O(成人)和≥280 mmH$_2$O(未使用镇静剂,儿童)时,方诊断为该病。常规实验室检查显示脑脊液多正常。

诊断

目前仍采用 Freidman（2013）提出的诊断标准。它分为以下几种类型。

1. 假脑瘤肯定诊断和可能诊断　主要有：①眼底水肿；②除展神经障碍，其余神经系统阴性；③神经影像"4 无"（宜用头部MRI 平扫和增强）；④脑脊液实验室检查正常；⑤腰椎穿刺压力≥250 mmH$_2$O（成人）。

假脑瘤肯定诊断为①～⑤，可能诊断为①～④。

2. 假脑瘤不伴眼底水肿的诊断

（1）上述②～⑤＋单或双侧外展麻痹。

（2）上述②～⑤＋下列中的 3 项：①空蝶鞍；②眼球后扁平；③横窦狭窄；④视神经鞘宽大伴和/或不伴视神经扭曲。

鉴别诊断

1. 颅内压增高病变　应与下列引发颅内压增高的病变或情况相鉴别：颅内占位（包括脑膜转移）、脑积水、颅内静脉窦血栓形成、硬脑膜动静脉瘘、上腔静脉阻塞、右心房压增高、脑膜炎或蛛网膜下腔出血后、内分泌和/或代谢病（多囊卵巢综合征、Cushing病、Addison 病、甲状腺功能亢进症及甲状腺功能减退症）、肥胖、维生素 A 缺乏及四环素应用等。

2. 偏头痛　一般偏头痛无眼底水肿、复视和视力下降，少有肩颈痛和背痛。必要时可行 MRI 和腰椎穿刺检查。

3. 新冠病毒（SARS‑CoV‑2）感染　自 2020 年后需考虑这一鉴别诊断。由 SARS‑CoV‑2 感染引起 COVID‑19 相关假脑瘤表现见于个案报道，包括头痛、眼底水肿、视神经鞘扩张、空蝶鞍等，腰穿压力增高。机制可能与病毒引起脑脊液循环障碍有关。结合流行病史和病原学筛查可鉴别。

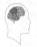

治疗

由于该病涉及神经内科、神经外科、眼科、急诊科、内分泌和代谢科、血管科、营养科及放射科等多学科。因此,应提倡多学科团队(multiple disciplinary team,MDT)诊治,特别是对疑难病例。该病治疗的核心是:①处置潜在的病因;②缓解症状,如头痛和颅内高压;③保护视力。

1. 药物治疗　药物治疗为该病的一线治疗,且经多中心随机对照盲法试验(循证医学Ⅰ级证据)证实有效,特别是乙酰唑胺。

(1) 乙酰唑胺:2.5 g/d,最大剂量 4 g/d,口服。

(2) 托吡酯片:100~150 mg/d。托吡酯片不仅与乙酸唑胺一样有抑制碳酸酐酶的作用,减少脑脊液分泌,而且有止痛、抗癫痫和抑制食欲的作用(乙酰唑胺无止痛作用)。经证实其疗效优于乙酰唑胺,且更适用于伴偏头痛的患者。

(3) 唑尼沙胺(zonisamide):为抗癫痫剂,也有抗震颤作用。在托吡酯片作用不好或不良反应大时,可用它替代。上述药物的主要不良反应为腹泻、疲劳、耳鸣、忧郁及致畸(乙酰唑胺)、食欲减退、忧郁、共济失调、注意力障碍、汗闭和高热等(托吡酯片)。佐尼沙胺除有托吡酯片的不良反应外,还有白细胞降低、肝功能障碍等不良反应。

(4) 其他药物:如呋塞米、奥曲肽和非类固醇抗炎剂。一般不主张用类固醇剂。

2. 减肥

(1) 减肥饮食:减肥须与药物治疗同步。低热量[1 779 kJ/d (425 kcal/d)]、低盐(<100 mg/d),液体≤1 250 ml/d。至少减6%~10%基本体质量,方可降低颅内压、改善视力、改善眼底水肿和头痛。

（2）外科减肥手术：

1）指征：①保守治疗失败，近期体质量增加 5%～15%。②脑脊液分流和/或支架置入失败。

2）胃旁路术疗效：比用腹带好，可使体质量减轻 20%～35%，维持 10 年，而且术后腰椎穿刺压力下降。

3. 视神经减压

（1）指征：药物治疗无效且眼底水肿和视力下降加重。

（2）疗效：

1）荟萃分析显示，术后视力提高（59%）、视力稳定（95%）、视野扩大（68%）及眼底水肿减轻（85%）。

2）单侧手术可改善双眼。

4. 腰椎穿刺

（1）指征：①诊断该病；②治疗该病，但降颅内压作用短暂，不提倡多次腰椎穿刺；③疗效判断。

（2）注意事项：

1）应向患者和家属说明腰椎穿刺的利弊，取得同意签字。

2）该病 2.7%～28% 患者有小脑扁桃体疝（≤4 mm），这些患者不宜做腰椎穿刺。

3）适合腰椎穿刺者应无颈痛（特别是屈颈时）、CT 和/或 MRI 检查见环池、无小脑扁桃体下疝。

4）放脑脊液应缓慢（15 ml/h）。

5）测腰椎穿刺放液前、后压力。

6）腰椎穿刺后予 20% 甘露醇，并送重症监护病房（NICU）监护。

（3）并发症：包括脑疝、感染、低颅压。

5. 脑脊液分流术

（1）指征：

1) 药物治疗无效,且视力进行性恶化。

2) 腰椎穿刺引流无效或复发。

(2) 注意事项:

1) 由于脑室不大,应在导航下穿刺侧脑室。

2) 脑室腹腔分流比腰大池腹腔分流好,两者均应用可调压和抗虹吸管。

3) 分流后头痛不好者,如分流管装置功能好,应考虑偏头痛成分,给予对症处理。

4) 脚间池分流:已报道可用于脑室腹腔分流后,随访症状不缓解的情况。

6. 静脉窦支架植入术　曾有研究显示,静脉窦狭窄与颅内压呈正相关,与血管直径和 BMI 无关。经腰椎穿刺多次放液后,静脉窦狭窄不仅减轻,且消失。但近期已有部分临床研究证实从症状到影像的有效性改变,故可作为可选治疗手段。

(1) 适应证:

1) 药物治疗无效且视力恶化。

2) 脑脊液分流失败。

3) 静脉窦狭窄>50%。

4) 静脉窦压力梯度≥8 mmHg,但近期研究发现患者可无静脉窦压力梯度,特别是经脑脊液分流者。

(2) 注意事项:

1) 疗效:头痛缓解(83%)、眼底水肿改善(97%)、视力提高(78%)。

2) 并发症:支架游走、静脉窦穿破、硬脑膜下出血及血栓形成等。

3) 需要长期服用阿司匹林和氯吡格雷。

4) 部分患者(2.2%)植入支架后仍需行脑脊液分流术。

7. 特殊情况的处理

（1）妊娠：对孕妇的诊断和处理同未妊娠妇女。虽乙酰唑胺的致畸仅见于动物研究，但应用于患者时应告知或改用托吡酯片等。尽量少用脑室腹腔分流，因其易发生堵塞。如该病发生在产褥期或自发流产后，应怀疑有颅内静脉窦血栓形成，引发继发性假脑瘤。

（2）暴发性假脑瘤：暴发性假脑瘤发病突然，进展迅速，视力恶化快，须快速进行多学科诊疗。

（3）急诊室处置：假脑瘤患者去急诊就诊，除按高颅压处置外，有下列情况者需入院：暴发性假脑瘤、腰椎穿刺、眼底水肿、进行分流装置调整等。

预后

该病的自然病程不一，可自限或颅内压始终高，甚至视力和头痛等缓解；也可好转或稳定后又复发或加重。Adderley（2019）对英国 2760 例患该病女性患者随访 28 年，并与无该病的 27 125 名女性对比。调整后的危险比：心脑血管疾病为 2.10（95％CI：1.61～2.74，$P<0.001$）、心脏衰竭为 1.97（95％CI：1.16～3.37，$P=0.1$）、短暂性脑缺血发作（TIA）为 2.27（95％CI：1.61～3.31，$P<0.001$）、2 型糖尿病为 1.30（95％CI：1.07～1.57，$P=0.009$）、高血压为 1.55（95％CI：1.30～1.84，$P<0.001$）。可见患该病的女性患者患心脑血管疾病风险增加 2 倍，治愈该病对患者预后有很大影响。

（邹　翔　秦智勇　周良辅）

第二十三节　囊肿与瘤样病变

◈ 一、表皮样囊肿和皮样囊肿

表皮样囊肿和皮样囊肿(epidermoid and dermoid cyst)为神经管脱离外胚叶时遗留在神经管内的异位胚胎上皮细胞。前者主要为上皮样结构,后者为皮样结构(有皮肤附件)。

(一) 颅内表皮样囊肿

又称胆脂瘤,可见于任何年龄,以 20~50 岁多见,占颅内肿瘤的 0.5%~1.8%,华山医院资料中占 1.32%。囊肿好发于桥小脑角,其次有鞍区、大脑半球、脑室系统、脑干、四叠体和颅骨板障等。

临床表现

(1) 多为单发,生长缓慢,可达 10 年以上。

(2) 局灶症状取决于囊肿的部位,如三叉神经痛,面肌抽搐,听力障碍,视力障碍,癫痫,偏瘫等。

(3) 颅高压症状相对较轻。

影像学检查

1. CT　影像呈类圆形或不规则的均匀低密度区(图 9-41),胆固醇和脂质含量较高时,CT 值可低于 -10 Hu,注射造影剂后一般不增强。

扫描二维码
查看图 9-41

2. MRI　其典型表现(图 9-42)为 T_1 呈低信号,T_2 呈高信号,DWI 序列多呈高信号,可与其他囊性病灶相鉴别,注射造影剂后,囊壁不强化,如有强化,常提示癌变。

扫描二维码
查看图 9-42

治疗

对于有症状患者,手术切除是唯一有效治疗手段。先彻底清除囊内容物,再大部切除囊壁,部分囊壁与重要结构和组织粘连者可残留。手术效果良好,复发较晚,一般无需放化疗。术后 5 年和 8 年的生存率为 100％,无进展生存率为 95％和 81.4％。术后因囊内容物溢出并发无菌性脑膜炎,可行腰大池持续引流减轻脑膜刺激表现。

（二）颅内皮样囊肿

皮样囊肿,占颅内肿瘤 0.1％～0.3％,较表皮样囊肿少见,可发生于任何年龄段,但其生长较表皮样囊肿快,常起病于儿童或青少年,平均约 15 岁。囊肿好发于中线位置,常见于第 4 脑室(占 1/3)、小脑蚓部、垂体、脑桥等,约 2/3 位于后颅窝,少数位于幕上、颅中窝、大脑纵裂附近及前囟部。

临床表现

（1）与表皮样囊肿相似,但因阻塞脑脊液通路,常以颅内压增高为主要表现,可伴有局灶神经功能症状。

（2）约 50％还伴有其他先天异常,如皮肤窦道。

影像学检查

1. CT　除部分可见钙化外,其余与表皮样囊肿类似,硬脑膜外病灶多有典型骨质破坏。

2. MRI　表现类似表皮样囊肿,但局部占位效应更加明显,少数可见增强或者结节样强化,如囊肿破裂,颅内可见散在于蛛网膜下腔或者脑室内的高信号脂肪滴。

治疗与预后

治疗以手术切除为原则,有皮肤窦道者,应同时一并切除,手术效果良好。皮样囊肿术后 2 年复发率为 5.8%，对于复发的皮样囊肿，放化疗效果均较差。

（三）椎管内表皮样及皮样囊肿

椎管内表皮样及皮样囊肿主要系胚胎异位造成，也有认为与医源性损伤有关，占脊髓肿瘤的 6%，华山医院资料中椎管内表皮样囊肿仅占中枢神经系统表皮样囊肿的 4.5%，其好发于椎管内腰骶段的马尾、圆锥部（约占 3/4），其次为胸段和颈段，大多数囊肿位于髓外硬脑膜下，部分位于髓内。发病年龄较轻，常见于儿童患者。

临床表现与治疗

临床主要表现为脊髓压迫症状，不同节段症状不同。典型首发表现为疼痛，随后出现感觉麻木和运动功能缺失，可伴有其他先天畸形，如脊柱裂，皮毛窦等。治疗以手术切除为主，囊内容物彻底清除，囊壁常与神经根和/或脊髓粘连紧密，可次全或大部切除囊壁。文献报道复发者很少，对囊肿复发且症状加重者，可再次手术治疗。

◈ 二、第 3 脑室胶样囊肿

第 3 脑室胶样囊肿（colloid cyst of the third ventricle）又称旁突体囊肿（paraphysial cyst），有观点认为该囊肿来源于胚胎性旁突体，也有观点认为来自间脑泡的剩件或脉络丛上皮及异位室管膜细胞，也有认为由神经上皮的折皱而发生。该囊肿罕见，国内报道约占颅内肿瘤的 0.1%，国外报道可占 0.5%～1%。囊肿常和第 3 脑室脉络丛、室管膜或终静脉黏着，黏着部位多在第 3 脑室顶的前部，黏着面积的大小不定，可呈活瓣样阻塞脑脊液通路。囊肿内含胶冻状液体，黄绿色或灰白色或咖啡色，但不含胆固醇结晶，可与颅咽管瘤鉴别。

临床表现

（1）早期引起间歇性头痛发作，头位改变时自行缓解。

（2）晚期持续性高颅内压症状，还可有视觉改变、精神症状、记忆障碍、共济失调、癫痫等。

（3）个别可因囊肿破裂、出血发生猝死。

影像学检查

1. CT　平扫在室间孔部位可见一圆形或类圆形高密度灶，边缘锐利或略不规则，增强后不强化，常伴有脑积水。

2. MRI　T_1W 呈高信号，T_2W 呈低信号，而 DWI 序列多呈低信号，囊腔 ADC 值往往较脑实质高，可与表皮样囊肿相鉴别。

治疗与预后

无症状性囊肿 5 年内影像学进展的概率为 11.2％，因此支持对无症状的胶样囊肿应持续随访。有临床症状或影像学进展的患者，推荐手术治疗，手术全切除者可达到根治，可选手术方式有内镜下经额入路或传统开颅经侧脑室入路，有蒂型囊肿可全部切除，广基底者可作大部或部分囊壁切除。立体定向导航穿刺抽吸囊液，虽然短期效果好，但复发率达 80％，故不提倡。

三、肠源性囊肿

肠源性囊肿（enterogenous cyst）占中枢神经系统肿瘤的 0.01％，中枢神经系统囊肿的 16％，可发生于任何年龄，为胚胎发育分离障碍、残存或异位而形成，可伴有其他畸形如消化道内憩室或囊肿、脊椎裂，肠管异位等。囊肿常于中轴线处呈髓外生长，颅内病灶约占 25％，多见于延髓，桥小脑角，鞍旁和颅颈交界区；脊髓病灶则好发于颈段和上胸段，常位于脊髓腹侧。

临床表现

(1) 病程长,成人进程缓慢且隐蔽,儿童病情往往进展较快。

(2) 首发症状为脊髓相应节段神经根痛。

(3) 晚期发展为脊髓压迫症如瘫痪、感觉异常等。

辅助检查

扫描二维码
查看图9-43

首选 MRI 扫描,可见于脊髓腹侧椭圆形囊性占位,可凸入脊髓,T_1W 低信号,T_2W 高信号,增强后无强化,DWI 囊内容物呈低信号(图 9-43)。磁共振波谱分析(MRS)中的 2ppm 处可有一类似 NAA 峰的高峰。

治疗与预后

对于有症状的囊肿应尽可能争取全部切除囊肿壁,术中尽量避免内容物流入蛛网膜下腔。粘连紧密者全切除并非易事,故不强求硬性剥离,以免造成脊髓等组织的损伤。幕上囊肿术后易发癫痫,应注意抗癫痫剂的预防应用。不全切除者术后复发概率较高。对于很难全切的囊肿,可行囊腔腹腔分流术或 VP 分流术作为二线治疗方案。恶变罕见,一般不需要术后辅助治疗。

◈ 四、神经胶质囊肿与室管膜囊肿

神经胶质囊肿(neuroglial cyst)是一种少见的先天性颅内良性囊肿,可发生于中枢神经系统任何地方,但幕上脑实质、脑室内多见,椎管内罕见,不与脑室或者蛛网膜下腔相通,包含典型 3 层结构,内层室管膜、中层神经胶质层和最外层的纤维结缔组织层,因此又名神经胶质室管膜囊肿(glioependymal cysts)。它与室管膜囊肿很难区别,只能依靠病理诊断。

临床表现

好发于 10 岁以内儿童以及 20～30 岁人群，可有局灶性神经症状，包括头痛、头晕、癫痫发作、运动障碍、复视、面肌痉挛等。成人囊肿生长十分缓慢，主要与其室管膜层细胞分泌活性低有关，而儿童病例往往出生后几年内囊肿快速生长，其中大头畸形最常见，可伴有其他大脑半球发育异常，比如胼胝体发育不全。

影像学检查

CT 表现为圆形低密度灶，囊液密度与脑脊液密度相同，MRI 扫描可见囊肿边界清楚、光滑，有极薄的囊壁，T_1W 上囊肿与脑脊液的信号相似或稍高，T_2W 为高信号，增强扫描无明显强化。

治疗与预后

无症状的囊肿可密切随访，有症状的患者可进行手术治疗，能全切除应尽量全切，可根治，不能全切除者可囊肿部分切除术，脑室囊肿开窗引流术，囊肿蛛网膜下腔开窗引流术，囊肿腹腔或者蛛网膜下腔分流术，效果良好，复发率低。

五、下丘脑神经元错构瘤

简称下丘脑错构瘤，是一种罕见的先天性异位病变，而并非真性肿瘤，病变由含神经元的灰质块异位形成，常分布于灰结节或乳头体，可伴有其他先天畸形，如小脑回和/或胼胝体缺如、囊肿、多指、面部畸形、心脏缺陷等。

临床表现

（1）性早熟。

（2）抗癫痫药物耐药的各类型癫痫，其中最典型的为痴笑样癫痫。

（3）行为异常尤其攻击行为以及认知障碍。

影像学检查

1. CT　表现为鞍背、垂体柄后方、脚间池、中脑前池及鞍上池的等密度占位病变，增强后无强化。

2. MRI　T_1W 其特征为等信号，T_2W 为等或高信号，病变为有蒂或无蒂，边界清晰，增强后无强化（图9-44）。

扫描二维码
查看图9-44

治疗与预后

治疗原则是最小创伤下切除或者毁损病灶，离断可能的癫痫传导网络并保护周边重要组织结构。包括手术治疗（显微外科和/或内镜外科）、药物治疗、立体定向放疗、立体定向下的射频热凝治疗术（stereotactic radiofrequency thermocoagulation）和磁共振引导下激光热疗（laser-induced thermal therapy，LITT）。内镜术后癫痫发作完全缓解率50％～60％（即刻），发作频率降低50％～90％，但有一定术后并发症。LITT术后癫痫大发作完全消失占80％，非大发作的控制率达56％。

（沈　起）

第二十四节　蛛网膜囊肿

蛛网膜囊肿（arachnoid cysts）是指脑或脊髓实质外、蛛网膜内、充满脑脊液样液体的囊性占位性病变，属非肿瘤性病变。蛛网膜囊肿在人群中的发病率为0.1％左右，好发于侧裂区（中颅窝）、后颅窝、鞍区、四叠体区等。可见于任何年龄，但大多数病例在20

岁以前被发现。可分原发性蛛网膜囊肿和继发性蛛网膜囊肿,前者是先天性的,后者继发于颅脑外伤、出血、感染等。

临床表现

一些无症状的蛛网膜囊肿是在 CT 或 MRI 检查时意外被发现的,随访过程中,大多数囊肿保持大小不变,少数出现临床症状,罕见自发消失。有症状的蛛网膜囊肿,大多数在儿童早期即有表现,其临床表现因部位和年龄不同而有差异,一些巨大的囊肿临床症状可以很轻微。

常见的临床表现有:①颅内压增高:头痛、呕吐、视盘水肿等,由囊肿的占位效应或梗阻性脑积水引起;②颅骨局部膨隆;③婴幼儿可出现头颅增大、前囟张力增高、颅缝分离、易激惹、生长发育迟缓等;④癫痫发作;⑤症状突然变化:由于轻微的颅脑外伤引起或自发性,导致囊肿破裂或桥静脉撕裂出血,较少见,引起囊内或硬脑膜下血肿,多发生在侧裂区蛛网膜囊肿;⑥局灶性神经功能障碍,不同部位的蛛网膜囊肿有相应的临床表现;⑦少见症状:精神分裂症样表现、认知功能障碍等。

影像学检查

1. CT 蛛网膜囊肿表现为均匀低密度、和脑脊液密度相似,边界清楚、边缘光滑,囊壁无钙化、增强后无强化。可见邻近的颅骨变薄、局部膨隆、邻近的脑组织受压移位。

2. MRI 蛛网膜囊肿信号和脑脊液相似,T_1W 低信号、T_2W 高信号,增强后无强化,邻近的脑组织信号正常,DWI 可以和表皮样囊肿鉴别。

3. 脑池造影 CT 脑池造影有助于判断蛛网膜囊肿与周边蛛网膜下腔是否相通,现已少用,被下法取代。

4. 相位对比 MRI 检查 通过检测脑脊液的流动,判断蛛网

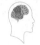

膜囊肿与周边蛛网膜下腔是否相通以及沟通的部位。

治疗与预后

对无症状的病例,一般主张保守治疗。

目前被认同的手术指征有:①有症状的蛛网膜囊肿,包括颅内压增高、梗阻性脑积水、癫痫发作、局灶性神经功能障碍等;②合并有囊内或硬脑膜下血肿的蛛网膜囊肿;③影像学显示占位征明显。

手术方法包括:①开颅囊肿切除和开窗术;②囊肿-腹腔分流术;③神经内镜导引开窗术。

蛛网膜囊肿预后好,大多数保持稳定,定期随访即可。经过手术治疗的,大多数能获得症状改善和囊腔缩小。

不同部位的蛛网膜囊肿

1. 侧裂区(中颅窝)蛛网膜囊肿　是颅内蛛网膜囊肿最好发的部位。表现为:①患侧眶上、颞部头痛是最常见的症状,运动后加剧,很少出现其他颅内压增高的症状和体征,如恶心、呕吐、视盘水肿等;②颅骨局部膨隆;③癫痫发作,发作类型可为局灶性发作、复杂部分性发作或全身性大发作等;④突然恶化:由于轻微的颅脑外伤或自发性的,导致囊肿破裂或桥静脉撕裂出血;⑤注意缺陷多动障碍(attention-deficit-hyperactivity disorder,ADHD)和言语发育迟缓,见于左侧;⑥其他症状:对侧肢体轻瘫、眼球活动障碍等。

2. 鞍区蛛网膜囊肿　分为鞍上蛛网膜囊肿和鞍内蛛网膜囊肿。鞍上蛛网膜囊肿表现为:①脑积水:在婴幼儿尤为突出,表现为头颅增大、生长发育迟缓、可出现智力低下。②内分泌功能障碍:10%～60%的病例出现,表现为性早熟、生长激素水平低下。③视力下降、视野缺损:约 1/3 的病例出现,表现为单侧或双侧视力下降、双眼颞侧偏盲。④"玩具样点头"综合征（"bobble-head doll" syndrome）：约 10％的病例出现，表现为头部无规律不自主的前后运动，每秒 2～3 次，往往出现在站立时，睡眠时消失，在自主意识下能短时间停止，男孩多见。⑤步态共济失调、角弓反张。鞍内蛛网膜囊肿表现为：大部分病例是意外被发现的。最常见的症状是头痛，其他少见的症状有视力视野障碍、内分泌功能障碍。

3. 四叠体区蛛网膜囊肿　由于囊肿压迫中脑顶盖，导致中脑导水管狭窄，引起梗阻性脑积水，婴幼儿进行性头颅增大是最常见的表现。其他症状和体征包括：Parinaud 综合征、眼球震颤、听力下降、滑车神经麻痹、窒息发作等。

4. 纵裂蛛网膜囊肿　大多数病例是意外被发现的。最常见的症状是巨颅症和颅骨不对称性生长，可引起颅内压增高、生长发育迟缓、肌张力增高或减退、肢体轻瘫、癫痫发作等。

5. 大脑凸面蛛网膜囊肿　以头痛和癫痫发作为主要表现。局灶性囊肿多见于成人，表现为：颅骨局部膨隆、颅内压增高、癫痫发作和局灶性神经功能障碍；半球性囊肿多见于婴幼儿，表现为：头颅不对称性扩大、颅缝分离、脑实质和侧脑室受压向对侧移位。

6. 侧脑室蛛网膜囊肿　较少见，一般位于三角区。表现为：颅内压增高、癫痫发作、巨颅症和精神运动发育迟缓。

7. 小脑蛛网膜囊肿　婴幼儿表现为巨颅症、生长发育迟缓等；成人表现为颅内压增高、小脑征（如共济失调、眼球震颤等）。枕骨局部膨隆。

8. 桥小脑角蛛网膜囊肿　多见于成人，表现为耳鸣、眩晕、面瘫、面部感觉减退、听力下降或共济失调，其表现与 Meniere 综合征相似，少数病例可出现三叉神经痛或面肌痉挛。

9. 第 4 脑室蛛网膜囊肿　以颅内压增高和脑积水为主要表现。

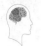

10. 椎管内蛛网膜囊肿　分为硬脑膜下蛛网膜囊肿和硬脑膜外蛛网膜囊肿。好发于胸椎和骶管,囊肿通常位于脊髓的后方和侧方,将脊髓和神经根挤向前方。胸椎囊肿表现为:胸背部带状放射痛、肢体麻木无力等。腰椎囊肿表现为:腰痛、神经根痛伴或不伴感觉运动障碍。骶管囊肿表现为:膀胱、肛门括约肌功能障碍。上述症状可为间歇性的、或缓慢进展的,增加椎管内压力时,可出现症状加重。

(徐　铭)

第二十五节　颅骨肿瘤与瘤样病变

颅骨肿瘤占全身骨骼肿瘤的 1%～2%。颅骨肿瘤可分为原发性肿瘤、继发性肿瘤和肿瘤样病变。

◈ 一、颅骨原发肿瘤

(一)颅骨骨瘤

颅骨骨瘤(osteoma)是最常见的颅骨肿瘤,占颅骨肿瘤的20%～30%,好发生于颅面部和穹窿部。

【诊断】

1. 临床表现

(1)缓慢生长、无痛性肿块,触诊为表面光滑、质硬、不活动。

(2)颅内压增高和局灶症状见于向颅内生长的骨瘤。

2. 影像学表现　X 线和 CT 致密型表现为局限性高密度影,自颅骨外板弧形突出;网状骨质型多表现为边缘清晰、密度不均匀的斑点状影。

3. 病理分型　致密型（象牙瘤）、网状骨质型（成熟型）和纤维型。致密型类似于骨皮质,累及颅骨外板,向外生长;发生于内板的骨瘤常常是网状骨质型和纤维型,可向颅内生长。

内生型骨瘤的 CT 影像表现见图 9－45。

扫描二维码
查看图 9－45

治疗与预后

由外板发生的较小的外生性骨瘤可以将肿瘤及其基部外板切除,保留内板;发生于内板的较大骨瘤,需通过开颅术将病变的颅骨全层切除,并行颅骨修补术,预后大多良好。

（二）胚胎样颅骨肿瘤

胚胎样颅骨肿瘤(embryonal tumor)是生长于板障内的良性先天性肿瘤,常由于神经管闭合过程中细胞异常分化所造成的,常发生于中线部位。有时也可由于感染、外伤或医源性操作不当等因素,使表皮和真皮组织种植到颅骨板障内,发展形成肿瘤,因此也称获得性或继发性肿瘤。

诊断

1. 临床表现

（1）生长于板障的肿瘤,可局部皮下水肿,有时患者诉头痛。

（2）侵入颅内的肿瘤可引起癫痫发作。

（3）眼眶部位的肿瘤常表现为无痛性突眼或眼外肌功能障碍。

2. 影像学表现

（1）皮样囊肿和表皮样囊肿 X 线的表现为局部骨质呈圆形、卵圆形或分叶状边界锐利的密度减低区;CT 检查可见局部颅骨内有如脑脊液状的低密度影,板障增宽,内外板分离变薄;MRI 检查

病灶 T_1 加权呈高信号,T_2 加权亦呈高信号影。

(2)颅骨畸胎瘤 X 线和 CT 检查表现为颅骨局部密度不均匀影,内有钙化,边界清晰;CT 增强扫描可见瘤内不同程度的强化。MRI 检查 T_1 加权为高低混杂信号影,增强后瘤内有部分强化,T_2 加权图像为高低混杂信号影。

3. **病理分型** 可分为表皮样囊肿(epidermoid cyst)、皮样囊肿(cutaneous cyst)和畸胎瘤(dysembryoma)。表皮样囊肿主要生长在颅盖骨,皮样囊肿以前囟和前颅底中线部多见,膨胀性生长,常发生于板障内,颅骨畸胎瘤多发生于新生儿和婴幼儿鞍旁和眼眶处。

治疗与预后

手术切除是根治胚胎样颅骨肿瘤的唯一方法,全切后瘤床用10%甲醛或75%乙醇或0.3%石炭酸涂抹,再用0.9%氯化钠溶液冲洗减少复发。如与硬脑膜粘连紧密,可将硬脑膜一并切除,同时行硬脑膜修补术。肿瘤复发的主要原因是肿瘤累及重要的结构而使肿瘤残留。

(三)颅骨血管性肿瘤

颅骨血管性肿瘤(vascular tumor)是颅盖部常见良性肿瘤,多发生于女性中青年,好发于顶骨和额骨。

诊断

1. **临床表现** 呈无痛性生长的皮下肿块,可伴有搏动感,较少有血管杂音;若同时向颅骨内外板膨胀性生长可引起头疼。

2. **影像学表现**

(1)海绵状血管瘤的头部 X 线可见局部颅骨骨质吸收和增生,CT 检查显示病灶呈类圆形混合密度,内有钙化,骨小梁呈"光芒状放射状排列",外板扩张,病灶周围有完整的边界,增强后见病灶强化明显;在 MRI 的 T_1 和 T_2 加权图像上,边界完整,信号不均,强化明显。

（2）毛细血管瘤的 CT 和 MRI 检查显示由颅骨外长入的软组织影,穿入颅骨的间隙内,强化明显。

3. 病理分型　根据血管瘤内血管成分不同可将其分为海绵状血管瘤和毛细血管瘤。海绵状血管瘤主要成分是扩张的血窦,内壁衬以发育良好的内皮细胞;毛细血管瘤由大量毛细血管丛组成。

治疗与预后

手术完整切除颅骨内的整个肿瘤,暴露正常颅骨边缘。较大的颅骨血管性肿瘤,为减少术中出血,术前可做供血动脉栓塞。对于病灶广泛或多发性肿瘤,不能彻底切除或无法手术者,应用放疗可控制肿瘤生长。

（四）颅骨的骨软骨瘤

颅骨的骨软骨瘤（osteochondroma）是一种良性肿瘤,生长缓慢,常累及颅中窝和脑桥小脑三角,如蝶骨、筛骨、岩骨尖和枕骨。以 20～50 岁的女性多见。

诊断

1. 临床表现　肿瘤较大时可出现相应部位受压的症状,如视力减退、眼肌麻痹、三叉神经痛,以及颅内压增高等。

2. 影像学表现　X 线特点是局部骨质破坏,其内常有钙化。CT 可见颅底或大脑凸面不规则分叶状高密度肿块伴钙化影;MRI 检查显示混杂信号,边缘清楚,无水肿。

3. 病理学特征　颅骨的骨软骨瘤很少恶变成软骨肉瘤,但对于有马富奇（Maffucci）综合征（软骨发育不全合并多发性软骨瘤和多发性血管瘤）的患者,要高度怀疑有骨软骨肉瘤的可能性。

治疗与预后

手术切除肿瘤是首选的治疗方法,不能全切时应做到尽可能大部切除,以缓解脑神经受压的症状。

(五) 颅骨骨软骨肉瘤

颅骨骨软骨肉瘤(osteo chondro sarcoma)是一种生长缓慢的局部侵袭性肿瘤,好发于颅底,尤其在蝶骨和斜坡,侵袭性较强。中年男性多见。

诊断

1. 临床表现

(1) 早期无症状,随着肿瘤增大可出现神经损害和颅高压表现,很少发生远处转移。

(2) 若伴发全身骨骼的软骨病变如长骨骨骺病变,称为奥利尔(Ollier)病;若伴发其他部位的血管瘤,称为马富奇综合征。

2. 影像学表现　X线可见病灶部位骨质的大片溶骨性破坏,CT显示病灶为等低密度影,MRI显示病灶 T_1 加权为等高信号,T_2 加权为高信号,其内可见钙化灶;增强扫描后有周边强化,病灶内可见不均匀环状、弓状或隔膜状强化。

治疗及预后

手术切除肿瘤及其周围的骨质,不能全切的术后辅助放射治疗,包括普通放疗、调强适形放疗、伽玛刀和射波刀治疗,可延缓肿瘤复发。该病对化疗不敏感。

(六) 骨巨细胞瘤

颅骨骨巨细胞瘤(giant cell tumor)较少见,多见于颅中窝:蝶骨和颞骨的岩骨乳突部,中青年较多见。

诊断

1. 临床表现　早期无症状，之后表现为疼痛的、进行性增大的颅骨肿块，较大的肿瘤可有相应的脑神经损害和颅内压增高等症状。

2. 影像学表现

（1）X 线表现为边缘锐利的骨破坏区，CT 显示为膨胀性生长、密度不均的颅骨肿块，外周可有骨性包壳，内有骨质被破坏，形成实质性软组织肿瘤（图 9 - 46）。"交界角征"：肿瘤和正常颅骨交界处的高密度角状区域边缘超过正常颅骨的边界，角度<180°，为典型的 CT 表现。

扫描二维码
查看图 9 - 46、
9 - 47

（2）MRI 显示肿瘤为不规则异常信号区，与脑实质分界清楚，瘤周水肿不明显。T_1 加权为等低信号，T_2 加权上呈明显低信号（图 9 - 47）。

（3）DSA 可见肿瘤"染色"富血供。

3. 病理学特征　骨巨细胞瘤的组织病理学特征多种多样，质地可软或呈胶状，也可硬如橡胶状。显微镜下，肿瘤的主要成分为基质细胞、多核巨细胞和圆形单核细胞。基质细胞是促使肿瘤增殖的主要细胞。恶性骨巨细胞瘤很罕见，只占 1.8%。骨巨细胞瘤的组织学分级与患者的预后无明确关联。

治疗及预后

彻底切除肿瘤是最理想的治疗方法，对手术未能全切除的骨巨细胞瘤患者进行术后放疗，可取得较为满意的疗效。化疗的疗效不明确。

（七）动脉瘤性骨囊肿

动脉瘤性骨囊肿（aneurysmal bone cyst）很少见，主要累及颅盖部,如枕骨、额骨、颞骨和顶骨。多见于青少年,无明显的性别差异,并非真正意义上的肿瘤、动脉瘤或囊肿,可能是由于损伤导致局部血流动力学紊乱而形成的。

诊断

1. **临床表现**　同时累及颅骨内外板时呈对称的膨胀性生长,可造成局灶性神经功能障碍和颅高压症状。

2. **影像学表现**

(1) CT可见界限清楚伴骨皮质中断的膨胀性肿块,约35%的患者可出现液平,邻近的颅骨无侵蚀迹象增强不明显。

(2) MRI检查表现为显著膨胀性骨质破坏,T_1加权低信号,T_2加权高信号,多呈不规则的分叶状,由多个大小、信号强度不等的囊组成,囊内可见液平。

3. **病理学特征**　大体为蜂窝状结构,显微镜下见囊肿为大小不等的有骨性间隔的腔隙,互相沟通,内含不凝的血液、巨细胞、散在的骨样组织和纤维组织,但无内皮细胞。

治疗及预后

病灶全切除可以达到治愈的目的,如能控制出血,可做单纯的囊肿刮除术或部分切除术。术前放疗可降低术中大出血的风险。

(八) 成骨肉瘤

成骨肉瘤(osteosacoma)是成骨细胞原发性恶性骨肿瘤,多见于青年男性上颌骨。如发病年龄超过40岁,常有以下病史:佩吉特(Paget)病、骨纤维结构不良、骨巨细胞瘤、慢性骨髓炎和放疗等。

诊断

1. **临床表现**

(1) 生长快伴疼痛,血供丰富,早期向外生长呈局灶性隆起,有皮温升高及搏动和血管性杂音。

（2）该肿瘤早期易向肺部转移，后期向颅内扩展并向肺部转移。

2. 影像学表现　X 线显示成骨型为边缘不清的骨质破坏区，瘤内有成骨现象，侵入肿瘤周围的软组织中，局部有骨皮质增厚区和散在的钙化灶。CT 显示颅骨破坏区，其内见密度不均匀软组织影呈膨胀性生长。MRI 检查显示病灶呈膨胀性，边界不清，T_1 加权为等高混杂信号，T_2 加权为高信号影，甚至超过脑脊液的信号，增强后不均匀强化。

3. 病理分型　组织病理学分为成骨型（约占 50%）、成软骨型、成纤维型和毛细血管扩张型。成骨型在显微镜下可见大量明显间变，呈有丝分裂象的骨样组织；并有出血、坏死和毛细血管扩张；肿瘤内血管丰富，汇合成窦状。

治疗及预后

治疗主要采取手术切除肿瘤合并放疗和化疗，但疗效不佳，远期生存率低，为 3～10 年。

（九）颅骨纤维肉瘤

颅骨纤维肉瘤（fibrosarcoma）是起源于骨髓结缔组织的恶性肿瘤，好发于青壮年颅盖或颅底部。多数患者有 Paget 病、放疗史、骨纤维结构不良、骨巨细胞瘤、骨折和慢性骨髓炎等病史。

诊断

1. 临床表现

（1）早期表现为快速生长的疼痛性肿块。

（2）侵入颅内时可引起神经系统症状和颅高压症状。

（3）远处转移发生较晚。

2. 影像学表现

（1）X 线可见骨质大量破坏，伴有残余骨质。

（2）CT 检查表现为无特征性的颅骨破坏病灶,边缘不清。病灶内呈均匀囊性扩张的软组织影,无明显强化。

3. **病理学特征**　显微镜下可见数量不等、排列成栅栏状的成纤维细胞。胞核呈梭形,有核裂象,间质中有成束的胶原纤维。很难与成纤维型骨肉瘤、骨纤维结构不良、梭形细胞转移瘤或有成纤维反应改变的良性肿瘤等鉴别。

治疗及预后

手术切除肿瘤和术后化疗,放疗不敏感,易向肺部转移。

（十）多发性骨髓瘤

多发性骨髓瘤(multiple myeloma)好发于中老年,是骨髓浆细胞异常增生形成,起源于板障,侵蚀内板,约占骨肿瘤的 3%,常累及肋骨、胸骨、锁骨、椎体、骨盆和长骨两端。

诊断

1. **临床表现**

（1）头部出现局部生长较快的肿块,有间歇性或持续性疼痛,质软伴有压痛。

（2）侵及颅底时可引起颅神经麻痹、眼球突出等症状。

（3）全身症状包括间歇性发热、高钙血症、高球蛋白血症、恶性贫血、肾衰竭、尿中可查出本周蛋白和骨髓增生活跃等。

2. **影像学表现**　X 线表现为颅骨局部圆形破坏区,边缘清晰,呈现特征性的凿状骨硬化边缘。

治疗及预后

颅骨多发性骨髓瘤不宜手术目前主张早期放化疗,取得明显疗效后行骨髓移植。单发的浆细胞瘤可行手术切除,术后局部放疗。

二、转移性颅骨肿瘤

（一）颅骨转移瘤

颅骨转移瘤（metastatic tumor）是常见的颅骨肿瘤，多数经血行转移而来。60％为乳腺癌和肺癌转移，90％患者同时伴有其他部位的骨转移，1/3 以上合并脑转移。

诊断

1. 临床表现

（1）好发于顶骨，可多发。质稍硬、不活动。

（2）早期症状不明显，中晚期常有局部疼痛。

（3）肿瘤增大并向颅内发展者，有局部神经功能障碍和颅内压增高的症状。全身检查可发现肿瘤的原发病灶。

2. 影像学表现

（1）X 线表现为类圆形颅骨破坏区，边缘整齐或不规则，周围无增生或硬化带，间或有新骨形成。

（2）CT 见颅骨局部破坏，有片状密度增高影，内、外板增生，向周围膨隆。

（3）MRI 可以显示脑膜受累情况，放射性核素扫描对骨骼（包括颅骨）转移瘤的检测很灵敏。

3. 病理学分型　肿瘤可分为溶骨型、增生型和混合型。溶骨型多见，发生于板障内，破坏内外板。单纯的增生型转移瘤很少见，一般由乳腺癌、前列腺癌、直肠癌或骨癌等转移而来。

治疗及预后

颅骨转移瘤的治疗要根据患者的具体情况而定。若患者一般情况尚好，颅骨转移瘤症状明显，可行手术切除转移瘤，术后积极治疗原发病灶；若患者全身情况差，不能耐受手术，仅行放疗和化疗。

（二）颅骨淋巴瘤

颅骨淋巴瘤（lymphoma）中颅骨的原发性非霍奇金淋巴瘤发生率极低，主要是肿瘤细胞对颅骨的浸润，很少引起颅骨结构的直接破坏。

诊断

1. 临床表现

（1）表现为头皮下疼痛性包块；肿瘤对颅骨的破坏、对脑膜的浸润或向颅内生长引起颅内压增高均可导致头痛。

（2）位于颅底的肿瘤沿硬脑膜表面侵犯蝶骨平板、海绵窦、小脑天幕和岩骨等产生相应的脑神经损害症状。

2. 影像学表现

（1）CT 检查可见板障内不规则的中等密度影，沿骨皮质生长可强化。

（2）MRI 检查：T_1、T_2 加权均表现为低信号，可明显增强。

治疗及预后

治疗常采用局部放疗加全身放疗。单纯颅骨内淋巴瘤的 5 年生存率在 60% 以上，若肿瘤侵入颅内或有软脑膜种植，则预后不良。

（三）脑膜瘤

脑膜瘤（meningioma）是最常见的累及颅骨内板的肿瘤，一般起源于蛛网膜细胞，部分则直接起源于颅骨板障，可导致局部颅骨的增生和破坏。

扫描二维码
查看图 9－48

诊断

影像学表现（图 9－48）如下：

（1）CT 表现为密度均匀，部分钙化和明显增强的病灶影伴局部颅骨内板的吸收或增厚。原发性颅骨脑膜瘤可见局部颅骨向颅内和颅外膨隆，板障内有密度均匀的软组织影，增强明显，内外板骨皮质可变薄或消失。

（2）MRI 检查表现为边缘清晰的 T_1、T_2 等信号，可向板障一侧或两侧生长，增强扫描可见肿瘤明显强化。

治疗及预后

手术切除是治疗颅骨脑膜瘤的唯一方法，切除病变颅骨后可行颅骨修补术。

三、全身性疾病的颅骨表现

（一）畸形性骨炎

畸形性骨炎（deformans osteitis）又称 Paget 病，是一种原因不明的慢性进行性骨病。发病率随年龄的增长而增高，男性多于女性，有家族性倾向。病变可影响髋骨、颅骨及其他骨骼组织。

诊断

1. 临床表现

（1）可导致颅骨增厚，内外板和板障同时增生，刺激骨膜和硬脑膜，产生不成熟的新骨，再不断地破坏再形成，最终出现广泛的颅骨增生，产生压迫症状。

（2）病变血供丰富，严重的患者可出现高输出量充血性心力衰竭。

（3）血清钙增高，血清碱性磷酸酶（AKP）和尿羟脯氨酸明显增高。

2. 病理分型及影像学表现　可分为硬化型、溶骨型和混合型，X 线分别表现为：

（1）硬化型表现为骨皮质和骨小梁均匀增厚。

（2）溶骨型则为病灶处有显著的透光区。

（3）混合型最常见，表现为不均匀的高低混杂密度的病灶，板障膨胀疏松状，新骨的周围有低密度溶骨区。

治疗及预后

增加患者营养，改善体质。服用降钙素和双膦酸盐、睾丸素或雌激素等药物，有助于改善代谢，缓解骨质的破坏和吸收。由于畸形性骨炎的血供极为丰富，手术治疗是困难的。

（二）颅骨纤维结构不良症

颅骨纤维结构不良症（fibrous dysplasia）的发病率占所有骨肿瘤的 2.5%，多见于儿童和青少年，女性多于男性是成骨细胞分化缺陷导致颅骨成熟障碍：由纤维组织替代骨质，引起颅骨增厚变形，是一种生理学上的障碍而并非肿瘤。

诊断

1. 临床表现

（1）好发于额骨、蝶骨及颅底，病变颅骨增厚引起头部骨质畸形、突眼、视力下降、头痛及其他脑神经麻痹。

（2）80% 为单发，无全身骨质疏松和钙磷代谢紊乱。少数可同时影响多处骨骼，如脊椎、骨盆和股骨等。

（3）女性患者伴有内分泌紊乱：性早熟、甲状腺功能亢进、肢端肥大、库欣（Cushing）病等，称奥布尔赖特（Albright）综合征。

2. 影像学表现

（1）X 线见局部骨质增厚、密度增高，骨膨胀、骨质破坏，不规则骨化、骨结构模糊，以及骨小梁消失呈"磨砂玻璃样"改变。

（2）头部 CT 可见局部骨质、板障增厚，骨皮质消失，增强后可见病灶明显强化，密度不均（图 9 - 49）。

扫描二维码
查看图 9 - 49

（3）MRI可见病灶信号呈多样性。

治疗及预后

该病灶是自限性疾病,患者如无特殊神经功能障碍,则不行手术治疗。累及颅面部造成畸形者,可将隆起的骨性部分切除,同时行颅骨修补术;前颅底病灶致视力下降、眼球突出等症状者,则应做手术将增厚的眶顶切除,打开视神经管,使神经得到充分减压,以减轻或消除症状。但手术本身也有可能损伤视神经,使视力进一步下降。如广泛切除病灶引起的破坏或容貌改变太大,则不宜施行。病灶对放疗和化疗均不敏感。

（三）黄色瘤

黄色瘤（xanthoma）又称汉许克病（Hand-Schüller-Christian disease）,是遗传性脂质沉积病,属于网织内皮系统疾病之一,不是肿瘤,病因尚不明确。好发于儿童。

诊断

1. 临床表现

（1）颅骨缺损处可触及皮下肿块,质软,常累及颞顶骨,病变突入眶内则引起眼球突出。

（2）可出现低热、贫血、肌肉和关节酸痛等。在颅骨缺损处可触及皮下肿块,质软。

（3）患者常有尿崩症、矮小、性征发育不良、肥胖。

2. 影像学表现

（1）X线可见大小不等地图样颅骨缺损,边缘锐利,周围有少量的硬化带。

（2）CT和MRI检查可见颅骨缺损区内软组织肿块穿透外板或内板扩展至帽状腱膜下或硬脑膜外。若病变仅破坏一侧骨皮质,其形状如香槟瓶塞;若内外板同时被破坏,病变则呈纽扣状（图

9 - 50)。

3. 病理学特征 其病理学特点为肉芽肿样病变,肉芽组织为黄色或灰黄色的肿块,内有油灰样组织。显微镜下可见大量含胆固醇结晶的网状内皮细胞,即泡沫细胞。晚期多有结缔组织增生。

扫描二维码
查看图 9 - 50

治疗及预后

治疗方法是手术切除病灶,术后辅以小或中等剂量的放疗,约30％的患者术后原位复发,儿童比成人更容易复发。对于全身症状,可采取对症治疗,如用鞣酸加压素控制尿崩症,用激素改善内分泌症状和骨骼的发育。

（四）嗜酸性肉芽肿

嗜酸性肉芽肿(eosinophil granuloma)是一种原因不明的全身性疾病,不是肿瘤。多发生于儿童和青年,偶见于老年人,男性多见。

诊断

1. 临床表现

(1) 患者在短时间内出现头部疼痛性肿块,以颅顶部最多见,伴有乏力、低热和体质量减轻。

(2) 实验室检查可见血象嗜酸性粒细胞增多,白细胞总数偏高,红细胞沉降率(血沉)加快,血钙、磷、碱性磷酸酶正常。

2. 影像学表现 CT 检查见病灶局部颅骨内、外板及板障均被破坏,呈圆形或椭圆形,密度不甚均匀。内有小的新骨形成,边缘为凿齿状,周围有增厚的骨反应(图 9 - 51)。

3. 病理学特征 常侵犯扁平骨,如颅骨、骨盆、肩胛骨和肋骨等,有时也可侵犯脑及其他内

扫描二维码
查看图 9 - 51

脏。病变可为单发或多发。其病理特点为颅骨骨质破坏，呈肉芽肿样改变，内有大量嗜酸性细胞浸润，同时有结缔组织生成的新骨。

治疗及预后

病变范围较小者应行手术切除，较大的病灶可行病灶刮除术，术后加用放疗，一般只需 15 Gy 的放射剂量。

四、颅骨瘤样病变

（一）颅骨膜窦

颅骨膜窦（sinus pericranii）为颅骨上先天小缺损，不是肿瘤，为位于中线或旁中线（额顶部上矢状窦处）颅骨上先天小缺损，上矢状窦的腔隙部通过缺损与扩张的颅骨外表面静脉相通。

诊断

1. 临床表现

（1）在低头时出现局部隆起的肿块，质软，可压缩，抬头时消失，一般不会引起神经功能障碍。

（2）上矢状窦正常血流反复受干扰会引起头痛、呕吐、心动过缓和呼吸过慢等。

2. 影像学表现　X 线检查见小骨孔，边缘整齐。

治疗及预后

除非有美观上的考虑，一般无须治疗，手术有大出血和空气栓塞的风险性。手术方法有：①开颅切除病变的颅骨，阻断颅内外交通的血管，同时行颅骨修补；②直接切除颅外的颅骨膜窦，电凝颅内外交通的血管蒂。

（二）黏液囊肿

黏液囊肿（mucous cyst）是一种良性病变，缓慢生长的病变，常累及蝶窦、额窦和筛窦。是由于鼻旁窦引流不畅造成黏液在窦内积蓄引起鼻旁窦的囊性扩张。

诊断

1. 临床表现　主要症状为视力障碍、视交叉型视野缺损、动眼神经麻痹及突眼，无内分泌障碍。

2. 影像学表现

（1）CT 检查可见扩张的鼻旁窦腔伴骨质变薄，囊腔内呈均匀的中等密度影，增强不明显。

（2）MRI 检查的 T_2 加权高信号影，T_1 加权信号多变，增强明显。

治疗及预后

手术治疗的目的是解除囊肿对周围结构的压迫，引流窦内黏液，防止囊肿的复发。手术入路的选择根据病灶的位置而定。手术主要使窦腔的出口扩大，改善引流。一般术后症状迅速消退。

（常　川　孙　安）

第二十六节　头 皮 肿 瘤

头皮肿瘤（scalp tumor）可来源于头皮的各层组织，有些肿瘤为头皮所特有，有些与身体其他部位的皮肤肿瘤相同。大多数头皮病变是良性的，囊性病变占所有良性头皮病变的 50% 以上。由于皮肤暴露在外，肿瘤容易早发现和早治疗，所以，即使是恶性肿瘤，也有相当高的治愈率。但头皮有头发遮挡，相对其他部位皮肤肿瘤而言，不容易被发现。头皮肿瘤切除后，大面积的头皮缺损需要进行植皮等修复。

一、非黑色素瘤皮肤癌

主要是基底细胞癌（basal cell carcinoma，BCC）和鳞状细胞癌（squamous cell carcinoma，SCC），是高加索人中最常见的皮肤癌类型，发病率持续上升。头皮 BCC 和 SCC 通常发生在 6～70 岁的人群中，BCC 和 SCC 的男女比例分别为 1.1 : 1 和 1.3 : 1。总体而言，2%～18% 的基底细胞癌和 3%～8% 的鳞状细胞癌发生于头皮上，常表现为慢性不愈合的溃疡。

【诊断】

1. 临床表现

（1）基底细胞癌起源于皮肤基底样细胞，常发生于中老年前额、眶额区皮肤。初发时为结节，逐渐破溃扩展形成侵蚀性溃疡（rodent ulcer），可向浸润累及深部组织骨膜、颅骨。较少有远处转移。

（2）鳞状细胞癌最初皮肤上出现疣状或乳头状结节，边缘不清，固定、质韧，伴表面溃疡出血，侵犯深部肌肉、颅骨，可局部或远处转移。

2. 影像学表现　BCC 和 SCC 在 T_1 加权图像上均显示非特异性低信号，在 T_2 加权图像上均显示等值至高信号，造影剂增强的 T_1 加权图像上，在 SCC 病例中，与在 BCC 病例中，周围或更深层次的软组织增强可能更常见。

【治疗与预后】

（1）对于较小的基底细胞癌，刮除或烧灼术即可；对于直径＞1 cm 的肿瘤，则须手术切除，切缘离肿瘤应有一定的距离，对放疗敏感，术后应加用放疗。对于无法手术者或手术未能全切肿瘤者可予放疗。

（2）来源于表皮鳞状上皮的恶性肿瘤，治疗首选手术切除，应将肿瘤连同被侵犯的帽状腱膜、肌肉、颅骨一并切除，术后辅以局部放疗和淋巴结的预防性放疗。

◈ 二、头皮黑色素瘤

是由表皮、真皮内或痣内的黑色素细胞恶变而成，强烈的日晒是诱因，$6\%\sim12\%$的患者有家族史，远处转移，特别是脑转移在头皮黑色素瘤患者中更常见。

> 诊断

1. 临床表现　临床分型如下：

（1）恶性雀斑样痣性黑色素瘤：多发生于老年患者头颈暴露部位，病灶为扁平雀斑，表面有散布的黑色结节。

（2）表浅扩展性黑色素瘤：好发于 $40\sim60$ 岁，与黑色素细胞痣密切相关。病灶<2.5 cm 边缘有角形凹口或突出，内有小结节，颜色多样。

（3）结节性黑色素瘤：较少见，病灶为 2 cm 左右黑色隆起的结节，可增大合并呈息肉状，边缘呈褐黑色，发展迅速，病程为 $6\sim18$ 个月，预后差。

2. 影像学表现　黑色素瘤在 MRI T_1 加权图像上显示皮层等低信号，在 T_2 加权图像上显示等高信号。

3. 病理学分级　其生长可分为辐射生长阶段和垂直生长阶段。在前阶段，小量瘤细胞沿真皮乳头层侵袭增生，不聚集；在后阶段，瘤细胞聚集生长，形成细胞巢或结节。按瘤细胞侵犯的水平可分为：1 级，局限于表皮内；2 级，破坏表皮基膜侵入真皮乳头层；3 级，在乳头层内聚集，乳头层被瘤细胞所形成的结节、斑块或巢充填；4 级，侵入网状层；5 级，皮下组织已受侵犯。

治疗与预后

原发性头皮恶性黑色素瘤唯一的治疗方法为手术切除。依据肿瘤厚度切除边缘做对应延伸，切除包括皮下组织，争取一期缝合，必要时须植皮。对肿瘤厚度在 $1.5\sim4$ mm 者，可行选择性局部淋巴结切除。化疗对恶性黑色素瘤的疗效差。

三、默克尔细胞癌

默克尔细胞最初被认为存在于原始神经嵴中，这也是其被归类为神经内分泌肿瘤组的原因。日晒被认为是其重要危险因素。近期的研究指出，这些细胞的起源位于基底层，与感觉神经末梢密切接触，除了外胚层角质形成细胞外，也有人认为中胚层成纤维细胞可能是该肿瘤的起源。

诊断

1. 临床表现　发生于头面部，各种年龄均可发生，其中以 $60\sim80$ 岁者为多。肿瘤常单发，生长迅速。为粉红色、蓝红色或红褐色的结节，直径为 $0.5\sim5$ cm，一般不破溃，仅 10% 有溃疡。

2. 影像学表现　MRI 提示 T_1 加权图像上肌肉轻度高信号，T_2 加权图像上高信号。

治疗与预后

$50\%\sim60\%$ 患者发生局部淋巴结转移，$30\%\sim40\%$ 的患者发生肺、肝、骨骼、脑和深部淋巴结等远处转移。对肿瘤应予局部扩大切除（边缘延伸 $1\sim2$ cm），同时做预防性局部淋巴结切除术，术后给予放疗，易于手术瘢痕及其周围复发，5 年存活率为 50%。

四、淋巴瘤

头皮上最常见的 B 细胞淋巴瘤是原发性皮肤卵泡中心淋巴瘤

和原发性皮肤边缘区淋巴瘤,两者均具有良好的预后。

诊断

1. 临床表现

(1)原发性皮肤弥漫性大 B 细胞淋巴瘤可表现为无痛、生长缓慢的头皮肿瘤;浸润颅骨并有进行性颅内扩张,会导致头痛、神经功能缺损和癫痫发作。

(2)T 细胞淋巴瘤中,蕈样霉菌病(主要伴有大细胞转化)是头皮上最常见的类型,很少以预后更不利的促卵泡变异型的形式出现。

(3)原发性皮肤大细胞间变性淋巴瘤,10 年生存率约为 90%。

2. 影像学表现　MRI 在 T_1 和 T_2 加权图像上显示为等高位延区域。在扩散加权图像上,观察到具有明显低的表观扩散系数值的限制性扩散。

◆ 五、转移性肿瘤

肾脏、乳房和肺等部位的恶性肿瘤可转移至头皮。在女性中,超过 70% 的转移可归因于乳腺癌,其次是卵巢癌、肺癌、胃肠道癌和口咽癌。在男性中,10% 的转移起源于肺和胃肠道,其次是耳鼻喉、食管肿瘤和肾肿瘤。颅内肿瘤(如恶性脑膜瘤)也可直接扩展至头皮。

诊断

1. 临床表现

(1)通常表现为较硬结节样缓慢生长的病变。

(2)肿瘤浸润和与之相关的炎症导致毛囊的破坏,临床特征为脱发,皮肤缺损和毛细血管扩张。

2. 影像学表现　影像学检查结果取决于原发肿瘤的组织学

特征。在 CT 和 MRI 上，皮肤和皮下转移通常表现为多个大小可变、定义不明确的结节，或作为浸润性软组织肿块，伴有均质性或异质性造影剂增强。

治疗及预后

治疗根据患者的综合情况而定：如果患者全身情况好，仅有孤立的头皮转移，可予手术切除，同时治疗原发肿瘤；若已有全身多处转移，只能予以化疗和放疗。

六、肉瘤

发生于头皮组织的肉瘤的临床特征是病程进展迅速，伴有多灶性播散和早期血运播散的倾向。

诊断

1. 临床常见类型

（1）血管肉瘤，是血管源性恶性肿瘤。可累及真皮、皮下组织、帽状腱膜或筋膜甚至更深的组织。可为紫色、瘀斑样、蜂窝织炎样结痂的斑块，也可是暗黑色有溃疡的结节等。生长迅速并侵及皮下组织和筋膜，经淋巴和血液向远处转移。

（2）脂肪肉瘤也有相关报道，黏液样亚型是最常见的变异型，其特点为快速生长和潜在的组织坏死，分化良好的脂肪肉瘤与脂肪瘤较难鉴别。

（3）皮肤纤维肉瘤好发成年男性，可由真皮性小结节融合成形态不规则的坚硬斑块伴破溃疼痛。

2. 影像学表现　血管肉瘤通常在 T_1 加权图像上显示非特异性，在 T_2 加权图像上显示高信号，特征性表现包括存在高流量蛇形血管，而低流量血管可能在 T_2 加权图像上显示高信号。在对比增强图像中，固体成分被强烈增强，而肿瘤坏死被描绘为非增强区域。

血管肉瘤应于早期诊断并彻底手术切除肿瘤,切除的边缘应超过肿瘤可见的边缘。放疗,特别是电子束疗法可延长患者的生命。头皮纤维肉瘤治疗以手术切除为首选疗法,切除的范围超出肿瘤外缘 3 cm,扩大至深筋膜层 1~2 cm,放疗无效。

◈ 七、皮脂腺瘤和癌

皮脂腺瘤是由于皮脂腺管被堵塞,分泌物滞留形成位于皮下的囊肿。

诊断

1. 临床表现　皮脂腺瘤直径为 5~30 mm,通常发生于面部和头皮,60 岁以上的女性较为多见,内容物为白色乳酪样皮脂,有包膜,与皮肤粘连,可被推动,感染时伴破溃流脓。汗腺癌好发于 50~80 岁人群的头颈部,易经由淋巴系统转移。

2. 影像学表现　CT 和 MRI 皮脂腺瘤表现为囊性肿块。如果皮脂腺瘤中存在丰富的油脂含量,则在 T_1 和 T_2 加权图像上显示为高信号区域。相反,如果囊性腔中充满了大量的角蛋白和毛发,则它们在 T_1 加权图像上显示为低至等敏的区域,在 T_2 称量的图像上显示为高信号区域。

治疗

腺瘤治疗应切除囊肿及堵塞的皮脂腺管,伴感染时需切开引流。

汗腺癌手术切除为首选疗法,切除范围须扩大至距肿瘤 3~5 cm。对放疗不敏感,转移患者术后给予化疗。

八、 胚胎残余组织肿瘤

表皮样囊肿与皮样囊肿(epidermoid and dermoid cyst),均为胚胎残留组织形成的肿瘤,常位于颞顶及枕部。

诊断

1. 临床表现　表皮样囊肿来源于残余的胚胎外胚层组织,边界清楚,呈半球形突出于皮面,皮肤表面正常,基底固定,中央可有窦道与皮外相通,可挤出乳酪样角质性组织;皮样囊肿位于胚胎闭合处,与表皮样囊肿相似,区别在于内容物常包含皮肤附件(毛囊、皮脂腺、汗腺及毛发等)。

2. 影像学表现　在 CT 和 MRI 上,这些类型的囊肿表现为轮廓分明的椭圆形皮下囊肿块。在 T_1 加权图像上表现为具有等高信号,在 T_2 加权图像上表现为高信号,可有边缘增强而无中央增强。若囊肿破裂可导致内隔和边缘增厚伴强化,以及周围皮下组织的强化。

治疗及预后

治疗以手术切除为主。切开后清除内容物并将囊壁切除,以免复发。

九、 头皮肿瘤术后的头皮修复

头皮肿瘤切除术后的头皮缺损需要用合适的方法去修复。颌面外科和整形外科医生可以提供帮助。

应根据头皮缺损部位、大小及深度的不同制订不同的修复方案:

(1) 小面积缺损($<1\ cm^2$)可以游离缺损部位附近的头皮直接拉拢缝合。

（2）稍大面积的缺损，可以根据缺损的具体大小形态，将周围正常的头皮做一个或多个长条皮瓣，进行无张力缝合。

（3）大面积缺损，可以用游离皮瓣植皮（适用于额、颞、顶部）或用带蒂皮瓣进行修复（适用于枕部、枕顶部、枕颞部）。

头皮肿瘤术后的头皮重建是手术的另一个关键环节，应根据具体的情况做个体化修复。

（常　川）

第二十七节　颅底肿瘤

颅底肿瘤（skull base tumors）可来源于颅底结构如颅骨、脑膜、神经和血管组织，也可来源于颅内肿瘤或颜面、五官肿瘤直接侵入或颅外肿瘤的血源性播散。颅底肿瘤可仅累及颅内或颅外结构，也可同时累及颅内外结构，后者称为颅内外沟通肿瘤。

临床表现

1. 前颅底肿瘤　早期常无症状，随着肿瘤长大，可出现鼻腔阻塞、鼻出血、嗅觉减退或丧失、视力下降、视野缺损、头痛（常呈钝性痛，位于颜面深部）、癫痫和性格改变等。

2. 中颅底肿瘤　取决于肿瘤所在部位和生长方向，肿瘤可局限于中颅底，也可累及前颅底或后颅底或翼腭窝。肿瘤位于海绵窦内可引起眼球活动障碍、复视、眼睑下垂、三叉神经受累症状等；肿瘤影响海绵窦旁结构，可引起癫痫（颞叶）、内分泌功能异常（下丘脑-垂体）、偏瘫（脑干或颈内动脉）；肿瘤位于蝶骨嵴，可引起单眼视力下降、视野缺损、头痛、癫痫和精神症状（蝶骨嵴内侧型）或突眼、头痛、癫痫（蝶骨嵴外侧型）；肿瘤位于岩尖或岩斜区，可引起面部疼痛、麻木、复视、头晕、听力下降、头痛等。

3. 后颅底肿瘤　肿瘤位于内听道前方，可引起面痛或面部感觉减退、复视等；肿瘤位于内听道内，可引起耳鸣、眩晕、听力下降或丧失，少数可有面瘫；肿瘤位于内听道下方，可引起声音嘶哑、饮水呛咳、吞咽困难、舌肌萎缩等；肿瘤压迫小脑，可引起步态不稳、共济失调等；肿瘤压迫脑干，可引起锥体束征阳性等；肿瘤压迫第4脑室，可引起梗阻性脑积水，颅内压增高表现。

4. 颅颈区肿瘤　颅颈区疼痛，脑干征（眩晕、听力下降、垂直眼颤和交叉性瘫痪等），上颈髓征（肢体感觉障碍、痉挛性瘫痪等），颅神经征（声音嘶哑、饮水呛咳、吞咽困难、胸锁乳突肌和斜方肌麻痹或萎缩等），一过性症状（发作性瘫痪、感觉异常、猝倒、偏头痛伴象限盲等）。

影像学检查

1. CT 和 MRI　是颅底肿瘤的主要诊断方法。颅底薄层 CT 扫描骨窗位有助于了解颅底骨质增生或破坏情况，MRI 平扫＋增强可显示肿瘤的范围、血供情况、肿瘤与颅底血管的毗邻关系、与颅内邻近组织和颅外结构的关系。

2. 脑血管造影　包括 MRA、CTA 和 DSA。可了解肿瘤的血供、肿瘤与颅底大血管的关系等，肿瘤血供丰富，术前可 DSA，做肿瘤栓塞，如手术中需要阻断颈内动脉或椎动脉，应在术前做球囊阻断试验（BOT）。

3. X 线　对颅颈区肿瘤，前后位、张口位、过伸或过屈侧位 X 线可帮助确定颅颈关节的稳定性。

治疗与预后

对良性的颅底肿瘤，可选择手术治疗和放射外科治疗；对恶性的颅底肿瘤，除手术治疗外，可酌情联合放射外科治疗、放疗、化疗和靶向药物治疗。现代颅底外科在显微镜、内镜和外视镜的辅助下，联合放射外科等综合治疗后，手术死亡率从＞6％（20世纪70年代以前）下降到＜2％（2000年以后），肿瘤局部长期控制率从68％提高到84％，5年生存率从49％提高到70％，脑脊液漏发生率从47％下降到2％，术后颅内感染率从54％下降到＜4％。

（徐　铭）

第二十八节　脑室肿瘤

脑室肿瘤有良性和恶性之分，以良性居多。起源于脑室内和脑室壁的肿瘤为原发性脑室肿瘤；起源于脑室旁组织，瘤体大部突入脑室内，为继发性脑室肿瘤。根据脑室系统解剖，又可分为侧脑室肿瘤、第3脑室肿瘤和第4脑室肿瘤。侧脑室肿瘤以脉络丛乳头状瘤、室管膜瘤和脑膜瘤多见。第3脑室肿瘤以胶样囊肿、脉络丛乳头状瘤为主；邻近组织肿瘤突入第3脑室者，以颅咽管瘤、胶质瘤和生殖细胞肿瘤多见。第4脑室肿瘤以室管膜瘤和脉络丛乳头状瘤为主；髓母细胞瘤充填第4脑室，与第4脑室底粘连，也可归为第4脑室肿瘤。

临床表现

由于脑室系统位于脑深部，毗邻重要的神经核团和血管，脑室肿瘤可以产生不同的临床表现：①良性或低度恶性的脑室肿瘤，肿瘤增长缓慢，脑室内存在潜在的代偿性空间，即使肿瘤体积较大时仍没有特征性神经系统症状出现。②颅内压增高症状：头疼、恶心、呕吐等。③局灶症状：取决于肿瘤的部位。

影像学表现

　　CT和MRI扫描，特别是后者，它是判断脑室肿瘤的"金标准"，可以准确地显示肿瘤大小、位置、起源、血供，以及与周围组织的关系（图9-52）。

扫描二维码
查看图9-52

治疗

　　外科手术是脑室肿瘤的主要治疗手段。根据肿瘤的性质和部位选择肿瘤全切除、部分切除或活检，同时打开脑脊液循环通道。结合脑室的解剖特点，选择合适的手术入路。手术入路应满足下列要求：创伤小，路径短，暴露充分，避开功能区。术中要辨别移位的正常解剖结构，防止损伤；注意保护脑室内的静脉。

（胡框坤）

第二十九节　脑　干　肿　瘤

　　脑干肿瘤（tumors of brain stem）是指发生于中脑、脑桥和延髓部位的肿瘤，它占原发脑瘤的2％（成人）～20％（儿童）。常见类型有胶质瘤（星形细胞瘤、室管膜瘤等）、海绵状血管瘤、血管母细胞瘤、转移瘤等。

一、　脑干胶质瘤

　　80％的脑干胶质瘤发生于儿童，占所有儿童胶质瘤的10％～

15％,男性比女性多见。好发于脑桥。

临床表现

（1）病程为亚急性到慢性,数天至数年不等。

（2）常见表现有头痛、恶心、呕吐、颅神经麻痹、步态异常、肢体乏力。晚期合并脑积水者可出现视盘水肿。

（3）中脑内胶质瘤可出现眼睑下垂等动眼麻痹症状,向背侧发展造成中脑导水管或四脑室受压,可出现颅高压症状。上丘受损表现为上视困难。

（4）脑桥内胶质瘤常出现眼球内斜、复视、口角歪斜、面部麻木等症状。

（5）延髓内胶质瘤可出现延髓麻痹,表现为吞咽呛咳、声音嘶哑、舌肌萎缩等。累及到脑干腹侧的锥体束时,出现交叉瘫。

影像学检查

1. CT 脑干内低密度或高密度异常团块,病灶不增强或轻度增强,脑干体积膨隆,晚期可有环池消失。有些病灶可有囊变,病灶可向脑干背侧生长,长向第4脑室。

2. MRI 对脑干胶质瘤的定位和定性诊断价值高于CT。不同病理类型的胶质瘤表现不同:局限在脑干髓内的 T_1W 低信号、T_2W 高信号、无明显强化的病灶常提示低级别胶质瘤;T_1W 低信号、T_2W 高信号伴有环形强化的病灶可能为毛细胞型星形细胞瘤;边界不清伴有不均匀强化团块的病灶常提示高级别胶质瘤;室管膜瘤往往自脑干背侧突入第4脑室内,轻度均匀增强。MRS可帮助鉴别胶质瘤和其他非肿瘤性疾病。

治疗与预后

1. 手术治疗 尽管脑干肿瘤手术有很大风险,但对于较局限、向脑干外生长的胶质瘤,如向第4脑室或桥小脑角生长,可积极手术治疗。术中应该仔细识别保护好脑干界面，以免术后引发严重并发症。对于位置较深弥漫生长的肿瘤或者不适宜行开颅手术的患者，可以实施活检手术，明确肿瘤性质。

2. 其他治疗　对于 WHO≥2 级的胶质瘤，术后可以辅助放射治疗。针对胶质瘤的化疗药物，如替莫唑胺等也同样适用于脑干胶质瘤，具体用法参照本书"胶质瘤"相关章节。

3. 预后　除少数局限的毛细胞星形细胞瘤术后可长期生存，其余预后不良。

◈ 二、脑干海绵状血管瘤

海绵状血管瘤有反复出血的倾向，但大多数体积较小，其病变区域血流速率低，破裂出血时产生的破坏性较局限，且很少突破到蛛网膜下腔或脑室系统。

临床表现

患者往往突发起病，如血肿压迫未超过脑干的承受能力，神经功能可以恢复。主要症状包括复视、面部麻木、步态不稳、肢体感觉异常或乏力、吞咽困难、声音嘶哑等。常见的体征有眼球运动障碍、面瘫、眼球震颤、面部感觉减退、偏瘫和小脑共济失调等。出血量大的患者可出现昏迷、生命体征不稳，有些会出现急性脑积水。部分未曾出过血的海绵状血管瘤患者可无症状，仅在体检摄片时发现。

影像学检查

1. CT　急性期表现为脑干内高密度病灶。

2. MRI　表现为脑干内混合信号的病变，典型的表现为 T_2W 上，病灶周围被出血造成的含铁血黄素沉积所形成的低信号边缘围绕。病灶一般无明显强化。SWI 序列可以更清晰地显示肿瘤，

甚至可以显示有些 T_2W 上不能显示的微小病灶。

3. DSA　仅用来帮助与其他血管性疾病的鉴别。

治疗与预后

病灶位置比较表浅、引起神经系统症状的患者或有进行性神经功能障碍或者反复出血的患者,应该考虑手术切除病变。手术一般认为在出血后 4～6 周进行,此时血肿液化,脑干水肿消退,与周围脑干组织容易找到可分离的界面。

◈ 三、 脑干血管母细胞瘤和脑干转移瘤

见本书第九章第十六节"血管母细胞瘤"和第九章第二十一节"转移性肿瘤"。

(顾士欣)

第三十节　眼眶肿瘤

眼眶肿瘤可原发于眶内各种组织成分,也可由邻近结构蔓延、或远处转移而来,神经外科治疗的眼眶肿瘤大多位于眼球后方,也称为眼球后肿瘤。

◈ 一、 海绵状血管瘤

海绵状血管瘤是成年人最常见的眼眶肿瘤,占 10％～23％。多发生于女性,发病年龄高峰为 30～49 岁,大多数位于一侧,可多发。

临床表现

与肿瘤部位和大小有关,球后肿瘤可引起无痛性进行性眼球

突出、视力下降、眼球运动障碍、眼底改变等；眶尖部肿瘤早期即可引起视神经萎缩；眶前部肿瘤可引起眼睑隆起、皮肤或结膜可透见紫蓝色肿块、可于眶缘扪及肿块。

影像学检查

1. 超声检查　海绵状血管瘤具有独特的声像图，B超诊断符合率高。B超示肿瘤呈圆形或椭圆形，边界清楚，内回声多而强，且分布均匀，衰减中等，压之可变形。

2. CT　肿瘤多位于肌肉圆锥内、视神经的外侧，呈圆形或椭圆形，边界清楚，轻度高密度，密度均匀，可有钙化，增强后肿瘤明显强化。

3. MRI　肿瘤 T_1W 与眼外肌相比呈等信号，T_2W 呈高信号，增强后肿瘤明显强化，无出血征象。

治疗与预后

海绵状血管瘤生长缓慢，症状不明显、视力正常时，允许观察；症状明显、影响视力时，需手术切除。全切除者，可根治，预后良好。

二、脑膜瘤

可原发于眶内，也可自颅内蔓延至眶内。眶内原发性脑膜瘤占眼眶肿瘤的 $4\%\sim8\%$，多发生于中年女性。

临床表现

眼球突出、视力下降和眼底改变（继发性视盘萎缩，可见视神经睫状静脉）。

影像学检查

1. 超声检查　B超示视神经增粗，边界清楚，内回声较小，衰减明显，后界常不能显示或回声减弱。

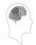

2. CT　视神经肿大，呈双轨征（两侧高密度区为肿瘤，中央低密度区为萎缩的视神经），可伴有钙化、眶骨增生（图 9-53）。

3. MRI　肿瘤表现为 T_1W 低或略低信号，T_2W 高信号，增强后肿瘤明显强化。

扫描二维码
查看图 9-53

治疗与预后

对侵犯蝶骨大翼骨质、眶颅沟通脑膜瘤，主张早期手术治疗；对视神经鞘脑膜瘤，若视力尚好、肿瘤又未延及颅内，可观察，待视力丧失后再手术。全切除者，预后良好；不全切除，易复发。

三、胶质瘤

视神经胶质瘤可起源于一侧视神经或视交叉，也可双侧视神经多中心起源（见于神经纤维瘤病）或与下丘脑胶质瘤相连成为后者的一部分。多为低级别胶质瘤，好发于儿童。

临床表现

无痛性眼球突出是眶内视神经胶质瘤早期的表现，可伴有视力下降、视盘水肿或萎缩。如有神经纤维瘤病史或家族史，对诊断有帮助。

影像学检查

1. 超声检查　视神经呈梭形肿大，边界清楚，内回声少而弱。囊性样变呈液性暗区，透声中等，衰减较小，加压变形不明显。

2. CT　视神经呈梭形肿大，边缘光滑，与周围脂肪分界清楚，密度均匀，增强后轻度或中度强化。瘤内囊腔液体低密度，不强化。颅底薄层 CT 扫描骨窗位示视神经管扩大。

3. MRI　肿瘤表现为 T_1W 低信号，T_2W 高信号。MRI 可以

帮助判断肿瘤是否累及视交叉和下丘脑。

治疗与预后

　　肿瘤仅累及一侧视神经,引起眼球突出和视力下降时,可手术切除患侧视神经;肿瘤累及视交叉和下丘脑时,手术以活检为主,术后结合放疗和化疗。毛细胞星形细胞瘤预后较好。

（徐　铭）

第三十一节　岩尖胆固醇肉芽肿

　　岩尖胆固醇肉芽肿(petrous apex cholesterol granuloma)为较少见的颅底良性病变,好发于岩骨的中耳、乳突等,常合并中耳炎。其年发病率低于 0.6/100 万,相当于听神经瘤发病率的 1/30。但是,在临床上常见的颞骨岩部良性病变中,胆固醇肉芽肿的发病率最高,约占颞骨岩部病变的 60％,远高于大家所熟知的胆脂瘤的发病率。这是由于本病一直与先天性胆脂瘤(即上皮样肿瘤)和后天性胆脂瘤(即获得性上皮样瘤)混淆。随着人们对它认识的提高,发现过去诊断为胆脂瘤者实为本病。

诊断

　　1. 临床表现　本病的临床表现取决于病变部位、大小和累及的结构,病变小时常不引起症状,当病灶发展到一定程度,可引起头痛、眩晕、耳鸣、癫痫、第 V～Ⅷ对脑神经功能障碍、三叉神经痛、耳痛、面肌抽搐、脑脊液耳漏、颅内感染等。

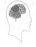
2. 影像学检查

(1) CT:病灶多位于岩骨前内侧、边缘光滑、低密度、不增强,对侧岩骨常气化良好。

(2) MRI:具有诊断价值,成熟胆固醇肉芽肿在 T_1、T_2W 均呈高信号,注射造影剂后病灶不增强或仅轻微周边增强(图 9-54)。

扫描二维码
查看图 9-54

鉴别诊断

需与岩尖积液、黏液囊肿、蛛网膜囊肿、胆脂瘤、软骨瘤、软骨肉瘤、脊索瘤、转移瘤等相鉴别。

治疗

偶然发现或无症状的岩尖胆固醇肉芽肿可定期随访,一旦出现症状则需手术治疗。术式的选择根据病变位置、侵及解剖范围和患者的听力情况决定。常用的手术入路主要有:经迷路-耳蜗入路、迷路下入路、经外耳道耳蜗下入路、经鼻蝶入路、经颅中窝入路、乙状窦后入路、扩大颞下入路等。无实用性听力时,可采用经迷路入路,有实用性听力时,采用迷路外入路进行肉芽肿清除加残腔引流到乳突、蝶窦或中耳腔等,或清除肉芽肿和包膜后,用颞肌填塞残腔。近年来,随着神经内镜和神经导航技术的发展和成熟,该领域的微创手术前景良好。在经鼻入路的基础上,采用带蒂鼻中隔黏膜瓣置入病灶腔内以预防引流管道阻塞,或可降低复发率。

预后

岩尖胆固醇肉芽肿是一类较易复发的良性病变,随访过程中患者如果出现症状、且 MRI T_1W 重新变为高信号,提示引流不充分、病灶复发。病灶复发一般与病灶假包膜是否切除无关,而与引流不充分、引流管阻塞有关,当随访过程中病灶增大或者出现临床症状的患者需要再次手术。关于该疾病的死亡率,大宗病例文献未见报道。

（沈　明）

第三十二节　中枢神经系统肿瘤化疗

化疗是通过药物来治疗神经系统肿瘤,是综合治疗的重要组成。需要注意的是,目前对大部分的脑恶性肿瘤还缺少统一标准的化疗方案,针对不同类型神经肿瘤以及不同神经肿瘤患者的个体化治疗方案,是目前提高神经肿瘤患者的生存质量和远期生存率的主要策略。

1. 高级别胶质瘤的化疗

(1) 目前对新诊断的胶质母细胞瘤(GBM)伴有 MGMT 启动子甲基化患者,推荐术后替莫唑胺(TMZ)同步放疗,再用 TMZ 辅助化疗方案(Stupp 方案),即:放疗的整个疗程同步化疗,口服 TMZ 75 mg/m²,疗程 42 d。放疗结束后 4 周 TMZ 治疗,150 mg/m²,连续用药 5 d,28 d 为 1 个疗程,若耐受良好,则在以后化疗疗程中增量至 200 mg/m²,TMZ 化疗 6 个疗程(循证医学 I 级证据)。

(2) 替代方案如 21/28 剂量密度方案或是 50 mg/m² 连续给药方案:对于新诊断 GBM 疗效已经有一些 II 期临床研究相关报告。亦可放疗后使用 ACNU(或其他烷化类药物 BCNU、CCNU)联合 VM26 方案。

(3) 对于新诊断的胶质瘤,包括星形细胞和少枝胶质细胞瘤(WHO 3 级)可以:①推荐放疗联合 TMZ(同 GBM)或亚硝脲类;②PCV 方案(洛莫司汀＋甲基苄肼＋长春新碱),具体给药方法:

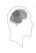

洛莫司汀 110 mg/(m² · d)，d1；甲基苄肼 60 mg/(m² · d)，d8～21；长春新碱 1.5 mg/(m² · d)，d8、29；③亚硝脲类方案，目前常用方法：ACNU 90 mg/(m² · d)，d1；替尼泊苷(teniposide, VM - 26)，60 mg/(m² · d)，d1～3。每 6 周为 1 个疗程，共 4～5 个疗程。推荐有条件的单位对高级别胶质瘤患者检测 MGMT 启动子区甲基化状态、IDH1/IDH2 突变，以及 1p/19q 缺失。

2. 低级别胶质瘤的化疗　对于低级别胶质瘤的化疗，目前还有争议，对于有高危因素的胶质瘤建议化疗，低危因素者可随访。LGG 预后的高危因素有：星形细胞瘤组织学、＞40 岁、KPS＜70 分、肿瘤最大径≥6 cm、肿瘤跨中线、术前明显的神经功能障碍、1p 和 19q 没有缺失或只有一个缺失、IDH1 或 2 没有突变。影像学显示灌注增加也可能是高危因素之一。低危因素有：少突胶质细胞瘤或混合性胶质细胞瘤、≤40 岁、KPS≥70 分、肿瘤最大径＜6 cm、轻微或没有神经功能障碍、1p 和 19q 共缺失、IDH1 或 2 突变。

(1) 少突胶质细胞瘤胶质瘤的化疗：TMZ 给药方案：TMZ 的一般用法是 200 mg/m²，d1～5，28 d 重复。现在也有学者采用延长给药天数的每日低剂量用法，即 TMZ 75 mg/(m² · d)，d1～21，28 d 重复，Ⅲ期临床试验(RTOG 9802)推荐 PCV 方案(具体方案见上)。

(2) 低级别侵袭性星形细胞瘤的化疗：对新确诊的无 1p/19q 联合缺失的低级别神经胶质瘤患者，推荐放疗加 12 个疗程的 TMZ 治疗。TMZ 的标准用法是 200 mg/(m² · d)，d1～5，28 d 重复。也有采用每日低剂量用法，即 TMZ 75 mg/(m² · d)，d1～21，28 d 重复。IDH 突变或 MGMT 启动子甲基化的患者具有临床获益。

3. 老年人恶性胶质瘤的化疗　年龄是 GBM 治疗效果重要的独立预后因素，除了放疗，剂量适当减少外，同步和辅助的替莫唑胺化疗在 70 岁以下 KPS 良好的患者仍然是可行的治疗方法。年龄较大生活状态较差者也可单独化疗,而 MGMT 启动子甲基化与否是评估其化疗效果的重要因素。

4. 儿童胶质瘤的化疗

(1) 儿童低级别胶质瘤,首先应争取在安全前提下最大限度地手术切除。手术全切后 10 年 PFS 能超过 85%,可不考虑其他辅助治疗,出现复发时儿童可行放疗(大于 3 岁者),化疗。如果肿瘤未能全切,则需要化疗。

(2) 儿童高级别胶质瘤,应行最大限度地安全手术切除,无论切除程度如何,术后均推荐行放化疗。>3 岁可直接行放化疗,≤3 岁者建议先行化疗,3 岁后再行放疗。高级别胶质瘤的化疗效果不佳。

(3) 儿童总体化疗效相比成人差,MGMT 启动子甲基化与预后相关。

5. 髓母细胞瘤/中枢神经系统原始神经外胚叶肿瘤的化疗

目前通常将髓母细胞瘤患者分为中危和高危两组进行不同的治疗。中危组:肿瘤全切除或近全切除,残留病灶≤1.5 cm,无播散转移。高危组:年龄<3 岁,或肿瘤次全切除,残留病灶>1.5 cm,和/或非后颅窝定位,即幕上原始神经外胚叶性肿瘤。

目前探索的治疗方案是对中危患者降低治疗的强度,高危患者则增加治疗强度。对中危髓母细胞瘤患者,主张在放疗结束后 6 周进行辅助化疗,应用得比较多的方案为:洛莫司汀(CCNU) 75 mg/(m² · d)口服 d1;顺铂(DDP) 75 mg/(m² · d)静脉注射总剂量分成 d1~3;长春新碱(VCR) 1.5 mg/(m² · d)静脉注射 d1、8、15。每 6 周重复 1 次,共 8 个疗程。

髓母细胞瘤可分为 4 个主要的分子生物学亚型,在 Wnt、SHH 和非 SHH/Wnt(组 3,组 4)型髓母细胞瘤中,Wnt 型髓母细胞瘤的预后较其他 3 型好,SHH 与组 3、4 预后相似。目前针对不同分子亚型的化疗方案也在探索。

6. 原发性中枢神经系统生殖细胞肿瘤的化疗　颅内生殖细胞瘤是化疗敏感肿瘤,联合化疗可以减少放疗剂量。如果肿瘤单发、脑脊液细胞学检查阴性、β-HCG 和 AFP 不高,术后首先化疗 3~4 个周期,可采用 PEB 方案:顺铂静滴 80~100 mg/(m² · d), d1,依托泊苷静滴 60~100 mg/(m² · d), d1~5;博来霉素静滴 10 mg/(m² · d), d1、d5,每 3~4 周重复疗程;也有采用 BEJ 方案:博来霉素静注 15 mg/(m² · d), d3;依托泊苷静滴 150 mg/(m² · d), d1~3 和卡铂静滴 500 mg/(m² · d), d1~2,每 3 周重复疗程。肿瘤消失后在肿瘤原发部位采用减量放疗,不用全脑全脊髓放疗。

如果肿瘤多灶性、有播散,或 β-HCG 和 AFP 升高,术后采用高强度化疗 3~4 个周期后,肿瘤局部放疗加全脑全脊髓放疗。

7. 原发性中枢神经系统淋巴瘤的化疗　目前该病较佳的治疗模式为:立体定向活检明确病理后,首选含大剂量氨甲蝶呤(HD-MTX)基础上的联合化疗方案:HD-MTX 一般用法为静滴 3~3.5 g/(m² · d),在此基础上可联合使用药物包括长春新碱、丙卡巴肼、阿糖胞苷、利妥昔单抗等。对 60 岁以下患者化疗后可考虑行全脑放疗。

8. 脑转移瘤的化疗　除化疗敏感肿瘤外,化疗很少单独用于脑转移瘤的初始治疗,往往用于其他治疗失败后的挽救治疗或联合脑部放疗,脑肿瘤化疗方案的选择主要是根据原发肿瘤的病理类型以及血脑屏障通透性,常见的药物包括容易通过血脑屏障的通透性,小分子较小的如亚硝基脲类药物,丙卡巴肼,替尼泊苷等,中等程度通过血脑屏障化疗药包括替莫唑胺、阿糖胞苷、依托泊苷、博莱霉素、顺铂或卡铂等。

(唐　超)

第三十三节 中枢神经系统肿瘤的放射治疗

常规放疗是中枢神经系统肿瘤的重要治疗手段。机制是放射线造成 DNA 单链或者双链断裂，并利用正常组织与肿瘤组织存在放射敏感性和放射损伤修复的差异，采用分次放疗，既杀伤肿瘤细胞又减免正常组织的放射反应。最近 20 多年，放疗技术快速发展，传统二维放疗技术已发展到三维适形放疗、调强放疗（intensity modulated radiotherapy，IMRT）、容积弧形调强放疗（volumetric intensity modulated arc therapy，VMAT）、图像引导放疗（image guided radiation therapy，IGRT）和立体定向放射治疗等。质子和重离子放疗也开始应用于临床。基于"精准定位、精准计划和精准照射"的精准放疗时代已经到来。

一、以放疗为重要治疗手段的常见肿瘤及其放疗策略

（一）脑胶质瘤

1. 胶质母细胞瘤，IDH 野生型　推荐对于新诊断胶质母细胞瘤，在手术后 2～6 周采用替莫唑胺（TMZ）同期放化疗和放疗后 TMZ 辅助化疗。该方案简称 Stupp 方案，具体为：同步放化疗阶段，放疗每天 1 次，每周 5 次，每次 2 Gy，共 60 Gy/30 次，放疗技术采用三维适形或 IMRT 进行局部放疗，如果病灶范围大，可适当降低放疗剂量；放疗期间（包括周末）每天口服 TMZ 75 mg/（m^2·d）；放疗后辅助化疗阶段，TMZ 150～200 mg/（m^2·d），连续 5 d，每 28 d 为 1 个周期，一般 6 个周期。

对于老年（定义为≥70 岁）或者体质弱（KPS＜60 分）的患者，

推荐大分割放疗或者单纯 TMZ 化疗或者仅给予积极对症支持治疗。大分割放疗多采用 40.05 Gy/15 次/3 周或 30 Gy/10 次/2 周的方案。有研究采用更短疗程的方案(25 Gy/5 次/1 周)。对于 MGMT 启动子甲基化的患者,大分割放疗联合 TMZ 的疗效好于单纯大分割放疗。

建议在辅助化疗阶段联合肿瘤电场治疗(TTFields)。

20%～30%的胶质母细胞瘤患者在开始 TMZ 同步放化疗后出现假性进展,多数发生在放疗结束后的前 3 个月内。影像学表现为放疗靶区内的强化范围增大或者出现新的强化灶,伴或不伴水肿加重,患者出现相对应的症状和体征。假性进展目前认为可能是由于治疗后局部组织炎性反应和血脑屏障通透性改变所致。目前没有可靠的影像学技术能准确鉴别肿瘤进展还是假性进展。所以,如果在放疗结束后 3 个月内出现放疗靶区内的强化病灶增大增多,临床医师不要轻易诊断肿瘤进展。推荐处理方法包括密切的动态随访、加强对症处理和继续化疗等。大部分假性进展在几个月后出现强化病灶逐渐缩小甚至消失。

2. 星形细胞瘤,IDH 突变, 4 级　治疗方法参考胶质母细胞瘤,IDH 野生型的治疗方案。

3. 对于星形细胞瘤 2 级或 3 级,IDH 野生型　治疗方法可参考胶质母细胞瘤,IDH 野生型的治疗方案。

4. 星型细胞瘤, IDH 突变, 3 级　建议术后放化疗。可以采用 Stupp 方案,也可采用先放疗再化疗的方案。对于星形细胞瘤 3 级,是否采用同期放化疗,目前尚未有高级别证据。对于体质弱的患者,可以采用单纯放疗或单纯化疗或者仅给予积极对症支持治疗。化疗药物推荐 TMZ。星形细胞瘤,IDH 突变,3 级,建议加做分子检测 CDKN2A/B 纯合缺失检测,如果有纯合缺失,将升级到 4 级,治疗方案参照星形细胞瘤,IDH 突变,4 级。

5. 少突胶质细胞瘤 3 级，IDH 突变和 1p19q 共缺失型　建议术后放化疗。可以采用 Stupp 方案，也可采用先放疗再化疗的方案。与星形细胞瘤 3 级不同的是，化疗采用 PCV 方案或者 TMZ。对于体质弱的患者，可以采用单纯放疗或单纯化疗或者仅给予积极对症支持治疗。

6. 成人型弥漫性低级别胶质瘤　对于星形细胞瘤，IDH 突变，2 级，如果手术全切和年龄≤40 岁，属于低危组，建议术后观察，一般不建议放疗。对于手术没有全切或者年龄＞40 岁，属于高危组，建议术后放疗和化疗，推荐的放疗剂量 45～54 Gy，每次 1.8～2.0 Gy。放疗推荐术后 4～8 周内开始。星形细胞瘤，IDH 突变型，2 级，建议加做分子检测 CDKN2A/B 纯合缺失检测，如果有纯合缺失，将升级到 4 级，治疗方案参照星形细胞瘤，IDH 突变，4 级。

对于少突胶质瘤 2 级，IDH 突变和 1p19q 共缺失型，如果手术全切或者患者年龄较轻，术后治疗可以推迟到出现影像学或症状进展时；不全切除者，建议术后放疗联合 PCV 方案或者 TMZ 化疗。

7. 儿童型弥漫性高级别胶质瘤　对于弥漫性中线胶质瘤，H3K27 变异型、弥漫性半球胶质瘤，H3G34 突变型以及弥漫性儿童型高级别胶质瘤，H3 野生型和 IDH 野生型等 3 个亚型，目前可以采用以 Stupp 方案为主的放化疗等综合治疗；对于婴儿型半球胶质瘤，可尝试采用以化疗为主的药物治疗，不提倡放疗。

对于多见于儿童的弥漫内生型脑桥胶质瘤（diffuse intrinsic pontine glioma，DIPG），如果年龄≥3 岁，放疗是主要治疗手段，多数患者接受放疗后能快速缓解症状，改善生活质量，少部分患者放疗后生存时间较长。

8. 儿童型弥漫性低级别胶质瘤　放疗一般不作为首选治疗手段。对于手术后有残留病灶，经密切随访或者药物治疗（靶向治疗和化疗等)后进展,且再手术效果不佳的患者,可以考虑尝试放疗;如果病灶局限,可以尝试立体定向放射治疗。

(二)室管膜瘤

室管膜瘤3级,无论是否全切,术后需要接受常规放疗。

室管膜瘤2级,未做全切,术后需行放疗;如果肿瘤已全切,对于成人患者,建议术后常规放疗或者密切观察,对于儿童患者,术后放疗存在争议。

脊髓黏液乳头状室管膜瘤病理分类级别原来是1级,现已升至2级,该类型容易沿脑脊液播散,术后推荐放疗。

室管膜瘤放疗前需行全脑全脊髓增强磁共振和脑脊液查肿瘤脱落细胞,如果没有发现脑脊液播散的证据,建议局部放疗,如果发现脑脊液播散,则需全脑全脊髓放疗(craniospinal irradiation,CSI)＋局部补量。CSI:36 Gy,局部放疗总剂量:54～59.4 Gy,每次1.8～2.0 Gy;如病灶位于脊髓,放疗剂量:45～54 Gy,每次1.8 Gy;如病灶位于脊髓圆锥以下,放疗剂量可提升至60 Gy。

(三)脑膜瘤

对于脑膜瘤1级,如果手术全切,术后不必放疗;手术次全切或者部分切除,术后可以选择观察,对于有症状的患者,术后可考虑常规放疗(三维适形放疗、IMRT、VMAT和IGRT),也可采用质子治疗,推荐放疗剂量50～54 Gy,单次1.8～2.0 Gy;如果残留病灶局限,可采用立体定向放射治疗。

脑膜瘤2级,如果没有全切,推荐术后常规放疗,放疗靶区包括术后残留病灶和肿瘤床并适当外扩1～2 cm,如果没有脑组织受侵,则尽量减少正常脑组织放射受量;推荐放疗剂量54～60 Gy,单次1.8～2.0 Gy;如果肿瘤全切,多数学者主张术后放疗。

脑膜瘤3级,无论是否全切,建议术后常规放疗,放疗靶区包括残留肿瘤和肿瘤床并适当外扩 $2\sim3\,cm$,推荐放疗剂量 $59.4\sim60\,Gy$,单次 $1.8\sim2.0\,Gy$。

（四）原发性中枢神经系统淋巴瘤

原发性中枢神经系统淋巴瘤（primary lymphoma of the central nervous system，PCNSL）的标准治疗是手术活检明确病理后,采用以高剂量 MTX 为基础的化疗,常规放疗一般用于无法耐受化疗或者不适合化疗的患者、化疗失败后的挽救性治疗,以及诱导化疗后达到完全缓解后的巩固性治疗。

无法耐受化疗的患者采用全脑放疗 $24\sim36\,Gy$,每次 $1.8\sim2.0\,Gy$,局部残留病灶加量至 $45\,Gy$。

挽救性放疗采用全脑放疗 $30\sim36\,Gy$,每次 $1.8\sim2.0\,Gy$,局部残留病灶加量至 $45\,Gy$。

诱导化疗后达到完全缓解后的巩固性放疗采用低剂量全脑放疗 $23.4\,Gy$,单次 $1.8\,Gy$。

常规放疗也可以作为 PCNSL 危重症患者的首选挽救性治疗,可快速缓解症状,抢救患者生命。

对于属于 PCNSL 的原发性玻璃体视网膜淋巴瘤（primary vitreoretinal lymphoma，PVRL）,眼部放疗亦是一种有效的治疗方法。

（五）髓母细胞瘤

放疗是髓母细胞瘤术后重要的治疗方法。由于髓母细胞瘤高度恶性且容易沿脑脊液播散,所以 CSI 非常重要。根据患者年龄、组织病理学、影像学和分子病理学将髓母细胞瘤分成标危组、高危组和极高危组。不同分组的放疗策略不同。

1. 初诊年龄 $\geqslant3$ 岁髓母细胞瘤患者的放疗

（1）标危患者:对于儿童患者,推荐采用减低剂量的 CSI $23.4\,Gy$,局部肿瘤床加量至 $54\sim55.8\,Gy$,每次 $1.8\sim2\,Gy$;放疗期间可以采用同期化疗;放疗后需要接受辅助化疗。对于成人患者,采用 CSI 30~36 Gy,后颅窝或局部肿瘤床加量至 54~55.8 Gy,每次 1.8~2 Gy;放疗后接受辅助化疗。值得注意的是,成人患者对于同期化疗耐受性不及儿童。

(2) 高危和极高危患者:CSI 剂量给予 36 Gy,后颅窝或局部肿瘤床加至 54~55.8 Gy;对于脊髓转移病灶,局部放疗剂量加至 45~50.4 Gy,每次 1.8~2 Gy;在放疗期间需要进行同期化疗;放疗后需要接受辅助化疗。

放疗期间选用的同步化疗方案是长春新碱(VCR)或者 VCR 联合卡铂。

2. 初诊年龄＜3 岁髓母细胞瘤的放疗 术后建议推迟放疗。高危患者,可先行化疗,推迟至 3 岁后再考虑放疗。转移患者可根据具体病情行姑息放疗(包括局部或者全中枢放疗)。

髓母细胞瘤的放疗技术,可以采用常规光子放疗,也可以采用质子治疗,质子具有特殊的放射剂量学分布,能降低非照射靶区的正常组织剂量,减少对患者生长发育的影响。

(六) 生殖细胞肿瘤

中枢神经系统生殖细胞肿瘤分生殖细胞瘤、非生殖细胞瘤性生殖细胞肿瘤和混合型生殖细胞肿瘤 3 类。放疗是颅内生殖细胞肿瘤主要的治疗方法。除了成熟畸胎瘤,其余各种类型的生殖细胞肿瘤都需要进行放疗。

对于局限型生殖细胞瘤,可采用单纯减低剂量的 CSI(24 Gy)联合局部病灶加量,不做化疗;也可采用先以铂类为基础的联合化疗,然后再行全脑室放疗、全脑放疗或 CSI 的综合治疗方案。每个方案各有利弊,均能获得较好的疗效,5 年总生存率可达 90% 以上。需要结合患者年龄和病灶部位等因素个体化治疗。

对于播散型生殖细胞瘤，以 CSI 为基础的放疗是主要治疗方法，能获得很好的疗效。

对于 NGGCT 和混合型生殖细胞肿瘤，如果 AFP＞10 μg/L 和/或 β-hCG＞50 mIU/ml，可采用先化疗 4～6 周期，随后评估肿瘤残留情况，如果残留肿瘤体积＞1 cm³，则考虑后继探查手术切除肿瘤后再行放疗，放疗方案是 CSI 30～36 Gy，局部加量至 54 Gy，单次 1.8～2 Gy。

（七）其他具有放疗适应证的中枢神经系统肿瘤[按照 2021 年 WHO 中枢系统神经肿瘤病理分类（第五版）]

脑转移瘤、鞍区肿瘤（如垂体瘤和颅咽管瘤）、松果体肿瘤（如松果体母细胞瘤和中分化松果体实质细胞肿瘤）、间叶性非脑膜上皮性肿瘤（包括孤立性纤维瘤/血管外皮瘤、脊索瘤和恶性软骨及骨肿瘤等）、朗格汉斯组织细胞增生症、中枢神经细胞瘤、胚胎性肿瘤、难治性或者恶性脉络丛肿瘤，以及恶性颅神经和椎旁神经肿瘤等。

◇　二、再程放疗

再程放疗容易导致放射性脑损伤，所以再程放疗需谨慎。选择再程放疗方案时要综合考虑首程放疗范围和剂量、与首程放疗间隔时间、首程放疗的疗效、复发肿瘤的病理、复发部位与体积、患者一般状况，以及患者和家属意愿等诸多因素。如果首程放疗后出现在原照射靶区内肿瘤进展，优先尝试其他有效低毒的治疗方法，尽量延长再程放疗与首程放疗的间隔时间，一般建议 2 次放疗间隔在 2 年以上。对于体积小的复发病灶，再程放疗优先选择立体定向放射治疗技术。

（汪　洋）

第三十四节 中枢神经系统肿瘤的放射外科治疗

立体定向放射外科（stereotactic radiosurgery）是一种精确放射治疗技术，按照放射源的不同将放射外科分为伽玛刀放射外科（简称 γ 刀）、直线加速器放射外科（包括 X 刀、Cyberknife、EDGE、truebeam、Versa HD™）和带电粒子束放射外科（包括质子刀和重离子束治疗）。有关放射外科技术的介绍详见《现代神经外科学》（第三版）第 137 章。

适应证

（1）小型或中等大小脑动静脉畸形（AVM），特别是位于脑功能区和脑深部的 AVM（S‐M 分级：Ⅰ和Ⅱ级）。

（2）直径＜2.5 cm 的听神经瘤、三叉神经鞘瘤、中等大小的海绵窦和颅底脑膜瘤，特别是直径＜2.0 cm、体积 5～7 cm³ 颅内良性肿瘤。

（3）海绵窦海绵状血管瘤，体积大者可分次照射。

（4）直径＜3 cm 或 3 cm 左右的颅内单发或多发转移瘤，肿瘤体积＜15 cm³。多发转移瘤，总体积≤25 cm³。

（5）颈静脉孔区肿瘤、斜坡脊索瘤等颅底深部肿瘤或术后残留，肿瘤直径 3 cm 左右。

（6）其他小型边界清楚的颅内肿瘤以及术后残留的颅内良性肿瘤（肿瘤直径＜3 cm）。

（7）在功能神经外科方面，放射外科主要用于治疗三叉神经痛、癫痫、帕金森病等。

禁忌证

（1）病理明确的颅内单纯生殖细胞瘤。

（2）出血期的脑动静脉畸形。

（3）鞍区肿瘤视神经受压、视力明显下降。

（4）各类肿瘤，已经沿脑脊液播散。

（5）脑转移瘤伴广泛脑膜转移。

注意事项

1. 术前准备　治疗前询问病史，仔细阅读患者的影像资料（MRI、CT、PET 或 DSA），明确肿瘤部位和性质。局麻下安装 Leksell 头架，MRI 定位扫描，扫描图像传输到 Leksell Gamma Plan。在 Leksell Gamma Plan 设计治疗计划，治疗计划完成后，为患者实施伽玛刀治疗，伽玛刀治疗结束，拆除头架，包扎头部。患者当天出院。

2. 伽玛刀治疗后　恶性肿瘤每 3 个月复查 1 次磁共振，良性肿瘤每 6 个月复查 1 次磁共振，定期随访。

3. 射波刀治疗　需要给患者制作 1 个热缩面罩，用于固定头部，然后 CT 和 MRI 定位扫描，设计治疗计划，最后实施治疗。射波刀治疗通常为 1～3 次，少数肿瘤照射 4～5 次。

4. 放射外科治疗后的不良反应和处理

（1）急性反应：放射外科治疗后出现恶心、呕吐、头痛属于正常反应，常规给 20% 甘露醇 250 ml＋地塞米松脱水治疗，每天 1～2 次，用 1～3 d。脑转移瘤需要脱水治疗 3～5 d，多发脑转移瘤需要脱水治疗 1 周。

（2）治疗后 3～6 个月的脑水肿或颅神经受损：神经营养药物联合脱水治疗。

（3）听神经瘤放射外科治疗后面瘫：如出现面瘫，立即甘露醇＋激素治疗,在联合维生素和神经营养药物。

(4) 顽固性脑水肿或脑坏死:贝伐珠单抗治疗,剂量每千克体质量 5 mg,3 周 1 次,应用 1～3 次。脑坏死严重时,手术治疗。

(王学敏)

第三十五节　放射性脑损伤

放射性脑损伤(radiation injury of the brain)指电离辐射(临床上主要是 γ 射线、X 射线和带电粒子束)治疗头颈部肿瘤、颅内肿瘤、脑血管畸形等疾病时,或脑部意外地受到电离辐射,引起正常脑组织功能和形态变化,晚期可诱发肿瘤。放射外科应用在脑部良性肿瘤、脑动静脉畸形(AVM)、脑转移瘤的治疗,产生了一些与常规放射治疗有着不同表现的放射性脑损伤。

类型

按照放射性脑损伤出现的时间分为急性放射损伤、亚急性放射损伤、迟发性放射性脑损伤和晚期诱发癌变。

1. **急性放射损伤**　指常规放疗开始后几小时到几天(或几周)内出现的反应。表现有恶心、呕吐或纳差、乏力,偶有出现头痛或癫痫发作,经甘露醇和地塞米松对症治疗短期内可消失。

2. **亚急性放射损伤(早期迟发性脑损伤)**　指放射治疗后数周到数月内出现的不良反应,其发生率约为 20%,多数症状轻无需治疗,少数表现为困倦、厌食、低热、淡漠、头疼、眩晕、恶心,偶尔出现呕吐。甘露醇和地塞米松治疗后症状改善。

3. **迟发性放射性脑损伤**　指常规放疗后半年到数年出现的

放射损伤,发生的高峰期为放疗后 1～3 年,主要表现为放射性脑水肿、白质脱髓鞘、放射性脑坏死、放射性脑萎缩、放射性白质脑病等。

临床表现有：①以颅内压升高引起的头痛、恶心、呕吐症状。②原有脑组织受损症状加重包括运动障碍、感觉障碍、癫痫发作。③精神异常、智能减低、记忆力障碍,严重者痴呆。④内分泌功能障碍。

4. 晚期诱发癌变　通常指放射治疗 5～10 年后,射线诱发放射治疗的局部产生肿瘤。放疗诱发的肿瘤有胶质肉瘤、脑膜瘤、脑膜肉瘤、颅盖骨肉瘤、纤维肉瘤、海绵状血管瘤等。放疗诱发癌变的平均潜伏期为 14.5 年。

临床上常见的放射性脑损伤

1. 放射性脑水肿　多发生在放疗后 3 月至 2 年,常规放疗后脑水肿出现的比例低,症状相对较轻。放射外科治疗后出现的放射性脑水肿较重。严重的放射性脑水肿引起头痛、头部不适、肢体无力或肢体麻木。小脑水肿出现眩晕、走路不稳。

MRI 表现：T_1W 为低信号,T_2W 为高信号,FLAIR 呈高信号,按脑勾和脑回分布,无或轻度占位效应,注射钆剂(Gd - DTPA)后,多数不强化。脑水肿持续时间长短不一。放射性脑水肿的范围比较广泛,主要为血管源性脑水肿伴炎性细胞渗出。

2. 放射性脑坏死　是迟发性放射性脑损伤的最严重表现形式,它的发生与下列因素有关：①放疗的总量；②放射线的剂量率；③每次分割放疗的剂量；④分割放疗的间隔时间；⑤联合化疗或联合肿瘤内放疗或放射外科治疗。颅内肿瘤放疗后 10 月至 10 年均可出现脑坏死,但是 70% 的脑坏死发生在放疗后 1～3 年；⑥复发胶质瘤再放疗(放射外科治疗),放射性脑坏死的发生率可

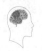

高达 20% 以上。

放射性脑坏死的 CT 和 MRI 特点：①原手术野区无明显扩大，手术野附近未见新的肿块，而脑水肿的范围广泛，呈指样水肿。②MRI 增强扫描时病灶强化较弱，延迟 10 min 扫描，病灶增强明显，呈不规则强化肿块。③MRI 波谱分析对鉴别胶质瘤复发和放射性坏死有很大帮助。当 Cho 升高时提示与肿瘤复发有关，Cho/NAA、Cho/Cr 比值＞1.71 甚至＞2.0 以上提示肿瘤复发。磁共振灌注成像和磁共振动态增强检查（DCE - MRI）中容积转运常数（K^{trans}）值也常用于在鉴别胶质瘤复发与放射性脑坏死。放射性脑坏死时 PET[18]F - FDG 组织代谢率下降，其诊断符合率达 80%。[11]C-蛋氨酸（MET）和[18]F-氟乙基酪氨酸（[18]F - FET）PET - CT 在鉴别胶质瘤复发与放射性坏死的符合率达 83%，肿瘤复发的 SUV 值在 2.5 以上，而放射性坏死的 SUV 值在 1.6 或更低。应注意放射性脑坏死可与肿瘤复发（特别是恶性胶质瘤）同时存在。

3. 放射性血管闭塞及脑白质疏松　放射治疗后 1～2 年脑白质内的神经纤维脱髓鞘，神经细胞数量减少，脑白质变疏松，其中的脑血管管壁增厚或闭塞。这种表现可能是放射性脑坏死前的病理过程。患者可无明显症状或有智能下降。

4. 弥漫性脑白质损伤　CT 表现为广泛不强化的脑白质低密度，无占位病灶，MRI T_2 和 FLAIR 表现为脑室周围白质广泛性异常高信号病灶，严重的弥漫性脑白质损伤的临床表现为智力受损、人格改变、记忆力减退、精神障碍和明显的痴呆症状；儿童患者表现为学习困难、语言障碍。

5. 坏死性白质脑病　坏死性白质脑病是指化疗联合放疗或不伴放疗引起的一种特殊形式的广泛性脑白质损伤。这种形式的脑损伤首先见于长期生存的患白血病的儿童，曾有鞘内注射氨甲蝶岭治疗史。

6. 脑萎缩　CT 和 MRI 影像上表现为脑室扩大、脑沟变宽、脑皮质萎缩。有些患者出现痴呆症状，这类患者不应该做脑脊液分流术，因手术不能改善患者的症状。

7. 放射性脑神经损伤　视神经、听神经、面神经、动眼神经及外展神经均可在放疗（特别是放射外科）中受损伤。

8. 脑部大血管的放射性损伤　当脑部大血管位于放射治疗的照射野内，放疗后脑部大血管可出现狭窄或闭塞，甚至有报道颈内动脉闭塞，脑底部出现异常烟雾状血管。

9. 放射性下丘脑垂体内分泌轴的损伤　下丘脑和鞍区肿瘤放射治疗后，常有报道出现内分泌改变，但其发生率和引起下丘脑垂体轴受损的最低剂量尚不清楚。全脑放疗剂量为 $27\sim29\,Gy$，放疗后 2 年或数年可见到 $40\%\sim80\%$ 的患者出现不同程度的内分泌异常表现。主要表现为 GH 缺乏、促皮质激素缺乏、促甲状腺激素和甲状腺素缺乏。

放射外科引起的脑损伤

放射外科通常是单次或几次分割治疗，即将实施的处方剂量一次完成或等分割成几次，因此引起的脑损伤与常规放疗有所不同。

放射外科治疗引起放射性脑损伤的危险因素：

1. 照射体积　放射外科照射的体积增大时，放射性损伤也随之增加。

2. 放射剂量　放射剂量在放射性脑损伤中起决定性作用。当治疗的病灶大，如果所给的处方剂量没有相应地降低，放射外科治疗后极易产生脑损伤。这时体积因素和剂量因素共同起作用。

3. 病变的部位　病变位于功能区放射外科治疗后易出现并

发症。如果病变位于脑内"哑区"，即使影像学上出现了异常改变患者亦无症状。

4. 准直器大小　在伽玛刀放射治疗中，笔者发现准直器的大小与治疗后的并发症有重要关系。

5. 病变类型　不同的病变所需要的放射剂量不同，此外与病变内是否包含正常脑组织有关。转移瘤所照射的剂量高而治疗后的并发症很低。这可能与肿瘤将正常脑组织向周围推开有关。AVM病灶中包含了正常的脑组织，放射外科治疗后易出现脑水肿。生长在矢状窦旁、颞叶和顶叶内的脑膜瘤，放射外科治疗后极易产生脑水肿。

6. 以前是否放疗　放射外科治疗前已接受过常规放疗者，其并发症的发生率明显增高。

7. 治疗的时代及随访时间　伽玛刀应用的早期所给的处方剂量高和经验不足，并发症的比例较高。在AVM的治疗随访中，早期单纯用脑血管造影随访畸形血管是否闭塞，缺少或忽视AVM周围脑组织的改变，观察到的并发症低。由于MRI的定期随访，脑水肿的发生率远比早期高。

放射治疗引起的脑水肿和脑坏死常见于脑转移瘤、脑AVM、复发胶质瘤和少数脑膜瘤。脑转移瘤本身引起脑水肿，治疗后1个月内脑水肿加重。脑AVM治疗后3～12个月发生脑水肿的比例高达35%。复发胶质瘤放射治疗后的2个月内脑水肿加重。少数脑膜瘤在治疗后半年左右产生脑水肿。脑坏死发生的时间与照射剂量相关。

诊断和治疗

根据原发病灶的性质、病变的部位、放疗剂量、照射范围、放疗后时间，结合临床表现和CT、MRI、PET等影像学检查，多数放射性脑损伤可以做出明确诊断。颅内肿瘤残留复发或肿瘤复发与放射性脑坏死有时难以辨别,可以 PET 检查或立体定向穿刺活检,PET 对鉴别肿瘤复发的灵敏度为 75%～90%。如不能明确,定期随访,复查 MRI,随时间的延长,放射性脑损伤会更加明显。

1. 药物治疗　放射性脑水肿明显并引起颅内压增高症状或诱发癫痫发作时,使用甘露醇(或甘油果糖)、地塞米松脱水治疗或贝伐珠单抗治疗。贝伐珠单抗是一种重组的人源化单克隆抗体,与人血管内皮生长因子(VEGF)结合并阻断其生物活性。但是在治疗放射性脑水肿和脑坏死的机制并不十分清楚,多数认为贝伐珠单抗可减少脑血管的通透性减轻血管性脑水肿。通常按照每千克体质量 5 mg(5 mg/kg)计算出一次用药的剂量,每 3 周使用 1 次,连续使用 2～3 个疗程。目前使用低剂量(3 mg/kg)贝伐珠单抗治疗放射性脑水肿可以取得同样的治疗效果。

2. 高压氧治疗　使用高压氧治疗脑部放射损伤的机制是增加氧气浓度将刺激血管生成,恢复坏死病变的血液供应,从而促进愈合。高压氧联合神经营养药(神经节苷脂、神经生长因子、维生素 E、维生素 B)治疗,明显改善脑水肿。

3. 手术治疗　放射性脑坏死患者,如果出现进行性神经功能障碍,CT 和 MRI 显示有广泛脑水肿并出现占位效应,经长期(3～6 个月)糖皮质激素治疗病灶无进一步扩大者,可行手术切除坏死组织。如过早手术,坏死灶尚未局限,术后病情不易缓解。手术治疗可明确诊断。

（王恩敏）

537

第三十六节　中枢神经系统肿瘤的免疫治疗

一、 中枢神经系统和脑肿瘤免疫的特殊性

过去认为 CNS 是"免疫豁免"器官，但近年来人们发现 CNS 只是免疫功能低下，当疾病发生时，CNS 仍然能够发生免疫应答，T 细胞可大量进入其中。类淋巴系统在脑脊液和组织间液的交换过程中起到促进作用；脑脊液、组织间液和 CNS 来源的抗原、免疫细胞（如 APC）借由脑膜淋巴管与颈部及其他颅外淋巴结相通。此外，CNS 中的部分小胶质细胞具有 DC 样功能。而脑胶质瘤则具有以下特点：①只有肿瘤相关抗原，无特异性抗原；②肿瘤异质性强；③依照免疫微环境状态，胶质瘤属"冷肿瘤"，效应 T 细胞无法有效活化或在瘤区浸润募集。

二、 常见的脑胶质瘤免疫治疗方法

免疫治疗是综合治疗的补充，对术后清除微小转移灶和隐匿灶，预防肿瘤转移和复发有较好的效果。这里介绍几种常见的脑肿瘤免疫治疗方法。

1. **抗体介导的免疫疗法**　广义上讲，抗体介导的免疫疗法涵盖所有借助抗体对肿瘤细胞或组织特异性表达的分子进行靶向治疗的方案，常用靶点包括胶质瘤细胞的表皮生长因子受体Ⅲ型突变体（EGFRvⅢ）、胶质瘤细胞外基质糖蛋白肌腱蛋白（tenascin）等，其对肿瘤细胞的杀伤作用依赖于抗体上人工添加的免疫毒素（immunotoxin）、细胞毒素（cytotoxin）或放射性元素（如^{131}I）等，是较早开展的针对胶质瘤的抗体介导的免疫治疗方法，但疗效不尽

人意。

虽然免疫检查点抑制剂在黑色素瘤、肺癌等肿瘤的治疗中取得了一定的临床效果,但在恶性脑胶质瘤治疗中不理想,包括免疫检查点 PD‐L1、PD‐1 和 CTLA‐4 等。造成胶质瘤对免疫检查点治疗不敏感的原因有以下几点:①胶质瘤基因组较为稳定,肿瘤突变负荷(TMB)较低,呈递给免疫系统的特异性抗原也较少,导致对单药免疫检查点抑制剂反应不佳;②胶质瘤,尤其是胶质母细胞瘤瘤内异质性高,T 细胞对不同肿瘤细胞亚群的杀伤作用不尽相同,造成免疫检查点抑制剂的应用对肿瘤细胞产生了筛选;③胶质瘤增殖迅速,改变了肿瘤微环境的代谢,产生了不利于 T 细胞功能和增殖的环境。缺氧、乳酸生成、酸性肿瘤微环境的存在和脂质代谢的异常,共同改变了 T 细胞的免疫反应,影响效应 T 细胞的激活、分化和增殖,导致肿瘤浸润淋巴细胞的减少。目前,为突破上述治疗瓶颈,免疫检查点抑制剂联合其他药物的临床试验正在进行中。

2. 疫苗　肿瘤疫苗可根据制备方法不同分为多肽/蛋白疫苗、DNA 疫苗、肿瘤细胞疫苗、DC 疫苗、基因工程重组疫苗、混合性疫苗等。

抗肿瘤免疫应答强度很大程度取决于肿瘤抗原,因此,相较于单一抗原,多种抗原联合可增强免疫应答。近年来,各类新的如 MHC 抗原-多肽复合疫苗、热休克蛋白(HSP)-肽复合疫苗、多肽疫苗与佐剂联合、DNA 疫苗、DC 疫苗等均获得了极大的关注,大多数在临床 I 期、II 期试验中取得了不错的效果,但 III 期研究不理想,目前仍在进一步深入研究中。

3. CAR‐T 细胞免疫疗法(嵌合抗原受体 T 细胞免疫疗法,chimeric antigen receptor T cell immunotherapy)　是目前研究进展较快的一种新型精准靶向适应性免疫治疗,该疗法通

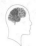

过基因工程技术改造患者自身 T 细胞以获得肿瘤特异性 CAR - T 细胞,并进行体外培养、扩增,再回输至患者体内攻击肿瘤细胞,目前在临床研究中。

由于胶质母细胞瘤存在异质性,通常需要提高 CAR - T 细胞的抗原覆盖率或联合其他疗法,如联合免疫检查点抑制剂、IDO 抑制剂或 CSF1R 抑制剂等,才有望收获更好的疗效。CAR - T 可透过血脑屏障,安全性好,可明显抑制胶质瘤,但尚缺乏大样本临床试验证实其有效性和安全性。另外要注意"细胞因子风暴"和脑水肿等并发症。

4. 细胞因子免疫治疗 促炎细胞因子的应用理论上能够逆转胶质瘤抑制性免疫微环境,使胶质瘤由"冷肿瘤"转变为"热肿瘤"。但是,系统性应用促炎分子会导致失控的免疫反应,造成一系列不良后果;因此,近些年来对细胞因子加以修饰使其靶向性更强,成为免疫治疗领域又一热点。将细胞因子与抗体结合,使其形成特殊的蛋白,可以更好地靶向胶质瘤组织,从而避免对正常组织的损伤。目前,特异性靶向胶质瘤基质的抗体-细胞因子复合蛋白 L19 - mTNF 已进入临床试验阶段,并证实能够促进肿瘤坏死及瘤内 T 细胞浸润。

虽然目前胶质瘤免疫治疗面临挑战,努力发展基于 APC、T 细胞、单抗、趋化因子和共刺激分子、佐剂等的多种肿瘤抗原特异性免疫生物治疗方法,同时结合外科手术、放疗和化疗以及非离子物理治疗(如热疗和具有生物分子干扰功能的电、磁场)等综合性治疗,应是今后脑胶质瘤免疫治疗发展的方向。多靶点联合治疗、多方案协同应用可能是突破胶质瘤免疫治疗瓶颈的关键。

(花 玮)

第一节　脊柱脊髓病变诊治注意事项

一、病史和体检

重视病史的采集，尤其是初诊患者。要详细询问患者的发病情况：急性起病，还是慢性疾病；病程是不停恶化还是中间有过好转；有没有特殊的药物使用史，这些都能提示疾病的定性诊断。炎性或者血管性疾病，往往起病迅速，病程很快达到高峰，然后会有一个逐渐好转的过程。肿瘤性疾病往往缓慢进展，一般中间没有好转期，进展速度往往提示肿瘤的良恶性程度。退行性疾病多数也是缓慢加重，中间可能会有突然加剧的发作期，很多患者经过休息后会缓解，然后又出现逐步加重。

重视患者的神经系统体格检查，不要只看影像学片，而忽视亲自为患者做体检。脊髓疾病往往有非常明确的节段性定位(图 10 - 1)，如果体检发现临床定位诊断与解剖定位不符，要反复核实，与影像资料对比，以免遗漏病灶或者搞错责任病灶。

扫描二维码
查看图 10 - 1

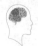

二、髓内外病变的鉴别诊断要点

髓内髓外病灶的鉴别诊断是脊柱脊髓疾病诊疗的基本功,通过注意运动感觉障碍特征及其发展顺序和方向,自主神经功能障碍的情况,以及仔细分析影像学改变可加以鉴别,具体要点见表10-1。

表10-1　髓内外病变的鉴别诊断要点

项　目	脊髓髓内	硬脊膜下	硬脊膜外
起病与病程	缓慢,病程长	缓慢,病程长	急骤,病程较短
自发性疼痛	多为烧灼性,定位不明确	为根性疼痛,定位明确,可因胸、腹内压增加而加重	为根性疼痛,定位明确,早期出现
感觉障碍	节段性,自上而下发展	传导性,自下而上发展	传导性,自下而上发展
	有痛、触觉分离	少有痛、触觉分离	少有痛、触觉分离
	会阴部感觉障碍	会阴部感觉保存	会阴部感觉保存
运动障碍	下运动神经元症状广泛且明显	下运动神经元症状只限于肿瘤所在节段	下运动神经元症状只限于肿瘤所在节段
	肌肉萎缩常见、明显	肌肉萎缩少见或晚期出现且不明显	肌肉萎缩少见或晚期出现且不明显
	肌束颤动常见	无肌束颤动	无肌束颤动
括约肌障碍	早期出现	晚期出现	晚期出现
皮肤营养障碍	明显,多见	不显著,少见	不显著,少见
棘突叩痛	少见	少见	明显
脊髓半切综合征	少见或不典型	多见且典型	也较多见
椎管梗阻	早期出现	晚期出现	较晚期出现
棘突压痛、叩痛	无	较常见	常见
椎管梗阻	不明显或出现较晚	明显且出现早	明显且出现早

项　目	脊髓髓内	硬脊膜下	硬脊膜外
CSF 中蛋白含量	增高不明显	增高明显	增高可明显
腰穿后反应	影响较小	常使症状加重	症状可加重
脊柱骨质改变	少见	较多见	多见
脊髓 MRI 检查	脊髓增粗、无移位，常伴脊髓空洞	脊髓受压、移位、变形，多不伴脊髓空洞、蛛网膜下腔增宽	脊髓受压、移位、变形，多不伴脊髓空洞、蛛网膜下腔变窄

◈　三、　注意脊柱稳定性的保护理念

1. 三柱理论　1983 年，Denis 提出的脊柱三柱理论为理解脊柱稳定性奠定了基础。三柱是：前柱（A）：由前纵韧带、椎体的前半部分和椎间盘的前半部分组成；中柱（M）：由后纵韧带、椎体的后半部分和椎间盘的后半部分组成；后柱（P）：由椎弓根、关节突和关节、黄韧带和棘上、棘间韧带组成。在生理情况下，前柱和中柱共同负载为 70％，后柱和中柱共同负载为 60％。脊柱稳定依赖于三柱结构的正常和平衡。脊柱内源性稳定，由椎体、椎间盘、椎间小关节和韧带来维持；外源性稳定则由椎旁肌、腰背部和腹部肌肉的张力以及胸腹部的压力来维持。

2. 术前保护　首先要严格把握好手术指征。对于需要手术的患者，需要选择合理的手术入路。术前精准定位脊柱的节段尤为关键，避免错误损伤本不必要暴露的节段。常用的定位方法有两种：一种是麻醉完成后，按照手术体位摆放，使用 C 臂机进行透视下定位；另外一种简单可行的方法是术前拍摄 X 定位片，在相应椎体的棘突部位放置小铅块进行标记。

3. 术中保护　对于尚未破坏脊柱稳定性的椎管内肿瘤，需术

543

中暴露和切除脊柱后部结构，如棘突、椎板，甚至两侧的部分关节突，容易导致脊柱后部稳定性降低，进而可能引起脊柱后凸畸形。术中应尽可能采用微侵袭入路方式，例如半椎板入路可以切除大多数髓外硬脊膜下肿瘤，基本保留脊柱后部半侧肌肉和骨性结构。对于在生长过程中已经破坏了脊柱骨性结构和稳定性的肿瘤，比如椎管内外沟通肿瘤，或者累计超过3个节段的髓外良性肿瘤，术中可能切除较多节段的棘突椎板，甚至侧方关节突，这些都会进一步降低脊柱稳定性。术后应用脊柱内固定技术稳定和矫正脊柱畸形。对椎管内恶性肿瘤，术后须放疗者，应尽可能保护脊柱稳定性，少用内固定。

4. 术后保护　术后患者在一定时间内可辅助使用颈托、腰托等脊柱外固定支具。对患者进行健康宣教，教会他们正确地施行运动方法。要密切随访术后的影像学资料，及时发现脊柱稳定性的变化。

◆ 四、使用常用的量表

在脊柱脊髓疾病的诊疗过程中，常会使用到一些量表，掌握好这些量表有助于我们对患者进行更客观的评估，也能将患者资料量化，利于今后开展科研和教学工作。常见的量表包括 ASIA 脊髓损伤分级；JOA 评分；McCormick 分级；SF－36评分等。

扫描二维码
查看常用量表

（顾士欣）

第二节　脊　髓　肿　瘤

脊髓肿瘤也称为椎管内肿瘤,指发生于椎管内各种组织如脊髓、神经根、脊膜和椎管壁组织等的原发性和继发性肿瘤。按生长部位分为颈段(占 13%～26%)、胸段(占 42%～67%)、腰骶尾段(占 12%～28%);按解剖层次分为脊髓髓内、硬脊膜内髓外、硬脊膜外;按起源分为原发性与转移性肿瘤。

◈　一、脊髓髓内肿瘤

临床表现

主要表现为感觉障碍、肌力减弱、括约肌功能障碍和反射改变等。早期可有痛触觉分离、肌肉震颤,感觉和运动障碍自上而下发展,且病灶侧较重。可有自主神经功能障碍,如两侧出汗不对称。

肿瘤本身或继发的空洞,压迫甚至破坏邻近的结构如高位颈髓肿瘤累及延髓、小脑脊髓束,从而引起吞咽困难、呛咳、呼吸困难、共济障碍等。

影像学检查

1. 脊髓 CT　大多只能显示脊髓增粗、蛛网膜下腔变窄等间接征象,部分血供丰富的肿瘤增强 CT 可有显示。

2. 脊髓 MRI　是髓内肿瘤最有价值的诊断手段,不仅能显示脊髓增粗、水肿、出血、蛛网膜下腔狭窄、囊变、脊髓空洞等间接征象,还能直接显示肿瘤及其所在部位和节段范围。T_1W 示一段脊髓增粗,病灶为等或低混杂信号,可伴有囊变或空洞形成;增强后,肿瘤信号的改变视不同病理类型而各异常,详见后述。

3. 全脊髓 DSA 不作为常规检查手段，用于高血运肿瘤术前判断肿瘤的供血动脉、引流静脉和肿瘤染色等情况。

常见类型

1. 室管膜瘤 室管膜瘤为最常见的脊髓髓内肿瘤，好发于颈胸段脊髓和圆锥终丝部，肿瘤起源于中央管或终丝室管膜。室管膜瘤主要有室管膜细胞瘤（WHO 2 级）、间变性室管膜细胞瘤（WHO 3 级）、黏液乳头状室管膜细胞瘤（WHO 2 级）和室管膜下室管膜细胞瘤（WHO 1 级）。

大多数室管膜瘤，在 MRI T_1W 上呈等信号或略高信号，在 T_2W 上为高信号。病灶条索状，多居脊髓中央，边界清楚。增强扫描后，肿瘤呈轻、中度均匀强化。部分室管膜瘤，在瘤体的头、尾端脊髓内可见继发性空洞。间变性室管膜瘤 MRI 呈现不均匀强化，边界欠清，伴脊髓水肿。

大部分室管膜瘤和脊髓组织有边界，应尽可能全切除肿瘤。

2. 星形细胞瘤 星形细胞瘤主要有星形细胞瘤（WHO 2 级）、间变性星形细胞瘤（WHO 3 级）、胶质母细胞瘤（WHO 4 级）、毛细胞型星形细胞瘤（WHO 1 级）、多形性黄色星形细胞瘤（WHO 2 级）和室管膜下巨细胞型星形细胞瘤（WHO 1 级）。

MRI T_1W 为低或等信号，T_2W 为等或略高信号，性状不规则，与脊髓边界不清，增强扫描可轻度强化，肿瘤为高度恶性时，可呈混杂信号，可见出血，增强扫描可明显强化。肿瘤呈偏侧生长。

大多数星形细胞瘤和脊髓的分界不清楚，宜瘤内分块切除，不应强行全切除肿瘤，以免损伤正常组织，加重神经功能障碍。

3. 血管网状细胞瘤 髓内血管母细胞瘤好发于颈胸段脊髓，2/3 的脊髓血管网状细胞瘤是单发的，1/3 是多发的。多发者与 Von Hippel-Lindau 病相关，常合并颅内及视网膜血管网状细胞瘤。

MRI 的 T_1W 上呈等信号或略高信号，在 T_2W 上为高信号，呈边界清晰、信号均匀的圆或椭圆形影，或为较大而不甚规则的、信号不均的长椭圆形影。在 T_1W 和 T_2W 上，于瘤体内、肿瘤边缘和肿瘤邻近区域可见不规则的点状或线状低信号或无信号影，这是由迂曲的肿瘤血管呈现血管流空现象所致，为血管网状细胞瘤的特征之一。增强 MRI 扫描，肿瘤明显强化。脊髓血管造影，能显示肿瘤染色、供血动脉和引流静脉，对判明供血动脉数目、来源与走向有指导意义。

对于术前判断血供很丰富的肿瘤，可以行介入栓塞肿瘤供应动脉，3～7 d 后再行手术切除。

4. 脂肪瘤　脂肪瘤 CT 表现为低密度，在 MRI T_1W、T_2W 和质子相呈高信号。脂肪抑制序列可以帮助确诊。

一般情况下仅能做到肿瘤部分切除或大部切除。切除骶尾部脂肪瘤时，应同时处理合并存在的先天畸形，切断增粗的终丝，完全松解游离低位的脊髓。

5. 海绵状血管瘤　髓内海绵状血管瘤是脊髓血管畸形的一种，多认为是起自毛细血管水平的血管畸形。

MRI T_1W 上呈低或稍高信号，T_2W 上呈高低混合信号，病灶周围可见环形低信号带。伴出血时，随出血时间不同，信号各异。增强后扫描，肿瘤无强化或仅病灶中心强化。肿瘤邻近的脊髓，通常无继发空洞形成。

对于偶然发现的无症状小海绵状血管瘤，特别是位于脊髓中央或偏腹侧的，可以随访观察。复发出血、有临床症状或肿瘤位置表浅应该手术切除。

6. 表皮样囊肿和皮样囊肿　表皮样囊肿和皮样囊肿属先天性良性肿瘤，是胚胎神经管闭合期由异位生长的胚胎残余细胞发展而成,两者都起源于外胚层,但滞留的成分不同:表皮样囊肿含有表皮与脱屑、液态脂肪、固体角化蛋白、胆固醇和纤维组织等;皮样囊肿除含有前述成分外,还含有真皮及附件,如汗腺、毛囊、皮脂腺等。

（1）脊髓 CT:平扫表皮样囊肿表现为低密度灶,CT 值在 $-80\sim-16\,Hu$,若囊肿内角化物含量较高时,呈略低密度或等密度;增强后通常不强化。若 CT 呈等或略高密度,且增强 CT 出现均匀强化,提示瘤灶为表皮样癌。皮样囊肿时表现为均匀或不均匀的低密度灶,偶尔病灶内可见边缘毛糙的毛发团,囊壁较厚,呈等或略高密度影,增强时囊肿不强化。

（2）脊髓 MRI:表皮样囊肿在 T_1W 呈低信号,在 T_2W 呈高信号,增强时病灶无强化。皮样囊肿在 T_1W 和 T_2W 均表现为高信号,有时 T_1W 呈低高混合信号,而 T_2W 呈高低混合信号,增强 MRI,病灶也无强化。

由于囊肿壁不仅与脊髓组织粘连较紧,而且与蛛网膜难分辨,全切除囊肿壁有时很困难,故不强求。对于合并脊髓栓系者,同样应该松解游离终丝。

治疗

1. **手术治疗** 脊髓髓内肿瘤应采取积极手术治疗。对于低级别室管膜瘤、血管网状细胞瘤、神经鞘瘤等良性髓内肿瘤,应力争做全切除;对于脂肪瘤、星形细胞瘤,宜作次全或大部分切除;对于高度恶性胶质瘤、转移瘤、淋巴瘤等,手术以减轻脊髓受压和改善脊髓功能为主,严格限于“囊内”切除肿瘤。手术要以充分保护脊髓功能为前提,不应片面刻意追求肿瘤切除的彻底性。

手术多可取脊柱后正中入路,根据术前的定位诊断,咬除相应节段的棘突和椎板。椎板咬除宽度不应过宽,不要损伤两侧的关节突。对于全切除的良性肿瘤,如果椎板和关节突咬除大于3个节段,一期或择期行内固定手术。对于恶性肿瘤或者术后需放疗者,慎重行内固定术。

2. 放疗 对于高度恶性肿瘤或未全切除的低度恶性肿瘤,建议术后放疗,时间为4~5周,放射总剂量在40~50 Gy。对于全切除的低级别室管膜瘤,不推荐术后放疗。

3. 化疗 髓内高级别胶质瘤可使用口服替莫唑胺化疗。

二、脊髓髓外肿瘤

(一)神经鞘瘤

髓外神经鞘瘤,可以完全位于硬脊膜外(或硬脊膜夹层中),也可以完全位于硬脊膜下腔,也可以是硬脊膜内外皆有。骑跨椎间孔内外的神经鞘瘤又称椎管内外哑铃型神经鞘瘤。

临床表现

多为慢性起病,病程较长;偶见肿瘤发生囊变或出血而呈急性发病或者病情突然加剧。最常见的首发症状为神经根痛,疼痛一般沿着肿瘤所在的神经根呈放射样。其次为感觉异常和运动障碍,因肿瘤的部位不同,可产生相应节段脊髓压迫所致运动障碍,出现锥体束损害。

影像学检查

1. 脊髓CT及三维重建 肿瘤对应的层面内可以看到髓外有异常占位,大部分神经鞘瘤增强扫描后明显强化。CT骨窗位能观察到肿瘤所在椎间孔骨质破坏的情况。三维重建的图像能够帮助术者进一步了解肿瘤、椎体及动脉血管三者间的解剖关系。

2. 脊髓MRI 肿瘤在T_1W上呈髓外低信号病灶,在T_2W上呈高信号病灶,肿瘤为类圆或椭圆形,边界清晰。增强扫描,实体性肿瘤呈均匀强化，囊性肿瘤呈环形强化，少数肿瘤呈不均匀强化，局部有相应的脊髓移位。肿瘤平面的上、下段蛛网膜下腔增宽。

3. 其他脏器的辅助检查　有些巨大的椎管内外沟通的神经鞘瘤，可能会侵犯胸腔、腹膜后、盆腔等部位，所以还要做相应部位的脏器辅助检查。

治疗

一旦临床诊断为神经鞘瘤，应该实施手术。手术原则是：在保护脊髓功能的基础上，尽可能全切除肿瘤。髓外神经鞘瘤生长方式多样决定了手术中的处理方式多样，无论采取何种入路和术式，维护脊柱的稳定性应引起术者高度关注。

（二）脊膜瘤

脊膜瘤绝大多数长于髓外硬脑膜下，少数在硬脑膜外，通常发生在靠近神经根袖附近，单发为多，呈实质性；少数呈片状如"地毯"样分布，浸润硬脊膜脏壁两层。组织学上，脊膜瘤可分为上皮型、过渡型、纤维型、砂粒体型等，以上皮型最常见。少数脊膜瘤可发生恶变。

临床表现

脊膜瘤多为慢性起病，临床表现和髓外神经鞘瘤非常类似，首发症状也常常为神经根痛，但疼痛程度较神经鞘瘤为轻且较少随体位而改变。后期压迫严重的患者可出现较典型的脊髓半切综合征。括约肌功能障碍出现较晚。

影像学检查

1. 脊髓 CT　显示脊膜瘤最常见于椎管外侧，邻近骨质可有增生性改变，肿瘤多为实质性，椭圆形或圆形，呈等密度或略高密度，有时在瘤体内可见到不规则或片状钙化。增强扫描后肿瘤中度强化。

2. 脊髓 MRI　可清晰显示蛛网膜下腔阻塞和脊髓受压,肿瘤在 T_1W 上呈等信号或低信号。少数恶性脊膜瘤可突破脊膜长入硬脑膜外。在 T_2W 上呈高信号。增强后扫描,肿瘤呈较均匀强化,有时可见硬脑膜尾征,可以帮助确诊。

治疗

确诊后需要尽早手术,术中力求彻底切除肿瘤,包括肿瘤附着的硬脑膜基底。

◈ 三、椎管内转移性肿瘤

椎管内转移性肿瘤已引起明显的脊髓功能障碍时,原发病灶往往不易发现。转移瘤可发生于髓内或髓外。

病因

椎管内转移瘤多来自肺癌、肾癌、乳腺癌、甲状腺癌、结肠癌和前列腺癌等。淋巴系统肿瘤包括淋巴肉瘤、网状细胞肉瘤和淋巴网状细胞瘤等亦可侵犯脊髓,椎管内转移比颅内多 2～3 倍。转移至椎管内的途径有:①经动脉转移;②经椎静脉系统转移;③经蛛网膜下腔转移;④经淋巴系统转移;⑤邻近的病灶直接侵入椎管。

临床表现

由于脊髓转移瘤绝大多数在硬脊膜外呈浸润性生长,可早期侵犯脊髓神经根,故疼痛是最常见的首发症状,而疼痛的程度都比其他类型的椎管内肿瘤剧烈。神经根性疼痛主要在截瘫水平的上缘,从后背开始放射,常因咳嗽、打喷嚏、深呼吸等加剧。但当截瘫出现后,部分患者疼痛程度可自觉减轻。以运动或感觉障碍作为首发症状者较少见。超过半数患者有大小便困难等括约肌症状。

主要的体征为截瘫、锥体束征和感觉障碍。

辅助检查

1. 脊髓 X 线　可见椎管骨质不同程度破坏,最多见的是在椎板和椎弓根,其次是椎体。

2. 脊髓 CT　表现为硬脊膜外软组织低密度影,向内压迫脊髓,向外累及椎管壁;邻近椎体多数呈溶骨性破坏,少数呈成骨性破坏;椎间孔可有狭窄。

3. 脊髓 MRI　能更清晰地显示硬脊膜外转移性肿瘤的部位、范围及脊髓受累情况,具体表现为硬脊膜外软组织肿块伴椎体信号异常,在 T_1W 上肿瘤信号多位于硬脑膜外腔的侧后方,邻近椎体大多受累,信号减低,相应硬脑膜囊受压。在 T_2W 上,硬脊膜外肿瘤组织信号增高,与邻近肌肉组织的分界明显,邻近受累骨质在 T_2W 上可有多种信号改变,囊样破坏的骨组织信号往往增高,而成骨性破坏者,仍呈低信号影。增强后肿瘤均可强化,以此区别肿瘤实质部分与周围水肿。

4. 全身 PET　可以帮助寻找原发病灶,了解患者其他脏器的病变情况。

治疗

对于单发转移所致脊髓压迫症状明显或者疼痛剧烈且经各种非手术治疗无效的患者,可以采用手术治疗。手术以减压为主,目的在于减轻脊髓受压程度,病理诊断明确后可为术后采用放疗、化疗提供可靠的依据。同时积极寻找原发灶,进行相应处理。

(顾士欣)

552

第三节 脊髓空洞症

脊髓空洞症(syringomyelia),或称脊髓积水症(hydromyelia)是指某种致病因素造成的脊髓中央管内脑脊液引流不畅,并且出现中央管扩大,进而产生进行性脊髓功能异常的一种症候群。

临床表现

病程较缓慢,初期症状常呈节段性分布,当空洞腔逐渐扩大、累及脊髓白质内的传导束时,可出现空洞腔水平以下的传导束功能障碍。临床表现以始于上肢的痛触觉分离性感觉障碍和骨间肌、蚓状肌和前臂肌萎缩为特征。

1. 感觉障碍 可有两种类型的感觉障碍,即由空洞腔部位对应的节段性分离性感觉障碍和其以下的束性感觉障碍。由于空洞腔的形态、大小和长度各异,因此这两种感觉障碍可单独发生或混合存在。有些患者会出现痛觉敏感或痛触觉消失区域内的自发性中枢痛。

2. 运动障碍 前角细胞受累后,出现受累节段下运动神经元性瘫痪表现:支配肌无力、肌萎缩、肌束颤动、肌张力减退、腱反射减弱或消失等。手部肌肉早期受累,因骨间肌、蚓状肌和鱼际肌萎缩而成"鹰爪"手。随着病变发展,可逐渐波及上臂、肩带及部分肋间肌引起瘫痪。腰骶部的空洞则表现为下肢和足部的肌肉萎缩。当病变累及锥体束时,可出现相应肌群上运动神经元性瘫痪的症状与体征。

3. 神经营养障碍 脊髓侧角细胞受累后,出现皮肤发绀、粗糙、角化过度,以及指甲无光泽、易脆裂;皮肤初期多汗,后期少或

553

无汗;局部皮肤顽固性溃疡。

4. 合并畸形表现　合并有 Arnold-Chiari 畸形、颅底凹陷、扁平颅底、脑积水、脊柱裂、脊柱侧弯、后凸畸形等的患者,可出现相应的症状与体征。

辅助检查

1. 脊髓 CT　只能显示脊髓肿大,无法显示空洞腔。

2. 脊髓 MRI　T_1W 上表现为脊髓中央边界清楚、形态规则、范围较广泛,沿脊髓矢状轴方向扩展的低信号病灶。空洞腔可伴有横行或纵行分隔。在 T_2W 上,空洞腔呈高信号。增强后病灶无强化,同时增强磁共振还能帮助与脊髓肿瘤性疾病鉴别。

3. 术中超声检查　术中超声检查能描绘出脊髓和脊髓内空洞腔的轮廓,确定腔内分隔的位置,以利选择脊髓切开的部位和减少脊髓损伤的可能。

鉴别诊断

根据上述临床表现和影像学检查,诊断不困难。关键问题是要找到引起脊髓空洞症的病因,从而加以鉴别诊断。常见原因有:

1. 颅颈交界区的先天畸形　含脑脊液循环不通畅的因素,见相关章节。

2. 脊髓蛛网膜炎　由外伤或者炎症导致,患者有较明确的外伤或者脑膜炎病史,MRI 可见局部蛛网膜下腔粘连,有时可出现软脊膜或硬脊膜的局部强化。

3. 髓内肿瘤　髓内室管膜瘤、血管母细胞瘤等疾病可合并脊髓空洞,MRI 增强扫描可加以鉴别。偶有血管母细胞瘤病灶在远离脊髓空洞腔的区域,需要引起注意,必要时结合临床表现做范围更广的脊髓 MRI 扫描。

4. 髓内囊肿　患者常无特定神经系统症状而是体检发现,

MRI 表现为髓内圆形或类圆形不增强的病灶,信号和脑脊液一样,有张力,局部脊髓膨隆。往往随访多年病灶无明显变化。

治疗

1. 病因治疗　应积极治疗原发病。合并 Arnold-Chiari 畸形的患者可实施后颅减压、小脑扁桃体缩窄手术,部分患者术后随访可见空洞腔缩小。合并髓内血管母细胞瘤患者,实施肿瘤切除术后大部分患者空洞逐渐消失。对于外伤或者炎症引起的脊髓粘连合并空洞,如果患者没有严重进行性症状,可以定期随访。

2. 手术治疗　对于原发疾病无法明确或者原发疾病治疗后症状仍进行性加重的患者,可考虑行空洞腔-蛛网膜下腔分流手术。术前需精确定位,选择空洞腔背侧皮层组织最薄的地方切开脊髓,将分流管一端置于空洞腔,另一端置于蛛网膜下腔。此外还有空洞腔-胸腔/腹腔分流等其他术式可供选择。

（顾士欣）

第四节　椎 间 盘 突 出

椎间盘突出(intervertebral disc herniation)是指构成椎间盘的各个部分(髓核、纤维环及软骨板,特别是髓核)发生退行性改变,在外力因素作用下,纤维环发生破裂,髓核组织突入椎管和/或椎间孔,刺激或压迫脊髓和/或脊神经根,引起颈肩、胸、腰腿疼痛、麻木、无力和椎体束症状等相应神经症状时,称为椎间盘突出症。除颈椎 1/2 及骶椎没有椎间盘外,其他节段椎间盘均可能发生突出,其中以腰椎最为常见,其次为颈椎,胸椎少见。腰椎间盘突出以腰 4/5、腰 5/骶 1 节段发病率最高；颈椎间盘突出以颈 5/6、颈 6/7 节段多见；胸椎间盘突出则以下胸段（胸 8～胸 12）多见，约占胸椎的 75%。男性椎间盘突出明显多于女性。

依据突出程度及病理改变可分为：

（1）膨出型（disc bulge）：纤维环部分破裂但外层完整，呈现局限性隆起但表面光滑。

（2）突出型（disc protrusion）：纤维环完全破裂，髓核突向椎管，表面不平整，但后纵韧带完整。

（3）脱出（disc extrusion）或游离型（disc sequestration）：突出的椎间盘组织脱入椎管内或完全游离。

（4）许莫（schmorl）结节及经骨突出型：髓核经上下软骨板的裂隙进入椎体松质骨内或者向前突向前纵韧带方向。

临床表现

1. 腰椎间盘突出症　腰、腿痛常为首发症状，多先有反复腰痛，随后发展至下肢放射痛，常见为坐骨神经痛（腰 4/5、腰 5/骶 1），典型表现是从下腰部向臀部、大腿后方、小腿外侧直到足部的放射痛，在喷嚏、咳嗽等致腹压增高的情况下疼痛加剧，放射痛多为一侧肢体，少数中央型或中央旁型髓核突出者可表现出双下肢症状；也有少数表现为股神经痛（腰 2/3，腰 3/4）；向正后方突出的髓核或脱垂、游离椎间盘组织压迫马尾神经，则主要表现为大、小便功能障碍，鞍区感觉异常，严重者可出现大小便失禁及双下肢不完全性瘫痪等，临床相对少见。

体检：腰部活动受限，腰椎姿势代偿性侧凸，根据突出物与神经根位置关系可向患侧或健侧弯曲，棘突叩击痛及椎旁压痛。直腿抬高试验及加强试验阳性，股神经牵拉试验阳性。反射异常：腰 4 神经根受累可有同侧膝反射减退或消失；腰 5 神经根受累时膝、踝反射的改变均不明显;骶 1 神经根受累则有踝反射减退或消失。感觉障碍早期多表现为皮肤感觉过敏,随后出现麻木、刺痛及感觉减退。后期可出现相应神经支配区肌力减退。

2. 颈椎间盘突出症　可有长期的颈肩部疼痛不适,神经根受累可有一侧或双侧上肢放射性痛、无力。颈 4/5 间隙常累及颈 5 神经根,致三角肌无力和肩部感觉异常;颈 5/6 间隙常累及颈 6 神经根,致前臂、腕屈曲受限,外侧前臂和拇指感觉异常;颈 6/7 间隙常累及颈 7 神经根,致伸肘受限,中指食指感觉异常;颈 7/胸 1 间隙常累及颈 8 神经根致手内部肌影响,握持无力,无名指、小指感觉障碍。中央型突出可致脊髓受压,则出现躯干及下肢无力,僵硬、精细活动减退,步态不稳,脚踩棉花感,严重者大小便功能障碍。

体检:颈部活动受限,臂丛牵拉试验和压颈试验/颈椎间孔压迫试验阳性,双侧锥体束征阳性及膝、踝反射的亢进等。

3. 胸椎间盘突出症　首发症状常为疼痛,可为腰痛、胸腹壁痛、咳嗽、喷嚏或活动增加可使疼痛加重,休息后可缓解。下肢麻木和肌力减退、括约肌功能障碍也可发生。

体检:早期缺乏阳性体征,可仅有轻度感觉障碍,后期出现脊髓压迫症状,表现为上运动神经元损伤,旁中央型突出较重时可导致脊髓半切综合征。

辅助检查

1. X 线　包括脊柱正侧位、动力位平片,可以观察脊柱生理曲度改变、侧凸情况、骨质增生和椎间隙狭窄,并用以排除骨质破坏性病变,如结核、肿瘤等。

2. CT　可清晰显示骨组织结构和轮廓及钙化组织,是明确骨性结构改变的重要依据,目前已普遍采用。

3. MRI MRI 无放射性损害,可以清晰显示椎间盘突出的形态及其与硬脑膜囊、神经根等周围组织的关系,全面观察椎间盘病变,还可鉴别是否存在椎管内其他占位性病变。

4. 电生理检查 肌电图、神经传导速度与诱发电位,可以帮助确定神经损害的范围及程度,观察治疗效果。

治疗

急性期治疗:患者出现急性症状时应多卧床休息,减少颈部和腰部肌肉负担,使用消炎镇痛药物缓解症状,当疼痛持续严重影响日常生活时,可以行神经根阻滞。

1. 腰椎间盘突出症 对于年轻、初次发作、症状较轻者,都可以先采用非手术治疗,包括卧硬板床休息,腰围固定,改变不良生活习惯,给予非甾体类消炎镇痛药物、甘露醇脱水消肿、短期使用糖皮质激素类药物,对于伴有肌肉痉挛者可用肌松药物,腰椎牵引、理疗,运动治疗加强腰背肌训练,心理治疗以及避免弯腰提举重物。

对于症状严重、反复发作,保守治疗 3 个月以上无效仍逐渐加重,有马尾综合征、括约肌功能障碍,明显神经受累表现或者合并椎管狭窄者应采用手术治疗,需要依据不同的手术适应证选择个体化的手术治疗方案。手术目的是直接切除病变腰椎间盘髓核,解除神经根压迫从而达到治疗效果。

微创手术如经皮后外侧经颈椎间孔镜行下椎间盘切除术、后路经椎板间隙入路孔镜行下椎间盘切除术,具有创伤小、出血少、手术时间短、效果确切等优点,但需要严格把握手术适应证。传统的开放手术方法包括单纯髓核摘除术、半椎板切除术、全椎板切除术。如有腰椎不稳者,需要同时行椎体融合术。

2. 颈椎间盘突出症 神经功能障碍不明显者,首先采取保守治疗,包括牵引、理疗,颈围固定,止痛药物治疗,同时注意颈部保暖。

对于颈项部疼痛和上肢放射痛、麻木,保守治疗12周以上无效,影响生活和工作;或伴有病变侧肌肉萎缩、肌力下降;伴有脊髓椎体束损伤;伴有颈椎不稳者,需要手术治疗。常用颈前入路椎间盘切除植骨融合术(ACDF),具有创伤小、出血少、显露方便,可恢复椎间隙高度和颈椎生理曲度,稳定性好等优点。后入路手术适用于多节段脊髓型颈椎病,和伴有多节段后纵韧带骨化或颈椎管狭窄的颈椎疾病,可直接解除脊髓后方的压迫,扩大椎管,包括全椎板联合钉棒系统内固定、单开门或双开门手术等。对于椎管前方压迫广泛、脊髓前后方均有严重压迫者,有时需要行前-后联合入路。经皮内镜下颈椎间盘切除术、射频消融术、激光减压术等微创手术也有应用。

3. 胸椎间盘突出症 对于胸椎间盘突出症,因症状常较严重、凶险,若进行性加重,一般均主张早期手术。为避免脊髓的损伤,多采用侧前方入路,切除一侧的肋横突关节,到达椎间盘位置进行切除。前方入路经胸腔镜手术也已应用于切除椎间盘突出。

(陈 功 谢 嵘 车晓明)

第五节 椎 管 狭 窄

椎管狭窄(spinal canal stenosis)是指由于椎管内增生性改变,导致椎管(含椎间孔)继发性狭窄,压迫脊髓、脊神经根、椎动脉及交感神经丛,引起相应的神经功能障碍。

引起椎管狭窄的病因包括先天性和继发获得性的病变,前者

559

有软骨发育异常、椎骨骨纤维结构不良、先天性脊椎滑脱及脊柱侧凸或后凸等,后者常为退行性病变,如脊椎骨关节肥大、椎间盘突出症、后纵韧带骨化症,少见病因包括弥漫性特发性骨骼肥厚症(DISH)、椎骨的畸形性骨炎、Paget 病、慢性氟中毒症及假性甲状腺功能不足等。椎管狭窄可以是广泛的或局限于颈椎、胸椎或腰椎的特定解剖部位,其中以腰椎最常见,颈椎其次,胸椎较少见。

诊断

1. 临床表现

(1)症状和体征:症状缓慢发展,可因创伤或多度的运动而急性发作。随椎管狭窄部位不同,可出现相应的神经根痛、肌肉萎缩、受累平面以下的上运动神经元瘫痪和感觉、括约肌和性功能障碍。在腰椎管狭窄患者常表现为腰背痛、坐骨神经痛、腿部感觉障碍、下肢乏力、跛行、小便障碍。

(2)脑脊液变化:脑脊液蛋白含量可显示不同程度的增高。脑脊液动力学试验可以正常、部分梗阻或完全梗阻。

2. 辅助检查

(1)X 线:侧位片可见椎弓根缩短,前后位片可见椎弓根间距的狭窄、韧带钙化、椎间孔狭窄和后侧关节突肥大等。

(2)脊髓 CT 造影:CT 检查能清楚显示椎管狭窄的部位、范围、椎间盘突出、髓核钙化等;脊髓造影可显示蛛网膜下腔或硬脊膜外部分或完全性梗阻。脊髓造影后附加 CT 检查(CTM)较单纯造影可增加 30% 的异常显示。CT 检查亦可行三维重建,在显示骨性结构上要优于 MRI。

(3)MRI 检查:能测定椎管宽度,了解椎间盘和神经根的关系、脊髓受压的范围与程度及椎间孔区脂肪组织和纤维韧带结构等情况,对诊断最为有用。

（4）其他检查：肌电图、血管多普勒超声、平板运动试验等。

临床上有影像学椎管狭窄改变但没有症状的情况很多见，故椎管狭窄的诊断需影像学和临床症状相结合。

鉴别诊断

1. 脊髓肿瘤　常易与椎管狭窄症发生混淆。MRI 是最具诊断价值的方法，各类肿瘤各有其信号特点。

2. 脊髓空洞症　病程缓慢，有感觉分离现象并有下运动神经元瘫痪。MRI 可证实脊髓空洞症的诊断。

3. 脊髓蛛网膜炎　病程长、范围广、感觉障碍不明显，可有缓解期。平扫和增强 MRI 可鉴别。

4. 运动神经元疾病　特点为肌萎缩及受侵肌肉的麻痹，并有舌肌萎缩，可见肌束颤动。病理反射阳性，无感觉障碍。脑脊液动力试验正常，细胞及生化检查正常。放射学检查无异常发现。

治疗

1. 非手术治疗　适用于症状轻微、进展不明显者。非手术治疗包括理疗、推拿、药物缓解等。可用腰围或颈托等。

2. 手术治疗　①适应证：经非手术治疗无效而神经症状进行性加重者，严重的神经根痛、神经根和脊髓受压症状进行性加剧者；②手术目的：扩大狭窄的椎管、椎间孔和神经根管，解除对神经组织及其供应血管的压迫；③手术时机与方法：在脊髓受压 1 年以内进行手术效果较好。手术一般做广泛椎板减压，原则上应切除所有狭窄部位的椎板（图 10 - 2）。

扫描二维码
查看图 10 - 2

预后及注意点

大多数患者可经非手术治疗而使症状缓解或改善，但复发率较高，常需反复治疗。手术治疗可使症状有不同程度的改善，但术

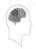

后症状完全消失者亦少见,尤其是脊髓压迫症状严重和病程较长的患者。术后需注意椎体的固定和保护。

(刘晓东　车晓明)

第六节　颈　椎　病

颈椎病是指一类颈椎骨关节肥大性脊髓及神经根病变。多见于成人,好发年龄 40～60 岁,男性多于女性。外伤与本病的发生有一定关系,有时可成为促使产生临床症状或使症状加重的诱因。

临床表现

颈椎病的发病较缓慢,偶有在损伤后急骤发病者。开始时常只有头、颈、肩、上臂等部位的疼痛或感觉异常,以后逐步出现神经系统受损的症状。

1. 临床分型　根据症状的不同可将本病分为以下类型。临床可以表现为单一类型,更多是两种或多种类型混合发病。

（1）颈型:晨僵,静止时疼痛,活动可缓解,劳累时加重的特点。

（2）神经根型:根性疼痛多为单侧,疼痛部位多在受累神经根的分布区内,可放射至拇指(C_6 神经根受累)和中、示指(C_7 神经根受累)。疼痛的程度可因头颈及上肢活动而加剧;卧床休息、提肩活动等可使疼痛减轻。部分患者可伴有椎旁肌群的痉挛。疼痛部位的肌肉如冈上肌、冈下肌、三角肌及肱二头肌长头等处常有不同程度的压痛。相应区域的皮肤如上臂外侧、前臂或手指等处,出现感觉障碍如麻木、痛触觉过敏或减退,还可能出现肱二头肌、肱三头肌、大小鱼际肌萎缩及肱二头肌或肱三头肌的腱反射减退或消失。

（3）脊髓型：两下肢麻木、沉重、肌张力增高、肌力减退、出现病理反射，有时可引出踝阵挛。严重者可产生不完全痉挛性截瘫。部分病例上肢也可受累，但程度多不及下肢显著，一侧或双侧Hoffman征常呈阳性。有时可表现为典型或不典型的脊髓半切综合征。感觉障碍一般不及锥体束障碍突出，可有痛觉、触觉减退甚至消失，但多不易测得确切平面。脊髓后索受累者可出现深感觉障碍，但不多见。括约肌功能障碍常不显著，仅少数严重患者可伴有大、小便失禁、阳痿等自主神经功能紊乱症状。

（4）椎动脉型：少数患者颈部过伸或侧转时，可突然出现眩晕发作，甚至昏厥。这与椎动脉受压引起脑干的短暂性血供不足有关。还可有头痛、头晕、耳鸣、耳聋、恶心、呕吐、视物不清等。有的病例可有后颅窝神经症状，如声音嘶哑、构音不良、吞咽困难，甚至复视、Horner征及交叉性偏瘫等。

（5）交感神经型：表现为头晕、眼花、耳鸣、手麻、心动过速、心前区疼痛等一系列交感神经的症状，甚至可有面部潮红、流泪、流涕、出汗异常、听力和视力下降等。

（6）其他类型：如骨赘压迫或刺激食管，引起吞咽困难。

2. 脑脊液的变化　颈椎病仅有神经根症状者，脑脊液多无异常发现。有脊髓症状者，脑脊液蛋白含量可显示不同程度的增高。

3. X线检查　颈椎X线的侧位片可见生理前凸消失，甚至可呈后凸畸形、椎间隙狭窄、椎体前后缘有唇样骨赘、椎体半脱位等改变。正位片上可见钩椎关节外侧骨质增生。斜位片及颈屈、颈伸位摄片能帮助进一步了解椎间孔边缘的骨质增生及椎体半脱位的情况。数字减影血管造影（DSA）对显示颈部动脉有较大优点，对于椎动脉型颈椎病的诊断不可或缺。

4. CT检查　能清楚显示骨赘的部位、范围和大小，以及椎管

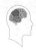

周围的软组织病变。如椎间盘突出、纤维环膨出、髓核钙化等。其比 X 线显示图像更清晰。薄层扫描能够显示特定断面的骨性变化。而三维重建则可以多维度的了解脊髓、神经根与骨赘的对应关系。

5. MRI 检查　可以确切地显示脊髓、神经根受压的部位、程度和范围。MRI 可作三维断层扫描，提供清晰的包括椎间盘、纤维环以及关节囊和黄韧带的立体图像。

诊断与鉴别诊断

成年或老年患者有不同程度的颈部疼痛，并向肩、上臂、前臂和手指放射，伴有上肢感觉障碍和腱反射减退并有 Hoffman 征阳性，下肢肌张力增高、腱反射亢进或出现病理反射者，提示有颈椎病的可能。但由于颈椎病的临床表现变化多样，常可因缺乏典型表现使得临床诊断有时相当困难，应结合影像学检查进行全面分析。椎管的测量具有一定参考价值。有明显症状者，可应用 CT及 MRI 扫描，以及脑脊液的动力学试验、脊髓造影等方法协助诊断。

一般诊断原则：

（1）临床表现与影像学检查所见均符合颈椎病者，可以确诊。

（2）具有典型颈椎病临床表现，而影像学检查上尚未见有异常者，应在除外其他疾患的前提下诊断为颈椎病。

（3）对临床上无主诉与体征，而影像学检查上出现异常者，不应诊断为颈椎病。可对阳性所见加以描述。

对各型颈椎病的诊断，均应根据特有的症状，X 线、CT、MRI征象，排除需鉴别病变得出诊断。必要时作特种成像检查来确定。

颈椎病尚需与后纵韧带骨化、颈椎间盘脱出症、肌萎缩侧索硬化、脊髓空洞症、亚急性联合变性、脊髓肿瘤、枕骨大孔处脑膜瘤、颈肋、前斜角肌综合征、脊柱结核、耳源性眩晕、椎基底动脉供血不足等相鉴别。

【治疗】

大多数患者可经非手术治疗而使症状缓解或改善,但复发率较高,常需反复治疗。仅有神经根症状者皆应先采用非手术治疗。目前常用的综合性措施,包括卧床休息、保暖、内服止痛药物及肌肉松弛剂,局部普鲁卡因及氢化可的松封闭、推拿、按摩、针刺治疗、应用颈托及颅骨牵引等方法。

经非手术治疗无效而神经症状进行性加重,如神经根或脊髓受压症状逐渐加重或反复发作,或症状突然发生,经确诊为颈椎病并经短期非手术治疗无效,影响工作与生活者,应考虑手术治疗。

1. 手术适应证

(1)颈型:原则上无须手术。

(2)神经根型:有下列情况之一者可考虑手术:①非手术治疗4个月以上无效者;②有进行性肌肉萎缩及剧烈疼痛者;③非手术治疗有效,但症状反复发作者。

(3)脊髓型:有下列情况之一者可考虑手术:①有急性进行性脊髓损害症状者;②轻度颈脊髓损害症状,经一段时间非手术治疗无效者;③颈脊髓受压2年以内,症状进行性或突然加重者。

(4)椎动脉型:①颈源性眩晕,有猝倒症状,经非手术治疗无效者;②经椎动脉造影证实者。

(5)交感型:症状严重影响患者生活,经非手术治疗无效者。

(6)其他型:因骨赘压迫食管引起吞咽困难症状严重者,可作骨赘切除术。

2. 手术禁忌证

(1)年迈体衰,有严重内脏疾病者。

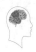

（2）病程过长，四肢有广泛性肌肉萎缩，估计术后不能恢复者。

（3）严重神经衰弱或精神病患者。

3. **手术方法** 可根据患者病情、脊柱稳定性、脊髓受压情况选择前路或后路手术。前路手术一般包括前路椎间盘切除＋植骨融合术（ACDF）和前路椎体次全切除术＋植骨融合术（ACCF）。后路手术包括椎管扩大成形术（单开门或双开门）、全椎板切除＋颈椎侧块螺钉内固定术、半椎板入路双侧椎板减压术；有神经根症状者可同时行前路或后路神经孔减压术；如病情需要行前后路联合手术。

近年来，新的微创手术术式不断涌现，主要有脊柱全内镜前路、后路经皮颈椎间盘切除术、椎间孔成形术，经通道椎间孔减压、椎间孔成形术等。

手术治疗在多数患者可使症状有不同程度的改善，但手术后症状完全消除者亦属少见，尤其是脊髓压迫症状严重而病程已较长的患者。

（刘晓东 谢 嵘 车晓明）

第七节 后纵韧带骨化

后纵韧带骨化（OPLL）是一种由于后纵韧带增厚骨化直接压迫脊髓和/或神经根，导致肢体及躯干的感觉和运动功能障碍的疾病。本病确切发病机制目前尚不清楚，一般认为遗传、代谢、内分泌和生活方式等因素与 OPLL 的发病机制和进展有关。组织病理学改变主要由具有成熟 Haversian 管的片状骨组成，表现为沿后纵韧带向下不规则的异常骨化,多发生于后纵韧带的颈椎上段。

诊断

(1) 中老年男性患者多见,发病率随年龄增长而增多。

(2) 起病缓慢,病情进展亦缓慢,平均病程约 13 个月。

(3) 临床表现有脚踩棉花感、肢体疼痛、麻木、僵硬、瘫痪、步态不稳等,严重者有大小便功能障碍。本病平均累及 2.7～4 个节段。以颈椎最为常见,占 70%～75%。典型患者开始于 $C_{3\sim4}$,向下扩展,通常累及 $C_{4\sim5}$ 和 $C_{5\sim6}$,但经常跳过 $C_{6\sim7}$。胸腰段常见于 $T_{4\sim6}$ 和 $L_{1\sim3}$。

(4) 影像学检查是确诊本病的主要方法:

1) X 线:可见椎体后缘高密度影。

2) CT:特别是结合 3D 重建,是显示和准确诊断 OPLL 的最佳手段。

3) MRI:OPLL 为低强度信号区域,厚度<5 mm 的低信号与腹侧的低信号蛛网膜下腔区域相混合,T_1W 不易分辨;T_2W 可鉴别,因脑脊液高信号,OPLL 保持了低信号。矢状位图像可提供受累范围信息,T_2W 可以显示脊髓是否合并受压变性改变。

依据影像学表现可将其分为 4 型:①孤立型:邻近终板,局限于椎间盘水平;②间断型:局限于椎体后空间,不会越过椎间盘;③连续型:由椎体扩展至椎体,跨越椎间盘;④混合型:不相连的区域,结合了以上的特点。

治疗

1. 决定治疗选择的临床分级

(1) Ⅰ级:有放射影像学证据,但没有临床症状和体征。多数患有 OPLL 的患者是无症状的,宜先行保守治疗。包括理疗、药物缓解症状、颈部牵引、颈托保护等。

（2）Ⅱ级：有明显的缺陷或疾病进展和证据时支持手术干预。

（3）ⅢA级：中到重度的脊髓病。通常需要手术干预。

（4）ⅢB级：重度到完全四肢瘫。不完全四肢瘫但表现为慢性进展加重时，考虑手术治疗。快速恶化或完全四肢瘫，老年人或一般情况差与预后不好有关。

2. 手术的技术考虑

（1）术中躯体感觉诱发电位监测有助于对脊髓组织的保护。

（2）手术方式有前路手术（直接减压）、后路手术（间接减压）和前后路联合手术。颈后路手术方式包括全椎板切除术、椎管扩大成形术（包括单开门、双开门）及选择性半椎板切除术等。前路手术包括前路颈椎椎间盘切除融合术（ACDF）、前路颈椎椎体次全切除融合术（ACCF）等。

3. 手术方式的选择

（1）C_3以下骨化厚度小于5 mm，椎管狭窄小于45%，以及病变范围不超过3个节段，可单侧前入路手术。

（2）超过4个或以上节段的连续型或混合型，累及$C_{1\sim2}$或颈胸段脊椎，或需要做广泛多节段椎板切除减压者，可行后入路手术。

（3）单一入路不足以充分减压脊髓或神经根时，可考虑联合入路。

预后及注意点

前入路手术后有硬脑膜撕裂脑脊液漏出及食管损伤的危险，而后入路手术后有OPLL疾病继续进展压迫的风险，而联合入路手术创伤大、风险高。单一节段的前入路椎间盘切除加融合术或1～2节段的椎体切除术，手术后用硬的颈围制动最少3个月，椎体切除＞2个节段，则用halo背心牵引制动。椎体切除加钛笼植入后,假关节形成的概率为 5%~10%,概率随融合节段的增加而增加。

(刘晓东 车晓明)

第八节 颅颈交界区畸形

颅颈交界区畸形主要是指环绕枕大孔枕骨底部、寰椎、枢椎及相应韧带原发性发育或继发于其他疾病的畸形,这些疾病包括扁平颅底、颅底陷入症、寰枕融合、颈椎分节不全、寰枢椎脱位等,各种畸形可单独或联合存在。

病因

1. 先天性 包括先天骨性结构异常和先天遗传疾病如 Morquio 综合征、黏多糖贮积症、唐氏症综合征等所致的颅颈交界畸形。

2. 获得性 ①生活习惯和环境;②外伤;③其他如肿瘤、炎症等累及颅颈交界结构,尤其是寰枢椎复合体正常结构(包括骨质、神经、肌肉、韧带等),均可导致颅颈交界畸形。

诊断

1. 临床表现 与畸形的种类及其邻近结构受累程度等有关,呈多样化。

(1) 头颈疼痛:颈痛较为常见,典型的疼痛起源于枕下,向头顶放射到枕大神经分布的区域。

(2) 脊髓受损表现:肢体麻木、瘫痪;本体感觉精细触觉障碍,但浅感觉减退不多见。

（3）脑干及颅神经功能失调表现：睡眠呼吸暂停、眼肌麻痹、核性眼球震颤，吞咽困难、饮水呛咳、声音嘶哑、反复吸入性肺炎、严重者可导致意识障碍、四肢感觉运动障碍等。

（4）血管相关症状：晕厥、头晕、间歇性意识改变、发作性瘫痪及短暂视野丧失等。

2. 影像学检查

（1）X 线：颈椎正侧位片、动力位片（过伸过屈位）、张口位片、斜位片有助于发现颅颈交界区域生物力学改变、有无失稳等。

1）侧位片上参考径线：

A. 斜坡椎管线（Wackenheim 线）：为沿斜坡到颈椎管的直线，正常情况下，齿状突顶端在其腹侧并与此线成切线。在颅底陷入症、寰枢关节脱位、寰枕关节前脱位时，齿状突横切此线。

B. 腭-枕线（Chamberlain 线）：为硬腭后缘到枕骨大孔后缘中点的连线。正常情况下，齿状突顶端不超过此线 3～4 mm。在颅底陷入症，齿状突超出此值。

C. 寰齿前间隙（atlantodental interval，ADI）：寰枢稳定性评估最常用的测量指标之一，是寰椎前弓后缘至齿状突前缘的距离，当普通成人＞3 mm（13 岁以下的儿童大于 4～5 mm）或者动力位前后变化超过 2 mm，提示寰枢椎脱位，该标准不适用于唐氏患儿，唐氏患儿标准可放宽。

2）正位片上参考径线：

A. 二腹肌线：为位于颅底两侧二腹肌之间的连线，在乳突的内侧。正常情况下，齿状突不超过此线，齿状突的中轴与此线垂直。此线与侧位片上的 McRae 线是一致的，单侧枕骨髁发育不全者此线倾斜。

B. 双乳突线：为乳突顶的连线。此线低于二腹肌线 10 mm，正常情况下此线跨过寰枕关节。齿状突超过此线 1～2 mm 则为颅底陷入。

（2）MRI：用于了解颅颈交界区神经系统受压情况，包括枕大孔背侧、腹侧压迫以及脑干、上颈髓异常信号。MRI 的矢状位、冠状位及水平位成像可以更好地观察颅颈交界畸形对神经系统的影响。相位对比磁共振 PC‐MR 可有助于了解枕大孔背侧、腹侧与四脑室正中孔脑脊液的流速，分析有无脑脊液流动异常或梗阻的情况。

（3）CT：对骨性结构的评估有重要意义。前述的径线在 CT 上测量往往更为清晰准确。颅颈交界区 CT 薄层扫描＋三维重建对于颅颈交界畸形的诊断非常重要，尤其对寰枢椎有无脱位、侧块关节有无异常、椎动脉有无高跨的判定（图 10‐3、10‐4）。

扫描二维码
查看图 10‐3、
10‐4

（4）CTA 检查：有助于更好地了解椎动脉的情况，尤其是椎动脉与骨性结构的关系、有无高跨、排除同时存在血管畸形的可能。

常见病变

1. 颅底凹陷症 颅底凹陷症也称颅底陷入症，以枕骨大孔为中心的颅底骨组织内翻，寰椎、枢椎齿状突等上颈椎结构向上脱位陷入颅内，使颅后窝容积缩小、枕骨大孔前后径缩短，脑干、颈髓受压，产生一系列神经压迫症状的临床综合征，影像上典型表现为齿状突超越斜坡椎管线、腭‐枕线。

颅底凹陷症常伴有颅颈交界发育异常如寰椎枕化、寰枕融合、块状椎和先天性短颈畸形综合征（Klippel-Feil 综合征）。颅底陷入症还常常伴有神经发育不良，如小脑扁桃体下疝畸形（Chiari 畸形）、脊髓空洞症等。

颅底凹陷症治疗应包括原发疾病的治疗、颅颈交界区充分减压、枕颈或寰枢融合。需根据病灶的可复性、稳定性、压迫部位及严重程度等选择合理的术式,对于伴有脊髓空洞积水症和小脑扁桃体下疝的颅底陷入症患者可加行后颅减压术,大多数患者畸形纠正后脊髓空洞积水症会自行消失。

2. 寰枢椎脱位　寰枢椎脱位可以表现为寰枢椎之间相对的前后、旋转脱位,脱位的齿状突压迫延髓腹侧,产生严重的症状。寰枢椎脱位易合并颅底凹陷。

寰枢椎脱位的患者可在头颈部过伸、过屈活动或轻微外伤时加重脱位。正位张口 X 线显示,寰枢椎脱位常表现为齿状突与寰椎两侧块间的距离不对称,两侧块与枢椎体关节不对称或一侧关节间隙消失。侧位 X 线及 CT,则可显示寰椎前弓至齿状突的距离超过正常(AD 间隙),在成人>3 mm,儿童>5 mm,可诊断为脱位。部分脱位的患者 X 线还可见到游离的齿状突。应注意 AD 间隙并非诊断寰枢椎脱位的唯一标准,尚需仔细观察双侧寰枢关节有无移位、方向改变等。伴颅底凹陷者齿状突可超越斜坡椎管线、腭-枕线,常合并寰枕融合。MR 可见枕骨大孔腹侧压迫,可合并小脑扁桃体下疝畸形(如图 10–4 所示)。

寰枢椎不稳定和脱位者应早期诊断和治疗。疾病早期寰枢椎不稳定可通过限制颈部活动、改变颈部姿势矫正;疾病晚期,病变的可复位性减小,患者可出现颅底凹陷,继而出现延颈髓的压迫症状,需行手术复位及融合。对于可复性寰枢椎脱位,可通过麻醉后手法复位或者术中牵引达到解剖复位,然后行枕颈或寰枢融合。对于不可复性患者,可采取前路经口或后路寰枢关节松解辅以后路钉棒悬臂技术,或者关节内置入融合器达到解剖学复位。

3. 寰枕融合和 Klippel-Feil 综合征　寰枕融合是由于发育中

枕骨骨节和脊椎骨节分节失败导致的畸形，多伴如颅底凹陷症及Klippel-Feil综合征、Chiari畸形、寰枢椎不稳定等其他颅颈交界畸形。

Klippel-Feil综合征为颈椎的分节缺陷（segmentation defect），$C_{2\sim3}$椎体融合常见。Klippel-Feil三联征包括短颈及蹼状颈、后发际过低和颈部活动受限，患者还可伴有颅神经症状（如耳聋、高腭穹、面瘫）、心血管异常、骨性畸形（如肋融合、脊椎侧弯），以及泌尿生殖道畸形。

无论是寰枕融合或Klippel-Feil，都会增加颈椎负荷与应力，常易引起寰枢椎脱位。寰枕融合合并第2、3颈椎未分节，还可引起寰枢关节进行性松弛，是儿童患者寰枢椎脱位的重要诱因。在合并寰枢椎脱位、颅底凹陷并伴有枕大孔腹侧压迫、寰枢椎失稳时，常需要手术干预。

4. 扁平颅底　扁平颅底是指颅底斜坡和前颅底平面的角度变钝，人类正常情况下为$118°\sim147°$，平均$132°$，如该角度增大则为扁平颅底。单纯扁平颅底无需治疗，合并颅底凹陷或后颅脑组织下疝时则需要相应的处理。

5. 枕骨髁发育不全　枕骨髁发育不全是颅颈交界畸形的一类，枕骨髁发育不良会限制寰枕关节的运动范围，同时枕骨向后滑动，会引起枕动脉的压迫。非对称的扁平枕骨髁可引起颈椎代偿性侧凸，中置的枕骨髁可引起枕大孔横径明显变小，并压迫延髓。枕骨髁发育不全常同时伴有后颅的畸形，造成寰枕关节及枕骨大孔区解剖结构的异常，在合并延髓压迫、寰枕关节失稳时需要相应处理。

6. 齿状突畸形　齿状突畸形可分为：①齿状突发育不全，包括齿状突尖部、齿状突基底部以及两者均发育不全，齿状突缺如极为少见。齿状突发育不全，血管也常常被累及，局部可伴有椎动脉拉长、扭曲和压迫。发育障碍严重的齿状突将不能达到寰椎前弓的上缘,导致十字韧带及翼韧带失去限制功能,寰枢椎关节不稳定。②游离齿状骨,也称为游离齿状小骨或齿状骨,指枢椎齿状突位置上见到孤立的游离骨,这一畸形可引起十字韧带失去其功能,导致寰枢椎关节不稳定。齿状突发育不全的患者也可伴有先天性游离齿状骨。两者均为潜在的寰枢椎不稳定因素。

对于单纯游离齿状骨、无神经系统症状表现的患者可先密切观察、制动及外部支具固定,无效者行手术治疗。游离齿状突存在较大个体差异,但多需要手术治疗。手术需结合 X 线、CT、CTA、MRI 以及颈椎动力位片充分评估脊髓受压情况、椎动脉走行、寰枢椎的解剖结构以及颅颈交界区的生物力学稳定性。

7. **枕椎畸形**　枕骨尾端骨节的畸形主要表现为枕椎,包括枕大孔腹侧的异常骨桥和斜坡畸形开裂,随着年龄的增长,枕大孔前方的骨质会逐渐压迫到腹侧的颈髓。当后颅窝容量减小,并出现后颅脑组织下疝,尤其是发现后颅窝垂直高度改变可确诊。枕椎的治疗原则包括术前仔细研究术前的影像学和临床资料,尤其当畸形十分复杂时,应缓解神经血管压迫,牢靠固定防止复发。

治疗

1. **牵引复位术**　可使用头环牵引术行颅骨头环牵引,固定头颅,以调整枕颈部生理曲线及颈椎生理曲度至正常。

2. **减压术**　减压术分为后方、前方和侧方入路减压术。

3. **融合术**　融合术分为枕颈融合、寰枢融合。枕颈融合内固定常用有枕骨板和颈椎钉棒系统。寰枢融合范围仅包括 $C_{1\sim2}$,包括侧方的小关节,术中需取自体骨或人工骨。融合需要至少 3 个月的固定时间。术前需了解双侧 C_2 横突孔、$C_{1\sim2}$ 小关节方向、椎动脉走行、以及双侧 C_1 侧块与 C_2 椎弓根的高度及宽度,判定是否有椎动脉高跨。

(陈星宇　谢　嵘)

第九节　自发性脊髓脑脊液低容量

自发性脊髓脑脊液低容量(spontaneous Cerebrospinal fluid Hypovolumic,SCH)又称自发性低颅压、自发性椎管内脑脊液漏。由于大多数患者腰穿测压属正常范围,仅少数患者为低颅压,因此,目前多用 SCH。由于本病发生发展隐蔽,易漏和误诊,年发生率 5/10 万人口属低估计。本病病因不详,结缔组织遗传病、脊神经根蛛网膜颗粒突入邻近静脉,在外伤等因素促发下发病有关。

诊断

1. 临床表现　男女比为 1∶2,可见任何年龄,但 40～50 岁好发。

(1)头痛:为主要表现。典型头痛为位置性,直立时发作或加重,平卧后缓解,咳嗽或过度吸气可诱发或加重。痛位枕颈部,伴局部僵直。少数患者无头痛或不典型全头痛,或平卧时反而加重。

(2)颅神经症状:视力模糊、复视、面部麻木或痛、声音嘶哑等。

(3)四肢麻木、乏力或瘫痪、步态不稳。

(4)认知障碍、痴呆、嗜睡或昏迷。

2. 腰穿　侧位测压,压力正常(6～20 cmH_2O)占 61%;≤6 cmH_2O,占 34%;>20 cmH_2O,占 0.5%(Kranz 2015)。低颅压有助诊断,常压和高压者不能排除本病。

3. 常规影像检查　由于本病的漏口复杂多变,各种影像学检查本身的利弊,迄今无一种检查可排除本病,故应结合各种检查,以提高诊断率。

（1）头颅 MRI（图 10 - 5）：典型表现有全脑膜增强征（T_1W 增强），见于 83％患者；静脉窦扩大见于 75％患者；脑下垂见于 61％患者，包括鞍上池≤4 mm、硬脑膜下积液、乳头体至脑桥距离≤6.5 mm、桥前池≤5 mm，小脑扁桃体下移。约 18％患者 MRI 正常。

扫描二维码
查看图 10 - 5、
10 - 6

（2）脊髓 MRI（图 10 - 6）：硬脊膜外纵向积液征（T_2W，SLEF, spinal longitudinal extradural fluid 征）多位脊髓腹侧,见 60％患者。脊神经根鞘膜憩室见 20％患者,其中漏口位憩室肩部者伴 SLEF 征,漏口在憩室远端者无此征。重 T_2/FLAIR 序列加静脉注射增强剂,可提高 SLEF 征发现率,且优于 MRI 脊髓造影术（Osawa 2021）。

4. SCH 预诊评分（Bern 评分）　用于指导下一步有创性检查。

（1）主要标准（每项 2 分）：全脑膜增强征、静脉窦扩张、鞍上池≤4 mm。

（2）次要标准（每项 1 分）：硬脑膜下积液、桥前池缩小、乳头体至脑桥距离缩小。

（3）上述总分≤2 分,SCH 可能性低；≥5 分,SCH 可能性大；介于 3～4 分者不肯定。经回顾性和前瞻性评估,可能性低（≤2 分）,敏感性和特异性分别为 92.9％～100％, 77.8％～94.3％。可能性大（≥5 分）则分别为 78.6％～81.6％, 88.9％～98.3％（Doloroky 2019）。

5. 脊髓造影

（1）CT 脊髓造影（CTM）（图 10 - 7～10 - 9）：有俯卧位和侧

卧位 CTM,前者用于有 SLEF 征者,后者用于脊神经根鞘膜漏者。数据减影脊髓造影(DSM)具放射照射剂量低、图像清晰而优于前两种方法。造影剂 Omapaque300,不能用 Omapaque240、350或 140,前者显影太淡,后两者禁用于脊髓。

扫描二维码
查看图 10-7～
10-10

(2) MRI 脊髓造影(MRM)(图 10-10):椎管内注入含钆的造影剂(gadovist 或 magnography)后 MRI 扫描成像。由于 MRM 探查漏口的准确率不如 CTM,因此目前多主张在上述各法阴性时,对高度怀疑本病者或低流量漏、间歇性发作脑脊液静脉漏(CVF)应用本法。

(3) 核素脊髓造影:用含^{64}Co 的造影剂注入椎管,做高分辨 PET/CT 扫描,由于^{64}Co 半衰期 12.7 h,因此适用于上述各法阴性者。

6. 漏口类型

(1) **硬脊膜和蛛网膜破裂**:常呈纵形裂口,位脊髓腹侧,少数位腹外侧或背侧,可伴骨化椎间盘突出或局部骨刺,可多发或单发,累及全脊髓,但以上胸和颈胸段多见。多为高流量漏口,伴 SLEF 征。

(2) 脊神经根鞘膜破裂,可伴鞘膜憩室,好发下胸和胸腰段,分单纯(孤立)型和复杂(多分叶)型。

(3) CVF:为近来新发现,常在胸段。脊神经根蛛网膜颗粒破裂,脑脊液直接引流到附近静脉,可单根静脉或伴静脉丛,后者位椎旁(47%)、脊髓中央(32%)、侧方(23%)。

鉴别诊断

(1) 硬脑膜下积液或慢性硬脑膜下血肿:增强 MRI 可鉴别。

(2) 小脑扁桃体下疝Ⅰ型:临床表现可相似,但增强 MRI 可鉴别。

（3）颅底 CSF 漏：漏口在颅底，引发 CSF 从鼻或耳道流出，无体位性头痛。

（4）假脑瘤：病史和辅助检查有助鉴别。

治疗

1. **内科保守治疗** 用于可疑或小漏口患者。包括卧床、腹带、多饮水、口服止痛药物等需时 7～9 周，成功率 28%。

2. **经皮靶点注自体血或蛋白纤维素胶水** 应在 CT 监测下操作，提高准确和安全性。>20 ml 血疗效更好。无明确漏口时，可选大的神经根憩室注血或蛋白纤维素胶水。大多患者可缓解症状，但疗效不持久，复发率高。

3. **外科手术** 包括显微外科或内镜下手术、经奇静脉血管内闭塞术。

4. **注意事项**

（1）反跳性颅内压增高：发生率 7%～27.4%见于注血或胶水或外科、介入术后即刻或数天、数周后发生，表现头痛、呕吐加重，但不同于治疗前体位性头痛，躺平反而加重，痛位于前额和眼眶周围。处理：对症（口服止痛药物）多缓解，少数腰穿放 CSF 后缓解，历时数天。

（2）合并硬脑膜下积液或血肿者：应先处理本病，硬脑膜下积液或血肿多自行缓解，如不缓解，方钻洞引流积液或血肿。切忌先处理积液或血肿。

（3）目前诊治缺乏高级别循证医学证据，多为回顾性报告、专家意见。

（4）影响漏口发现的因素：①漏口：漏口流量、漏口位置、漏口持续开放或间隙开放。②检查方法：常规头和脊髓 MRI 只能提示本病,不能定漏口。脊髓造影用 CT 或 MRI,加用数字减影技术各有优缺点,要根据患者选用。③患者体位和配合。④操作医生和技术员。

(周良辅)

第十一章　功能神经外科

第一节　功能神经外科的特征和诊疗措施

功能神经外科主要针对特定的神经根、神经环路、神经核团及脑网络,采用手术的方法改变其异常的功能状态,重建神经组织的正常功能。功能神经外科是神经外科重要的组成部分,也是发展最迅速、最有活力和最具前景的分支学科之一。

病因

功能神经外科疾病的原因复杂,包括身体外部因素如环境、个人经历,内部因素如基因、病理疾病、感染、退化病变等。往往是多因素综合作用的结果。例如,癫痫是一种由多种病因引起的慢性脑部疾病,以脑神经元过度放电导致反复性、发作性和短暂性的中枢神经系统功能失常为特征,是内在遗传因素和外界环境因素在个体内相互作用的结果。目前,国际抗癫痫联盟分类工作组建议将癫痫病因分为六大类:遗传性、结构性、代谢性、免疫性、感染性及病因不明。癫痫的遗传学病因主要有 4 种表现形式:单基因遗传性癫痫、多基因遗传性癫痫、遗传性多系统疾病中的癫痫、细胞(染色体)遗传异常所致的癫痫。癫痫的常见获得性病因包括海马硬化、围产期损伤、中枢神经系统感染、脑血管病、脑肿瘤、颅脑外伤、神经变性疾病等。

功能神经外科历史

19 世纪末 20 世纪初神经和精神疾病专家对症状性疾病的手术研究,奠定了功能神经外科的初期发展基础。Horsley 最早采用皮质切除术治疗癫痫、采用神经节切除术治疗疼痛、采用皮质切除术治疗运动障碍疾病。1935 年,Moniz 和 Almeida 采用额叶脑白质割断治疗精神分裂症。1938 年,McKenzie 采用大脑半球切开治疗癫痫。由于这些手术创伤大、效果差,没有得到普遍应用。

随着神经影像、立体定向、神经调控和干预技术的进步,近 30 年来功能神经外科有了长足发展。CT、MRI、PET 等现代影像技术的应用,使得癫痫等功能性疾病的病灶/靶点逐渐可视化,为外科治疗提供了极大便利。随着电生理监测技术的完善和微电极的应用,皮质/核团的定位更准确,避免周围结构误损伤,减少不良反应。立体定向机器人等工具的运用,将立体定向手术精度进一步提高。无创的经颅磁刺激或超声刺激,能够以先可逆、后不可逆的方式,更加安全可控地处理脑深部病灶。

概念更新

早期功能神经外科的发展,由于缺少检查和监测方法,主要依靠医生经验,加之当时对神经系统解剖和功能的认识相对粗浅,出现现在看起来错误的治疗方式。而功能神经外科也正是依靠临床不断总结经验教训而进步。以帕金森病为例,先后经历了运动皮层切除、部分小脑皮层切除、高位颈髓部分切除、锥体束部分切除等早期阶段。1951 年,外科医生 Cooper 在做大脑脚切断术治疗帕金森病患者时,意外损伤了脉络膜前动脉,迫使他中止大脑脚手术,术后惊人发现患者震颤症状消失。由于脉络膜前动脉供血苍白球,Cooper 进而发现苍白球毁损可以缓解帕金森症状,以后在大家努力下，终于逐渐弄清楚皮质-基底节-皮质运动控制环路的功能结构，并确立了帕金森病的主要治疗靶标。

随着技术进步，功能神经外科相关诊治概念也在更新。例如，随着颅内脑电技术的应用，癫痫放电和传播可以被精确捕捉到，获得对癫痫发作相关病理生理特点的深入理解，致痫灶的概念已被致痫网络取代。现在普遍认为，癫痫并不仅仅与局部脑区有关，而是一个影响全脑网络的疾病，因而神经调控技术在癫痫外科领域日益受到重视，促成神经调控相关设备的快速迭代。以反馈性神经电刺激术（responsive neurostimulation，RNS）为例，植入颅内的 RNS 产品可以自动识别癫痫发作前的异常脑电信号，反馈性瞬时释放电脉冲刺激，终止异常放电而阻止癫痫发作。在刺激器中添加患者发作前的个体脑电信号特征，能更准确地释放干预刺激。RNS 的疗效和有效率随时间而增加，被认为可能是长期调节癫痫网络的结果，而不仅仅是阻止每次癫痫发作。

现代诊断

应综合分析遗传病史、临床表现、实验室检验、电生理及影像学检查结果，得出定位与定性诊断。例如，癫痫诊断须同时有临床表现和脑电图支持，遗传性疾病应有相关检测支持。功能神经外科疾病往往在结构影像无可见病变，依赖于功能影像、分子影像技术和电生理技术的鉴别。如借助多巴胺转运体 PET 显像可鉴别帕金森病及相关综合征；借助 GABA-A 受体（γ-氨基丁酸 A 型受体）PET 显像，可以评估抑制性神经元受体分布，协助定位致痫灶；借助侧方扩散电位技术，可协助鉴别梅杰综合征与双侧面肌痉挛。

现代治疗

（1）神经调控是通过植入性或非植入性技术，采用物理性

（电、磁、声、光等）或化学性作用方式，对神经元或神经信号传导发挥兴奋、抑制或调节作用，改善神经活动的失衡状态，从而达到改善疾病症状、提高生活质量的目的。神经调控技术已成为治疗功能性神经疾病的重要手段。主要包括深部脑刺激（deep brain stimulation，DBS）、迷走神经刺激（vagus nerve stimulation，VNS）、RNS、脊髓电刺激（spinal cord electrical stimulation，SCS）以及无创的经颅超声刺激（transcranial ultrasound stimulation）、经颅磁刺激（transcranial magnetic stimulation，TMS）等。

（2）从开环刺激到闭环刺激：自适应或称闭环 DBS 依赖于某些标志物作为触发刺激的信号，不仅避免了常规 DBS 的诸多不良反应，而且更好地改善了临床症状，减少刺激时间，延长设备寿命。①定位于基底节环路靶点的 DBS 电极，可以感知目标的神经元放电模式并记录局部场电位，并根据异常 β 脉冲的发放而自动调整刺激强度。②额外植入皮质的微电极记录神经元的电发放，并根据皮质激活水平自动调整刺激强度。③位于身体其他部位的检测器，检测到特定的临床症状（如步态冻结、左旋多巴引起的异动症、吞咽困难）时，可自动修改刺激参数，如频率。④可穿戴传感器可以记录并预测震颤振荡相位，由此在静止性震颤周期的特定阶段释放刺激，以更有效地抑制震颤。

此外，采用心电反馈刺激的 VNS，可以更加有效地预测和减少癫痫发作。如前述的植入颅内的 RNS 产品长期刺激有利于整体癫痫网络的良性转归。检测 SCS 电刺激后脊髓背侧的诱发复合动作电位，与理想化的动作电位进行对比并调整刺激参数，能改善 SCS 治疗慢性疼痛的效果。

（3）刺激模式个体化、多样化：传统高频刺激能有效改善震颤、僵直，但中轴症状效果不佳，而低频刺激改善中轴症状，对震

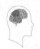

颤、僵直效果又不佳。采用变频刺激，也就是不同频段交替循环，能够兼顾高、低频刺激的优势，有效解决这些问题。另外，部分患者出现肌肉收缩的起效阈值与导致肌肉僵直的最大阈值接近，提示他们的 DBS 强度治疗窗很小。10～50 Ms 的较短脉冲可以拓宽 STN - DBS 的治疗窗，且不会增加耗电。短脉冲宽度的刺激联合定向转向的调控程式，可以减低 STN - DBS 相关的刺激性构音障碍、运动障碍和锥体不良反应的发生率。

（4）磁共振兼容：DBS 设备的天线效应会导致触点温度升高，患者做不了 3T 磁共振扫描，影响心脑血管等众多疾病的检查。采用 DBS 屏蔽防护电极导线，可减少 67% 以上的射频能量进入 DBS 系统，实现与 3T MRI 兼容，并可以 DBS 开机状态下扫描。

（5）刺激更精准、更耐久、影响更小：DBS 术后中、晚期需要加大刺激强度，作用范围易超出刺激核团，引起多种不良反应。方向电极可选择对某一方向进行电刺激，从而规避刺激引起的诸多不良反应，以更小的强度取得更佳的效果。用机器人辅助来提高电极的植入精度、用小型脉冲发生器头部植入避免颈部导线的牵拉等。采用可充电技术能选择最佳刺激参数而不用担忧刺激器的使用寿命。

（6）远程调控：互联网患者管理及远程程控，能够提高时效、降低费用。尤其在公共疫情期间，更能发挥重要作用。

此外，值得关注的是，原先被忽视的 VNS 被重新认为有非常广阔的应用场景。目前认为在卒中后上肢运动功能障碍中，VNS＋运动康复有效，VNS＋触觉康复可能有效。VNS 介导卒中后康复的主要机制是靶向提高突触可塑性。该方案已被 FDA 批准用于临床。VNS 还被用于意识催醒、难治性抑郁症、神经退行性疾病、神经免疫调控、系统性疾病（高血压、急性心肌梗死、心力衰竭、肥胖与糖尿病)的治疗研究,都显示出它超出药物效果的潜力。除了上面的有创治疗,一些无创新技术也获得发展。低频聚焦超声刺激是一种新型的无创脑刺激方法,具有较高的空间分辨率和穿透深度,使我们能在磁共振实时监测下不必开颅,不必穿刺靶灶,以无创方式调控神经网络或毁损病灶,达到与切除相似甚至更优的治疗效果。

(姜时泽　陈　亮)

第二节　癫痫的外科治疗(围手术期癫痫的防治)

癫痫为一种常见的神经系统疾病,其中 $20\%\sim30\%$ 的患者对药物反应不佳而逐渐演变为难治性癫痫。在经过综合评估定位致痫灶后,如果能采用手术治疗,可使大部分患者的癫痫发作得到良好控制甚至治愈。

诊断

参见本书第五章第四节"癫痫(包括非惊厥性癫痫)"。

手术适应证

(1) 频发癫痫影响正常生活和工作,经一线和足量药物治疗效果不佳或不能耐受药物毒副作用者。

(2) 经辅助检查证实,脑部有局限性致痫灶,且部位恒定、位于可手术部位。

(3) 无恒定致痫灶的难治性癫痫,但毁损癫痫的传播途径或者神经调控治疗可使发作减轻、减少。

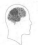

（4）主要累及语言、运动或感觉区的致痫灶，以往被认为不适合手术，但对于新生儿、婴幼儿及术前已存在偏瘫、失语的病例，仍可考虑手术治疗。随着现代术中神经监测技术和术中唤醒技术的应用，许多累及功能区的致痫灶切除手术已经变得相对安全。

手术禁忌证

（1）良性癫痫患者、合并其他严重疾病不能耐受手术者以及伴有进展性神经系统变性疾病或代谢疾病者。

（2）伴有严重精神障碍和严重认知功能障碍被认为是手术的相对禁忌证。

术前定位

对致痫区的准确定位是癫痫手术成功的关键，当前常用方法包括癫痫发作症状学、脑电图及影像学。

1. 癫痫发作症状学　癫痫发作常表现为多种不同症状，而这些症状正是对癫痫放电起源及传播状况的反映。详尽的癫痫症状学描述对定位致痫区有重要作用，一些症状或体征的定位准确度可以高达90％。但由于大脑皮质存在许多功能"哑区"，这些部位的异常放电往往不直接产生症状。当患者出现症状时，应是放电扩散到相应的功能区所致。所以，通过临床症状学定位致痫区需要仔细甄别真伪。

2. 脑电图（EEG）　包括头皮脑电图（普通脑电图、睡眠脑电图、24 h动态脑电图）以及颅内电极脑电图（皮质脑电、立体定向脑电）等，脑电图仍是诊断癫痫及定位所必须和最重要的方法，尤其对没有明显影像学改变的原发性癫痫价值更大。64～256导联的高密度脑电图，极大提升了头皮脑电的空间分辨率，借助现代计算机技术可提高癫痫溯源的准确性。长程视频脑电监护技术能够同步分析患者的发作症状及脑电,对癫痫定位非常重要。近半个多世纪来逐渐兴起的颅内电极脑电图,因没有头皮、颅骨等组织的阻隔,可以更清晰的探究颅内异常放电灶,是目前定位致痫区的"金标准"。

3. 影像学

(1) CT 和 MR 技术:使得不少因微小病灶引起的继发性癫痫得到诊治。CT 主要对出血、钙化较为敏感。而高分辨 MR 对海马硬化、皮质发育不良的诊断至关重要。功能 MR 对脑功能区定位及优势半球定侧提供帮助。

(2) 核医学检查:

1) 单光子发射断层扫描成像(SPECT):SPECT 通过脑血流代谢的改变来判断致痫区域。一般在癫痫发作间期局部血流灌注减少,发作时局部灌注增加。

2) 正电子发射断层扫描(PET):PET 在癫痫诊断中十分重要,与 SPECT 类似,难以抓到发作期 PET。氟脱氧葡萄糖(FDG)及氟马西尼(FMZ)是最常用的示踪剂。发作间期,因为突触活性减低、神经元减少或皮层萎缩导致的血流或代谢减低,癫痫病灶多表现为 FDG 低代谢。低代谢区域常常大于致痫区,且受病灶性质与癫痫的控制状况影响。FMZ 是中枢苯二氮卓受体的拮抗剂,癫痫灶表现为 FMZ 低结合,较 FDG 特异性较高,但行 PET 检查前需要停用相关抗癫痫药。

另外,多影像融合技术,如 MRI 的体素分析和 PET - MRI 融合有助于寻找和判断常规影像学检查阴性的致痫区,对改善癫痫手术效果起到重要作用。

癫痫外科手术

癫痫外科的手术方式分为切除性手术、姑息性手术及其他手术。

1. **切除性手术** 切除性手术是目前开展最多的癫痫外科手术方式,用于致痫区明确的病例。若致痫区定位准确,疗效确切,如肿瘤性/CM 癫痫治愈率可达到 90%,其他难治性癫痫治愈率较好者可达 80%。

(1) 前颞叶切除术:治疗颞叶癫痫的经典术式,适用于单侧颞叶癫痫药物治疗无效者。

(2) 选择性海马杏仁核切除术:病变限于颞叶内侧面,而颞叶外侧面皮质正常并具有一定功能的患者。效果与颞叶内侧部结构的切除是否完全有很大关系。

(3) 大脑半球切除术及大脑半球次全切除术:适应证主要为脑炎、脑出血、感染、外伤等导致的一侧大脑半球广泛病损所引起的难治性癫痫,例如一侧半球脑发育广泛异常、围产期脑缺血缺氧或外伤、Rasmussen 脑炎、Sturge-Weber 综合征等。

(4) 大脑半球离断术和多脑叶离断术:该术式充分离断各脑叶到基底节区及通过胼胝体到对侧半球的神经传导纤维,与大脑半球切除术疗效相仿,而术后并发症少,有取代大脑半球切除术之势。术前须确认对侧半球没有致痫病灶。常用术式有经岛周大脑半球离断术和经顶叶脑室大脑半球离断术等。

2. **姑息性手术** 姑息性手术是指以减少患者发作次数或者减轻发作程度为主要目的的手术。常用术式有胼胝体切开术、迷走神经刺激术、脑深部电刺激术、反应性神经刺激术等。

(1) 胼胝体切开术:胼胝体是最大的连合纤维(commissure fibers),其横行纤维在半球间形成宽而厚的致密板,大约由两亿神经纤维构成。它连接着两半球的对应区,额叶和扣带回经胼胝体前半连接,颞叶经胼胝体后半及海马连合相连,顶叶经胼胝体压部的前部、枕叶经胼胝体压部的后部相连。胼胝体是癫痫放电从一侧半球扩散至另一侧的主要通路,故切断胼胝体可以阻止癫痫向对侧扩散,减轻发作。

（2）VNS：用于治疗难治性复杂部分性癫痫、继发性全身性癫痫。

（3）DBS：脑深部电刺激术最为成熟的适应证是运动障碍疾病如帕金森病。近年来,人们尝试利用 DBS 治疗难治性癫痫,可选择靶点为丘脑前核（ANT）、丘脑底核、尾状核、海马等,通过对脑深部特定核团进行电刺激,调整大脑皮层的兴奋性,从而达到减少发作的目的。治疗效果尚待观察。ANT 是目前治疗癫痫最常用的靶点,SANTE 临床试验证实了 ANT－DBS 对部分患者的癫痫发作有效且生活质量评分提高。

（4）RNS：RNS 是治疗难治性癫痫的神经调控方法之一,通过颅内电极识别异常脑电信号,触发释放脉冲刺激,达到终止发作的目的。该方法于 2013 年被 FDA 批准用于难治性癫痫治疗。相比DBS 和 VNS 等其他神经调控技术,RNS 有如下优势：①RNS 通过直接针对癫痫灶进行电刺激,达到控制癫痫发作的目的,减少电刺激的相关不良反应。②RNS 可以识别异常放电,予以分析并根据放电状态进行实时电刺激,特异性更高。目前我国多家单位正逐步开展临床实验,验证其疗效。

（5）磁共振引导下超声聚焦（MRgFUS）：磁共振引导下的超声聚焦方法一般用于毁损病变,在特发性震颤等疾病中已有较为确切的临床应用。相较激光毁损等技术,具有无需植入电极等无创优势。近年发现较低频率的超声聚焦有可能抑制癫痫发作。在Min B－K 等进行的动物实验中,应用脉冲重复频率（pulse repetition frequency）100 Hz 的超声聚焦显著减少了动物脑电图中的癫痫波发放。相关临床试验尚在进行中。

3. 立体损毁　脑立体定向射频毁损术与立体定向放射治疗：

当致痫区位于脑深部或者是重要结构周围,开颅手术风险较大,可尝试行该类手术。立体定向颅内电极埋置术后,如能明确致痫灶且范围较小,可考虑 SEEG 电极热凝,部分患者可避免开颅手术。常用于下视丘错构瘤所致癫痫等。

预后评价

1. Engel 分级

(1) Ⅰ级:癫痫发作(致残)消失 不包括手术后早期癫痫发作(只在术后几周之内发作)。

(2) Ⅱ级:癫痫发作(致残)很少或几乎消失(每年不超过2次)。

(3) Ⅲ级:显著改善(减少>90%)。

(4) Ⅳ级:无显著改善(减少>50%,≤90%)。

2. 国际抗癫痫联盟(ILAE)分级法

(1) Ⅰ级:癫痫发作完全消失,无先兆。

(2) Ⅱ级:仅有先兆,无其他癫痫发作。

(3) Ⅲ级:每年有1~3个"癫痫发作日",有或无先兆。

(4) Ⅳ级:每年有4个"癫痫发作日"或比"基线癫痫发作日"减少50%,有或无先兆。

(5) Ⅴ级:比"基线癫痫发作日"减少<50%~100%的增加,有或无先兆。

(6) Ⅵ级:比"基线癫痫发作日"增加>100%,有或无先兆。

手术或创伤相关性癫痫的防治

幕上神经外科手术容易在围手术期发生癫痫,幕下手术的癫痫防治尚存争议。

1. 基本概念

(1) 即刻性癫痫:发生在术后/外伤后数小时以内。

(2) 早期性癫痫:发生在术后或外伤后7 d之内。

（3）晚期性癫痫：发生在术后或外伤后 7 d 之后。

2. 发作形式及诊断　参见本书第五章第四节"癫痫（包括非惊厥性癫痫）"。

3. 药物治疗

（1）即刻和早期癫痫可用药物预防，晚期性癫痫无证据支持用药可预防。

（2）用药方法参见本书第五章第四节"癫痫（包括非惊厥性癫痫）"。

（冯　睿　陈　亮）

第三节　帕金森病

帕金森病（Parkinson's disease，PD）又称震颤麻痹，为锥体外系疾病，好发中老年人，以进行性运动徐缓、震颤、肌强直和姿势平衡障碍为临床主要特征。发病率为(9.7～13.5)/10 万。

诊断

符合国际运动障碍协会（MDS）2015 年推出的帕金森病临床诊断新标准或中国帕金森病的诊断标准（2016 版）。

1. 临床表现　多为一侧起病，进行性加重进而累及对侧肢体，临床上包括运动症状及非运动症状。运动症状主要包括：①运动缓慢，是诊断帕金森病的必备症状。②静止性震颤(4～6 Hz)，可呈姿势性震颤。③肌强直。④晚期出现冻结步态，姿势平衡障碍，吞咽及构音障碍等中轴症状。非运动症状包括嗅觉障碍，睡眠障碍（快速眼动睡眠期行为障碍、睡眠维持性嗜睡、日间过

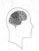
度嗜睡），感觉障碍如疼痛、麻木，自主神经功能障碍（便秘、日间尿急、直立性低血压、多汗、皮脂分泌过多等），精神障碍（抑郁、焦虑、幻觉等）。

2. **辅助检查**　头颅 MRI 及 CT 无特异性表现。头颅超声检查显示黑质高回声，心脏间碘苄胍闪烁显像显示心脏去交感神经支配支持帕金森病的诊断。PET 多巴显像可以表现为纹状体不对称性多巴功能减退，FDG–PET 的典型表现为小脑及基底节区代谢增高。

3. **生化检查**　无殊。

治疗

1. **药物治疗**　遵循早期诊断、早期治疗、剂量滴定用药原则。药物选择需要综合考虑疾病特点、严重程度、年龄、认知状况、共病、经济状况等因素。

（1）复方左旋多巴（多巴丝肼、卡比双多巴）是最有效的对症治疗药物，早期小剂量应用不增加异动症的风险。高剂量及长病程引起异动症的风险增大。

（2）多巴受体激动剂（DAs）：多采用非麦角类，包括普拉克索、罗吡尼罗、吡贝地尔、罗替高汀等。其中罗替高汀贴剂可以用于后期以减少症状波动。

（3）单胺氧化酶抑制剂（MAO–BI）：司兰吉兰 10 mg/d 或雷沙吉兰 1 mg/d，可能对疾病有修饰作用，也可用于晚期帕金森病的添加治疗。

（4）儿茶酚–O–甲基转移酶抑制剂（COMTI）：恩他卡朋、托卡朋、奥匹卡朋等，一般与复方左旋多巴同服，改善症状，减少运动波动。

（5）抗胆碱能药物：苯海索，主要用于有震颤的患者。可能引起认知障碍。

（6）金刚烷胺：对少动、强直、震颤均有改善作用，对改善异动有效。氯氮平也可能对异动症有效。

2. 外科治疗

（1）手术适应证：

1）原发性帕金森病。

2）病程：5 年以上；确诊的原发性帕金森病患者，以震颤为主，经规范药物治疗震颤改善不理想，且震颤严重影响患者的生活质量，如患者强烈要求尽早手术以改善症状，经过评估后可放宽至病程已满 3 年。2016 年，美国 FDA 批准 DBS 可用于治疗患病至少 4 年伴有运动并发症，药物不能满意控制的帕金森病患者。

3）年龄：患者年龄一般不超过 75 岁；经受益和风险的个体化评估后可放宽至 80 岁左右；以严重震颤为主的老年患者，可适当放宽年龄限制。

4）药物使用情况：对复方左旋多巴曾经有良好疗效；术前进行多巴负荷试验，一般将服药前后改善率≥30％作为手术指征；已经进行了最佳药物治疗（足剂量，至少使用了复方左旋多巴和多巴胺受体激动剂）；目前不能满意控制症状，疗效明显下降或出现了棘手的运动波动或异动症，影响生活质量或为药物难治性震颤，或对药物不能耐受。

5）病情严重程度："关"期 Hoehn Yahr 2.5～4 期。

6）合理的术后预期：手术前患者及其家属至少充分了解：患者需要知晓手术的益处和风险；手术不能解决所有的症状，部分症状不能通过手术缓解，包括自主神经功能障碍（便秘、体温调节障碍、直立性低血压、睡眠障碍等）、认知功能障碍、发音微弱、姿势异常、"开"期的冻结步态等；不能根治帕金森病，疾病会进展；不是所

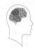
有患者手术后都能够减药或停药;对长期应用药物引起的异动和运动症状波动,DBS 多有效。

(2) 禁忌证:存在以下情况者不适宜手术:①有明显的认知障碍,且已影响患者的日常生活能力(如社交、工作和药物服用等);②严重抑郁、焦虑、精神分裂症等精神类疾病,药物未控制;③患有其他共存疾病影响手术或生存期。

(3) 方法:

1) DBS:DBS 是帕金森病或其他运动障碍性疾病的主要外科治疗手段。DBS 手术不破坏脑内固有神经核团,术后根据患者症状调整刺激参数,在最大限度发挥其治疗作用的同时,尽可能避免因电刺激产生的不良反应。

靶点选择:由于丘脑腹中间核(VIM)仅缓解震颤,丘脑底核(STN)和内侧苍白球(GPi)对震颤、僵直和运动障碍均有效,因此后两者是目前常用靶点。脚桥核(PPN,脑桥中脑被盖,小脑上脚和黑质尾部交叉的背外侧)在 20～60 Hz 低频刺激下,可以改善姿势异常和"开"期的冻结步态,这是 STN 和 GPi 刺激都不能达到的疗效,但对其他常见的运动症状效果则差。如果患者的症状以一侧为主,而对侧症状轻微,可考虑先行单侧 DBS 手术,但作为一种进展性的退行性病变,多应该选择双侧 DBS 手术。STN 和 GPi 刺激对于运动症状改善相当,但 STN - DBS 术后可以减少多巴药物用量而 GPI - DBS 术后不能,目前 STN 较常用。如果没有减少药物用量的要求,且术前低剂量左旋多巴即引起异动(脆性异动),应首选 GPi;如果患者有认知或情绪等高级功能障碍风险,首先考虑 GPi。关于 DBS 手术的靶点选择与定位的详细讨论,请参考《现代神经外科学》(第三版)运动性疾病章节。

围手术用药:对采用局麻的患者,通常术前 3 d 停用多巴胺受体激动剂,术前 12 h 停用左旋多巴类药物,以使患者术中处于相对

"关"期状态。全麻手术患者术前无需停药。术后在患者清醒可以进食后即可恢复帕金森药物治疗。

开机后用药:初始剂量同术前,根据患者的反应调整用药种类及剂量至最小有效剂量。大多数情况下左旋多巴剂量可以减少30%～70%。

术后开机程控:一般在术后第2～4周脑水肿消退,患者一般情况好即可开机。开机程控应在患者药物"关"期状态下实施,一般先程控症状较重一侧。开机参数的设定:绝大多数为频率130Hz,脉宽60μs,根据患者的反应调整电压,一般不超过3V。频率,脉宽,电压都可以根据症状调整。脚桥核DBS频率可适当降低。

长期调控:原则是缓解运动症状为主,避免或减少刺激引起的不良反应,调整药物剂量,最大程度改善症状。程控初期建议采用单负极刺激模式,之后可根据患者的具体情况选择双极刺激、双负极刺激、交叉电脉冲刺激或变频刺激等模式,还可应用程序组等来改变程控模式。DBS术后CT检查不受限制,MRI需要按照根据不同产品的MRI兼容说明进行,既往产品检查前要将患者的脉冲发生器电压回零并关机,后续有磁共振兼容产品上市可以在开机状态下进行MRI检查。

2)苍白球切开术:由于苍白球切开术是不可逆毁损,尤其是双侧毁损并发症风险较大,近些年来已经基本被DBS代替,一般仅做单侧毁损,仅用于经济上不能承受DBS费用的偏侧症状为主患者。靶点定位同GPi DBS,不同的是采用毁损的方法,在进行永久毁损以前,先行可逆性试验性毁损。

3)丘脑切开术:丘脑切开术疗效主要局限于控制震颤,而且双侧丘脑切开术引起语言和平衡障碍的风险较高,一般只做单侧。目前临床应用少,仅应用于单侧震颤症状突出、经济上无法承受

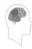

DBS 治疗的患者。

4）其他毁损治疗：同射频毁损类似，立体定向放射治疗及磁共振引导超声聚焦毁损也可用于帕金森病治疗。相对于射频毁损，后两者无需钻孔手术，无感染风险，出血风险减少。

并发症和预后

1. DBS　手术并发症，如颅内出血、感染、术后癫痫等；硬件相关并发症，如电极移位、感染、刺激器外露、电极或导线断裂等；刺激相关并发症，如 STN 刺激可能引起不自主运动、复视、感觉异常、肌肉痉挛、构音障碍等；GPi 刺激可引起构音障碍、肌肉痉挛等；VIM 刺激可能出现感觉异常、构音障碍等，上述刺激相关并发症大部分可以通过调节刺激参数改善。

2. 苍白球切开术　对僵直及药物所引发的异动症的近期疗效较好，对震颤的控制不及丘脑切开术。并发症主要因颅内出血和靶点周围结构（视束、内囊等）损伤所致轻偏瘫或视觉损害。

3. 丘脑切开术　主要对震颤有效，对四肢症状的效果优于轴性症状（如头部和声音震颤）。远期疗效尚不明确。出血见于 1.5％～6％的患者；其他并发症包括感染、构音障碍、轻度面瘫、轻偏瘫、肌张力障碍、运动困难、感觉障碍等，通常可以恢复。双侧丘脑切开术导致构音障碍、吞咽困难等的概率比单侧切开术高 2～3 倍。

（郎黎琴　陈　亮）

第四节　原发性震颤

原发性震颤（essential tremor，ET）也称特发性震颤，是最常见的运动障碍疾病,其主要临床表现为双上肢 4～12 Hz 动作性震颤,可伴或不伴头部、口面部、声音或下肢震颤。皮质-脑桥-小脑-丘脑-皮质环路的节律性震荡是 ET 的主要病理生理学机制。

诊断标准与排除标准

1. ET 的临床诊断　需要同时满足以下 3 点：①双上肢动作性震颤,伴或不伴其他部位的震颤(如下肢、头部、口面部或声音);②不伴有其他神经系统体征,如肌张力障碍、共济失调、帕金森综合征等;③病程超过 3 年。

ET 叠加:除具有以上 ET 的震颤特征外,还具有不确定临床意义的其他神经系统体征,如串联步态障碍、可疑肌张力障碍性姿势、轻度记忆障碍等。

2. 排除标准　①增强的生理性震颤,如药源性、代谢性等;②孤立的局灶性震颤,如孤立性声音震颤、孤立性头部震颤、特发性腭肌震颤等;③孤立性任务或位置特异性震颤,如原发性书写痉挛、手或口任务特异性震颤、高尔夫球手等;④震颤频率>12 Hz 的直立性震颤(orthostatic tremor);⑤伴明显其他体征的震颤综合征,如肌张力障碍震颤综合征、帕金森综合征、Holmes 震颤、肌律等;⑥突然起病或病情呈阶梯式进展恶化。

鉴别诊断

ET 主要与下列疾病相鉴别:

1. 帕金森病　以静止性震颤为主,可有姿势性或运动性震颤,震颤再现现象也是帕金森病震颤的重要特征;除震颤外,帕金森病患者常伴有动作迟缓、肌强直、姿势步态异常等。

2. 肝豆状核变性　震颤可表现为静止性、姿势性或运动性;常累及远端上肢和头部,下肢受累较少。还可出现运动迟缓,僵硬,肌张力障碍,舞蹈症,构音障碍和吞咽困难等多种神经系统症状。眼部可见特征性的 K-F 环。MRI 检查可发现双侧豆状核区对称性分布异常信号;基因诊断有助于鉴别。

3. 脊髓小脑性共济失调　以意向性震颤为主,可有姿势性震颤;其他神经系统体征包括腱反射活跃,步态共济失调,帕金森病样表现和其他小脑体征;MRI 或 CT 检查可发现小脑萎缩;基因诊断有助于鉴别。

4. 功能性震颤　亦称心因性震颤,多在有某些精神心理因素如焦虑、紧张、恐惧时出现。与 ET 相比,其频率较快(8～12 Hz)但幅度较小,有相应的心理学特点,去除促发因素症状即可消失。

治疗

1. 药物治疗

(1) 口服药物:影响日常生活和工作的震颤患者可考虑口服药物治疗。

一线推荐药物为普萘洛尔、扑米酮,对于无法耐受普萘洛尔的患者可考虑阿罗洛尔,对于无法耐受一线药物治疗的患者,可将加巴喷丁、托吡酯、阿普唑仑、阿替洛尔、索他洛尔作为治疗 ET 的二线推荐药物(Ⅱ级推荐,B 级证据)。

(2) 局部肉毒素注射:属对症治疗措施,通常 1 次注射疗效持续 3～6 个月,需重复注射以维持疗效。

2. 脑深部电刺激治疗

(1) 适应证:①符合 ET 诊断标准。②震颤严重影响患者的工作和生活质量。③药物难治性震颤。轴性震颤(涉及头部、声音、面部、舌头或躯干)可能导致严重功能障碍,可以考虑 DBS 治疗,但疗效可能不如上肢震颤;轴性震颤在双侧 DBS 手术后的并发症风险增高,可能需要选择单侧或者分期 DBS。

（2）禁忌证：①合并痴呆。②合并严重神经精神疾病（严重焦虑、抑郁、幻觉等）。③严重脑萎缩。④合并其他严重神经系统疾病。⑤严重系统性疾病导致不能耐受麻醉或者手术者。⑥其他外科手术禁忌证。

（3）评估：

1）运动评估：可以应用 ET 评分量表（The Essential Tremor Rating Assessment Scale，TETRAS）或者 Fahn-Tolosa-Marin 量表。

2）非运动症状评估：认知功能和神经心理评估为主。参考帕金森病及肌张力障碍术前评估。

3）基因检测：部分 ET 患者有家族史，多呈常染色体显性遗传模式。

（4）靶点选择：

1）丘脑 VIM：是治疗 ET 的常用靶点，常规磁共振不能显示核团，一般按照经验靶点，AC-PC 平面，旁开 13～15 mm（或第 3 脑室壁旁开 10～11.5 mm）PC 前 5～6 mm。VIM 内躯体感觉运动代表区是从对侧下肢过渡到上肢，微电极可记录到"震颤细胞"。VIM 外侧为椎体束，后方为丘脑腹后外侧核，针道继续往下为内侧丘系，单侧 VIM 可以有效减轻 ET 患者对侧的肢体震颤，双侧 VIM 电刺激可以改善双侧肢体震颤以及某些患者的头部或声音震颤。与单侧刺激相比，双侧 VIM DBS 具有更多的刺激不良反应，特别是构音障碍和步态不稳。随着刺激时间的延长，患者的长期疗效下降，可能与病情进展或刺激耐受有关。

2）PSA/cZi 区：齿状红核丘脑束（dentatorubrothalamic tract，DRTT）起于小脑齿状核，途径红核、PSA 至丘脑腹外侧。丘系前辐射（prelemniscal radiation，RAPRL）则位于齿状核丘脑束的末段，止于丘脑 Vim 核。是震颤环路的关键纤维投射。

DRTT 经过 PSA/cZi 区域时可以参考红核与 STN 进行定位,一般位于 ACPC 层面下 4 mm,红核中间层面外缘与 STN 尾端外 1/3。初步的临床研究显示 PSADBS 与 Vim‐DBS 控制震颤同样有效且刺激电压更低,刺激 cZI 较刺激 Vim 能更明显降低震颤幅度。

3) DRTT 的纤维追踪:术前磁共振检查薄层 DTI 序列,30 方向以上,运用纤维追踪技术可以显示 DRTT 纤维,结合手术定位软件计划,可以以 DRTT 作为手术靶点设计植入靶点及角度,部分病例可以采用 VIM/PSA 双靶点。不同中心追踪 DRT 的经验及方法不尽相同,可以小脑齿状核、小脑上脚、红核、PSA 区、中央前回作为感兴趣区,采取直接追踪 DRT 的方法,也可以先确定锥体束及内侧丘系在 ACPC 平面丘脑部分投影位置后再追踪 DRT,更加符合传统手术定位中先对运动感觉阈值测定的流程,可有效避免临床副作用的发生。

(5) 不良反应:手术相关不良反应主要是感染、血肿、导线移位、设备故障等;长期刺激的不良反应可能出现构音障碍、运动迟缓、步态障碍、异动症、感觉障碍等。

3. 射频毁损　在 DBS 应用以前,单侧或双侧丘脑或苍白球立体定向射频毁损一直是难治性肌张力障碍外科治疗首选。双侧射频毁损手术出现吞咽困难、构音障碍等严重不良反应的风险较高,已不再推荐。对于偏身型肌张力障碍患者,因经济原因或 DBS 手术后感染排异等,可考虑单侧 GPI 毁损。国内有回顾性研究结果显示,单侧丘脑腹中间核毁损对书写痉挛有较好的疗效,但尚缺乏系统性研究。

4. 其他治疗

(1) 支持和康复治疗:佩戴颈托以及使用矫形器械等可以强化缓解技巧,有助于减轻病程早期的局部症状。重复经颅磁刺激针对特定皮质如运动前区的多次治疗,可以改善功能,但疗效持续时间短,可以用于辅助治疗。生物反馈治疗、脊髓刺激治疗也有助于减轻症状,改善功能。

（2）病因治疗：如药物诱发的病例可及时停药并应用拮抗剂治疗,由抗精神病药物引起的急性肌张力障碍主要使用抗胆碱能药物,自身免疫性脑损害导致的肌张力障碍,可以采用免疫治疗。与 Wilson 病相关的肌张力障碍综合征可用低铜饮食、促进铜盐排出及阻止肠道吸收。

预后

VIM－DBS 术后 1 年对侧肢体的震颤改善可达 80％以上,远期改善 50％～75％。单侧 VIM－DBS 对中轴震颤改善在 50％～60％,双侧刺激可显著提高效果。PSA/cZi 区刺激效果与 VIM 相当。采用 DTI 引导手术定位,双靶点或 DRTT 相关区域刺激有望改善刺激耐受现象,提高远期控制。

（郎黎琴　陈　亮）

第五节　肌张力障碍

肌张力障碍指一种由肌肉不自主间歇或持续性收缩所导致的异常重复运动和/或异常姿势的运动障碍疾病,它呈现扭曲样模式化特点,可合并震颤,因随意动作诱发或加重,伴有"溢出"肌肉的激活。

分类

1. 根据临床特征分类　临床特征的分类依据包括发病年龄、

症状分布、时间模式、伴随症状等。

（1）按发病年龄分类：婴幼儿期（出生至 2 岁）、儿童期（3～12 岁）、青少年期（13～20 岁）、成年早期（21～40 岁）、成年晚期（＞40 岁）。

（2）按症状分布分类：局灶型如眼睑痉挛、书写痉挛、痉挛性斜颈；节段型如梅杰（Meige）综合征；多灶型；全身型如扭转痉挛；偏身型如多巴反应性肌张力障碍。

（3）按时间模式分类：包括疾病进程和变异性。①疾病进程：稳定型、进展型；②变异性：持续型、动作特异型、日间波动型、发作性。

（4）按伴随症状分类：①单纯型：肌张力障碍是唯一的运动症状，可伴有肌张力障碍性震颤；②复合型：肌张力障碍合并其他运动障碍，如肌阵挛或帕金森综合征；③复杂型：肌张力障碍合并其他神经系统或全身系统疾病表现。

2. 根据病因分类

（1）遗传性：已明确致病基因，包括常染色体显性遗传、常染色体隐性遗传、X 连锁隐性遗传、线粒体遗传。

（2）获得性：已明确致病原因，包括围产期脑损伤、感染性疾病、药物性、中毒性、血管病性、肿瘤性、脑损伤、系统性免疫病、精神心理性。

3. 特发性　在限定时间和条件下，尚无遗传性和获得性病因证据，包括散发性、家族性。

诊断和鉴别诊断

1. 肌张力障碍的诊断　分为 3 步：①明确不自主运动是否为肌张力障碍性运动；②明确肌张力障碍是否为获得性；③明确肌张力障碍是遗传性或特发性。

2. 鉴别诊断　需与器质性假性肌张力障碍、获得性肌张力障碍、精神心理性肌张力障碍相鉴别。

辅助检查

（1）神经生理检测：对于某些仅凭临床特征不足以诊断的病例，可用神经生理检测手段进行观察、分析。

（2）脑影像学检查：筛查或排除获得性肌张力障碍需行 CT、MR 等脑影像学检查，特别是当肌张力障碍症状累及较为广泛的儿童或青少年患者。磁敏感加权成像或 T_2 对于脑组织铁沉积神经变性病的诊断价值优于常规 MRI。

（3）遗传学检测。

治疗

1. 病因治疗　如药物诱发的病例可及时停药并应用拮抗剂治疗，由抗精神病药物引起的急性肌张力障碍主要使用抗胆碱能药物，自身免疫性脑损害导致的肌张力障碍，可以采用免疫治疗。与 Wilson 病相关的肌张力障碍综合征可用低铜饮食、促进铜盐排出及阻止肠道吸收。

2. 对症治疗

（1）口服药物：

1）抗胆碱能药物如苯海索可用于治疗肌张力障碍，特别是对于全身型和节段型患者，对儿童和青少年患者更为适合。

2）应用抗精神病药物导致的迟发性肌张力障碍以及抗精神病药物、甲氧氯普胺等引起的急性肌张力障碍，可以应用抗胆碱能药物。

3）儿童起病的全身型和节段型肌张力障碍患者治疗应首选多巴胺能药物进行诊断性治疗。建议起病年龄<40 岁的单纯型肌张力障碍患者都进行左旋多巴试验。左旋多巴从小剂量开始，

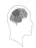

逐渐增到治疗剂量每日 2～5 mg/kg,最大剂量不超过每日 1 000 mg(儿童 20 mg/kg),持续至少 4 周,若无效可停药。

4) 抗癫痫药如卡马西平、苯妥英钠主要用于治疗发作性运动诱发性运动障碍。

5) 苯二氮䓬类药物、巴氯芬、抗多巴能药物有一定临床用药经验,尚缺乏大规模对照研究证据。

(2) 局部肉毒素注射:是一种简单、安全、有效的方法,对于局灶型及节段型可以在短期内有效缓解大多数患者的症状,显著改善患者的生活质量。注射后 1 周左右起效,疗效维持 3～6 个月,症状复发可重复注射维持疗效,反复注射后体内产生抗体而治疗效果减退。通过肌电图辅助选择靶肌内注射有助于提高疗效。但对于累及躯干、下肢等全身型、偏身型肌张力障碍患者剂量需要大,相应不良反应增多,效果不佳,不做推荐。

(3) 鞘内注射巴氯芬(ITB):通过植入药泵将 ITB 缓慢持续微量注入鞘内来治疗肌张力障碍,特别是对伴有痉挛和累及躯干和下肢的肌张力障碍患者疗效较好。

(4) 外科手术治疗:适用于药物、肉毒素注射等非手术治疗(至少半年以上)无效,病情继续发展,严重影响生活或工作者。手术方法可脑立体定向手术毁损或 DBS。因 DBS 具有微创、可逆性等优点,目前已取代前者,为首选方法。双侧 GPi DBS 对常染色体显性遗传 DYT1 型肌张力障碍有良好疗效。对痉挛性斜颈可尝试颈部肌肉或选择性颈神经根切断术和/或副神经微血管减压术。

3. 支持和康复治疗　佩戴颈托以及使用矫形器械等可以强化缓解技巧,有助于减轻病程早期的局部症状。重复经颅磁刺激(rTMS)针对特定皮质如运动前区的多次治疗,可以改善功能,但疗效持续时间短,可以用于辅助治疗。生物反馈治疗、脊髓刺激治疗也有助于减轻症状,改善功能。

虽然病史治疗很重要,但大多数原发性肌张力障碍的病因不明。对症治疗只能缓解症状,不能根治。

（郎黎琴　陈　亮）

第六节　痉挛性斜颈

痉挛性斜颈(spasmodic torticollis，ST)是局灶型肌张力障碍中最常见的一种,又称为颈部肌张力障碍(cervical dystonia),平均发病年龄 40 岁左右。由于统计方法学的异质性,差别较大的患病率(1.07～183)/10 万。女性多见。本病可伴有其他形式的运动障碍性疾病,如变形性肌张力障碍、舞蹈病和帕金森病等。病因不明,可能与锥体外系功能异常相关。目前发现常染色体显性遗传 *DYT6*、*DYT7* 等 20 余种基因与发病相关,部分病例有家族史。其他如纹状体区出血和动静脉畸形(AVM)、中脑损害、前庭功能异常都可能导致本病。责任血管压迫神经也可能是本病的原因之一。

临床表现

（1）多数起病缓慢,症状轻微,3～5 年进行性加重,少数急性起病。10%～20%的患者未经治疗即可短期内自发性部分或完全缓解,但往往会复发。

（2）颈部肌肉不能控制的异常活动,双侧颈部深、浅肌肉都可累及,但多以一侧为重。影响最为明显的肌肉依次为胸锁乳突肌、斜方肌和头夹肌。受累肌肉的强制性收缩使头部不断转向某一方向,

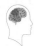

头部向一侧转动者为对侧胸锁乳突肌的收缩,头向前屈为双侧的胸锁乳突肌收缩,头向后过伸则为双侧颈夹肌和斜方肌同时收缩。

（3）痉挛性斜颈分型：①旋转型,即头绕身体纵轴不自主向一侧作痉挛性或阵挛性旋转。根据头与纵轴有无倾斜又可以分为水平旋转、后仰旋转和前屈旋转 3 种亚型。旋转型是本病最常见的一种类型。②后仰型,即头部不自主痉挛性或阵挛性后仰,面部朝天。③前屈型,即头部不自主向胸前痉挛或阵挛性屈曲。④侧倾型,即头部偏离纵轴不自主向左或右痉挛或阵挛性倾斜。严重者耳、颞部与肩靠近,常伴同侧肩上抬。⑤混合型,上述多种异常姿势的组合,也可以是不同肌肉与其拮抗肌不同程度收缩组合的结果,需仔细分辨。

（4）多种因素可加重或缓解斜颈的症状,通常用力、行走、情绪波动、疲劳或感觉刺激可使症状加重,安静时症状减轻,入睡后症状消失。长期可致受累肌肉肥厚,而对侧肌肉逐步失用性萎缩。发作频繁时会有肌肉疼痛。

诊断与鉴别诊断

根据患者的发作情况,诊断一般不难。有时需和继发于颈椎肿瘤、颈椎损伤、颈椎间盘突出和枕下神经炎等疾病引起的头部异常姿势相鉴别。主要区别点为上述病变仅引起强制性斜颈,不会有痉挛性发作。10 岁以下的儿童出现斜颈,应首先考虑眼性斜颈、颅后窝肿瘤和胸锁乳突肌挛缩等引起的强迫头位和斜颈。上述斜颈也不会引起痉挛发作。还应与癔病性斜颈相鉴别,后者往往有明确的精神因素,突发突止,变化多端,无规律性,情绪稳定后症状很快消失。

治疗

迄今没有高级别循证医学证据报告,加上病因不明,因此,本病治疗应依据患者具体情况选择治疗。原则先非手术治疗，无效者方手术治疗。

1. 药物治疗和肉毒素局部注射治疗

（1）抗胆碱能药物：包括苯海索、普罗吩胺、苯扎托品等，临床常用苯海索，常规剂量 2 mg bid～tid。

（2）左旋多巴或多巴胺受体激动剂：对于多巴反应性肌张力障碍有效，左旋多巴治疗量 2～5 mg/kg/d，多巴胺受体激动剂包括普拉克索、罗匹尼罗、吡贝地尔、罗替高汀。

（3）γ-氨基丁酸(GABA)能激动剂：如巴氯芬常规剂量 10 mg tid。

（4）苯二氮卓类药物：如氯硝西泮，常规剂量 2 mg bid～tid，也可以用地西泮替代。上述药物易小剂量起始，缓慢增加到常规剂量。抗胆碱能药物(盐酸苯海索等)的疗效优于其他两种。另氟哌啶醇等也有一定效果。但长期大量应用上述药物可引起众多不良反应，包括口干、困倦、排尿困难、智能减退等。由于病因不明，药物治疗仅能在早期起到减轻发作程度的作用，中后期则效果不明显。

（5）肉毒杆菌毒素局部注射。A 型肉毒素(保妥适，丽妥适，希尔敏)治疗斜颈的有效率达 90％～95％，注射后 1 周左右起效，疗效维持 3～6 个月，症状复发可重复注射维持疗效，保妥适成人一次注射安全剂量 600 mu，每个注射点建议不超过 50 mu。虽然不同产品之间无明确剂量换算，2018 年指南中建议保妥适与希尔敏转换比例 1∶1，保妥适与丽妥适转换比例 1∶(2.5～3)；对于部分反复注射后体内产生抗体而治疗效果减退的患者，可使用 B 型肉毒素注射治疗。研究显示两种肉毒素治疗斜颈疗效相当，但 A 型肉毒素不良反应(吞咽困难等)的发生率更低，作用持续时间更久。通过肌电图辅助选择靶肌内注射有助于提高疗效。重复注射间隔时间应＞3个月，以免增加抗体形成的风险。常见不良反应有暂时性吞咽困难，可持续数周。其他并发症包括注射部位疼痛，一般不重，多在数天内消失；颈部无力，多在数周内缓解。少见不良反应包括头晕、口干、流感样综合征、全身无力和发音困难等。

2. 手术治疗　外科术式多样，且各有利弊，加之缺乏高质量循证医学证据，反映本病外科治疗仅是对症治疗，非根治性治疗。因此，应个体化选择术式。

（1）适应证：

1）药物、肉毒素注射等非手术治疗（至少半年以上）无效，病情继续发展者。

2）全身随意运动功能好，无严重肌萎缩、关节挛缩或畸形。

3）患者智力正常，可接受术后康复训练。

（2）禁忌证：

1）严重（难治性）抑郁、焦虑、精神分裂症等精神类疾病且药物无法有效控制精神症状的患者。

2）明显的认知功能障碍。

3）存在明显的医学共存疾病影响手术或生存期的患者。

4）多巴反应性肌张力障碍患者及发作性肌张力障碍首选口服药物治疗。

（3）术式：

1）DBS：常用的靶点是 GPi、STN 或 VIM，前两者在术后 2 年疗效（减轻症状）相当，仅不良反应不同：GPi－DBS 多见运动迟缓样损害伴运动不协调和缓慢，如写字和手指敲击。STN－DBS 则见运动障碍、烦躁、抑郁、焦虑和体质量增加。与立体定向毁损术相比较，DBS 具有可逆、并发症少、安全性高等优点，但仍需钻孔、穿刺等操作。

2）立体定向毁损术：既往采用丘脑或苍白球毁损，目前已被

DBS手术替代。在少数情形下，偏侧痉挛性斜颈可考虑单侧毁损，双侧射频毁损手术出现吞咽困难，构音障碍等严重不良反应风险较高，已不再推荐。

3）选择性外周去神经支配术（SPD）：适用于强直性肌张力障碍的患者，不适用于：①明显时相或肌痉挛性肌张力障碍；②肌张力障碍性头震颤；③严重运动功能障碍患者。

SPD需个体化确定所需要切断的颈神经分支（表现电刺激低阈），还可以根据病情，辅助切断或切除部分受累肌肉，有时分期手术以减轻不良反应。应当同时记录至少4块肌肉的肌电图。最常记录的肌肉是双侧胸锁乳突肌和头夹肌，同时应当了解颈部活动的协同肌的肌电活动。在颈后部暴露一侧或双侧神经根的后部分支，用电极刺激确定支配肌肉或由先前的肌电图来确定需要切断的神经分支。

胸锁乳突肌的去神经术：在茎乳孔处找出副神经，向远端解剖并用电极刺激神经分支，将引起该肌肉收缩分支切断，一般有5～6个分支，主干及进入斜方肌的分支给予保留。

4）显微血管减压术（MVD）：对单或双侧副神经和C_2以上神经根进行MVD，术后1年总有效率81.73%，生活质量改善84.62%，随访5.4±0.87年，按多伦多西部痉挛斜颈评分较术前下降42.8%，达到中度缓解。

预后

对本病的各种治疗方法均是对症治疗，不能根治，疗效近期尚好，远期尚缺乏进一步研究。各术式虽然都是微创，但均具有手术的潜在并发症，如感染、出血等。

（邵黎兵　陈　亮）

第七节 脑 瘫

脑性瘫痪(cerebral palsy)简称脑瘫,是由于脑损伤导致的姿势与运动障碍的症候群,它通常是胎儿或婴儿脑的非进展性发育异常引起的。脑瘫的病因主要是在宫内、出生或婴儿早期的大脑发育异常、外伤或感染。

诊断

(1) 有早产、低出生体质量和围产期困难史。

(2) 双下肢瘫、偏瘫、四肢瘫,单瘫和三肢瘫少见(目前三肢瘫归为四肢瘫类型)。肌张力高(上运动神经元瘫痪。<2岁小儿可早期为低肌张力,随年龄增长转为高肌张力)。

(3) 常常伴有视力、听力、言语、认知等多方面的功能障碍。

(4) 头颅 MRI 平扫:可见脑室周围白质软化症。

(5) 腰椎 CT:除外腰椎畸形和骨性病变。髋关节 CT 可以了解是否存在髋关节脱位等。

治疗

脑瘫是由永久性的脑损伤导致,无法治愈,外科治疗脑瘫的目的是减少痉挛性高肌张力,矫正痉挛性姿势,阻止固定性挛缩,改善功能障碍,以利进一步康复治疗。

1. 常用的抗痉挛口服药 包括苯二氮卓类(安定)、巴氯芬、替扎尼定、丹曲林等。往往需要较大剂量,不良反应多。例如,地西泮的药物剂量:地西泮,起始量 4 mg,每晚 1 次或 2 mg,每日 2 次,上限 60 mg/d。巴氯芬的药物剂量:起始量 5 mg,每日 2 次或每日 3 次,每 3~5 d 增加 5 mg,最大剂量 80 mg/d。替扎尼定的药物剂量:起始量 2～4 mg,睡前服用;根据患者耐受性增加药量,最大量 36 mg/d。

2. 巴氯芬泵植入术　通过腰穿置管植入,鞘内注射。需要将药泵也植入患者体内。给药浓度和给药时间均可通过计算机控制推泵实现。对痉挛性四肢瘫的脑瘫患者最有效。术后的程控及管理要求较高,需要定期往药泵加药。

3. 选择性脊神经背根切断术(SDR)　是目前最常用的手术方法,通过术中电生理监测,精准定位异常放电的脊神经背根小束,通过切断一定比例的腰段(或颈段)脊髓背根神经来降低信号的传入通路,以永久性地减少肌张力和降低牵张反射亢进。治疗双下肢的痉挛状态施行腰骶段的 SDR,治疗双上肢的痉挛状态施行颈胸段的 SDR。SDR 手术强调微创和精准的理念,提倡术中电生理监测引导的单椎板 SDR(EGM - SL - SDR)。靶向肌群引导下的单椎板 SDR 手术,能够更加精准地处理相应靶向肌群的痉挛症状。SDR 手术对于挛缩畸形效果不好,往往需要骨科进行后期矫形手术。(具体详见《现代神经外科学》(第三版)第 125 章"痉挛性瘫痪")。

4. 肉毒素局部注射治疗　通过肌肉的化学去神经作用,局部、暂时解除痉挛,可以维持 3～6 个月。强调适应证是对肢体的局部痉挛症状的处理,对广泛的双下肢痉挛不适合。

5. 周围神经切断术及矫形手术　对于挛缩畸形的治疗,一般由骨科医师和手外科医师完成。

(1)周围神经切断术:用于肢体局部痉挛和挛缩畸形,通过选择性切断支配肌群和关节的周围神经,来改善痉挛和挛缩畸形;并发症是肌无力和肌萎缩。需慎重选择。

(2)矫形手术:包括软组织矫形术、肌腱延长/缩短术、肌腱转位术、截骨术等,是纠正力线、改善挛缩畸形的重要方法。术后需

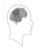

石膏固定。

预后

目前治疗痉挛性脑瘫公认的观点是多学科联合诊疗，而不是一个学科的诊疗。神经外科仅仅是通过 SDR 手术，从神经通路层面改善了痉挛症状。还需要配合系统康复治疗才能达到改善功能、改善步态、提高生活质量的治疗效果。目前对于儿童脑瘫患者和成人脑瘫患者，SDR 手术均能有效地改善痉挛症状，但是对于儿童脑瘫患者，总体治疗效果会好于成人患者，故强调早期干预和治疗的重要性。

（张海石　陈　亮）

第八节　三叉神经痛

三叉神经痛（trigeminal neuralgia，TN）是一种反复发作性、三叉神经分布区的面痛，如电击样、刀割样剧痛。TN 发生率(3～5)/10 万，患病率(22～182)/10 万。中老年人好发，女性略多于男性。常单侧 TN，双侧罕见。

临床特点

1. 疼痛部位　单侧三叉神经支配区区域，以第 2、3 支多见。

2. 疼痛性质　突发性剧烈疼痛，如电击、刀割、撕裂、烧灼、针刺样等。持续数秒钟，可自行停止。症状反复发作，间歇期如正常人。

3. 诱发因素　发作无先兆，吃饭、刷牙、洗脸、吃饭、说话、吹风等可以诱发疼痛，部分患者有"扳机点"，位于上唇、鼻翼、牙龈、眉弓等处,触碰或刺激该区域可触发疼痛。

4. 病程　发作可迁延数日、月,可有间歇缓解期,反复多次发作后,间歇缓解期缩短或消失。

5. 神经系统检查　常无异常。少数患者因封闭、射频和伽玛刀等治疗,可有面部麻木、面瘫等。

影像学检查

1. CT、MR　用于鉴别继发性 TN。

2. 磁共振断层血管成像(MRTA)　显示脑桥小脑角池内血管压迫三叉神经的征象。一般位于三叉神经根部或其脑干发出的表面。

鉴别诊断

与继发性三叉神经痛鉴别,主要包括牙齿/牙龈病变、鼻窦炎、青光眼、偏头痛、颞下颌关节病变、鼻咽癌等。

治疗

1. 药物治疗　首选卡马西平或奥卡西平,卡马西平每日剂量范围 200～1 200 mg,奥卡西平为每日 300～1 800 mg。如果不能耐受该药的不良反应,可选择普瑞巴林和加巴喷丁。

2. 外科治疗　药物疗效不佳和药物不良反应严重者,可采用外科治疗。

(1)放射外科:采用立体定向放疗,如伽玛刀、射波刀等。用于药物治疗无效,且不能耐受外科手术的患者。

(2)外科手术治疗,常用方法如下:

1)微血管减压术(microvascular decompression,MVD):手术适应证包括:①确诊为典型性三叉神经痛,无手术禁忌证;②经药物治疗疼痛控制差,或不能耐受药物不良反应;③经其他外科治疗无效或复发者;④MRTA 提示有明确的责任血管。

2)经皮穿刺三叉神经半月节毁损术:包括射频热凝术、甘油

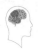

注射术和球囊压迫术；尤其适合于高龄或伴有重要功能脏器损害，不宜全麻开颅手术的患者。

预后

典型原发性 TN，MRTA 提示明确责任动脉压迫者，MVD 手术疼痛缓解率可达 93％～98％。少数患者术后 2 年内复发，年均复发率为 3％，主要原因是垫片异物反应造成局部蛛网膜粘连或肉芽肿形成。对于间歇期伴有持续性疼痛、静脉压迫或无明确责任血管的患者，需要个体化选用药物、球囊压迫、神经毁损、MVD 术、伽玛刀等治疗手段，也可以获得有效治疗。

（孙 兵 陈 亮）

第九节 面肌痉挛

面肌痉挛（hemifacial spasm，HFS）表现为阵发性面部肌肉不自主抽搐，情绪激动或紧张时加重，严重者会造成睁眼困难、口角歪斜和耳内杂音等，导致患者出现严重的心理障碍、生活质量下降。人群年发病率为（14～20）/10 万。

临床特点

（1）多起病于中年，女性多见，发病有年轻化趋势。

（2）一侧或双侧面部肌肉阵发性、不自主抽搐，少数患者伴有耳鸣，不伴有疼痛，双侧少见，入眠后症状消失。病程初期症状局限于眼轮匝肌，逐步扩散至同侧面部其他肌肉如表情肌、口轮匝肌等。抽搐持续数秒至数分钟，间歇期正常。随着病程进展，症状发作逐渐频繁，严重者发作时眼肌强直，睁眼困难，间歇期逐步缩短。

（3）诱发因素：面部肌肉运动、劳累、情绪紧张、激动等。

（4）分级：根据痉挛强度可分为：0级，无痉挛；1级，外部刺激引起瞬目增多或面肌轻度颤动；2级，眼睑、面肌自发轻微颤动，无功能障碍；3级，痉挛明显，有轻微功能障碍；4级，严重痉挛和功能障碍，如患者无法持续睁眼而无法看书、走路困难。

诊断

（1）特征性的临床表现。

（2）影像学检查：头颅 CT、MR 明确颅内有无原发病变；头颅 MRTA 判断责任血管。

（3）电生理：肌电图和异常肌反应（abnormal muscle response，AMR），AMR 是面肌痉挛特有的异常肌电反应。

鉴别诊断

面肌痉挛需要与双侧眼睑痉挛、梅热（Meige）综合征、咬肌痉挛、面瘫后遗症等面部肌张力障碍性疾病进行鉴别。

治疗

1. 药物治疗　可以减轻症状，常用于发病 3 个月内的患者、无法耐受手术或者拒绝手术者，以及术后症状不能缓解时的辅助治疗。常用药有卡马西平、奥卡西平、安定等。备选药有氯硝西泮、巴氯芬、加巴喷丁等。

2. 肉毒素注射　局部注射 A 型肉毒毒素，可缓解症状，但长期效果不佳。

3. 外科治疗　MVD 是首选的治疗方法。

手术适应证：①原发性面肌痉挛诊断明确，经头部 CT 或 MRI 排除继发性病变，且 MRTA 可明确责任血管；②面肌痉挛症状严重，影响日常生活和工作，患者手术意愿强烈；③经药物或肉毒素治疗无效，或药物过敏或严重不良反应不能耐受；④面肌痉

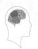

挛 MVD 后复发。

MVD 禁忌证主要有：①一般全麻开颅手术禁忌证；②严重血液系统疾病或重要器官（心、肺、肾脏或肝脏）功能障碍患者。

预后

MVD 疗效分为四级：痊愈、明显缓解、部分缓解和无效，前两者为手术有效。多数患者术后即刻有效，少数在术后 2 周至 1 年内延迟缓解。总体有效率达 95％以上，术后平均年复发率在 1％～3％。并发症包括面瘫、术侧听力下降等，尼莫地平和维生素 B_{12} 等药物治疗后大多可以恢复。如果出现术侧完全性耳聋，难以恢复。

（孙　兵　陈　亮）

第十节　舌咽神经痛

舌咽神经痛（glossopharyngeal neuralgia，GN）是发生于舌咽神经或迷走神经耳咽支分布区的阵发性剧烈疼痛，疼痛性质与三叉神经痛类似。根据病因可分为原发性和继发性，原发性 GN 常为舌咽神经在入脑干前段受血管压迫，继发性 GN 则是由其他疾病对舌咽神经的压迫或侵袭造成，如肿瘤、茎突舌骨韧带骨化和尖长的茎突。

临床特点

（1）舌咽神经痛常见于成年人，多发于 50～70 岁，无明显的性别差异。

（2）疼痛部位：为单侧咽后壁、扁桃体窝、舌根和外耳道深部，可以向耳朵、下颌、齿龈以及颈部放射。约 10％患者可合并三叉神经痛。

（3）疼痛性质：疼痛呈针刺、撕裂样，不典型症状多见。疼痛突然发生，突然停止，持续数秒至数分钟不等，有间歇期。起病时发作间歇相对较长，随着病情的发展，发作次数增加，间歇时间缩短。可伴有迷走神经累及症状如心动过缓、昏厥，甚至心脏停搏。

（4）诱发因素：吞咽、打哈欠、咳嗽、咀嚼、打喷嚏、体位变化、触摸斜方肌等可触发疼痛。

诊断

（1）典型临床症状。

（2）用表面麻醉剂（丁卡因等）溶液喷涂咽后壁可缓解疼痛。

（3）辅助检查：头颅 CT、MR 排除原发病变；头颅 MRTA 辅助判断责任血管。

鉴别诊断

与三叉神经痛、口咽部或脑桥小脑三角肿瘤或炎症引起的疼痛、耳源性或耳周等疾病、茎突过长导致的 Eagle 综合征、蛛网膜炎等疾病鉴别。

治疗

1. 药物治疗　诊断明确的病例，首先进行药物治疗，首选卡马西平、奥卡西平，用药原则同三叉神经痛。

2. 手术治疗　药物治疗无效及无外科手术禁忌证者可考虑手术。

（1）舌咽神经痛 MVD：责任血管明确，采用该术式；

（2）舌咽神经根切断术：适用于无责任血管或微血管减压无效者。术中需切断舌咽神经和迷走神经的上束 2～3 支。

（3）经皮穿刺舌咽神经根毁损术。

药物疗效降低或不良反应明显时，需要手术治疗，治愈率大于95%，复发率低。部分切断迷走神经上束分支者可出现咽部异物感，少数严重者有声音嘶哑、饮水呛咳和吞咽困难。

（孙　兵　陈　亮）

第十一节　顽固性疼痛及其处置

疼痛是一种与组织损伤或潜在组织损伤相关的感觉、情感、认知和社会维度的痛苦体验。疼痛是临床上最常见的一种症状，又被称为人体的第五大生命体征。疼痛非常剧烈、持续时间很长、难以忍受、药物不能奏效甚至成瘾者，称为顽固性疼痛。顽固性神经痛也称为神经病理性疼痛（neuropathic pain，NPP），国际疼痛协会定义为由躯体感觉系统的损害或疾病导致的疼痛。

分类

1. **周围性神经痛**　包括带状疱疹后遗神经痛、糖尿病性神经和血管病变、放化疗后神经病变、脊髓根性神经病变、神经嵌压、创伤性疼痛、残肢痛、乙醇或病毒致神经病变、肿瘤压迫或浸润致神经损伤等。

2. **中枢性疼痛**　包括脑卒中后疼痛、脊髓空洞症疼痛、脊髓缺血或压迫性疼痛、放射性脊髓病、脊髓损伤后疼痛、脊髓炎、多发硬化症性疼痛、幻肢痛、帕金森病疼痛等。

临床特点

病程通常超过 3 个月，可表现为针刺样、烧灼样、撕裂样、麻木伴疼痛、束带样压痛、胀痛等，形式多样，个体差异大，可伴有感觉异常、痛觉过敏等，症状可自发产生，也可由外界刺激诱发。病程长者，常常伴有不同程度的情绪障碍。

治疗

1. 药物治疗　用药应根据病情特点，制订个体化给药方案，对于癌痛，应遵循 WHO 三阶梯用药原则。一线药物有钙通道调节剂，如加巴喷丁、普瑞巴林；抗抑郁药，常用阿米替林、度洛西丁、文拉法辛等；局部用利多卡因；二线药物包括曲马朵、阿片类药物如吗啡、羟考酮、芬太尼等。慢性疼痛药物治疗中的很多实践方法都来源于对癌性疼痛的治疗经验。WHO 治疗癌性疼痛的"镇痛阶梯"方法最早发布于 20 世纪 80 年代中期，概括了一种基于疼痛严重程度的疼痛控制方法。不应将 WHO 镇痛阶梯法视为循证的或最佳的实践指南，但它对癌性疼痛治疗产生了广泛影响，且其中很多策略也被用于非癌性疼痛。

2. 神经调控治疗　常用方法有：

（1）周围神经电刺激（peripheral nerve stimulation，PNS）：主要适用于伴有痛觉过敏和触刺激诱发痛的神经病理性疼痛，疼痛区域应该与病变神经的支配区域相一致。

（2）脊髓电刺激（spinal cord stimulation，SCS）：适应证包括背部手术失败综合征、周围性肢体缺血性疼痛、脊髓节段性损伤后疼痛等。

（3）脑深部电刺激（deep brain stimulation，DBS）：已被应用于治疗对其他神经调控技术无效的多种神经病理性疼痛和伤害感受性疼痛，下丘脑后部 DBS 是治疗顽固性慢性丛集性头痛的有效方法。

（4）运动皮质电刺激：多用于脑卒中后疼痛等。

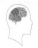

3. 鞘内药物输注（intrathecal drug delivery，IDD） 通过埋藏在患者体内的药物输注泵，将泵内的药物输注到患者的蛛网膜下腔，作用于脊髓或中枢相应的位点，达到控制疼痛的目的。可以应用于治疗局部或弥漫性轴性和/或四肢的难治性疼痛，尤其适用于以伤害感受性疼痛为主的疼痛，如癌性疼痛。

4. 毁损性手术

（1）脊髓背根入髓区毁损术：适用于神经根撕脱伤后疼痛（臂丛损伤、残/幻肢痛）、偏瘫后疼痛、疱疹病毒感染后疼痛、圆锥马尾损伤后疼痛、脊髓损伤后疼痛、区域癌性疼痛等。

（2）脊神经背根切断术和背根神经节切除术：适应证包括癌性疼痛和非癌性疼痛。根据疼痛区域，可以进行单节段或多节段的手术毁损。术前局部神经阻滞可以帮助确定手术节段水平。

（孙　兵　陈　亮）

第十二节　意识障碍及其处置

意识是人类对自身及其周围环境的清醒知晓，它包括意识水平如觉醒和意识内容如知晓。当中枢神经系统对外部环境刺激做出应答能力减退或丧失时，则定为不同程度意识障碍（disorder of consciousness，DOC）。引起DOC的原因有中枢神经系统的疾病和/或全身性疾病，它们均引起意识结构性或功能性损害。

诊断

1. 临床表现

（1）意识混乱：注意力和定向力障碍，认错人和事，出现错觉或幻觉。

（2）谵妄：表现紧张、烦躁，行为和定向力紊乱，乱叫、杀人毁物。

（3）嗜睡：处于睡眠状态，刺激后能唤醒，醒后能对答，但反应慢。

（4）昏睡：需反复强刺激才能唤醒，醒后对答差或不能。

（5）昏迷：双眼紧闭，四肢伸直，不能唤醒。

2. 体格检查　包括瞳孔、眼脑反射、眼前庭反射、痛刺激反应以及其他神经系统检查。

3. DOC 的分类　分为：①浅昏迷；②中昏迷；③深昏迷；④去皮质状态；⑤去大脑状态；⑥植物状态（VS）；⑦微意识状态（MCS）（参见本书第五章第三节"意识障碍"）。

4. 辅助检查

（1）影像学检查：

1）结构评估：头部 CT 检查用于脑损伤后 DOC 病变部位、性质的初筛；头颅 MRI 结构成像 T_1、T_2、SWI 及 DTI 序列用于进一步的优化定量评估；丘脑-脑干上部（脑桥、间脑）与大脑中线部位是意识通路的重要结构基础，其损伤程度是影响患者预后的因素。

2）功能评估：PET 通过测量关键脑区（内侧前额叶皮质、后扣带回等）的葡萄糖摄取与代谢水平，采用标准摄取值（standard uptake value，SUV）等指标有效评估 DOC 患者不同脑区活动水平及相应的残余意识，帮助预测预后，可以补充 DOC 患者的评估，对于区别 VS 和 MCS 具有高度的敏感性和特异性；功能 MRI 也可用于 DOC 患者的脑功能评估，反应 DOC 相关的脑区功能连接、脑网络信号，其中默认网络和额顶控制网络连接强度与患者的意识水平显著相关，可用来推测患者是否有一定的觉知能力和残余意识。

(2) 脑电评估:标准脑电分析(EEG)可通过观察波幅、节律及对外界条件刺激(疼痛、声、光等)的反应性来评估,通常清醒状态下的反应性枕部 α 节律对评估意识水平有帮助。量化脑电(qEEG)中的振幅、功率谱、谱熵、脑电复杂度、功能连接等相关的指标可用于区分 VS/UWS 和 MCS。事件相关性诱发电位(ERP)中,对刺激产生响应的 N100 成分,对新奇事件产生响应的失匹配负波(MMN)和 P300 成分,对语义变化产生响应的 N400 和 P600 成分都是残余意识的特征指标。目前,基于汉语语义理解的听觉范式有助于实现较高的 DOC 患者的个体化残存意识检测和苏醒预测。

5. **实验室检查** 鉴别全身因素(如代谢病、中毒等)引起的意识障碍。

6. **鉴别诊断** 癫痫发作后意识障碍、精神抑制状态(如癔症)、紧张性木僵、闭锁综合征等。

治疗

1. **急性期** 参见本书第五章第三节"意识障碍"。

2. **慢性期**

(1) 药物治疗:金刚烷胺可以加强低活性脑区的代谢,一项采用 200 mg,每天 2 次,持续 4 周后 DOC 改善获 Ⅱ 类临床实验证据;唑吡坦可在大脑边缘回路的 GABA 能系统发挥作用,在 DOC(受伤后＞4 个月)的患者中,5％的 MCS 患者服用 10 mg 具有短暂效应;哌甲酯和阿扑吗啡疗效具有争议;鞘内注射巴氯芬,咪达唑仑以及齐考诺肽也见报道。

(2) 无创神经调控:推荐在早期使用无创的电磁刺激提高患者大脑皮质的反应性,并作出相应诊断及预后评估。经颅直流电刺激(左侧背外侧前额叶皮，2 mA，20 min)获 Ⅱ 类临床实验证据；经颅磁刺激、经皮迷走神经刺激、低强度聚焦超声脉冲可用于神经调控，但作用靶点和适应证不明。

（3）有创神经调控：如患者具有响应性，关键结构完好（脑干、双侧丘脑、中线结构等），并具备意识有效恢复的可能，则选择进行有创神经调控干预。手术适应证包括患者为突发意识障碍且符合MCS诊断；患病时间须超过 3 个月，且连续 4 周以上意识无进行性提高或恶化者，外伤建议延至伤后 6 个月，且连续 8 周无意识改善者；无严重并发症及手术禁忌证者。深部脑刺激主要的靶区域为中央丘脑，程控参数推荐设置为频率 $25\sim100$ Hz，脉宽 $100\sim200$ μs，电压 $1.0\sim4.0$ V；脊髓电刺激可将外科电极放置于 $C_{2\sim4}$ 水平硬脑膜外正中部，程序组 $5\sim100$ Hz，脉宽 $100\sim240$ μs，电压 $1.0\sim5.0$ V。皮质电刺激和植入式迷走神经刺激的疗效及适应证仍在探索中。

（4）其他手段：①高压氧治疗：建议在脑损伤后 $1\sim3$ 个月开始实施，具体治疗次数和疗效尚无定论。②中医针灸：刺激感觉区、运动区、百会、四神聪、神庭、人中、合谷、内关、三阴交、劳宫、涌泉、十宣等穴位，可促进意识恢复。③可见运动康复疗法、感官及环境刺激疗法、音乐疗法以及多种感觉训练疗法促进意识恢复的报道。

（5）并发症治疗：①颅骨缺损：建议病情稳定后尽早实施。颅骨修补后应注意颅内压变化情况，必要时进行分流手术。②脑室扩大与脑积水：一旦确诊脑积水，应及早实施手术，推荐脑室腹腔分流术，建议选择可调压分流装置。术后根据临床症状进行动态压力调节。③阵发性交感神经过度兴奋：常用药物有苯二氮卓类药物，如咪达唑仑、氯硝西泮以及 β 受体阻滞剂普萘洛尔，也可以给予加巴喷丁、巴氯芬等。④癫痫：选择单一药物治疗或多药联合治疗,但无临床症状的亚临床发作一般不建议进行过强干预,以防止对意识恢复的干扰。⑤疼痛与精神异常:试验性治疗可考虑非典型抗精神病药物,如抗抑郁药物。⑥深部静脉血栓:一旦诊断明确需暂停肢体主被动运动并进行抗凝治疗。⑦其他:注意肺部感染、导管相关感染、压疮等的预防工作。

(齐曾鑫　陈　亮)

第一节　高压性脑积水

脑积水(hydrocephalus)是指由各种原因引起的脑脊液分泌过多、流动受阻或吸收障碍而导致脑脊液在脑室系统和/或蛛网膜下腔过多积聚的状态,常伴有脑室或蛛网膜下腔扩大、脑实质相应减少和颅内压变化。伴有颅内压增高者为高压性脑积水。

临床表现

1. 颅缝未闭合的婴幼儿脑积水

(1)症状:①喂食困难;②易激惹;③活动减少;④频繁呕吐。

(2)体征:①头颅增大。②头皮变薄发亮、静脉扩张。③颅缝分离:视诊或触诊可发现颅骨骨缝分离,叩诊头部(额颞顶交界处)可有"破壶音"(Macewen 征),严重者可有振动感。④前囟扩大、张力增高:前囟饱满、凸出,直立且安静时仍不凹陷,其他囟门也有扩大。⑤"落日征":第 3 脑室后部的松果体上隐窝显著扩张,压迫中脑顶盖,导致眼球垂直运动障碍,表现为上视困难(Parinaud 综合征),加之眶顶受压,眼球下移,巩膜外露,形同落日。⑥单侧或双侧外展神经麻痹:由于外展神经颅内段较长,容易受到颅内压增高的影响而麻痹,表现为复视、眼球内斜、眼球外展受限。⑦肌张

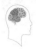

力增高:脑室扩大,锥体束受到压迫和牵拉,引起痉挛性瘫痪,以双下肢更明显。⑧其他:早期颅内压增高表现不明显,无视乳头水肿,但当脑积水严重或进展较快时,可出现视盘水肿、视神经萎缩甚至失明,如病情继续进展,可出现嗜睡、惊厥,甚至脑疝、死亡。少数病例在一段时间后,病情不再进展,头颅不再增大,颅内压也不高,成为静止性脑积水。

2. 颅缝已闭合的儿童脑积水

(1) 症状:①头痛。②频繁呕吐。③视物模糊。④颈部疼痛。⑤复视,单侧或双侧外展神经麻痹。⑥行走困难,双下肢痉挛性瘫痪。⑦智力发育障碍。⑧内分泌异常,生长发育迟缓、肥胖、性早熟等。

(2) 体征:①头颅增大:虽然颅缝已闭合,但慢性颅内压增高也可引起头颅增大。②Macewen 征阳性:头部叩诊有"破壶音",提示颅骨骨缝又分离。③视盘水肿,严重者视乳头水肿伴有视网膜出血,如果颅内压增高得不到治疗,会引起视神经萎缩甚至失明。④上视困难。⑤单侧或双侧外展神经麻痹。⑥肌张力增高:双下肢痉挛性瘫痪。

3. 成人脑积水

(1) 急性脑积水:①急性颅内压增高三联征(头痛、呕吐、视盘水肿),呈进行性加重。②颈部疼痛。③一过性黑矇。④上视困难。⑤单侧或双侧外展神经麻痹。⑥进行性意识障碍。⑦晚期呈去大脑或去皮质强直发作,以及脉缓、血压升高和呼吸深沉(Cushing 反应),如不及时治疗,常可导致死亡。

(2) 慢性脑积水:①慢性颅内压增高,头痛和恶心、呕吐均较急性脑积水轻,视盘水肿常伴视神经萎缩,导致失明。②上视困难。③单侧或双侧外展神经麻痹。④视野缺损:扩大的第3脑室压迫视交叉导致双眼颞侧偏盲。⑤肌张力增高:双下肢痉挛性瘫痪。⑥认知功能障碍，人格改变。⑦尿失禁。⑧内分泌异常：如肥胖性生殖器退化等。

根据典型的临床表现，不难诊断本病。下述辅助检查有助于进一步了解脑积水的原因、种类、梗阻部位和严重程度等。

1. 头围的动态观察　婴幼儿头围一般测量3个径：①周径，自眉间至枕外隆突间的最大头围。②前后径，自眉间沿矢状缝至枕外隆突的连线。③横径，双侧外耳道经前囟的连线。

出现下列情况时，需要查找原因：①超出正常上限。②连续每周增长超过1.25 cm。③与身体其他部位发育比例失衡。

2. CT和MRI　头颅CT或MRI表现为梗阻部位以上的脑室扩大，可伴有脑室周围白质间质性水肿（CT为低密度、MRI T_2W为高信号）。MRI有助于判断脑脊液流动通路受阻的部位和原因。

1. 药物治疗　药物治疗主要是减少脑脊液分泌和增加机体水分排出，一般常用利尿剂和脱水剂。药物治疗是一种延缓手术的临时的治疗方法。

2. 手术治疗　手术治疗是脑积水首选的治疗方法，手术应以恢复最佳的神经功能为目标，不强调恢复正常的脑室大小。早期手术效果较好，晚期因大脑皮层萎缩或出现严重的神经功能障碍，手术效果较差。手术方法包括：①解除梗阻。②第3脑室造瘘术。③脑脊液分流术，包括脑室-腹腔分流术等。④减少脑脊液形成。

高压性脑积水通过手术治疗常可治愈，术后症状好转、生活质量可明显提高，但除手术本身的并发症，术前已有智力障碍、癫痫、失明等，术后有的可缓解，有的仍保留，这取决于术前脑组织损伤的严重程度、是否及时进行了适当的治疗。

（徐　铭）

第二节　常压性脑积水

常压性脑积水（normal pressure hydrocephalus，NPH）是一种脑室扩大而腰穿脑脊液压力正常的脑积水。所谓"常压性"是指基础颅内压正常，持续颅内压监测显示，常压性脑积水也存在间歇性颅内压增高，尤其是在快速眼球运动睡眠期间。NPH 可分原发性和继发性，前者病因不明，后者继发于颅内感染、出血等。发病率：21.9/10 万（挪威）～30/10 万（日本）。

临床表现

常压性脑积水主要表现为下述"三联征"：

1. 步态障碍　步态障碍是最常见的首发症状。起初表现为头昏、在坡道或楼梯上行走困难、起身或坐下困难；随着疾病进展，出现失平衡，闭目难立，即使睁眼站立，也需要双脚分开；步态障碍明显，表现为宽基距（行走时双脚分开）、足外旋、步幅小、步行速度慢、起步困难、转身困难；严重者不能站立、不能行走。

2. 痴呆　认识障碍以额叶功能障碍为主，属于皮质下痴呆。起初表现为执行功能障碍，完成日常活动困难；随着疾病进展，出现精神运动迟缓、注意力下降、精细运动能力差、短期记忆障碍，严重者出现淡漠、思维迟钝、说话减少、说话迟缓、肢体运动功能减退、记忆力和书写功能明显障碍。

3. 尿失禁　由于失去中枢抑制,膀胱功能紊乱,逼尿肌过度活跃,起初表现为尿频,随着疾病进展,出现尿急、尿失禁,但大便失禁很少出现。另外,高龄、步态障碍、认知障碍等也是导致尿失禁的非特异性因素。

辅助检查

1. CT 和 MRI　典型的常压性脑积水表现为:属于交通性脑积水,脑室扩大明显,Evans 指数>0.3,大脑凸面脑沟和蛛网膜下腔狭窄,侧裂池、基底池等扩大(DESH 征),脑室周围有渗出(CT 低密度、MRI T_2W 高信号),侧脑室额角变圆,胼胝体夹角$<90°$。

2. 脑脊液流速测定　MRI 检查可检测到脑脊液流空效应,利用相位对比 MRI 技术可以测量中脑导水管处的脑脊液流速,脑脊液流速$>18\,ml/min$ 提示常压性脑积水,脑脊液流速高的患者,分流术效果好。

3. 脑脊液动力学测试

(1) 腰穿:侧卧位脑脊液压力常低于 $1.76\,kPa(180\,mmH_2O)$,脑脊液应送常规、生化检查。脑脊液释放试验:单次释放 $30\sim50\,ml/d$ 脑脊液,可重复 $2\sim3$ 次,患者症状改善,提示分流术效果好。

(2) 腰大池持续引流:每天引流 $200\sim300\,ml$ 脑脊液,持续引流 $2\sim3\,d$,患者症状改善,提示分流术效果好。用于脑脊液释放试验症状无改善的患者。

诊断

原发性常压性脑积水的 3 种诊断标准:

1. 可能诊断　具有下列 5 点:①$\geqslant60$ 岁;②"三联征"至少 1

项；③脑室扩大；④上述表现不能以其他疾病解释；⑤既往无脑膜炎、蛛网膜下腔出血、脑外伤等。

2. 很可能诊断　具有下列 3 点：①具可能诊断条件。②CSF 压力≤1.96 kPa(200 mmH$_2$O)，化验正常。③具下列 1 项：DESH 征伴步态障碍；脑脊液释放后症状改善；腰大池持续引流后症状改善。

3. 肯定诊断　分流后症状改善。

治疗

宜在症状出现 6 个月内行脑室-腹腔分流或腰腹腔分流术、腰蛛网膜下腔硬脊膜外腔分流术。

预后

分流术最有可能改善的症状是尿失禁，其次是步态障碍，最后是痴呆。当症状出现的时间较短时，治疗反应较好。

（徐　铭）

第三节　低压性脑积水

低压性脑积水(low pressure hydrocephalus，LPH)见于脑积水分流术后一种少见并发症。常见病因：颅脑外伤后、蛛网膜下腔或脑室出血后、脑膜炎后、开颅(后颅)术后、大脑半球切除术后、全脑放疗后。

临床表现

低压性脑积水的发生和发展具有隐匿性，患者表现为头痛、恶心、呕吐等，与体位无关，平卧后症状不能缓解，可伴有运动或感觉功能障碍,严重者出现意识障碍,甚至脑疝,危及生命。

影像学

CT 或 MRI:见脑室扩大。

诊断

(1) 有脑积水多次分流术史。

(2) 上述临床表现。

(3) 影像学检查见脑室扩大。

(4) 颅内压<0.59 KPa(60 mmH$_2$O)。

治疗

治疗原则是消除脑室-蛛网膜下腔压力梯度,恢复脑组织弹性,封闭脑脊液漏口。

治疗措施包括:

(1) 补液、戴颈围(增加静脉压)、头低脚高卧位,促进脑组织膨胀。

(2) 脑室外引流(见《现代神经外科学》(第三版)第 36 章"低颅内压")。

(3) 拔除脑室外引流,转为脑室腹腔分流术或第 3 脑室造瘘术,需要同时具备的条件:①临床症状改善,患者意识恢复清醒;②动态复查头颅 CT 提示脑室逐渐缩小直至正常,间质水肿消失,脑沟脑回出现;③侧脑室内压力>0.78 kPa(80 mmH$_2$O),并维持至少 5 d 以上;④脑脊液漏口寻找和封闭:小漏口经脑室外引流后多能自封闭,大漏口则需开颅。

预后

早期发现,按照上述方法治疗,预后良好。

(徐　铭)

第四节　颅缝早闭症

颅缝早闭症(craniosynostosis)又称狭颅症或颅缝骨化症,是由于单一或多条颅骨骨缝过早闭合而导致头颅畸形,并出现颅内压增高、智力发育障碍及视力损害等症状。发病率在1/3000～1/2000,分为非综合征性和综合征性颅缝早闭两大类。前者多见,常为单一颅缝闭合,后者则有多条颅缝闭合和其他骨骼的异常,以及明显家族史。大部分颅缝早闭具有遗传学基础。

临床表现

不同骨缝的早闭各自呈现出特定的颅形,而早闭颅缝范围和数量的差异亦引发不同的临床症状,包括外观改变、颅内压增高、脑积水、视力障碍等颅神经损害以及癫痫等(图12-1)。

扫描二维码
查看图12-1

1. 矢状缝早闭　最为常见。特征是双顶部狭窄、矢状缝成嵴、双额和/或双枕部凸出、眼间距增宽,导致舟状头。

2. 额缝早闭　特征是额缝呈骨嵴样隆起、额骨外侧扁平,冠状缝前移、双顶后部代偿性增宽,眼间距过窄,眶上缘扁平、后移,导致三角头。

3. 冠状缝早闭　单侧早闭多为非综合征性,双侧早闭通常为综合征性,后者分为尖头畸形和短头畸形两类。常见"小丑眼"畸形。

4. 人字缝早闭　单侧人字缝早闭伴有对侧额、顶部代偿性隆起,同侧枕乳部膨隆。需与后斜头畸形鉴别。双侧人字缝早闭则枕部对称,均呈扁平状。

5. 多发性颅缝早闭　与综合征相关,最常见组合为双侧冠状缝早闭,可合并其他骨缝。当矢状缝及双侧冠状缝早闭时则形成塔状头。

影像学检查

1. X 线　能发现颅缝早闭的原发征象,如骨缝旁硬化、局限性裂痕、骨桥及骨缝消失,亦能提示颅内高压引起的间接征象,如颅骨指压征等。

2. CT　是颅缝早闭症影像诊断的金标准,能够准确显示颅缝早闭的形态及合并的脑内结构异常,如脑积水、先天畸形、脑萎缩和慢性硬脑膜下血肿等。三维和螺旋 CT 扫描有助于复杂手术方案的设计及随访评估。

3. MRI　可以显示颅缝早闭伴随的脑组织异常,对综合征性颅缝早闭具有诊断价值,可发现中线病变、脑实质异常、脑积水、小脑扁桃体疝及继发性脊髓空洞等。

4. 超声　亦可用于 12 个月以内婴儿颅缝早闭症的诊断。

手术治疗

颅缝早闭症手术治疗的最终目的是恢复正常的颅面解剖关系,并使颅面整体外形正常化。手术时机的选择以出生后 6 个月以内为佳,此后手术可能出现神经发育迟缓。

有多种手术方式用于颅缝早闭症的治疗,包括单纯骨缝切除、带状颅骨切除、全颅盖重塑、颅盖扩张以及微创内镜手术(植入扩张弹簧或辅以术后矫形头盔)。

局限性手术侵袭性小、失血少、住院时间短,但对颅骨畸形的纠正效果慢于全颅盖塑形。6～12 个月中段年龄的患儿颅骨畸形可能更为复杂,局限性手术可能不足以完全纠正畸形,较广泛的手术方式则更适合于年长的患儿。

及早和适当的手术能够预防颅缝早闭症的不良后果。局限性手术在出生后 2 个月的干预能获得良好的功能和外观结果，而较年长儿童术后人工骨缝再骨化常见，矫形效果不佳。头盔矫形对于获得完美的矫形结果具有关键性作用，与内镜手术相结合可使早期诊断的颅缝早闭症患者获得良好的远期疗效，随访结果显示优于早期采用创伤更大式式的患者。

（韩 晞）

第五节 隐性脊柱裂

隐性脊椎裂（spina bifida occulta，SBO）是指脊柱椎弓发育异常未能完全闭合，属于椎管闭合不全中的一类。椎管闭合不全是指一类神经管发育异常引起的椎管闭合不全，以及神经、脊膜、脊椎和皮肤发育异常的先天性疾病，包括开放性和隐性两类。前者由于局部皮肤、皮下组织、肌肉、筋膜和椎板等缺失或结构不完整导致脊髓显露，而后者有正常皮肤覆盖，脊髓不显露。SBO 在隐性椎管闭合不全患儿中为最多见的一类，发生率约占人口的 1‰。

临床表现

（1）多发生于腰骶部的 L_5、S_1 节段，椎管内容物并无膨出。

（2）婴幼儿通常因为腰骶部皮肤色素沉着、红斑、脐形小凹而检查发现。

（3）青少年多数因为合并脊髓栓系综合征在生长发育过程中出现明显症状而检查发现。

（4）SBO 患者下尿道不适感或功能障碍的发生率明显高于正常人群，夜尿症见 26％患者。

（5）SBO 可合并以下病变：脂肪性脊膜脊髓膨出、脊髓圆锥脂肪瘤、脊椎皮窦、脊髓纵裂、终丝脂肪瘤等。

辅助检查

（1）X 线摄影和 CT 扫描结合 3D 重建有助于精确评估骨质缺损的位置和程度，同时还能发现其他的骨性结构异常。

（2）MRI 是明确椎管闭合不全情况最可靠的检查。对于 SBO 病例，目前 MRI 是诊断的金标准。

（3）肌电图和运动、感觉诱发电位有助于评估神经损害的程度。

（4）对于反复尿道感染的病例，必须定期进行尿液检查。逆行膀胱尿道造影能评估膀胱功能并排除膀胱输尿管返流。尿动力学检查对于选择手术患者有重要价值。

治疗

（1）没有症状的单纯隐性脊椎裂不需治疗。

（2）若合并有脊髓栓系或畸形，并产生神经损害症状，则可做相应的手术，松解栓系部位以求恢复正常的解剖结构。

（3）手术修复并不代表着治疗的结束，需要由多学科团队（包括神经外科、骨科、康复科、影像科等）跟进评估和随访每个病例，以最大限度保证功能恢复、发现迟发性并发症和其他隐匿性异常。

（张 赵 张 荣）

第六节　脊髓栓系综合征

脊髓栓系综合征（tethered cord syndrome，TCS）是指圆锥低位和终丝增粗引起神经功能障碍，又称低位脊髓。常合并椎管内脂肪瘤、脊柱裂、脊膜膨出、腰骶部皮肤异常、下肢畸形等。

临床表现

1. 疼痛　最常见，表现为腰骶、下肢、会阴不适，电击痛或难以描述的疼痛，无皮肤节段分布，但可向下肢放射，腰骶部受打击可诱发。

2. 运动障碍　下肢不对称乏力，足外翻，上下运动神经元麻痹可并存。随病程发展，进行性加重，可出现下肢长短和粗细不对称、局部皮肤萎缩性溃疡。

3. 感觉障碍　鞍区皮肤感觉麻木或减退。

4. 括约肌功能障碍　膀胱和直肠功能障碍常同时出现。表现为排尿困难、尿失禁、反复尿路感染、便秘或大便失禁。

5. 腰骶部皮肤异常　儿童患者90％有皮下肿块，50％患者腰骶部皮肤色素沉着，毛细血管瘤，毛发增多和局部皮肤凹陷等。

辅助检查

1. MRI 检查　见终丝增粗和低位脊髓，一般认为脊髓圆锥低于 L_2 椎体下缘和终丝直径＞2 mm 为异常。脑脊液波谱（MRS）可发现乳酸（Lac）、丙氨酸（Ala）等升高，解除栓系后这些物质则恢复正常水平。若 Lac 和 Ala 再次升高，往往提示再栓系。俯位 MRI 和电影 MRI 能显示终丝的顺应性，提高诊断率。

2. CT 椎管造影　能显示脂肪瘤、脊髓圆锥、马尾神经和硬脊膜之间的关系,并能精确显示术后蛛网膜粘连的位置。

3. X 线　可见脊柱裂。

4. 电生理检查　可作为诊断 TCS 和判断术后神经功能恢复的一种手段。

5. 膀胱功能检查　包括膀胱内压测定、膀胱镜检查和尿道括约肌肌电图。

治疗

手术是目前治疗 TCS 的唯一手段。手术治疗的要求是:①松解栓系;②去除引起栓系的病因;③矫正合并的畸形;④术中神经电生理监测骶髓和神经根功能,可提高手术安全性,最大限度地保护神经功能。

预后

TCS 患者不治者症状多进行性加重。手术后多数症状有不同程度的改善,但膀胱和直肠功能的恢复多不满意。若某一种功能遭受器质性损害,手术治疗仅能使其稳定,而难以恢复正常。

（刘正言）

第七节　脊髓脊膜膨出

脊髓脊膜膨出(meningomyelocele)是指椎管内的脊膜和/或脊髓神经组织经脊柱裂向椎管外膨出,形成囊状隆起。新生儿中的发病率为 1‰～2‰。

（一）脊膜膨出

仅有脊膜膨出,无脊髓膨出。可分为:

（1）脊膜后膨出：硬脊膜在椎板缺损处向后异常突起，好发部位为腰部或腰骶部，膨出的硬脊膜被覆全层或部分正常的皮肤（图 12 - 2、12 - 3）。

（2）脊膜前膨出：硬脊膜通过骶骨缺损向胸腹腔或盆腔呈囊状膨出。

扫描二维码
查看图 12 - 2、
12 - 3

临床表现

（1）腰骶部皮肤正常（前膨出型），或见小凹、血管瘤等（后膨出型）。

（2）神经功能多正常，少数合并脑积水或 Chiari 畸形（后膨出型）。

（3）慢性便秘、排尿不畅、腹胀、腹部肿块，肛检触及骶尾骨缺损（前膨出型）。

影像学检查

1. 脊膜后膨出　X 线检查可见脊椎裂和椎管扩大，MRI 可见病变部位内的脊髓基本正常。脊膜膨出患者的脊髓结构和位置正常，马尾可漂浮于膨出囊腔内的脑脊液内。

2. 脊膜前膨出　X 线检查可见骶骨缺损；B 型超声检查可见盆腔内异于正常器官的囊状肿物；CT 检查可见膨出物与椎管蛛网膜下腔相通；MRI 检查可显示有无合并其他畸形。

（二）**脊髓脊膜膨出**

脊髓神经组织和脊膜同时膨出，膨出物表面覆盖有完整的皮肤或假上皮。还可包括：①积水性脊髓脊膜膨出，即脊髓囊肿状膨出：囊肿内衬室管膜（扩大的中央管）和神经胶质，与蛛网膜下腔不相通，常有较完整的囊。②脂肪脊髓脊膜膨出：膨出椎管的脊髓背侧与脂肪瘤融合生长在一起。

临床表现

（1）多见于腰骶部，往往有 2 个以上椎板缺损，发病率是脊膜膨出的 2 倍。

（2）囊性膨出物的基底较宽，表面的被覆皮肤菲薄、色素沉着明显，透光性差，有时透过皮肤可见脊髓膨出部分呈椭圆形蓝色结构，并可见硬脊膜血管在皮下通过。

（3）少部分患儿可呈积水性脊髓脊膜膨出（脊髓囊肿状膨出）。

（4）脊髓脊膜膨出多合并脊髓栓系（图 12 - 4、12 - 5）。

扫描二维码
查看图 12 - 4、
12 - 5

双侧下肢运动和感觉异常，排尿功能障碍。可伴发 Chiari Ⅱ型畸形、脑积水、脊髓空洞和脊柱侧弯等。对于长期生存的患者，后期的神经功能损害源于脊髓栓系、脊柱侧弯等引发的足踝畸形、髋关节脱位，以及关节粘连和痉挛等。

影像学检查

（1）新生儿 X 线检查可见病变部位椎板缺损和局部椎管扩大。

（2）B 超检查显示：囊内充满液体，脊髓及神经粘连于囊壁。

（3）CT 和 MRI 检查可见囊腔与椎管蛛网膜下腔相通，脊髓呈弓状或囊肿状凸入囊内，并可见合并的其他畸形。

（三）**脊髓外翻**

在神经管形成过程中，下部神经板未能形成神经管的部分称为神经基板，神经基板发育成不健全的脊髓组织，没有中胚层和外胚层来源的组织覆盖，导致脊髓组织在背部中线处暴露在外，称为脊髓外翻，亦称脊髓裂。广泛的脊髓外翻，特别是颈部脊髓外翻合并无脑畸形等类型，占胎儿脊髓外翻总数的 50％以上，常导致胚胎死亡而妊娠终止。

临床表现

（1）新生儿最常见的脊髓外翻位于腰骶部，绝大多数有截瘫和排尿、排便障碍，还常合并有Ⅱ型Chiari畸形及脑积水（图 12 - 6）。

（2）产妇血清 AFP 值 3 倍于平均值，高度考虑诊断成立，结合高清晰度胎儿超声基本可确立诊断。超声特征表现即为："柠檬头"及"香蕉征"。若超声不能确诊，则可考虑 MRI。

扫描二维码
查看图 12 - 6

治疗

1. 脊膜后膨出　①婴儿期即尽早行脊膜膨出修补术。②常规后正中入路，切开膨出的硬脊膜探查，并处理粘连的神经、血管，严密缝合硬脊膜，修补缺损的外侧肌肉及筋膜。

2. 脊膜前膨出　①禁止囊液抽吸术或引流术，以防低颅压和继发感染。②若妊娠时发现此畸形，应提前行剖宫产。③择期手术采用后入路，切除骶骨椎板，探查硬脊膜下腔，显露突入盆腔囊腔的入口，抽吸囊液至囊壁塌陷，缝合或修补硬脊膜缺损。④若术前 MRI 显示囊内有肿块样组织，可选择前或后入路，将内容物还纳椎管后修补硬脊膜缺损。

3. 脊髓脊膜膨出　①患儿出生后的 3～6 个月内行手术，以减少脊髓栓系导致的神经损伤。②沿中线切开皮肤，将其和周围软组织分离，直致囊肿底部周围已经完全暴露，将脊髓及神经回纳至椎管内。③切断脊髓栓系的终丝，切除囊肿。④严密并减张缝合硬脊膜。⑤可在缝合处敷以生物膜，并将附近肌肉覆盖于缝合口。分层缝合软组织，无张力闭合切口。

4. 脊髓外翻

（1）分娩后评估与处理：①胎儿娩出并确诊后，为防止膨出的神经组织干燥,可用无菌 0.9％氯化钠溶液纱布覆盖。②检查有无合并其他器官或系统疾病,如严重心脏或肾脏发育畸形等,若存在,则治疗意义不大。③对伴有低血糖或低体温的患儿,予以对症处理。

（2）手术原则及目的:①保护功能脊柱组织;②减少脑脊液流出;③在无炎症情况下重建神经管及其覆盖物。

（3）手术时机:最好在出生后 24～48 h 进行,最晚不能超过出生后 72 h,以达到降低感染和避免局部神经功能进一步加重的目的。国际上亦有学者进行子宫内脊髓外翻修复术,但效果仍存争议。如膨出囊极度菲薄或已经破裂,则应立即手术并加强抗感染治疗。

预后

（1）脊髓脊膜膨出患儿的 2 年存活率可达 95％,但 10％～15％的患儿死于 6 岁前。

（2）膨出平面高(颈、胸椎)则生存率低。

（3）未治疗者仅＜30％可活过婴儿期,医疗干预者存活率为 85％。存活者若脑积水及感染控制较好,则大多智商可接近或达到正常(IQ＞80)。40％～85％患者可扶拐行走,但仅 6％～17％患者可正常排尿。

（4）绝大部分术前无功能障碍的脊髓脊膜膨出患儿术后可长期保持正常的运动、感觉和膀胱功能。

（5）有相应功能障碍的脊髓脊膜膨出儿童术后仅半数改善,尤以膀胱功能较难恢复。出生后较早手术者效果较好。

（6）若术前神经功能障碍严重,则大多为不可逆,手术目的趋向于保持现有功能水平,且可能需要再次手术。

（郑名哲　张　荣）

第八节　小脑扁桃体下疝畸形

小脑扁桃体下疝畸形又称 Chiari 畸形或 Arnold Chiari 畸形，是一组后脑和脊髓异常，包括小脑扁桃体经枕骨大孔疝入椎管伴或不伴脊髓空洞，以及小脑发育畸形。它可分为 0～Ⅳ型，其中Ⅱ～Ⅳ型属先天性畸形，0 型是不合并扁桃体下疝的脊髓空洞，很少见。Ⅰ型(Chiari I, CM‑I)最常见，本节重点介绍。CM‑I 指小脑扁桃体(单或双侧)经枕大孔疝入椎管≥5 mm(儿童≥7 mm)，或 3～5 mm 伴脊髓空洞。病因：大多为后天获得性疾病，仅 6％为先天性。发生率为(1.9～5.4)/10 万。

临床表现

(1) 60％患者无症状体征。

(2) 40％患者有症状体征：

1) 头痛(60％～80％)，见于小儿和成人。女性较男性多发。具下列特征：①位于枕部和上颈部。②常由 Valsalva 动作，如笑、喷嚏、咳嗽等诱发，突然发生和快速消失。③不能通过言语交流的婴儿和儿童，头痛可能简单地表现为哭闹和易激惹。

2) 肢体无力或麻木，温度觉丧失而触觉存在(感觉分离)和步态不稳。

3) 眼或耳功能障碍(70％～80％)，包括视物模糊、眼球震颤、眼外肌麻痹、复视和视野缺损；有耳鸣、波动性听力丧失、眩晕和恶心。

4) 体征包括肌无力、萎缩、腱反射亢进、披肩样感觉缺失、共济失调和后组颅神经功能障碍。下视性眼球震颤仅见于病变累及延颈髓结合部时。脊髓空洞者常有腹壁反射异常和节段性感觉分离现象(痛温觉丧失,触觉存在),以及向下眼颤(颈延髓受累)。<3岁的儿童更易出现后组颅神经功能障碍,可表现为喂食困难、发育停滞、反复的吸入性肺炎和吞咽困难、呛咳、咽反射消失,可因声带麻痹出现喘鸣或声嘶。由于后组颅神经功能障碍,保持呼吸道通畅能力下降,可加重睡眠呼吸暂停,是导致猝死的原因之一。脊髓功能障碍源于直接压迫和空洞形成。

5) 10%患者可出现颅内压增高。

辅助检查

1. MRI

(1) CM-I标准:①小脑扁桃体下疝≥5 mm(成人),≥7 mm(儿童),3~5 mm(伴空洞)。②颅颈拥挤(图12-7)。

扫描二维码
查看图12-7

(2) DTI反映传导束受损,有助无症状CM-I诊断。

(3) 脑脊液流动相位对比研究可做手术前后比较。

2. CT 可显示$C_{1~2}$不稳定,C_1后弓分叉,寰椎枕化,$C_{2~3}$滑脱,齿状突脱位,寰椎小关节不对称,$C_{5~6}$融合,颅底凹陷等。

3. 神经电生理 用于发现无症状CM-I,诱发电位异常或检测有睡眠时呼吸暂停者。

诊断和鉴别诊断

1. 诊断 临床表现+MR(CT)。

2. 鉴别诊断 排除颅内占位性病变、Dandy-Walker畸形和脑积水,它们均可因颅内压增高引发小脑扁桃体下疝。其次,应排除假CM-I或获得性CM-I,它们可继发于低颅压,如椎管脑脊液漏、脑室-腰蛛网下腔分流等(图12-8)。Chiari 0

扫描二维码
查看图12-8

型应与外伤、感染后和髓内囊性肿瘤鉴别,如室管膜瘤早期可为无症状、单纯脊髓空洞,无明确实质肿瘤。

治疗

1. **无症状 CM–Ⅰ 伴/不伴空洞者**　自然病史良好,长期随访仅 5%～6%出现症状。故可密切随访。可是少数患者(3.2%)在轻微或无颅脑外伤下,不包括已有 CM–Ⅰ 表现突然加重,急性发作出现症状。

2. **有症状 CM–Ⅰ**　由于本病自然病史、发病率、各种诊治方法缺乏高级别循证医学研究,因此应根据分型、可能发生机制,制订个体化的诊疗方案。重点在于恢复颅颈交界区正常的脑脊液动力学。

(1) 第 3 脑室造瘘或脑室腹腔分流(VP):适用于有脑积水者,不管有否脊髓空洞,术后不好转者才追加后颅减压术。

(2) 无脑积水但有脊髓空洞者,过去常规做后颅减压。可是,Niskikawa(1997)用 MRI 随访 9 例无症状脊髓空洞患者 11 年,仅 1 例因恶化需手术,其他患者空洞无变化,不需手术。因此认为,对小和无症状空洞可用 MRI 和临床检查随访。

如无脑积水和无脊髓空洞,小脑扁桃体下疝<3 mm,可随访。

如下疝 3～7 mm,则需:①Valsalva 检查。②脑脊液动态相位对比 MRI 检查。③齿状突后突>9 mm 和有颈椎不稳定可疑者拍摄颈椎屈、伸位 X 线片。如其中 1 项阳性,应外科手术,否则可随访。

如下疝>7 mm,应外科手术。除首选后颅减压术外,脊髓空洞一般有下列几种外科选择:①粘连带松解,伴或不伴硬脊膜修复。②空洞分流,空洞造瘘开窗、空洞–蛛网膜下腔分流、腰腹腔分流等。

（3）枕大孔区减压：多主张硬脑膜外减压或仅硬脑膜外层切开，但 C_1 后弓需切除和其硬脑膜外纤维环切除。骨性减压窗达 3 cm。切开硬脑膜，行硬脑膜下减压指征：①经硬脑膜外减压无效或复发。②重度扁桃体下疝。③空洞长和大。④蛛网膜下腔粘连。术中注意：尽量自体骨膜修补；尽量不做空洞引流。

（4）CM－I 伴颅骨异常：①$C_{1\sim2}$ 固定：适用于仅 $C_{1\sim2}$ 不稳定而无其他骨质异常。②枕颈复位固定伴或不伴经口减压：适用于重型颅底凹陷、齿状突伴轴性侧弯旋转、椎动脉异常走行、寰椎枕化伴椎动脉走行异常、枕骨髁发育不良伴关节不对称和儿童有侧弯症状性齿状突脱位等。

（5）CM－I 与妊娠：①无症状 CM－I 可神经阻滞剂下阴道产。②阴道产或剖宫产时，少做深呼吸。③妊娠前有明显症状者应枕大孔减压。

预后

经治疗，80%～90% 的术前症状缓解，生活质量提高。一般改善率从高到低依次为：脑脊液通路受阻＞小脑、脑干受压＞空洞。空洞缩小或消失在术后 3.6～31 个月（Kennedy，2015），复发率为 10%～20%。手术死亡率为 2%～3%。

（邱天明）

第九节　脑　膨　出

脑膨出（encephaloceles）是指因先天性颅骨缺损导致中枢神经系统部分内容物经此缺损向颅外疝出的疾病。脑膨出发生率为

(5～30)/10万(新生儿)。

它按膨出部位可分：①前顶型，或称额筛型，位于筛板前方；②基底型，通过筛窦、蝶窦腔疝出；③颅后部型，包括枕型、顶型、颞型、枕颈型四大类。

诊断

1. 临床表现

（1）前顶型：可表现为鼻梁或鼻根处肿胀，眼距增宽，部分患儿眶内容积减小，呈现突眼、眼球外移、泪腺炎症。有时也可能为不易察觉的隐匿性病变。

（2）基底型：因为鼻塞、鼾音、张口呼吸等，去眼耳鼻喉科就诊。如果眼耳鼻喉科医生当作普通的鼻息肉、鼻腔肿物进行鼻部病变活检，可能引起脑脊液鼻漏、颅内感染等严重并发症。脑膨出也可穿透筛板或蝶骨体突入鼻腔，累及视神经、Willis动脉环、垂体和下丘脑等重要结构，引起相应临床症状。

（3）颅后部型：患儿通常在出生时临床表现就很明显，都可通过超声在产前做出诊断。该类患儿的顶、枕中线局部可见明显膨出的囊状肿物，肿物质地较软，基底较广或呈蒂状，大小不一。表面皮肤色深，有的有小毛或有皱纹；极少数患儿皮肤缺如，脑组织暴露在外。透光试验阳性者为脑膜膨出，阴性者为脑膜脑膨出。囊腔与颅腔相通，患儿直立时肿物可能变小，而在卧位或哭泣时扩大。颞叶脑膨出可在童年期或者成年期自发出现，表现为突然出现的鼻漏、反复发作的脑膜炎，以及癫痫等。枕颈型患儿可有小脑共济功能受损。

2. 辅助检查

（1）产前检查：包括胎儿超声检查和母体血清及羊水中甲胎蛋白（AFP）检测：超声检查可以发现较大的脑膨出，也容易探测膨出物内有无脑回样结构,是否与大脑相连。母体血清及羊水中甲胎蛋白检测可使脑膨出在宫内即获得诊断,这对决定是否终止妊娠有重要作用。产生异常 AFP 的必要条件是组织液与脑脊液发生渗漏。

(2) CT:不仅可显示颅骨缺损的形态,亦能显示膨出的软组织中是否含有脑脊液或脑组织,对前顶型脑膨出者,通过 CT 三维重建,帮助我们选择合适的术式。

(3) MRI:可清晰地显示正常脑的形态和结构,以及和膨出内容物的关系。帮助判断是否合并脑积水或其他畸形。对于某些位于颅底或静脉窦部位的脑膨出,可选择性进行 MRA、MRV 检查,以查明病变与局部大动脉及静脉窦的位置关系,帮助制订手术计划。同时,MRI 也可将脑膨出与鼻息肉或鼻腔肿瘤相鉴别。

(4) 无创或有创 DNA 检查:可行无创 DNA 检查排除畸形。孕妇行羊膜囊穿刺可发现羊水细胞染色体异常,可以早期筛查 Down 综合征患儿及其他染色体发育不全,包括脑膨出等神经系统畸形的染色体异常。

治疗

1. **手术目的** 切除膨出的囊肿,最大限度保护神经组织,防止神经结构和神经功能的损伤加重,防止脑脊液漏及中枢神经系统感染发生。进行外观整复、颅及颅面重建。

2. **手术时机** 对于大部分患儿,应尽早采取手术修复畸形。手术时间越往后延迟,术后神经功能损害越重,出现的并发症也越多。如囊壁破裂致脑脊液漏者应急诊手术。颅前部型脑膨出建议在出生后早期处理,防止发育时的颜面部软组织和骨骼的畸形,并防止感染。膨出物含脑室者可在出生后 2～3 个月手术。鼻根部脑膜脑膨出较大者或其他部位膨出骨缺损直径＞2 cm 者,出生后

6 个月行手术。枕部型一般可择期手术。

3. **手术方式**

（1）前顶型：如没有脑脊液漏，可在婴儿期择期手术，切除疝出肿块至与前颅底底部齐平，水密缝合硬脑膜，并修复颅骨，有时还需整形外科修复眶距。

（2）基底型：常需尽快实施手术修复，经鼻修补手术有可能会遭遇颅内出血、脑脊液漏、术后感染等。因此，有时可选择开颅和经鼻联合入路来进行修复。有时需要整形外科团队一同进行颅面部修复。

（3）颅后部型：主要是将囊壁和内容物进行切除修复，并同时水密缝合硬脑膜。在切除时要注意囊内容物可能包含血管，因此在切除时要格外注意。此型可能伴有脑积水，还需另外处理。

预后

1. **前顶型**　总体预后较好，生存率和神经功能保留率较高、认知功能表现良好。

2. **基底型**　取决于能否及时诊断。如能尽快实施手术修复，则预后佳。否则易致脑脊液漏、颅内感染能严重并发症。

3. **颅后部型**　总体预后较前两型差，取决于疝囊大小、其内的神经组织内容物是否包含重要结构、疝出的程度、是否伴随其他异常等。如伴有脑积水，则预后差。

（邱天明）

第十节　脑脊液漏及其处理

脑脊液漏指局部硬脑膜和蛛网膜破裂或缺如，脑脊液经颅骨质缺损或伤口处流出，包括脑脊液鼻漏、耳漏、眼漏（oculorrhea）和伤口漏等。根据病因学，脑脊液漏可分为创伤性和非创伤性脑脊液漏两大类。前者见中枢神经系统损伤，后者为本节介绍。

非创伤性脑脊液漏可发生于正常颅内压或颅内高压状态，可由颅底肿瘤、感染性骨髓炎、先天性畸形如鼻、眶部脑膜（脑）膨出、阻塞性脑积水导致的慢性颅内高压等原因引起。

临床表现

脑脊液漏的表现多样，按体表漏出口可分为鼻漏、耳漏、眼漏、伤口漏等。漏出液量大时易于发现，但中量或小量则经常被忽略，尤其是混有血液或黏液时。意识清醒的患者会主诉流涕或咽后壁有咸味，也可因脑脊液充满耳内而导致听力丧失。典型的脑脊液漏在颅内压增高或某些特殊体位时表现得更为明显。颅底骨折的患者往往于斜卧位时发生耳漏或鼻漏，有时脑脊液可流入鼻旁窦、中耳或乳突气房中，在患者坐起或抬头时可出现脑脊液漏。因此无论是否存在可见的脑脊液漏出，气颅或者颅底骨折后任何时间内出现的反复高热或颅内感染如脑膜炎等都提示有脑脊液漏存在的可能。

实验室检查

1. β_2-转铁蛋白检测　β_2-转铁蛋白仅见于脑脊液、外淋巴液和玻璃体液中，对诊断脑脊液漏具有极高的特异性和敏感性。但在判断 β_2-转铁蛋白的结果时需要排除穿通性眼外伤，以除外假阳性。

2. β 微量蛋白检测　β 微量蛋白检测同样具有很高的特异性和敏感性，且有价格低廉、检测速度快（<15 min）等优点。尽管在血液中同样能检测到低浓度的 β 微量蛋白，但脑脊液中浓度可达到数十倍以上。然而，存在肾衰竭和细菌性脑膜炎时，会影响其

水平。

3. 葡萄糖定量检测　通过定量测定漏液中糖浓度,并与血清中糖浓度对比,如比值在 $0.50\sim0.67$,在排除其他可引起脑脊液和血清中糖浓度变化的情况下,该漏液是脑脊液的可能性很大。但该方法敏感性和特异性均不高,在糖尿病和应激反应性高血糖患者的气道分泌物中或鼻上皮细胞炎症时均可检出葡萄糖,导致假阳性;而在细菌性脑膜炎患者或流出液中污染有细菌时,可致脑脊液中葡萄糖水平降低,导致假阴性,故不建议作为确诊试验。

4. 氯浓度检测　如果流出液中氯浓度$>110\,mmol/L$,考虑为脑脊液的可能性也较大。

诊断和瘘管定位

结合临床表现和实验室检查,一般较容易诊断脑脊液漏。瘘管定位对于确诊脑脊液漏、查找瘘口位置以决定治疗方案具有重要作用。

1. CT

(1) CT 平扫:骨窗位可确定骨质缺损,判断可能的脑脊液瘘口位置。

(2) CT 脑池造影:可以发现$76\%\sim100\%$的瘘口,但是鞘内注射造影剂是一种创伤性手段,且存在造影剂过敏、感染、诱发头痛、癫痫等风险,使其应用受到一定的限制。

2. MRI　是一种有效无创的诊断手段,尤其适用于伴有脑膜脑膨出或鼻旁窦炎症的病例。它可以鉴别出在 CT 图像密度相似的黏膜脓性渗出和脑脊液。T_2W 上,脑脊液呈高信号,而鼻腔炎症和黏膜周围渗出则呈相对低信号。可判断瘘口位置,MRI 提示脑脊液瘘口的征象包括蛛网膜疝入骨质缺损以及在鼻旁窦中出现和颅内脑脊液相连的脑脊液信号。检查时患者取俯卧位或侧卧位比仰卧位能更易发现漏口。

3. 示踪剂检查　因为 CT 和 MRI 技术的发展，放射性示踪剂已基本不再应用。随着内镜技术的发展，目前首选的示踪技术是鞘内注射荧光素。术中仔细检查颅底，被荧光素染色的脑脊液呈亮黄色到绿色，这个方法对于诊断和定位活动性脑脊液漏有很高的成功率和精确性。

治疗

（一）保守治疗

小脑脊液漏可以自愈，耳漏比鼻漏更容易自行愈合。保守治疗的措施包括：

（1）卧床休息，保持鼻腔或外耳道清洁，适度抬高头部（20°～30°）。

（2）避免突然增加颅内压的动作，如擤鼻、用力排便、咳嗽和打喷嚏等。患者需要保持大便通畅，应用缓泻剂和粪便软化剂。

（3）脑脊液引流：如果脑脊液漏在 3 d 内未停止，可以考虑行间断或持续腰大池引流。脑脊液持续引流存在一定风险，过度引流可能导致颅内气肿、严重的脑移位甚至昏迷，需要谨慎考虑。

（二）手术治疗

1. 手术时机及指征　早期手术指征包括大型颅内气肿、脑组织疝入鼻部、已治疗过的脑膜炎以及影像学提示硬脑膜自愈可能性低者；延期手术指征包括保守治疗失败者，如脑脊液漏持续大于10 d、10 d 后脑脊液漏复发或延迟发生或复发颅内气肿。

2. 手术方案的选择　因为经内镜手术具有微创，低并发症率，不牵拉脑组织，最大限度保护嗅觉功能，可以直视蝶窦、鞍旁和筛后等区域，修补成功率高等优点，已成为脑脊液漏修补的首选方案，可替代大多数的开颅手术。但当损伤同时累及颅面，骨质缺失范围广而无法在内镜下修补,鼻腔、鼻旁窦有急性或慢性化脓性炎症时则仍需选择经颅手术。

预后

  非创伤性脑脊液漏通过保守或手术治疗,总体预后良好。小的脑脊液漏经过保守治疗通常 7～10 d 即可自愈;需手术治疗的脑脊液漏病例,手术效果很大程度上取决于术前漏口定位的准确性,CT 和 MRI 检查后绝大多数病例可以准确定位漏口,手术后结合保守治疗,一般 1～2 周即可愈合。

(张 超 张 荣)

第十三章　神经外科常用基本技术及其他

第一节　显微外科和微侵袭外科

显微外科特点是在手术显微镜或放大镜下,用显微外科器械进行外科手术操作,主要目的是尽可能地减少手术所引起的创伤,尽可能地保存组织及其功能,缩短术后康复期。基本操作技术包括手术显微镜的使用、显微手术器械的使用、显微操作技术等。近年来,与神经导航、复合手术、内镜与外视镜等技术融合,强调在微侵袭下提高手术效果。

一、显微神经外科的基本要求与要点

1. 术前准备　术前准确的诊断、精心设计手术方案和计划、争取患者及家属的合作、手术室人员的合作。

2. 显微外科手术室人员和仪器布局　应便于各自工作不受干扰和相互配合。一般麻醉师的位置应靠近患者头部和胸部,位于患者头部转向侧,洗手护士的位置与麻醉师相反。手术显微镜通常放在麻醉师同侧。

3. 半球肿瘤的体表投影定位　即使有导航,也应先在头皮画出半球肿瘤的体表投影位置,便于安放体位、头架固定,并在导航注册后互相验证准确性。应首先确定 CT 或 MRI 横断面扫描基

线,常用眶耳(OM)线、瑞氏基底(RB)线和眉听(EM)线。OM 线:由外眦至外耳道的连线;RB 线:眶下缘至外耳道的连线;EM 线:眉毛上缘中点至外耳道的连线。画出扫描基线后,作外耳道连线的垂直线。根据肿瘤层面与基线层面的距离,定出患者头皮表面的肿瘤层面。再根据肿瘤层面扫描片测得瘤中央与矢状线和外耳道连线的距离,标出肿瘤在患者头皮的投影。根据头皮重要标记,标记出重要解剖结构与功能区(图 13 - 1～13 - 4)。

扫描二维码
查看图 13 - 1～
13 - 4

4. 头部固定　要求头部牢靠固定,不仅便于手术操作,而且根据术时需要可转动手术床来调整头的位置。

头架固定注意事项:①充分暴露手术切口,头架安放应不阻挡手术切口和影响手术操作;②避免眼、耳等重要器官受伤;③颅钉不穿透颅骨内板,以免损伤硬脑膜血管而引起颅内出血,特别是在颅骨较薄的额、颞和乳突处要格外小心;④颅骨菲薄(如慢性高颅压、脑积水)、小儿患者应避免用带钉头架;⑤有引流管者,应避免损坏分流管。半球肿瘤的体表投影常在最高位,但也应根据手术入路、周围组织自然下垂的方向要求进行调整。不同部位头架摆放见图 13 - 5。

扫描二维码
查看图 13 - 5

5. 术中颅内压控制　头抬高 10°～20°,可满足大多数颅内手术需要;检查并解除胸腹腔受压及尿潴留;人工控制过度通气,能迅速有效控制颅内压,但 CO_2 分压不宜低于 2.66 kPa(20 mmHg);有颅高压者硬脑膜打开前 30 min 快速静脉滴注 20％甘露醇(每千克体质量 1～2 g)和/或呋塞米 40～80 mg 静脉滴注或肌内注射;脑室穿刺脑脊液引流,用于有脑积水患者,方法参见本章第九节"脑室、腰穿外引流术"。

6. 双极电凝镊的应用　双极电凝是神经外科手术主要的止血方法,应与吸引器配合。止血时双极的镊尖内侧面与血管壁接触或做轻微夹持和松开动作;镊尖应超过血管的直径;电凝应使血管壁皱缩、管腔完全闭塞,否则管腔仍可能再通引起出血;对准备切断的血管,电凝长度为管腔直径的 3～4 倍;切断血管后,应进一步电凝其残端,使管壁进一步皱缩,管腔闭塞牢靠;对肿瘤供应血管应靠近肿瘤侧切断,对脑皮质回流到静脉窦的血管,应靠近脑皮质切断,以便发生再出血时较容易止血;动脉小分支出血可用吸引器或小棉片轻压动脉,再用双极电凝止血;较大动脉出血,可在暂时阻断夹帮助下进行止血。

7. 磨钻的使用　高速磨钻不仅用于一般开颅手术,还用于颅底骨质的磨除,如前床突、后床突、岩骨、内听道、枕骨髁等。钻头运动的方向:与钻头在骨质表面运动的方向相反以防打滑。如磨右侧内听道,钻头旋转方向应顺时针,磨左侧时应逆时针,以防磨钻打滑而伤及重要结构。应在实验室内熟悉和操练磨钻使用,熟练掌握了使用技能后才能做手术。

8. 超声吸引器和激光器、电磁刀的使用　详见《现代神经外科学》(第三版)第 130 章"显微外科和微侵袭神经外科"。

9. 显微镜的使用　手术显微镜是标准显微外科工具,适用各种神经外科手术。上台前要亲自检查手术显微镜准备情况,包括对焦清晰度、助手镜位置、平衡性等,保证紧急状况下单手灵活操作。

10. 无牵拉暴露技术　在前述神经外科手术基本要点基础上,间隙用脑压板或左右手分别用吸引器和双极电凝镊牵拉脑组织,可完成绝大多数深部手术。少数情况,经体位调整、脑脊液引流后脑组织退让良好,深部结构清晰可见,如三叉神经痛微血管减压术、后交通动脉瘤夹闭术等,可做到真正的"无牵拉"。湿脑棉片

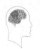

敷盖脑皮质表面,反向牵拉棉片上丝线并固定在术野周边的敷料上,可达到无损牵拉。

11. 显微血管缝合技术

(1) 技术操作的基本原则:有良好的术野显露,缝合的血管断端需经过修整,切除受损部位,并有足够长度的游离和适当的张力。吻合血管的口径应相似,并根据血管口径相差程度选择端端吻合或端侧吻合。应做到无损伤操作,尤其要避免血管内膜损伤。

(2) 技术要点:

1) 修剪血管外膜旁组织:在血管吻合口缘剪除外膜旁的疏松组织,2~3 mm,以防止外膜旁疏松组织经吻合口翻入管腔内。

2) 冲洗和扩张断端管腔:血管断端管腔内的血液和血块用肝素 0.9% 氯化钠溶液冲洗干净。整个吻合手术过程中,用肝素溶液冲、滴手术野,以保持术野的湿润和管腔的充盈。血管断端痉挛时,可用尖头镊头端插入管腔,作轻柔的扩张,解除痉挛。

3) 进针:进针方向要与血管纵轴平行。进针时,针尖尽可能垂直地插入血管壁,拔针时要顺着缝针弧度轻轻拉出,并避免缝住对侧的血管壁。缝合的针距为 0.3 mm,边距为 0.2 mm。一般直径为 1 mm 的小动脉缝 8~9 针,直径为 1 mm 的静脉缝合 6 针。

4) 打结:在显微镜下用持针器和镊子共同完成打结。一般打 3 个单结为妥。打结时用力要适中,使两血管断端靠拢即可。

5) 端端吻合术:一般都作间断缝合。可采用二定点法或三定点法。二定点法是指在血管断端口两对侧边各缝一针,相距 180°,作为牵引线。然后缝合前壁,间距均匀缝合 3 针。再将血管翻转 180°,缝合后壁。三定点法是指两针牵引线相距 120°,从而使血管后壁坠离前壁,避免将两前后壁一起缝住。第 3 针牵引线缝在后壁的中点,然后在 3 根牵引线中间距均匀各缝 2 针。

6) 端侧吻合术:颅外-颅内血管吻合大多采用此吻合法。将供体血管端作 45°斜切口,受体血管壁上开一个与血管纵轴方向平行、大小与供体血管端口径相仿的孔。吻合常采用间断缝合法。先在吻合口的两端缝 2 针作为牵引线,然后间距均匀地缝合前壁,最后翻转血管缝合后壁。

7) 小血管移植术:临床上常取大隐静脉或桡动脉作移植血管进行颅外-颅内动脉搭桥术。移植血管的一端与颈外动脉的一分支作端端吻合,另一端与颅内动脉作端侧吻合。静脉移植段应取无静脉瓣膜的部位,或移植缝合时将静脉近心端和远心端倒置,以保证血流通畅。

8) 吻合口渗漏的处理:缝合完毕后,动脉吻合时应先放开远心端的血管夹,再开放近心端的血管夹;而静脉吻合时则反之。吻合口常有少量渗血,用棉花片压迫数分钟后即可止。如仍漏血不止,应补缝。

12. 显微神经缝合技术

(1) 技术操作的基本原则:有良好的显露,将挫伤的神经束切除,直至各神经束在两断端清楚地看到才能进行缝合。神经对位必须准确,尤其对混合神经的缝合更为重要。缝合应在无张力的情况下进行,并尽可能地避免损伤神经的营养血管。

(2) 技术要点:

1) 神经外膜缝合法:将两神经断端对位后,先在相距 180°处各缝 1 针作为牵引线。然后在前侧相隔 1 mm 缝 1 针神经外膜。翻转神经,缝后侧外膜。神经外膜缝合完毕后,将突出吻合口的小神经束修剪掉。

2) 神经束膜缝合法:先将神经断端的神经外膜修剪掉数毫米,把神经束或神经束组相互分开,然后把相应的神经束对合,通过神经束膜缝 1~3 针。先缝居于中心的神经束,然后再缝浅表的神经束。

3）神经外膜-神经束膜联合缝合法：通过神经外膜在神经断端相距180°处各缝1针作为牵引线。先缝靠近外膜最粗、最大的神经束或神经束组，缝针穿过神经外膜后再穿过邻近神经束膜，将两层膜同时缝合。用同样方法缝合接近外膜的神经束或束组。前侧缝毕，翻转缝合后侧。小和深的神经束不必缝接。

4）神经移植术：移植材料的来源常为腓肠神经，其次为前臂内侧皮神经、隐神经、股外侧皮神经和桡神经浅支等。移植神经要比缺失段稍长，置于相应神经干或神经束之间后，在显微镜下进行外膜或束膜缝合。

注意事项

（1）通过手术显微镜，应用精制的显微手术器械进行手术不同于常规手术操作，需要重新建立手眼的协调动作。因此，将显微手术操作应用到临床以前，必须经过一个时期的动物实验训练过程，掌握基本操作技术。

（2）显微手术操作应轻柔、稳健、精细，切忌粗暴、急躁。

（3）手术显微镜和显微手术器械都非常精密和昂贵，应在掌握其性能的基础上，严格按规程操作，避免损坏器械。

二、复合手术室

复合手术室配备影像学如DSA、MRI和CT检查，无须在手术室和各种影像学检查室之间转移患者，特别适用于复杂性血管病变、难治性肿瘤手术治疗。优势：解决单纯介入治疗或手术治疗不能解决的脑血管病；术中发现可切除残瘤可作第一时间手术；及时检查发现术中并发症；即时判断疗效，为术后进一步治疗提供依据等。

注意严格遵守复合手术室操作规范，避免DSA、CT的电离辐射及术中磁共振高磁场对患者及工作人员的伤害,避免不必要的仪器损坏。

　　磁共振复合手术室:不兼容物体,在进入 MRI 检查室前,一概取下。与麻醉有关的设备,如气管插管、呼吸机、生理检测仪等须磁兼容,否则须放置在 5 高斯(Gs)线之外。在术中行磁共振扫描前要取下不兼容手术器械或物体,并严格核查后方可扫描。

三、锁孔神经外科

　　锁孔外科并非仅指小骨窗手术,而是以微创来获得起码与标准显微外科手术一样的疗效。必然包括更为精心的个体化手术设计,应更加掌握患者及疾病的状况,对手术每个步骤、所见及处理应了然于胸,并对可能出现的危险状况做好预案。应配备相应手术器械,并常用到神经内镜,包括角度镜。常用锁孔入路有眶上锁孔入路、颞下锁孔入路、纵裂锁孔入路、经皮质经侧脑室锁孔入路、颅后窝锁孔入路等。

四、微侵袭外科系列技术

　　包括神经导航外科、内镜与外视镜神经外科、立体定向放射治疗外科、血管内神经外科等,详见本章其他小节。

(陈　亮)

第二节　神经内镜技术

　　目前神经内镜可分为两种:硬质内镜、纤维软镜。内镜成像系统主要包括冷光源、摄像头和显示器。内镜固定支架有机械臂和气动臂。内镜辅助设备有神经导航、超声多普勒和电生理监护等。

一、 适应证

神经内镜在神经外科主要用于脑室、脑实质、颅底和蛛网膜下腔的手术。

1. 脑室系统　包括脑室内囊肿切开术(如蛛网膜囊肿切开术)、膜开窗术(如第3脑室造瘘术、透明隔造瘘术)、脑室内或松果体区肿瘤切除术(如胶样囊肿切除术)和活检术、脑室内置管手术、分流管拔除术、分流管脑室端阻塞后再通术、中脑导水管狭窄成形术、室间孔狭窄成形术等。传统的脑室镜手术因为止血困难,一旦出血较多手术野模糊操作无法进行,所以明显限制了脑室镜手术的疾病种类和操作范围。而内镜外手术技术图像清晰度更佳、止血方便的优点,扩大了脑室内镜手术的适应证。

2. 脑实质　神经内镜需要一定的操作腔隙,包括生理性或病理性腔隙。所以脑实质内应用仍局限于脑内血肿、脑脓肿和囊性肿瘤。

3. 脑外　颅腔内的脑外间隙包括蛛网膜下腔和颅底腔隙。蛛网膜下腔应用包括肿瘤切除术、微血管减压术和动脉瘤夹闭术。以往的内镜下颅底手术主要包括经蝶窦鞍区肿瘤切除、经鼻脑脊液鼻漏修补和经筛视神经减压等。随着内镜设备、技术的日臻成熟,内镜下颅底手术在矢状面已拓展至从鸡冠到齿状突的硬脑膜外、硬脑膜下病灶,在冠状面上拓展至鞍旁、海绵窦、麦氏囊(Meckel's cave)、岩尖、翼腭窝、颞下窝、中颅底等。

二、 临床应用

1. 脑室镜的临床应用　操作方法如下:

(1) 术前薄层CT或MR扫描检查,设计最有效安全的手术入路和手术靶点。

（2）皮肤直切口或者弧形切口，颅骨钻孔，置入脑室镜，可使用神经导航辅助。

（3）在显示器下寻找手术目标，可通过脑室内的解剖标志来确认，比如第3脑室造瘘术的靶点标记是第3脑室底部，前有漏斗隐窝，后为乳头体；第4脑室置管术的靶点标记是中脑导水管开口。

（4）固定脑室镜，通过脑室镜的工作通道可进行脑室镜相关器械的操作，如用叉型双极电凝血管，微型剪刀开窗或锐性分离，微型活检钳取病理活检，不可脱卸式球囊导管用来扩张囊壁开口或打开隔膜（第3脑室造瘘术）。激光电灼解除分流管与脑室壁的粘连，此法同样适用于打开囊肿壁。

2. 内镜鼻颅底外科的临床应用　近年来，随着内镜设备、技术、解剖、理念的不断进步，神经内镜已被广泛应用于中线、旁中线的腹侧颅底手术。

内镜鼻颅底手术（图13-6）以蝶窦为中心，术前必须熟知颅底解剖结构，尤其是视神经、海绵窦和颈内动脉等关键解剖位置。另外，由于个体间的解剖变异，术前必须仔细分析患者影像学特征。在经鼻颅底手术中，通常采用双鼻腔入路。一般通过切开双侧鼻中隔黏膜，切除蝶窦前壁进入蝶窦腔来暴露以鞍底为中心的颅底解剖结构。

扫描二维码
查看图13-6

有时为了达到足够的暴露，需要选择性地去除鼻窦结构，相关的切除技术包括中鼻甲切除术，筛窦切除术，鼻中隔后部切除术、上颌窦造口术和翼突内侧板磨除术。

（1）内镜下经鼻入路前颅底手术：包括鞍结节脑膜瘤、蝶骨平台脑膜瘤、嗅沟脑膜瘤切除术和前颅底脑脊液漏修补术，也可应用于鞍上颅咽管瘤切除和鞍上巨大垂体瘤切除。对于鞍区肿瘤切除，可以选用经鼻中隔旁入路，亦可切除中鼻甲和后组筛窦以增加暴露；对于脑脊液漏修补，可以选择经鼻中隔旁入路或经中鼻道入路。

（2）内镜下经鼻入路视神经管减压术：内镜下经鼻-筛入路，对视神经管的暴露非常便捷，与传统开颅手术相比，具有微创、快速、有效的明显优势。在内镜下，可以方便地打开视神经管的内侧壁、顶壁和下壁，达到视神经充分减压。

（3）内镜下经鼻入路斜坡及颅后窝手术：此入路在神经导航系统及术中多普勒超声的指引下，可以清晰地显露整个斜坡区域，上至鞍底、下至枕骨大孔，两侧达颈内动脉岩骨段。此入路可以完整暴露并切除斜坡脊索瘤和中线区的斜坡脑膜瘤。

（4）内镜下经鼻入路颅颈交界区手术：此入路适应证包括下斜坡脊索瘤、齿状突脱位、颅底凹陷、颅颈交界畸形、延颈髓腹侧压迫症等。

（5）内镜下经鼻入路侧颅底手术：以内镜下经鼻-翼突入路为基础的经鼻-侧颅底手术入路，结合颈内动脉移位、经对侧上颌窦入路处理位于海绵窦、麦氏囊、岩尖、翼腭窝、颞下窝、中颅底等部位的病灶。术中需要行电生理监测来避免损伤海绵窦内的颅神经。

内镜经鼻手术成功的关键还在于颅底重建，防止术后脑脊液漏的发生。为了修复缺损并防止脑脊液漏的发生，已经开展了多项修补技术，包括使用带血管蒂黏膜瓣，脂肪或者大腿外侧阔筋膜等自体移植物和合成材料，组合形成多层修补结构，用于严密修补颅底。

◈ 三、展望

（1）虽然神经内镜手术被认为是一种微侵袭神经外科，但随着内镜手术适应证的不断拓展，微创与有创是相对的。就经鼻颅底手术而言，为增加对重要结构的暴露，需适当增加对鼻腔结构的损伤。因此，需重视对经鼻颅底解剖的学习。内镜手术的疗效应不低于显微外科手术，不应为了微创而牺牲疗效。因此，既要提倡微创手术的理念，又要提倡各种微创技术的互补。

（2）现有的内镜手术在临床应用中也暴露出许多不足之处，如图像缺乏立体感等。虽然可通过内镜的前后移动获取空间信息，但较之显微镜的 3D 图像仍有不足。当前，已有 3D 内镜进入临床应用阶段，但需要佩戴 3D 眼镜，使用不便。裸眼 3D 尚待研究开发。更高的分辨率和成像质量对内镜手术疗效及安全性的提高至关重要，较传统高清内镜分辨率更高的 4K 内镜已在临床投入使用。可进行荧光显影的荧光内镜目前已在国内外少数单位试用，可直接显影颈内动脉等重要血管结构，利于提高手术疗效和安全。

（3）机器人内镜技术：近年来，人工智能与神经内镜技术的融合，使得新一代的机器人内镜技术成为可能。手术机器人的动作精度高（毫米级别）、稳定性强、可重复性好，可以取代手扶镜的工作，靠听从术者的语言命令自动调节视野，是神经内镜手术的好帮手。

（寿雪飞　陈　亮）

第三节　神经外镜技术

外视镜(exoscope)设备具有景深深、视野宽、焦距长、分辨率高、深部照明好、内外视镜切换便捷、术者操作自由等优点，有效弥补了手术显微镜和神经内镜的不足。随着外视镜设备的不断更新和完善，它将有望成为继手术显微镜和神经内镜之后的、神经外科重要的手术显示和操作平台。

◆ 一、外视镜系统的结构

1. 外视镜系统的结构组成

（1）外视镜：负责术区图像传导的基本设备。镜体直径约10 mm，长度约 140 mm，镜头与镜体长轴成 0°或 90°，焦距范围20～750 mm，视野深度 35～100 mm，具体参数在不同外视镜平台之间略有不同。该镜体积小、焦距长，为医生提供了手术操作空间。

（2）光源：主要为光纤传导的氙气灯光源，也可以由 2 颗 LED灯提供光源。光源的灯体位于镜头旁，以保证在为术区提供充足、精准照明的同时减少伪影的产生。

（3）高清摄像头：连接于外视镜后，可为视频图像提供变焦、聚焦、放大、缩小等调节。

（4）显示屏：提供实时术区影像，如若术者和助手位于手术台两侧，可分别于手术台两侧放置显示屏供术者及助手使用。

（5）支架：用以固定、承托镜体。目前广泛使用的气动支架系统活动度大，可通过按键调整镜体位置。新一代外视镜系统的支架系统可通过脚踏板调节，更轻巧灵活，更适合术者操控。

2. 现有外视镜系统　迄今已有 5 种外视镜系统可用于神经外科手术(表 13 - 1)：VITOM(Karl Storz)、KINEVO(Carl Zeiss AG)、Modus V（Synaptive Medical）、Aeos（B. Braun）和 ORBEYE(Olympus)。VITOM 本质上是一种改进、升级版的神经内镜。相比之下，Modus V 和 ORBEYE 则是安装在独立底座上的外视镜，可以通过高清屏幕上的投影来进行手术操作。ORBEYE 拥有着 3D - 4K 的高质量画面，而二维显示的 Modus V 则整合了先进的机器人导航和白质纤维束成像系统。KINEVO 系统结合了显微镜和外视镜，同时拥有着两者的优点，而且还可以整合许多其他手术附加组件。Aeos 则有更灵活的支臂及裸眼 3D 效果。

表 13 - 1　现有外视镜及基本信息

平台	结构	附加物	光学参数	焦距/放大倍数	其他功能	生产公司
VITOM (3D)	外视镜	气动摇臂、导航	3D，HD，4K	20～50 mm/ 8～30x	ICG 导航	Karl Storz
KINEVO	显微镜＋内镜＋外视镜	—	3D，HD，4K	200～625 mm/ 10x	术中导航、ICG 导航、QEVO 超微观察镜、脑血流评估、荧光显像	Carl Zeiss AG
ORBEYE	外视镜	导航	3D，HD，4K	220～550 mm/ 26x	—	Olympus
Aeos	外视镜	六轴机器人臂	3D(裸眼)，4K	200～450 mm/ 40 x	导航、荧光、内镜	B. Braun
Modus V	外视镜	—	2D，HD	650 mm/ 12.5x	术中导航、白质纤维束呈像	Synaptive Medical

二、外视镜系统的优势

舒适度是外视镜的一个主要优势，因为它具有更合理的人机

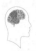
工程学工作模式,这与外视镜的运动自由度密切相关。与传统手术显微镜相比,使用外视镜时术者不必曲颈低头,可以直立颈部面向显示屏、自由扭动头部选择舒适角度进行手术操作,从而得以在长时间的手术中降低疲劳程度。这一优点在进行某些部位(如经幕下小脑上入路)的手术时会更明显。

在成像质量方面,得益于高清摄像头与高像素显示屏,目前最新的 3D 外视镜具有 4K 甚至更高清的分辨率,因此有着与传统手术显微镜相当或更高的分辨率。较大的显示屏可以给术者提供沉浸式的手术体验。同时,手术观摩者可以在手术显示屏中看到同术者相同质量的图像,利于教学活动的开展,并让手术室内所有成员随时了解手术进程,更积极高效地参与到手术过程中。

关于手术区域的照明,外视镜的 LED 光源比传统手术显微镜中使用的卤素灯泡产生的热量更少,因而可以减少对手术区域内组织的热损伤。另一个显著优势是外视镜的 LED 照明可以提供更准确的术区颜色对比度,有利于结构识别。

外视镜较手术显微镜拥有更长的焦距、更大的视野深度以及更广的手术视野。外视镜镜体通常置于距离手术区域 250～750 mm 范围内,而且外视镜的伸缩式设计允许该设备悬挂在手术区域上方的高处,从而为高倍镜下深部手术操作提供更充裕的操作空间,也为手术器械的传递与使用带来方便,并且可以大大减少调焦频率。

在图像质量、照明以及焦距和景深方面,外视镜至少与手术显微镜是相当的,这一结论在众多研究中被广泛证实,而在新一代外视镜中,放大倍数和照明功率也实现了进一步提高。在使用 3D外视镜的研究中,外视镜的立体视觉与手术显微镜相比至少等效甚至更好。

采用气动支架的外视镜系统在调节焦距、改变镜体位置等操作时均可单手完成,新一代使用脚踏板调节的外视镜系统会比原先一代更加便捷。由于外视镜镜头远离术区,因此术中擦拭镜头的频率要远小于使用内镜的手术。

外视镜的结构设计紧凑,小巧的体积可为手术室内仪器设备的摆放和人员走动提供相当的便利,并易于同术中导航及其他基于显示屏的设备进行整合。在价格成本方面,外视镜的价格要远远低于显微镜。

三、 外视镜系统的局限性

二维外视镜只能提供二维视觉,增加了手术的操作难度和时间。在深部复杂手术时,二维外视镜仍无法取代传统手术显微镜。

目前,外视镜无自动对焦系统影响了手术速度和节奏。此外,外视镜在术中需要精确的旋转调整,以便让外科医生的运动与屏幕上的运动方向平行比较耗时费力。

也有学者认为,在深部手术及术中出血时,传统手术显微镜比最新的 3D 外视镜更具优势。此外,外视镜系统的 LED 光源与手术区域距离较远,因此有时需要在术中引入额外的照明以保持最佳分辨率。

由于外视镜及其固定系统(如气动臂)有别于传统双目显微镜,因此术者、洗手护士、巡回护士均需要接受培训并熟练掌握外视镜系统的操作规范。需要培养手术医生间接视觉下操纵手部动作的技巧。虽然经验丰富的神经外科医生往往具有出色的手眼协调能力,但在不直接观察运动平面的情况下协调手部动作无疑增加了学习的复杂性,因此外视镜手术时间可能会较长。有报道称,在外视镜手术过程中会因长时间使用 3D 眼镜而导致头晕、头痛和严重的眼部疲劳等。

四、发展趋势与展望

显微镜和神经内镜技术已经趋于成熟,神经外镜尚处于起步阶段。一方面神经外镜设备和技术会随着科技的进步日益更新,另一方面寻找最适合外视镜的适应证、手术部位、方式也很重要。在脊柱手术中,由于术野不深、术野内血管神经结构简单,同时有时还需要复杂器械的植入等,因而与显微镜相比,外视镜无疑是更好的选择。此外,在一些特殊部位的颅脑手术时,如松果体区,使用显微镜手术会让术者以一种不舒服的姿势进行较长时间手术,此时外视镜是一个更好的选择。

外视镜系统需要利用其兼容性好的优势,增加与手术室中其他辅助设备的整合,如术中导航或管状牵开器等。外视镜也可通过整合窄带光谱成像来进行胶质瘤荧光手术,精确显示肿瘤区域与边界。此外,也有同时使用外视镜与神经内镜来消除内镜手术视觉盲区的案例报道。

外视镜系统与手术机器人的结合将是未来的一大重点发展方向。Modus V 外视镜系统具有机器人辅助功能,包括机械臂和光源跟随抽吸系统。这种通过机器人进行手动调整的能力在研究中得到了正面评价。

此外,全新的三维高清柔性外视镜(3D‐Eye‐Flex)也即将问世。该系统不仅保留了外视镜系统原有的清晰三维术野,同时还通过柔性固定系统,使其可以随意改变固定角度,克服了原有外视镜系统需要频繁进行气动调节的不便,为手术操作提供了极大便利。

(花 玮)

第四节 脑脊髓血管造影术

指经皮穿刺动脉选择性脑血管造影和数字减影技术(DSA)。

适应证

(1) 脑脊髓血管疾病:动脉瘤、动静脉畸形、硬脑膜动静脉瘘、头皮血管畸形、缺血性脑血管病等。

(2) 血供丰富的脑瘤:脑膜瘤、血管网状细胞瘤、颈静脉球瘤等。

(3) 血管内介入手术。

一般禁忌证

(1) 有严重出血倾向者。

(2) 严重的动脉硬化及严重高血压患者。

(3) 有严重肝、肾、心、肺功能障碍者。

(4) 穿刺部位有感染者。

(5) 对造影剂和麻醉药过敏者。

(6) 患者一般情况极差、生命体征不稳定、休克或濒死状态。

基本材料

1. 穿刺针 由聚乙烯外套管和不锈钢斜面针的内套管组成。

2. 导管鞘 由内(血管扩张器)、外套管(血管留置鞘)及导引导丝组成。外套管侧壁带有连接管,用于连接加压滴注容器,预防导管鞘内血栓形成。

3. 高流量造影管 4～6F 为宜,主要用于血管造影,有时也可用做导引导管。

4. 普通导丝 与造影导管配合使用,便于进入迂曲血管,用于选择性血管造影。

5. 辅助材料　三通、加压袋和"Y"形止血阀等。

6. 血管封合器　用于手术结束后动脉穿刺点的止血,可替代人工压迫止血。

术前准备常规

(1) 血常规、出凝血时间和凝血功能(PT、KPTT)、EKG、胸片。

(2) 普鲁卡因、碘过敏实验。

(3) 双侧腹股沟区备皮,检查股动脉搏动情况。

(4) 家属谈话、签字。

(5) 术前禁食 6 h。

(6) 术前 30 min 可给患者肌内注射苯巴比妥 0.1 g。

造影穿刺途径

1. 动脉穿刺可酌情选用以下部位

(1) 股动脉:穿刺部位应在腹股沟韧带下方 1.5～2 cm,动脉搏动最明显处。患者平仰卧,下肢稍外展。

(2) 桡动脉:穿刺部位在腕关节上方 1～2 cm 处,动脉搏动最明显处。患者平仰卧,掌心向上。

(3) 肱动脉:穿刺部位在肘关节上方 2～3 cm 的前内侧面,动脉搏动最明显处。患者平仰卧,上肢外展,掌心向上。

(4) 颈动脉:穿刺部位在胸锁乳突肌内缘,气管外侧,甲状软骨水平下,动脉搏动最明显处。

2. 操作步骤

(1) 应按无菌手术操作,包括手术者戴帽子和口罩,刷手消毒后穿无菌手术衣。

(2) 常规消毒、铺巾后,局麻下行动脉穿刺。穿刺针与皮肤呈30～45°角,动脉搏动最明显处进针,拔出针芯后见血喷出,轻柔地将穿刺针沿动脉腔推入1～2 cm,引入导丝后退出穿刺针,通过导丝送入导管鞘(内含扩张管),导管鞘固定后将导丝和扩张管一起拔出。

(3) 经导管鞘插入造影导管(导管内肝素盐水充盈),在造影透视下将导管分别送入左、右颈内、外动脉和椎动脉,注入少量造影剂证实导管头端所在位置,行脑血管造影;颈段脊髓动脉造影,要行双侧椎动脉、肋颈干、甲状颈干选择性造影;胸腰段则选用肋间动脉、腰动脉和髂动脉造影。

(4) 将导管连接到高压注射器,进行造影和摄片。

3. 注意事项

(1) 整个造影导管系统必须密闭(注意排空气泡),并连接0.9％氯化钠溶液加压冲洗装置行持续冲洗,以防导管内外壁附壁血栓形成。

(2) 每隔10～15 min,用1：25的肝素液冲洗导管腔。对于动脉硬化严重、操作时间较长和使用同轴导管系统的患者,应进行全身肝素化[手术开始时,3 000～5 000 U(1 mg/kg),一次性静脉推注;然后每小时1 000～2 000 U,静脉推注],以防血栓形成。必要时每隔1 h检测凝血功能,以调整肝素的用量。新生儿、手术后患者不用全身肝素化。

(3) 选择性造影时,操作导管手法应轻柔、快慢有度,遇有阻力或不明情况时,应在透视下注射少量造影剂来明确判断,对动脉硬化严重或先天、后天异常者,应作主动脉弓造影,了解颈动脉、椎动脉开口及可能存在的异常情况,切忌盲目强行用力,造成血管内膜撕裂、粥样斑块脱落等并发症。

检查和摄片要求

(1) 注射造影剂后,常规摄正、侧位X线片,必要时可加左、右斜位等特殊角度摄片。必要时行旋转,摄3D造影片。

（2）蛛网膜下腔出血患者，需行四血管造影（双侧颈内动脉、双侧椎动脉），如阴性，应加做双侧颈外动脉造影（六血管），如高度怀疑脊髓血管病变，应加作脊髓血管造影。

（3）压颈试验：压迫患侧颈动脉，行对侧颈内动脉和椎动脉造影，以了解前、后交通动脉的功能。用于评估术中暂时性闭塞患侧颈内动脉患者的脑侧支循环情况。

术后处理

（1）造影手术完成后术者（不是助手）拔出导管时，应见动脉穿刺口喷血，以清除导管头端可能发生血凝块，然后用手指压迫动脉穿刺部位（不是皮肤穿刺口）止血（通常 10～15 min），肝素化的患者按鱼精蛋白与肝素 1 mg：100 U 的比例中和，血止后局部加压包扎 12 h；或应用血管封合器止血。

（2）穿刺点压迫 6～8 h，穿刺侧下肢制动 24 h。采用封堵器止血制动 6 h 可下床活动。

（3）监测血压、下肢足背动脉搏动和腹股沟穿刺部位情况。

（4）酌情使用地塞米松、抗生素、低分子右旋糖酐等药物。

（5）术后仍需肝素化的患者，应定时监测出凝血功能，通常将 ACT 或 KPTT 值控制在基础值的 2～3 倍。

并发症与处理

1. 穿刺和插管所致的并发症

（1）穿刺部位血肿：因反复穿刺、压迫止血不当或凝血功能障碍等所致。小的血肿可自行吸收。大的血肿 24 h 内应冷敷，以后湿热敷，若引起血液循环障碍，如肢体远端静脉回流受阻或动脉搏动消失时，应立即行血肿清除和止血手术。

（2）穿刺部位动脉和静脉痉挛：见于多次穿刺和插管时间过长，特别是儿童患者。表现为局部疼痛、水肿，不及时处理可导致血栓形成。轻者可局部热敷、用普鲁卡因局封,重者可用盐酸罂粟碱 30~60 mg 静脉注射,每 4~6 h 1 次,也可用 15 mg 溶于 30 ml 0.9%氯化钠溶液中,缓慢动脉内推注。无效者应在 1 h 内给予肝素化,可连续用药一周。

(3)假性动脉瘤和动静脉瘘:前者表现为穿刺部位有局限性搏动性肿块,后者除可扪及搏动性肿块外,还可闻及血管杂音。应及早处理假性动脉瘤,动静脉瘘者应修补缝合动、静脉壁。

(4)颅内血管痉挛:以椎动脉痉挛最危险,可完全阻塞椎动脉血运,引起椎基底动脉急性供血不足,患者意识不清,甚至突发死亡。重在预防,如颈内动脉造影导管头不应超过 C_2 水平,椎动脉造影导管头不应超过 C_6 水平,且尽量缩短导管在椎动脉内的停留时间。一旦发生,应迅速拔管,动脉内注射罂粟碱,静脉持续滴注尼莫地平,同时进行全身肝素化,以防继发血栓形成。

(5)导管折断于动脉内、动脉粥样硬化斑脱落栓塞、血栓形成等。若引起循环障碍,应及时处理,如动脉内溶栓或行手术取出异物、血栓等。

2. 造影剂所致的并发症

(1)造影剂过敏:轻者不需要处理,重者出现休克、惊厥、喉头水肿、支气管痉挛、肺水肿等。应着重于预防,对有过敏史者,应更换造影剂或不做造影。对无此病史却发生过敏反应者,应立即终止检查,静脉注射地塞米松 5~10 mg,并配备抢救器械和药品,以备急救。

(2)造影剂过量或浓度过高可导致癫痫发作、脑水肿和急性肾衰竭等。因此,每次造影剂总量不超过 3.5 ml/kg,即便是非离子型水溶性造影剂,也应小于 5.0 ml/kg。一旦发生,应立即抢救,如 0.9%氯化钠溶液血管内冲洗,静脉注射地塞米松和呋塞米,有颅内高压者降低颅内压,吸氧及抗癫痫治疗等。

3. 神经系统并发症

（1）癫痫：常为大发作，应立即停止造影，给予抗癫痫治疗。对于术前有癫痫者或高危患者，术前和术中应用抗癫痫药物有助于预防发作。

（2）暂时性运动、感觉障碍，角弓反张，意识不清，一侧动眼神经麻痹和对侧偏瘫，一过性黑矇和视野缺损等。多数为一过性脑缺血发作，一旦出现上述症状，应立即拔管，给予吸氧、脱水、静脉滴注低分子右旋糖酐和丹参溶液等。如有脑梗死发生，应与神经内外科医生一起作相应处理。

（3）颅内动脉瘤或血管畸形破裂出血，应立即行气管插管、吸氧、止血剂和降颅压处理，有条件者行血管内止血，必要时行急诊开颅手术。术后头颅 CT 有助于早期发现和排除颅内出血，可作为常规。

（徐　锋）

第五节　血管内介入术

血管内介入术（endovascular interventions）是指在 X 线的监护下，通过经动脉或静脉的途径，对中枢神经系统的疾病进行治疗。如经导管向病变部位注入栓塞物质的栓塞治疗或溶栓物质的溶栓治疗；利用导管直接到达病变血管内进行的溶栓治疗；利用球囊技术、药物注射和支架技术对狭窄或痉挛血管进行扩张再通的血管成形术；以及动脉内局部化疗等。神经介入治疗具有创伤小、患者恢复快、治疗范围广、疗效明确等优点，它是当今脑、脊髓血管疾病治疗的重要手段，是神经外科的一个重要分支学科，即血管内神经外科。

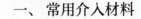 一、常用介入材料

1. 血管造影基本材料　详见本章第四节"脑脊髓血管造影术"。

2. 超选择导管导丝

（1）导引导管：主要用于选择性导入微导管，临床常用的有5～8F多种类型，根据治疗用途而选用不同型号的导引导管（Envoy，Cordis Corp；FasGUIDE，Target Therapeutics；Lumax，Cook Inc等）。其中Envoy导管腔大壁薄，支撑力较好，神经介入中最为常用。Navien、Sofia或国产通桥中间导管，通常需要辅助长鞘或者8F导引导管使用。较普通常用导管柔软，跨越弯曲能力强，可根据不同动脉瘤的位置和血管条件选择不同长度。

（2）交换导丝：与造影导管相交换，用于血管迂曲时导引导管的选择性到位。

（3）微导管：主要分为两种。①血流导向微导管：这种导管的驱动力是血液的流动，特点是微导管的头端柔软而极具漂浮性，如Magic系列导管（Balt公司），Marathon和Ultraflow微导管（EV3公司），主要用于治疗高血流的病变如脑动静脉畸形等，后两种微导管还具备较好的导丝导向性，最为常用。头端可解脱漂浮微导管如Sonic、Apollo等可以避免拔管时血管损伤，增加脑动静脉畸形的治愈率。②导丝导向微导管：这种导管的驱动力是机械力，利用导丝进行导引，精确到达病变部位如动脉瘤腔内。头端多由可以塑形的材料制成，如Echelon（EV3公司）、Headway导管（Microvention公司）、Excelsior导管（Boston公司）、Prowler系列导管（Cordis公司）、Rebar系列导管（EV3公司）等。

（4）微导丝：与微导管配合使用，引导微导管精确到达需要治疗的病变部位，如Transend（Boston公司）、Traxcess（Microvention公司）、Silverspeed（EV3公司）、Mirage（EV3公

司)等。

3. 介入治疗材料

(1) 栓塞微粒:包括干燥硬脑膜、聚乙烯泡沫醇微粒(PVA)、吸收性明胶海绵、真丝线段等临时栓塞物质和相对永久性栓塞微粒 Embosphere。这些微粒主要用于姑息性栓塞(如颈外动脉供血的栓塞)或术前(如肿瘤)栓塞。

(2) 液体栓塞剂:①N-丁基-氰基丙烯酸酯(n-butyl 2-cyanoacrylate,NBCA),使用时必须配以碘苯酯,用于稀释和透视下显影;如果必须用纯的 NBCA,则需要混合钽粉,才能在透视下显影。注射前必须用纯的糖水来冲洗微导管。②Onyx 是美国 MTI 公司(Micro Therapeutics,Inc.)研发生产的一种全新的液态栓塞剂,它是次乙烯醇异分子聚合物(ethylene vinyl alcohol copolymer,EVOH)溶解于二甲基亚砜(dimethyl sulfoxide,DMSO)形成的简单混合体,其中加入了微粒化钽粉,使之在 X 线下可视。它不是胶水,没有粘连特性。当它和血液或任何水溶剂接触时,溶剂 DMSO 迅速挥发,EVOH 聚合物就结晶析出,像熔岩一样自内及外逐渐固化突变,最终成为一团包含有钽粉的海绵状固体物。在彻底固化完成之前,其液态中心仍可继续流动。高黏度配方(Onyx HD-500)具有很高的黏滞度,适用于动脉瘤的栓塞,低黏度配方(Onyx HD-18 或 34)黏滞度小,可用于脑动静脉畸形和硬脑膜动静脉瘘的栓塞。

(3) 微弹簧圈:①按弹簧圈解脱方式分为:游离弹簧圈(如 Boston 公司的 liquid coil、EV3 公司的 Topaz)、机械解脱弹簧圈(EV3 公司的 Axium)、电解可脱式弹簧圈(Boston 公司的 GDC、加奇公司的 Jasper)、水压式解脱弹簧圈(Cordis 公司的 Orbit,Microvention 公司的 MicroPlex)等。②按弹簧圈物理性状分为:标准型、2D 型、3D 型、复杂型(后几种用于不规则动脉瘤和宽颈动脉瘤的成篮)；柔软型(用于动脉瘤腔的填充)、抗解旋型(用于动脉瘤颈的封闭)。③按弹簧圈生物性能分为：裸弹簧圈(GDC、Sapphire、Orbit)、生物活性物质涂层弹簧圈(Boston 公司的 Matrix、Microvention 公司 的 HydroCoil、Micrus 公司的 Cerecyte 等)、带纤毛弹簧圈(EV3 公司的带纤毛 Sapphire)等。

(4)支架：按使用原理分为自膨式支架(柔软，顺应性好，但支撑力弱)和球囊扩张式支架(支撑力好，但偏硬，顺应性差)；按使用部位分为颅外血管支架和颅内血管支架；按生物学性能分为药物涂层支架、普通裸支架和带膜支架等。①颈动脉支架：为自膨式支架，常用的有 Precise(Cordis 公司)、RX Acculink(Abbott 公司)、Protege(EV3 公司)和 Wallstent(Boston 公司)。在治疗颈动脉狭窄时，为防止术中的脑栓塞，还可使用远端保护装置，如 Cordis 公司的 Angioguard、EV3 公司的 Spider 和 Abbott 公司的 Emboshield Nav 等。②颅内支架：开环支架有 Boston 公司的 Neuroform，用于宽颈动脉瘤的治疗(封堵瘤颈口)。其适用于血管弯曲度较大的颅内动脉瘤，对于使用"Y"形直夹的分叉部动脉瘤具有明显优势。闭环式支架常用 Enterprise 和 Solitaire 支架，后者临床上主要用于缺血性卒中急性期的机械取栓；编织支架有 LVIS 和 LEO 等，较激光雕刻支架具有更高的金属覆盖率，提高颅内动脉瘤的完全闭塞率。Wingspan 则用于脑动脉狭窄的治疗；球囊扩张式支架有 Cordis 公司的 BX 支架，上海微创公司的 firebird、Apollo 等，主要用于颅内动脉狭窄的治疗，有时也可用于颅内夹层动脉瘤的治疗。③血流转向装置(Flow diverter)，又称密网眼支架。利用血流通过支架密网进入动脉瘤内形成涡流，进而继发血栓形成闭塞动脉瘤。如 Silk，Pipeline，Surpass，Tubridge 等主要用于颅内复杂动脉瘤的治疗。④带膜支架：如 Jomed 公司的 Jostent GraftMaster，上海微创公司的 Willis，可用于血泡样动脉瘤和外伤性颈动脉海绵窦瘘的治疗。⑤药物涂层支架,如 Cordis 公司的 Cypher、雅伦公司的 Maurora 西罗莫司药物洗脱椎动脉支架等,可能有助于预防血管的再狭窄。

(5)血流阻断装置(flow disruption device):新近发明的颅内动脉瘤血管内治疗技术,如 WEB 装置(WEB、Sequent Medical、Aliso Viejo、California),将其置入动脉瘤囊内能够改变动脉瘤瘤颈部的血流,并诱发瘤腔内血栓的形成。

(6)球囊:根据用途分为 3 种。①堵塞球囊:分为不可脱式球囊和可脱式球囊,前者用于行血管暂时阻断试验(BOT),后者用于堵塞外伤性颈动脉海绵窦瘘、脑动静脉瘘和永久性闭塞动脉和静脉血管。Magic 可脱式球囊的安装需要特制的球囊镊。Scepter 封堵球囊导管是 MicroVention 公司推出的双腔球囊导管,Onyx 胶可通过独立的工作管腔注入。②塑型球囊:用于栓塞宽颈动脉瘤时保护载瘤动脉及其分支,防止弹簧圈突入载瘤动脉,也用于液态栓塞剂栓塞动脉瘤时封闭瘤颈。目前主要有 EV3 公司的 Hyperglide 和 Hyperform,后者为高顺应性球囊,可用于血管分叉处的动脉瘤栓塞。③压力扩张球囊:为非顺应性球囊,在一定压力下,扩张狭窄或痉挛的血管。多用于血管内支架成形术中。

二、常见疾病治疗

(一)外伤性颈动脉海绵窦瘘的介入治疗

适应证

1. 经确诊的外伤性颈动脉海绵窦瘘(TCCF) 详见本书第六章第八节"脑脊髓脂肪栓塞"。

2. 下列情况应作急诊治疗 大量鼻出血、急性视力下降或失明、颅内血肿或蛛网膜下腔出血及严重脑缺血者、蝶窦内有假性动脉瘤。

治疗方法

1. 可脱性球囊闭塞瘘口　适用于颈内动脉主干破裂,瘘口中等大或更大者。其技术要点是:认清瘘口位置和大小,选择型号合适的球囊;经动脉途径入路,待球囊进入瘘口后,耐心调整球囊位置和充盈球囊大小,以完全闭塞瘘口而保证颈内动脉通畅。

2. 微弹簧圈瘘口闭塞术　适用于颈内动脉分支破裂,瘘口很小时(最小型号球囊也无法进入)。如果微弹簧圈易突向颈内动脉,导致栓塞困难时,可采用球囊保护技术(remodeling 技术)能很好地解决这一问题。

3. 经动、静脉入路海绵窦填塞术　适用于颈内动脉主干破裂、瘘口较小球囊无法通过时。首先应试行经颈内动脉入路,当瘘口不明确等原因致使微导管无法进入瘘口时,可试行经静脉入路。填塞海绵窦的要点是:填塞之前应先行微导管造影,证实微导管所在的部位确实是最靠近瘘口的静脉丛,否则栓塞无效;动脉入路时应尽量靠近瘘口填塞,可较快封闭瘘口,节约微弹簧圈的用量;静脉入路时应根据引流静脉的情况分别予以栓塞,并不需要填塞整个海绵窦。

进入海绵窦的途径:①微导管经颈内静脉-岩下窦进入海绵窦;②面静脉切开或眼静脉切开,微导管通过眼上静脉进入海绵窦。③复合手术条件下,经颅底入路暴露海绵窦外侧壁直接穿刺。

4. 带膜支架植入术　如果瘘口处的颈内动脉比较直,可以尝试使用带膜支架治疗。将微导丝送入颈内动脉,顺导丝送入合适大小的带膜支架,在瘘口处造影确认位置合适,扩张球囊释放支架;复查造影如果支架贴壁不够,可以再次扩张,直至满意为止。

注意事项

(1) 栓塞术中应全身肝素化。

（2）导管进出海绵窦时应小心操作，防止球囊意外脱落到颈内动脉及颅内血管导致脑栓塞。

（3）行颈内动脉球囊闭塞术时，应选用解脱力小的可脱性球囊导管。

（4）当无法1次将瘘口完全闭塞时，可选择再次治疗，不要急于闭塞颈内动脉。此时，应注意首先堵住向皮质静脉的引流，以防诱发颅内出血的可能。

（5）部分患者因球囊破裂、移位、早泄等原因，术后1～3周瘘口重新开放，如 TCCF 复发，需再次治疗。

（二）硬脑膜动静脉瘘的介入治疗

适应证

（1）Borden Ⅱ 型以上或 Ⅰ 型如有明显症状者的 DAVF 都需要治疗。

（2）有脑出血、神经功能损害、颅内压增高和局部压迫症状者必要时急诊治疗如有皮层静脉引流伴出血；伴有多发静脉和静脉窦血栓形成或明显扩张；有视力急剧下降者；颅内压明显增高药物无法控制者。

治疗方法

（1）经动脉入路：目前多数采用 Onyx 栓塞，利用球囊保护技术，疗效明显提高。

（2）经静脉入路：用于动脉入路插管困难或单纯动脉入路治疗效果差的病例。如要闭塞静脉窦，必须是已经无正常引流功能的静脉窦。

对于某些特殊复杂的瘘口，可以采用动静脉联合入路，以达到更好的栓塞效果。

注意事项

（1）颅内-外"危险"吻合是动脉入路治疗 DAVF 必须重点注意的方面。双侧股动脉插管，术中多血管同时造影观察，可以及时发现和避免误栓。

（2）静脉入路时，由于静脉迂曲，导管到位比较困难，需做血管造影做全面的评估以选择较好的插管路径。静脉窦闭塞前必须要判断是否安全。

（三）脑动静脉畸形的介入治疗

适应证

脑动静脉畸形（BAVM）的治疗适应证需评估疾病自然史风险和治疗风险后得出。通常需要治疗的病例包括有症状的、特别是破裂的 BAVM 和中低级别的未破裂 BAVM。

禁忌证

有严重出血倾向或凝血功能障碍的患者，经处理不能纠正。

治疗模式

（1）结构简单的小型 AVM 的治愈性栓塞。

（2）对于大型、结构复杂的 AVM 作为手术或放射外科治疗的辅助栓塞。

治疗方法

（1）手术前准备、导引导管的插入和微导管的超选择同 DAVF 栓塞。

（2）0.3 ml DMSO 缓慢冲洗（大于 90 s）微导管后，即可以注射 Onyx-18（MTI Corp.，U・S・A）。应缓慢注射（0.10～0.15 ml/min），使 Onyx 充分弥散入畸形团中。如有反流，应停止注射，等待 30 s 至 2 min 后，再次注射。

（3）如果畸形团注射完毕或反流超过 1.5 cm 时，应该拔管。首先将微导管拉直，然后将微导管缓慢拉出。

（4）一次注射完成后，可选择另外的供血动脉再次栓塞畸形团。

（5）高压锅技术时使用两根微导管，一根微导管经供血动脉置入畸形团，另一根微导管置入同一支供血动脉并通过该微导管释放弹簧圈，然后在弹簧圈近端注入少量 NBCA 胶封堵供血动脉，防止第 1 根微导管注胶过程中 Onyx 返流，提高注胶效率。

注意事项和并发症

（1）如果有高流量动静脉瘘存在，可先用高浓度 NBCA 栓塞消除瘘，然后才能用 Onyx 栓塞剩余的畸形团，或改用 Onyx‒34 来栓塞瘘。

（2）一次注射可以栓塞较多的畸形团，甚至达完全栓塞。但应强调微导管头必须进入畸形团内方可取得好的效果。

（3）允许有少量的反流，此时可以等待 30 s 至 2 min，待导管头端完全封堵"block"血流后，再继续注射，Onyx 可以继续在畸形团内弥散。

（4）反流不能多于 1.5 cm，否则微导管被 Onyx 包埋过多，当血管较为迂曲时，拔除会有困难。如果长时间注射，反流又较多，可以留置微导管，不必强行拔除。强行拔除微导管会引起严重的颅内出血，导致严重后遗症或危及患者生命。微导管留置体内患者，可长期服用阿司匹林预防脑缺血发作。如有可脱微导管则可以避免返流所致的留管问题。

（5）经静脉入路栓塞时需要同时通过动脉和静脉路径到达畸形团，动脉端的微导管放置在主要的供血动脉内。进行超选择造影，更好地观察畸形团结构，有助于更准确地放置静脉端微导管。

（6）由于 Onyx 栓塞体积大，对于大型高流量的脑 AVM，应注意控制一次治疗栓塞的体积和术后的降压处理，否则有导致正常脑灌注压突破（normal perfusion pressure breakthrough，NPPB)的危险。

（四）颅内动脉瘤介入治疗

适应证

由于血管内介入和显微外科夹闭各有优缺点，因此适应证选择应：

（1）有血管内介入和显微外科夹闭医生组成的团队商讨。

（2）对破裂动脉瘤在条件允许的情况下，应尽早(＜3 d)治疗，上述两法均适用者首选血管内介入。

（3）介入更适用下列患者：①年龄＞70 岁；②重症（WFNS 4～5 级）；③后循环动脉瘤；④不伴血肿。

禁忌证

（1）生命体征不稳定，须人工呼吸，应用升压剂者。

（2）WFNS 分级五级者。

（3）伴大的脑内血肿。

常用方法

（1）动脉瘤腔栓塞术：目前主要采用微弹簧圈进行栓塞。

（2）瘤颈球囊辅助技术：它是用球囊辅助弹簧圈填塞。

（3）瘤颈支架辅助(stent)技术：用于手术夹闭困难和不适于弹簧圈直接栓塞的动脉瘤。

（4）载瘤动脉闭塞术：对于一些巨大的动脉瘤或梭形动脉瘤，可试行载瘤动脉闭塞术。事先必须行暂时性阻断试验（BOT)，证实患者有良好的侧支循环及临床耐受后，才能用球囊或弹簧圈行永久阻断。

（5）血流转向装置（FD）：主要针对巨大、宽颈等复杂动脉瘤治疗，利用血流经密网进行瘤腔内形成的涡流继而血栓形成闭塞动脉瘤。可根据动脉瘤的具体大小、形态及瘤内血栓情况，结合瘤内弹簧圈栓塞。

（五）脊髓血管畸形介入治疗

治疗目的主要是改善脊髓的血流动力学，防止再出血，稳定和改善脊髓功能。除了硬脊膜动静脉瘘以手术治疗为主外，髓周动静脉瘘和髓内 AVM 应首选栓塞治疗，后两者手术治疗所致脊髓功能不可逆损伤的发生率是栓塞治疗的 3～5 倍。

> 治疗方法

与脑 AVM 相同，要点为：超选择性插管，微导管头端应插入病灶或供血动脉接近瘘口处。若微导管到位良好，可首选 NBCA 或 Onyx 液体栓塞剂，但注射时应特别小心。若微导管到位困难，远离病灶和 AVF 瘘口，则只能用颗粒栓塞剂进行栓塞。脊髓血管畸形栓塞中应特别强调保留正常的脊髓前、后动脉。一旦在原先未出现的脊髓前、后动脉出现时，即应停止栓塞。

栓塞治疗完全闭塞脊髓血管畸形非常困难，但部分栓塞亦有助于稳定或改善症状，介入后辅以手术治疗。

（六）颅内、颅底肿瘤的术前栓塞

> 适应指征

血供丰富、估计术中止血困难的颅内、颅底肿瘤，均有术前栓塞的指征。

> 治疗原则

（1）首先必须行全脑血管造影检查，详细了解肿瘤供血动脉的来源、数量和类型；侧支循环情况；血流特征；静脉引流情况，是引流入硬脑膜静脉窦，还是引流入颅内静脉丛，或直接流入皮质静脉。

（2）颅内、颅底肿瘤术前栓塞是闭塞瘤内血管床，而不是单纯栓塞瘤周供血动脉，因为后者不但不能减少肿瘤血供，但使潜在供血动脉出现，增加手术切除的难度。通常应在栓塞后1周左右进行手术，以防血管再通。

（3）成功的栓塞必须达到以下要求：①选择性插管应到达肿瘤供血动脉终末段。②选择大小合适的栓塞材料，通常用易操作颗粒栓塞，它有大小不同的型号供选择。③肿瘤染色和血供显著减少。④应避开颅内外动脉的危险吻合。

（七）颈动脉狭窄支架植入术

685

适应证

目前尚无统一的标准。

（1）症状性狭窄超过 70%，或无症状但狭窄严重者（超过 80%）。

（2）对于有明显颈动脉夹层或严重活动性溃疡斑的患者，上述指征可适当放宽。

（3）病变侧脑血流检查明显低于健侧者。

（4）不适合行颈动脉内膜剥脱术者：高位颈动脉狭窄、患者一般情况差不能耐受手术、外伤性或医源性颈动脉狭窄、伴有颈动脉夹层动脉瘤、颈动脉内膜纤维组织形成不良、肿瘤压迫性颈动脉狭窄。

（5）颈动脉内膜切除术后再狭窄者。

禁忌证

（1）3个月内有颅内出血。

（2）伴有颅内动脉瘤，不能提前或同时处理者。

（3）胃肠道疾病伴有活动性出血者。

（4）对肝素、阿司匹林或其他抗血小板类药物有禁忌者。

（5）有严重心、肝、肾、肺疾病。

（6）血管迂曲或变异，导管或支架等输送系统难以通过。

（7）血管病变广泛或狭窄范围过大。

（8）血管炎性狭窄，广泛的血管结构异常。

注意事项

（1）预扩张应一步到位，避免支架放置后再扩张。

（2）在球囊扩张之前，给予阿托品 0.5～1.0 mg 肌内注射，防止发生副交感神经过度兴奋所致心动过缓。

（3）操作中切忌反复扩张球囊，减少碎屑脱落造成远端血管栓塞。

（4）整个放置支架的操作过程中，需严密监测患者的神经功能状况及心率、血压，必要时给予升压药或者硝酸甘油以保持血压的平稳。

（5）支架的准确释放是手术成功的关键。

（八）症状性颅内动脉狭窄

对于症状性颅内动脉狭窄首选正规药物治疗，若无效也可考虑行支架血管内成形术，目标是重建狭窄血管，用支架血管内成形技术在狭窄血管没有完全闭塞之前恢复正常血流。

适应证与禁忌证

症状性颅内动脉狭窄率≥70％，强化药物治疗无效或脑侧支循环代偿不良，责任血管供血区存在低灌注的患者。存在与责任相关的严重神经功能障碍（mRS 评分≥3 分）或影像学检查显示大面积脑梗死的患者不适合行血管内治疗。

目前主要有球囊血管内成形术、球囊扩张式支架置入术、自膨式支架置入术。根据患者的具体病变及路径特点选择合适的血管内治疗方式。

（九）颅内外大动脉非急性闭塞

适应证与禁忌证

药物治疗是颅内外大血管非急性闭塞的基础治疗。无症状性颅内外大动脉非急性闭塞病变，不建议血管内再通治疗。症状性颅内外大血管非急性闭塞合并严重血流动力学障碍不伴脑梗死患者可考虑血管内再通。

（徐　锋）

第六节　脑血管储备功能测定术

脑血管储备（cerebrovascular reserve，CVR）又称脑血管反应（cerebrovascular reactivity，CVR），是指在生理或病理刺激作用下，颅内小动脉和毛细血管代偿性扩张，来维持脑血流在正常范围的能力。临床常用影像学检查和血管扩张激发试验相结合的方法，评估血管扩张前后脑血流量的变化，表示 CVR 的能力。

1. 影像学检测　利用影像学方法追踪示踪剂或对比剂浓度变化。常用的技术包括正电子发射计算机体层摄影术（PET）、SPECT、Xe－CT、CT 灌注成像（pCT）和磁共振灌注成像（pMR）、功能磁共振（fMR）和 TCD 等。

（1）PET：利用正电子发射体标记的显像剂，从分子水平了解机体组织细胞的代谢、血流、功能及受体分布等情况。PET 不仅可以直接测量脑血流量(cerebral blood flow，CBF)，还可测量脑血容量(cerebral blood volume，CBV)、脑氧代谢速率(cerebral metabolic rate of oxygen，$CMRO_2$)、氧摄取分数(OEF)和葡萄糖代谢率(cerebral metabolic rate of glucose，CMRGlc)等参数。对比血管扩张前后这些参数变化，计算出 CVR。PET 能够同时检测脑血流灌注、脑代谢及脑功能变化，缺点是检查费用较高，需要注射示踪放射性核素，且半衰期短(2 min)。虽与 CT 或 MR 融合，空间分辨率仍有限。

(2) SPECT：依据放射性核素的不同，分为^{99m}Tc - HMPAO、^{99m}Tc - ECD、^{123}I - IMP 和^{133}Xe 4 种。放射性核素可与传递介质结合，通过血脑屏障进入脑组织，通过 SPECT 进行断层显像，得到局部脑血流灌注图像。对比血管扩张前后这些参数变化，计算出 CVR。SPECT 成像操作相对简单，采集数据迅速，放射性核素半衰期长，但主要缺点是空间分辨率不高，费时(需 2 d 检查)，少数患者引起血压升高。

(3) pCT：pCT 成像原理是在注射碘对比剂的同时应用螺旋扫描仪进行连续的图像采集，在灌注正常的区域，对比剂可使脑组织的密度升高，而在低灌注区域变化不明显，通过专门软件可计算出平均通过时间(MTT)、CBF 和 CBV 的变化。对比血管扩张前后这些参数变化，计算出 CVR，用于描述梗死区和半暗区的血流特征。梗死核心区的 CBF 和 CBV 均呈现下降，而半暗带表现为 CBV 下降但 CBF 仍接近正常。pCT 的优点是时间和空间分辨率高，操作简单易行、费用相对较低，缺点是有 X 射线，成像和后处理缺乏标准化。

(4) pMR：在注射 Gd - DTPA 后应用超速成像技术计算局部 CBF 和 CBV，从而产生灌注加权成像。常规扫描包括 DWI 和

PWI 序列。梗死核心区表现为两者均出现异常，而半暗带表现为 PWI 异常而 DWI 仍正常。近些年来，一种新的、不需要注射对比剂就能显示灌注图像的方法得到了广泛应用，被称为动脉自旋标记成像（arterial spin labeling，ASL）。ASL 技术利用动脉血中的水作为内源性示踪剂获取灌注图像，利用动力学模式获取 CBF，对比血管扩张前后这些参数变化，计算出 CVR。以反映血流灌注情况。ASL 技术被广泛应用于闭塞性脑血管疾病。其优点是操作简单，无须注射外源性对比剂，无创伤。但其信号受场强影响而丢失，所得的 CBF、CVR 不准确，常过高估计。

　　动态磁敏感对比增强灌注成像采用对比剂在较短时间内改变局部组织的磁化率，增加局部磁场的不均匀，引起局部的 T_2、T_2^* 的缩短，进而改变磁共振信号的强弱。其中，信号降低幅度与组织局部对比剂浓度成指数关系。使用 T_2 敏感的平面回波成像序列可获得时间-信号曲线，将时间-信号曲线转换为浓度-时间曲线，可计算出血管扩张前后 CBF、MTT、CBV 和达峰时间等参数，得出 CVR。动态磁敏感对比增强灌注成像可为早期脑缺血提供较为全面的血流动力学参数，可多方位、多角度评估血流灌注情况。优势是避免了 ASL 一些不足，提高了准确性，但须用对比增强剂。

　　（5）fMR：是通过检测脑部神经活动产生的血液氧合程度的变化（BOLD）来反映脑血流的储备能力。BOLD 特点是分辨率高、安全无创，但仅能做半定量分析，且对机器磁场的场强要求高。

　　（6）TCD：是一种利用超声波和多普勒效应无创的测量脑血管流速的方法。TCD 的优点是操作简单方便、无放射性、费用低，缺点是不是真正测量 CBF，是测量 CBF 的流速，加之测量结果受操作者的专业能力的影响。

　　2. 激发试验　乙酰唑胺（acetazolamide，ACZ）试验：ACZ 是一种能够缓慢进入血脑屏障的碳酸酐酶抑制剂，通过抑制碳酸酐

689

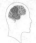

酶活性,细胞外二氧化碳分压增高,pH 值降低,引发血管扩张使 CBF 增高。ACZ 通过静脉注射给药,在给药后 $15\sim20$ min 达到最大血管扩张效果时进行成像。ACZ 的优点是操作简单,无须受试者配合,患者通常可耐受,易于给药;缺点是在患有肾病、高氯血症及低钾低钠血症患者中禁用,同时应考虑会与其他碳酸酐酶抑制剂药物发生相互作用。

CO_2 吸入试验主要通过改变细胞外 pH 值,诱发高碳酸血症使血管扩张,在 $2\sim3$ min 吸入 $5\%\sim10\%$ 的 CO_2,可以使 CBF 增加 $2\%\sim11\%$。该试验个体差异较大,部分患者可能出现如头晕、喘息或濒死感等不良反应。禁忌证是慢性阻塞性肺病、哮喘等炎症性气道疾病。

屏气试验亦是通过提高血中 CO_2 浓度从而扩张血管,但屏气试验与受试者的配合度密切相关,且受屏气时间和间歇等因素的影响,可重复性低。

综上所述,各法各有其利弊。因此,应根据患者具体情况,各应用单条件,择优应用,并理智评估。

（徐　锋）

第七节　脑血管球囊暂堵塞功能测定术

脑血管疾病治疗时通常需要永久阻断或临时阻断颅内主要的供血动脉,有时会发生 $17\%\sim40\%$ 脑缺血并发症,严重可致残或致死。因此,如何在术前准确判断脑动脉阻断后侧支循环代偿功能,避免发生缺血并发症至关重要。目前常用球囊闭塞试验(BOT)和闭塞后脑侧支循环代偿功能评估法。

（1）颅内动脉瘤行载瘤动脉闭塞的术前评估。

（2）大型或巨大型动脉瘤夹闭时需要暂时阻断载瘤动脉。

（3）颅底手术或介入治疗中存在颈内动脉或基底动脉堵塞风险，或可能引起大动脉破裂，需阻断动脉主干。

（4）头颈部肿瘤手术，病变累及或包绕大动脉，术中需要阻断该动脉。

（5）颈内动脉海绵窦瘘，治疗中可能牺牲颈内动脉。

（6）外伤、感染或者医源性引起的动脉出血等。

球囊闭塞试验方法

1. 经皮穿刺股动脉　作双侧颈动脉和椎基底动脉系统血管造影，了解侧支血管的解剖结构和变异、肿瘤的血供、判断有无动脉粥样硬化或继发性动脉损伤等。造影结束后撤出造影导管，导引导管上至相应动脉，将不可脱球囊置于合适位置，充盈球囊，并通过造影确认阻断完全性。如能耐受，阻断时间持续 15～30 min，其间观察患者言语、肢体运动、感觉和意识水平，作神经系统功能的评定和监测。若患者在观察期间出现脑缺血表现如明显不适症状或神经功能障碍体征等，立刻泄去球囊，恢复血流，终止 BOT。有条件者，BOT 全过程检测 EEG 和体感诱发电位。

2. 侧支循环功能评估

（1）交叉充盈试验：在临时闭塞颈内动脉时，行对侧颈内动脉正位和椎动脉侧位造影；或临时闭塞椎动脉，行同侧颈内动脉侧位和对侧椎动脉正位造影；或临时闭塞基底动脉，行双侧颈内动脉侧位造影，观察受阻断区毛细血管充盈情况和延时情况。

（2）降压试验：BOT 试验 20～30 min 后，临床耐受但影像学见侧支循环代偿不良或虽代偿良好却处于临界状态的患者可继续行降压加强试验。静脉滴注降血压药,将收缩压降低 20%～30%,平均动脉压降低 10%以上,观察 20 min,作神经系统功能的评定和监测。

(3) 残端压测定:用测压微导管置于球囊远端,当球囊膨胀阻断时,持续监测压力 6 min,取均值。测压时应保持全身血压稳定。

(4) TCD:参见本章第六节"脑血管储备功能测定术"。

(5) SPECT:参见本章第六节"脑血管储备功能测定术"。

(6) pCT:参见本章第六节"脑血管储备功能测定术"。

3. 注意事项

(1) 迄今没有一种方法是绝对可靠能预测 BOT 后脑缺血耐受性,各种方法均有其利弊,除术者有思想准备外,应告知家属。

(2) 通过 BOT 脑缺血发生率低 3.7%(95% CI:1.7～7.8)。

(3) 常规方法和降压试验都是以临床表现为判断标准,包括意识、感觉、肢体运动、言语和认知功能等各方面的症状和体征。简便易行,但阴性者术后仍有 3.8%脑缺血并发症发生。

(4) 交叉充盈试验是以受阻断区毛细血管充盈情况和延时情况为判断标准。如果受阻断区毛细血管充盈良好,毛细血管期和静脉期较未阻断前的时间差称延迟时间,此时间在<0.5 s 到<4 s,认为代偿良好;可是,反映延迟时间受许多因素干扰,不能准确预测。

(5) 对于 BOT 显示无法耐受的患者可先行颅内外血管搭桥术改善侧支循环,再行直接动脉闭塞或慢性阻断术。

(徐　锋)

第八节 术中影像导航

术中影像导航技术可以帮助外科医生精确定位和寻找病灶，客观地判断病灶切除程度。目前，常用的术中影像导航技术主要包括术中超声、术中 CT、术中 MRI、术中荧光引导技术、拉曼光谱、质谱技术和共聚焦显微内镜等。

一、术中超声

颅骨打开后，B 型超声可以采集到比较清晰的声像图，用于指引手术。与 CT、MRI 或 DSA 比较，超声技术具有价廉、操作简便、可反复多角度切面扫描、无电离辐射、无特殊场地要求、无创伤和实时成像等优势。常见适用范围：脑内深部病灶的定位，实时监测手术进程，引导穿刺及活检，彩色多普勒成像技术还可以显示颅内主要血管，观察并测定其血流动力学参数，区分动静脉，有助于术中避免损伤邻近脑血管。但术中超声也存在以下局限性：①与 CT 和 MRI 影像相比，声像图的清晰度和分辨率不高；②不同的组织结构可产生相似特征的回声信号，不利于鉴别；③不能用于开颅术前检查，术中探头扫描切面受颅骨手术窗大小和位置的限制。为了弥补超声成像技术的不足，可以运用多模式医学影像融合技术将其与 CT 或 MRI 影像相融合，应用于神经导航手术，也称为超声神经导航技术。

二、术中 CT

CT 分辨率优于 B 超，术中 CT 已被广泛应用于各类颅脑肿瘤切除手术，立体定向及功能神经外科手术。此外，由于 CT 在骨性结构显示方面的优势，可应用于脊柱、脊髓手术中。

优点在于：①对软组织的分辨率高于 B 超,对骨性结构的分辨率高于 MRI；②术中数据采集相对于 MRI 方便迅速；③无须对手术室进行大的改造,各种常规手术器械均可使用。

其缺点在于：①对于脑组织特别是幕下结构的分辨率低于 MRI；②由于存在放射性,术中多次扫描对患者及医护人员的影响不容忽视。

三、术中 MRI

MRI 由于具有高度的软组织对比、精确的空间和时间分辨力、任意平面三维成像能力、脑功能成像和无电离辐射等优势,成为术中影像导引手术的首选。根据磁场场强的大小,一般把 MRI 磁体的场强小于 0.5 T 称为低场强,0.5～1.0 T 为中场强,1.0～1.5 T 为高场强,大于 2.0 T 被称为超高场强。临床应用型 iMRI 最高场强已达 3.0 T。高场强 iMRI 的技术优势在于：①信号采集时间短。②可实现磁共振波谱(MRS)对组织代谢物的化学定量分析。③增强磁敏感效应,应用血氧饱和水平依赖(BOLD)和弥散张量成像(DTI)技术,实现脑功能成像(fMRI)。④梯度线圈的场强和切换率高,可以实现 DTI、弥散成像(DWI)、灌注成像(PWI)和血管成像(MRA 和 MRV)等。其中,3.0 T iMRI 较 1.5 T iMRI 应用于中枢神经系统具有更多优势,主要表现为：成像更快、层面更薄、细微神经血管结构显像更清晰、脑功能研究和组织代谢物定量分析更精确。

iMRI 在神经外科手术中的主要应用在于：①纠正导航过程中出现的脑移位；②确认肿瘤残留的解剖部位及大小状态,目前有较高的循证医学证据表明应用 iMRI 后胶质瘤的全切除率明显提高；很多研究也证实应用 iMRI 后垂体腺瘤、颅咽管瘤的全切除率也得到明显上升；③脑内病变活检；④功能神经外科；⑤血管病,如 iMRI 血管成像技术及灌注成像技术实时了解动脉瘤夹闭是否完全以及动静脉畸形切除后有否责任血管支配区域缺血或周围高灌注;⑥多模态磁共振成像功能导航;⑦在 iMRI 引导下聚焦超声波进行病灶毁损,监测及控制肿瘤间质内高温治疗的进程;⑧全脑监测,预防并及早发现手术相关并发症的发生。

iMRI 的局限性:①术前准备及手术时间延长,延长的程度与扫描次数、设备机型等有关,一般至少扫描 2 次(术前及肿瘤切除后),发现肿瘤残余而进一步切除者至少再附加 1 次,次数最多的通常是低级别胶质瘤。②iMRI 结果并不能代替病理结果,有研究表明,在 MRI 显示的肿瘤边界外尚可检测到肿瘤细胞;同样,iMRI 认为的肿瘤残余也存在假阳性可能。③iMRI 对麻醉干扰,常见表现有 ST 段改变,甚至表现为严重的心律失常,给麻醉监护造成一定的困难。④iMRI 价格昂贵,加之部分机型还需要进行手术室改造、额外购买特制的磁相容手术器械、麻醉机、监护仪等,均大大增加了成本,这是影响 iMRI 大规模应用的主要障碍。

四、荧光引导技术

术中荧光引导技术,其原理是通过一些荧光染料使得肿瘤在显微镜下形成染色,从而与正常脑组织区分,有助于提高肿瘤切除率,常用的脑肿瘤荧光染料有 5 -氨酸乙酰丙酸(5 - aminolevulinic acid,5 - ALA),荧光素钠(fluorescein sodium,FLS)等。5 - ALA 术中荧光引导技术的优势是:给药途径简单(口服,1 h 内迅速入血),直观性佳,可反复多次进行。但同样也存在缺陷:因 5 - ALA 荧光引导技术是在显微镜下进行,很容易在视野死角处残留肿瘤;同样,若肿瘤组织被正常的脑组织分隔,在术中正常脑组织很可能会掩盖荧光信号而造成漏诊,此外,5 - ALA 在低级别胶质瘤、水肿及炎性组织易出现假阳性。5 - ALA 也常可作为 iMRI、术中超声的辅助技术,联合应用,互为补充,进一步提高肿瘤的切除率。

此外,FLS 作为脑胶质瘤显影剂近年来也有应用,该荧光剂静脉注射后透过血脑屏障进入胶质瘤组织内显影,肿瘤组织呈现为明显的黄色。FLS 成本低廉、操作简便,利于临床推广,但由于并不与胶质瘤细胞结合,仅通过血脑屏障后在肿瘤组织内蓄积后显影,特异性较 5 - ALA 稍差。

五、拉曼光谱

拉曼光谱是一种激光检测技术,其原理在于光子和物质相互作用后产生的非弹性反射。拉曼光谱可以检测出样本中 DNA、RNA、蛋白质、脂类及小分子标志物的结构、成分或含量的改变,从而鉴别肿瘤。相对于传统病理学对组织标本的繁琐处理过程,拉曼光谱可以实时、无创、快速的进行检测,并且可以反复操作。因此,术中利用拉曼光谱检测肿瘤,鉴别肿瘤与非肿瘤组织,并且指引手术,近年来逐渐成为现实。然而,拉曼光谱作为一项新兴的技术,如每次探测面积较小(毫米级),扫描速度较慢,耗时较长等,均是限制临床推广应用的短板。

六、质谱技术

质谱技术(mass spectrometry, MS)是指通过检测标本的质谱特质,分析其分子表型及含量,确定组织学的类型。解离电喷雾电离质谱分析技术数分钟即可得到结果。质谱分析目前在神经外科手术主要应用于脑胶质瘤切除,可以通过分析 NAA、2 - HG、Cho、Cr、MI、Lac、Lip 等成分,鉴别肿瘤边界。术中质谱技术有望重新定义胶质瘤最大安全切除的范围,提高患者生存时间。但总体还处于临床试验及试用阶段,还需要进一步建立可靠的识别分子指纹谱、建立完整的质谱库,并有待大样本的数据进一步验证其有效性。

七、共聚焦显微镜

共聚焦显微内镜是一种新型显微内镜,在显微内镜检查的同时可以直接观察到细致的组织学形态,提供无创的组织病理学诊断,实现即时"光学活检"的目的。传统脑肿瘤手术中,需要冷冻切片来提供术中的组织学分析,耗时且准确性不高。共聚焦显微内镜可在术中直接观测,进行实时的细胞或亚细胞水平的组织学分析,更进一步,结合一些荧光染料的应用,可观察到更清晰的细胞、细胞核等形态学细节,实现手术过程中实时的组织形态学分析,有助于实时鉴别肿瘤的边界,与传统的导航技术相比,也避免了术中脑移位带来的误差。但迄今为止,临床病例样本量较少,还需要进一步的随机、对照实验以验证其有效性。

（姚成军）

第九节　脑室/腰穿外引流术

脑脊液外引流术包括脑室外引流术(external ventricular drain,EVD)和腰大池外引流术(lumbar drainage,LD),是神经外科最常用的治疗技术之一,特指将脑室或腰大池内的脑脊液向体外密闭系统持续引流。其主要目的是将血性或污染的脑脊液外引流到颅外,有时也用于监测和控制颅内压以及经引流管注射药物。

适应证

1. 脑室外引流术适应证

（1）引起严重颅高压症状的脑积水,如颅内占位导致的急性梗阻性脑积水。

(2) 脑出血的脑脊液释放和外引流,如伴意识下降的脑出血和脑室出血、因动脉瘤性蛛网膜下腔出血等;在短暂控制后应同步或尽早行病因学治疗,防止过快释液诱发再出血。

(3) 急性颅脑损伤,可进行脑室内颅内压监测和治疗性脑脊液外引流。

(4) 部分颅内占位,围手术期行 EVD 以降低颅内压力、利于术中暴露,预防小脑幕切迹上疝。

(5) 正常压力脑积水,用于测定脑脊液压力和脑脊液释放试验。

(6)抗脑血管痉挛治疗,常用于蛛网膜下腔出血后出现的脑血管痉挛。

(7)经脑室药物治疗,包括脑室炎、脑膜炎的抗菌药物等。

2. 腰大池外引流术适应证

(1) 部分 Fisher 3~4 级的蛛网膜下腔出血。

(2) 部分脑室出血。

(3) 中枢神经系统感染。

(4) 脑脊液漏的辅助治疗。

(5) 部分开颅手术,为使脑组织松弛便于显露与操作。

禁忌证

1. EVD 禁忌证　无绝对禁忌证,出凝血功能障碍及穿刺部位的感染为相对禁忌证。

2. LD 禁忌证　脑疝为绝对禁忌证,相对禁忌证有:①颅内压严重增高者;②因腰椎畸形或骨质破坏造成穿刺或置管困难者;③严重感染及生命体征不稳者;④高颈段脊髓占位性病变,特别是脊髓功能完全丧失者;⑤脑脊液循环通路不完全梗阻者;

⑥躁动或精神行为异常不能配合者。

操作要点

1. 脑室穿刺操作的常用穿刺目标部位

（1）脑室前角：仰卧位，取中线旁 2.5 cm、冠状缝前 2 cm 处为穿刺点。垂直外耳道假想连线方向穿刺，自头皮算，导管深度一般不超过 7 cm。

（2）脑室后角：侧或俯卧位，取枕外隆凸上 5～6 cm，中线旁 3 cm 为穿刺点。对准同侧眉弓外端，深度 7～10 cm。

（3）三角部：侧卧位，取外耳孔上方和后方各 4 cm 处为穿刺点。垂直皮质进针，深度 4～5 cm。

如果病变导致脑室移位，需要根据 CT 调整穿刺方向。穿刺成功后将引流管经皮下潜行后引出，潜行长度不短于 3 cm，可有效减少颅内感染风险，延长 EVD 放置时间。

2. 腰椎穿刺操作 取去枕侧卧位，躯干与检查床面垂直，头部向胸前俯屈，双下肢尽量向胸腹部屈曲，选取腰 2～3 或 3～4 椎间隙进行穿刺，以脑脊液呈流通状态且无神经根刺激症状判断穿刺成功，超声引导可减少穿刺失败和穿刺风险。

并发症及处理

1. 出血 出血的原因主要有：血管畸形、穿刺管直径过大、出凝血功能异常、过度引流和拔管操作等。处理以预防为主，如置管时保证 INR＜1.2，引流时 INR＜1.4，避开皮层表面引流静脉，避免多次反复穿刺等。

2. 感染 EVD 颅内感染率为 0～32％，LD 感染率为 10％～50％。严格无菌操作，防止脑脊液外漏和逆流都是预防感染的重要措施。如果预计引流时间过长或存在感染风险，可在感染科指导下依据细菌流行病学资料预防性使用抗生素。一旦出现感染需要及时进行病原学检测,选用敏感抗生素进行治疗,必要时需拔除引流装置。

3. 过度引流　可引起硬脑膜外或硬脑膜下血肿、硬脑膜下积液、动脉瘤破裂、反常性脑疝、颅内积气等。应预防为主,合理设定引流量,增加观察频率等。

4. 低颅压头痛　常见于 LD 后,因脑脊液丢失过多引起,应常规控制脑脊液引流量和流速,发现有穿刺部位脑脊液漏及时处理。不推荐常规应用止痛药物控制头痛或单纯采用平卧的方式缓解头痛。

术后观察和引流管护理

1. 术后观察

(1) 引流液观察:包括引流液面高度、波动感,引流液颜色、性状、滴速等。

(2) 患者观察:患者意识水平、瞳孔变化、临床症状等,病情变化或怀疑引流管移位或出血须及时行头颅 CT 检查,怀疑存在脑脊液感染时及时留取标本进行化验。

2. 引流管护理

(1) 引流量管理:引流管最高点高于侧脑室平面 10～15 cm。成人引流量控制在 200 ml/d 左右,引流速度平均<15～20 ml/h,不超过 500 ml/d。每日分多次定期观察脑脊液引流量,如果发现引流过快或过慢,及时进行调整。

(2) 引流装置管理:引流管口保持清洁、干燥,引流管保持无张力、无折叠,移动患者或者外出检查时关闭引流管防止脑脊液倒流。如果引流管路中有堵塞、引流不畅等情况及时检查,必要时更换引流管。

3. 引流管拔除　EVD 和 LD 的持续时间为 7～10 d,不应该超过2周。若有必要延长引流时间,可拔管另选穿刺位置重新置管。计划拔管前24 h常规实施夹闭试验。拔除后如发现皮肤有脑脊液漏出需及时缝合封闭漏口。

(谢立乾)

第十节 立体定向技术

立体定向技术是使用定向仪等各种定位方法,精确地将颅内任意一点坐标化,并据此将诊断或者治疗应用于颅内某些特定点或者区域的技术。一般包括两个部分:首先是定出目标结构(靶点)在空间的坐标位置,称定位术;第二步是标出坐标位置,按此坐标将操作器械如脑针、电极或引流管等通过颅骨钻孔精确地放到靶点进行操作,即导向术。定位术有多种方法,利用现代断层扫描影像技术,如CT、MRI和PET等进行定位,包括有框架和无框架立体定向技术,因其原理基本相同,本节以Leksell头架系统定位技术作代表予以简要介绍。根据导向术的最终用途可分为功能性手术和非功能性手术,本节介绍非功能性手术。

一、定位术(以Leksell头架系统为例)

适应证

可用于颅内病灶的诊断性活检、囊性病变的植管囊液排空、脑脓肿脓腔的灌洗、颅内异物的取除、颅内血肿的定向清除以及功能性手术如立体定向脑电图(SEEG)电极植入术、癫痫灶的定位和热凝毁损术、DBS手术等。使用有坐标系统的头架,在局麻或者全麻

下将之固定于患者颅骨的外板上，并使用特定的定位框架（以
Leksell 头架系统为例），在 CT 或者 MRI 上重建坐标系统。

方法与步骤

1. 组装定位头架　头架由基础环和立柱组成。如使用高场
强（3 T）MRI 定位，立柱需有绝缘环，否则可能引起局部皮肤烧伤；
也可以选用碳素螺钉。前立柱在顶端略有弧度，立柱定位螺钉距
离基础环的距离由病灶在颅内相对位置决定：如病灶浅表（贴近额
顶皮层表面），则定位螺钉距离基础环近，反之亦然。后立柱有长
短两种，同样根据病灶在颅内相对位置选择。基础环平面应在目
标穿刺点的下方。为方便术中耳轴安装，目标穿刺点到基础环平
面的距离最好能使得 Z 坐标数值在 100 mm 左右（±20 mm）；目
标穿刺点的 XY 平面投影，应尽可能靠近基础环中心。基础环前
固定条有两类：有刻度的平直型和有弧度的弯曲型。如患者需要
侧卧手术，必须使用平直型；如需要全麻插管尽量使用弯曲型。

2. 立柱回避　指患者由于开颅手术造成局部骨瓣缺如或者
患者骨瓣靠连接片等固定，此处通常不再固定立柱和定位螺钉，以
免螺钉嵌入脑内或造成骨瓣移位；另一种需要回避的情况是病灶
位于后颅或者需要侧卧手术，穿刺路径可能会与立柱或螺钉有
碰撞。

3. 安装定位头架　局部皮肤消毒后，使用局麻药物局部浸润
麻醉，等待局麻药物起效后再用螺钉将立柱和基础环固定于颅骨
外板。常用局麻药有利多卡因和罗哌卡因，使用时要注意患者有
无上述药物或者同类药物过敏史，并观察有无药物不良反应。如
有条件可请麻醉医师协助行头皮神经阻滞麻醉。如定位时选用
CT 扫描，则尽量使用铝芯螺钉，并使得螺钉的交叉伪影不要影响
穿刺点解剖结构成像。螺钉固定力度以手指力量无法再旋转螺钉

为宜。

4. 影像定位　MRI 定位时对于有幽闭恐惧症或者低龄无法合作的患者,可以使用镇静药物后再扫描;对于情况较差的患者,由于 MRI 扫描时间较长,需要密切关注患者生命体征。CT 定位时调整适配器使得定位指示框的十字线在 X、Y、Z 3 个方向上均和 CT 激光线重合。扫描范围最好覆盖全头颅,以呈现完整头颅形状,方便导向术时选择入路。

5. 颅内解剖结构的坐标化　在立体定向手术计划系统(常用 SurgiPlan 或者 BrainLab 工作站)下使用"define"(自动)功能可以直接完成该步骤,通常容许误差不超过 1 mm,大于该数值情况下,需要删除部分扫描点位误差较大的图像,重新"define"(自动或者手动),直到达到上述要求。

二、导向术

(一)常用方法

导向术有多种方法,本节介绍其中最常用的两种:模型法和球心法。

1. 模型法　使用此方法时需要一个定位架模型、一个颅骨钻孔模型和一个靶点模型。定位架模型的大小、形状和定位架完全相同。颅骨钻孔和靶点模型则能通过附件安装在定位架模型上。进行导向术时,根据颅骨钻孔和靶点的坐标,将钻孔模型和靶点模型安装到定位架模型上,然后将导向架连同脑操作器(脑针或其他器械)安装到定位架模型上。调整导向器的位置和倾角,使脑操作器刚好穿过钻孔模型并刺到靶点模型上。记下导向器的位置、倾角和穿刺深度。按照同样的位置和角度,将导向器移换到定位架上。这时只要按照同样的深度将脑操作器通过颅骨钻孔刺入脑

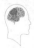
内,就必然到达靶点,完成各类脑内操作。

2. 球心法 此法所用的导向器为一半圆弧,通过附件安装到定位架上,并可调节,使圆弧的圆心可以放到任一坐标上。此圆弧可绕其直径前后转动。在圆弧上安装持针器,后者又可沿圆弧左右滑动。如果持针器的脑针针尖正好穿到圆弧的圆心,则不论圆弧如何绕直径转动,持针器如何沿圆弧滑动,脑针的针尖将始终停留在圆弧的圆心上,位置不会变动。进行导向术时,只需调整圆弧的位置,使其圆心刚好与靶点重合,此时不论从哪一个方向进行穿刺,只要能使脑针通过颅骨钻孔进入脑内,则当穿刺深度等于圆弧的半径时,脑针的针尖就到达靶点。这时可按需要进行不同的脑内操作。

(二)临床应用

导向术是通过上述方法实现颅脑结构的坐标化,进而利用特定的设备到达颅内特定坐标值进行各种脑内操作的手术。根据导向术的最终用途又可分为功能性手术和非功能性手术。下面介绍常用的非功能性手术。

治疗前评估:①治疗前应对患者配合情况进行评估,对有烦躁的患者或者儿童患者要考虑全麻;②治疗前还需要特别关注患者传染病指标,尤其是 HIV 指标,部分复杂的颅内病灶应排除AIDS脑内病变;③需关注患者出凝血功能,正常后再手术;④患者如有垂体功能低下,应在术前尽可能纠正;⑤怀疑中枢神经系统淋巴瘤的患者手术前需要停用激素至少1周;⑥服用阿司匹林等抗血小板药物的患者也应停药至少1周,直到血小板功能和出凝血时间检测正常。

1. 颅内病灶活检

适应证

主要用于颅内性质不明的病灶活检:

（1）未手术无病理，临床诊断不明。

（2）已经手术有病理，但考虑病理性质发生变化。

（3）临床可以诊断的转移瘤，但需要新鲜病理组织做基因检测的患者。

（4）患者年龄大有全身系统疾病或病灶部位深在，常规开颅手术风险大。

（5）颅内多发病灶但颅高压或占位效应不严重的患者。

手术步骤

（1）应遵循以下原则：选取活检的病灶最浅表、病灶影像表现最异常、对功能影响最小，穿刺路径可最大化获取病灶组织等。

（2）通常取平卧位，侧卧位时应注意 Y 坐标值的转换。切口通常为 3 cm 左右的直切口，如患者有骨孔修补要求，可选用弧形切口。

（3）如切口下有肌肉，应局麻充分后沿肌肉纤维走行方向切开并尽可能钝性分离，如后颅或颞部穿刺，通常肌肉发达，需要在穿刺针导引下耐心分离，减少患者疼痛不适。

（4）如有条件应在穿刺针导引下使用磨钻打开骨孔，这样可以避免弧弓角度或耳轴角度不能达到预期值；如无条件可使用手动开颅钻，必要时用 Kerrison 咬骨钳协助调整骨孔形状，使得上述两个角度最优化。

（5）骨孔硬脑膜止血需严谨细致，避免出现硬脑膜外血肿。硬脑膜十字切开后电灼，暴露软脑膜，在穿刺针导引下避开脑沟和血管，电灼软脑膜并显露脑组织，确定皮层的进针点后确认并固定上述两个角度。

（6）穿刺针外径有 2.1 mm 和 2.5 mm 两种，前者侧方开口长 3 mm，后者长 10 mm，前者适合颅内病灶活检，不易引起病灶内出血。

(7) 进针需缓慢,逐渐推进到设定的目标靶点。如考虑病灶有局部浸润性生长,可将目标靶点设在强化病灶边缘,并在距离目标靶点 6 mm 处开始取组织;如病灶周围均为重要核团,则可将靶点设在病灶边缘内(下)2～3 mm 处。一般每 2～3 mm 进针 1 次,每次均要在无明显出血的情况下从各个方向取样。

(8) 由于病灶的血供和质地不同,每次吸取的组织样本量不同,以不造成完全的连续血性物为准。有条件应多次送快速冷冻病理,直到报告有阳性结果。

(9) 对于血供丰富的病灶,可以靠穿刺针压迫止血或者填入液体/固体明胶以止血。对于严重的活动性出血如占位效应明显,应尽快转为开颅手术。

(10) 完全退针时应注意针道的出血情况,并填以明胶防止硬脑膜下出血。头皮切口因为有乳突拉勾牵开的关系,不应过度止血,以免伤口愈合不佳。

(11) 术后常规行头颅 CT 检查了解有无严重出血和颅内积气等情况。术后根据情况使用脱水剂、激素和止血药等,必要时使用抗生素。对于术中快速冰冻提示淋巴瘤的患者可经验性使用大剂量激素以缓解症状。

2. 囊肿植管

适应证

(1) 颅内深在部位或者功能区的囊性占位并引起相应临床症状,需要长期反复抽取囊液减压。

(2) 囊性颅咽管瘤,囊壁较薄,无厚壁钙化。

(3) 其他囊变病灶:如后颅和中颅窝囊变的神经鞘瘤;放射治疗后的囊变病灶;囊性转移瘤等。

手术步骤

（1）设计囊肿植管计划时需注意囊壁厚度以及有无钙化，部分完全钙化的较厚囊壁无法用立体定向技术使用的穿刺器械穿透。

（2）植入Ommaya时考虑到抽取囊液后囊肿多数向浅表皮层回缩，建议靶点设在囊肿中心。

（3）术中只要证实引流管在囊内即可，无需大量抽液，以免囊腔缩小引流管滑出。胶质瘤或转移瘤等肿瘤性囊液接触空气后很快凝固，可适当多抽液体，但原则上单次抽液量不宜超过10 ml，一日不宜超过20 ml，后颅应减半。

（4）整个植管过程基本同脑室外引流术，但需注意：①引流管长度由标准长度的穿刺针标定；②Ommaya的座脚可用钛钉固定在骨孔边缘；③脑内浅表囊肿植管时骨孔和穿刺靶点的连线应垂直于骨孔所在的颅骨平面。

（5）对于占位效应明显的囊变病灶术后第1天即可开始抽液减压，否则可待3 d后再抽液，每次抽液量5～10 ml，避免过度抽液空气进入囊内影响减压效果；对于部分需要紧急缩小囊肿体积的病例还可以Ommaya接外引流袋持续缓慢引流。

3. 脓腔灌洗

适应证

脑脓肿病灶位于颅内深在部位（如脑干丘脑）、功能区、脑室旁或者多发，常规抗生素或经验性抗感染治疗无效，需行病原学等检查，或者开颅手术有较大风险者。

手术步骤

（1）通常将靶点设在脓腔中央，并计算脓腔半径，估计脓液总量。

（2）使用三通针进行脓腔穿刺，第1管脓液分送细菌真菌涂片、培养和药敏试验，必要时送厌氧菌培养和药敏试验。

（3）随后注入同等量的0.9%氯化钠溶液稀释脓液，反复抽出脓液，注入0.9%氯化钠溶液，入量应少于出量，避免脑室周围的脓肿破入脑室。如穿刺针估计已到脓腔边缘且无成形脓液吸出，根据估算的脓液总量，再抽出部分灌洗的0.9%氯化钠溶液以减轻颅内压，通常无需留置外引流管。

（4）术后维持经验性抗感染治疗，直到有药敏试验结果，再根据药敏报告更换相应的抗生素。后续治疗参考相关章节。

4. 异物吸出

适应证

（1）脑内寄生虫，驱虫药物治疗无效，病灶引起患者癫痫等症状，可考虑立体定向术。

（2）其他异物：如霰弹子弹弹丸，或者外伤后残留小颗粒异物，引起相应症状。

手术步骤

（1）寄生虫需要对比病程中的影像学资料，预判头节的位置。

（2）穿刺时可考虑使用外径2.5mm的穿刺针以提高成功率。进针时宜直接到达头节的位置，以免在周边反复取样造成靶点移位。

（3）取出的虫体必须仔细观察有无头节。

（4）其他异物如霰弹颗粒等，需要使用4mm外径的取物钳。

5. 血肿清除　主要针对出血性脑卒中患者，对于基底节区已凝固的血块，尽可能吸出减压，可参看相关章节。

并发症处理

穿刺靶点区域出血可分为急性和亚急性。急性出血通常在手术即刻,若单纯压迫止血无效,需要填塞明胶。如血肿占位效应不明显,可以保守治疗,否则需要开颅手术清除血肿。亚急性出血可以发生在术后第3天到1个月,通常有剧烈咳嗽或者大便不通畅等诱因,因此术后需注意避免患者剧烈咳嗽并保持大便通畅。

（汤旭群　吴瀚峰　陈　亮）

第十一节　虚拟现实技术

虚拟现实技术(virtual reality,VR)是指利用计算机生成一种可对参与者直接施加视觉、听觉和触觉感受,并允许其交互观察和操作的虚拟世界的技术。VR系统特征:融入性、多感知性、交互性、想象性,强调人在VR系统中的主导作用。VR系统主要分为沉浸类、非沉浸类、分布式、增强现实四类。目前,VR技术在神经外科领域的应用包括教学模拟、术前计划、术中导航等。

VR技术可以为医学提供人体复杂解剖结构的三维可视化VR模型。在此基础上,人-机交互技术的进一步发展可以对三维可视化VR模型进行实时操作,从而建立可供手术计划和手术模拟的虚拟手术仿真系统。VR技术的实现一般需要以下几个步骤。①数据的采集处理与3D模型构建。采集CT、MRI及血管造影等检查数据,用体绘制(volume rendering)或面维制(surface rendering)方法重建3D模型。②3D横型的显示,方式有视频式显示(video-based display)、穿透式显示(see-through display)、投射式显示(projection-based display)3 种。为了更准确地将图像叠加,以上 3 种显示方法需要对摄像头、显示屏及术者头部或眼位进行跟踪定位,保证 3D 图像显影的精确性。③图像注册。将附加信息准确叠加到图像的最困难的一步。目前常用的是交互式注册方法。即依次在 3D 模型及患者身上定位可辨别的标志物(可为体表解剖标志或贴于患者体表的影像标志物),来实现所有图像的正确重叠。但是现有的注册方法还不能完美地解决实时注册的问题,术中脑脊液的释放、组织的塌陷、重力作用的影响等均会导致注册的偏差。

虚拟解剖

VR 技术的使用可以模拟重建正常人或某特定患者的 3D 颅脑模型,可以随时、反复、多角度地识别和观察特定区域,可用于特定复杂病例或新技术的学习过程中。

术前计划

对于复杂的颅底或深部病变,详尽的手术计划可以有效降低手术风险和并发症。VR 技术可以 3D 显露病变,使术者明确病变与周边重要结构的关系,尝试从不同的入路显露病变,选择最安全的手术方式。目前系统包括:Dextroscope、VIVIAN(virtual intracranial visualization and navigation)、用于立体定向神经外科的 StereoPlan、用于伽玛刀的 Virtual framing 系统等,以上系统已用于微血管减压、动脉瘤、血管畸形及肿瘤等病变的模拟。

术中导航

与现有导航技术相比,基于 VR 技术的导航可以 3D 显示患者的影像信息,甚至将图像叠加到患者体表或术野,对于手术切口的定位、骨瓣的设计及术中重要结构的保护均有重要意义,从而更好地指导手术。

虚拟手术培训

应用虚拟手术仿真系统有助于加快外科住院医师的手术操作技能培训。与常规手术培训方法相比，虚拟现实技术能让受训人员模拟体验不同器械与不同的术式，还可以模拟出血等紧急情况，还可根据综合结果进行评分。

目前，VR 技术在神经外科的应用仍存在很多技术限制，如实时图像融合注册、多系统整合、系统反馈高仿真性等。VR 技术研究内容涉及人工智能、计算机图形学、智能控制、心理学等，是许多相关学科领域交叉、集成的产物。虽然这个领域还处在初级阶段，但可以肯定的是，AR 技术将在未来神经外科发挥更大作用。

（孙一睿　陈　亮）

第十二节　神经外科有关凝血障碍及其处理

维持正常的凝血功能对神经外科患者的安全极为重要。凝血功能异常将导致神经外科患者发生出血或血栓形成，严重影响患者预后。在这一节中，我们将介绍神经外科围手术期凝血功能障碍的临床和实验室评估及监测和治疗。

发生机制

血液凝块的过程，涉及血小板、内皮细胞、血液流动、凝血级联反应以及纤维蛋白之间的一系列协调而复杂的相互作用，如不能有序进行，将导致临床发生严重出血。正常凝血过程为：①血凝块交链：Ⅷa 通过形成等价连接使纤维蛋白分子紧密交链；②纤维蛋白溶解系统激活：血凝块形成促使血管内皮释放组织纤溶酶原元激活剂（tPA）；③控制凝血过程：过度或不当的凝血治疗。上述任意步骤和环节出现异常，都将导致凝血功能的异常进而导致凝血功能的障碍。

临床表现

1. **病史** 有异常出血或凝血的个人及家族史。此外应辨别是否有深静脉血栓形成（DVT）、房颤血栓性静脉炎或肺栓塞的病史，以及服用华法林等抗凝或抗血小板药物。

2. **体格检查** 可发现瘀点、瘀斑、血肿、关节血肿和黏膜出血。

实验室检查

虽然常规凝血检查并不能全面反应患者的凝血功能是否正常，但是术前全面评估凝血功能还是必要的。实验室常用于评价凝血功能指标见表 13-2。

表 13-2 用于评估凝血障碍的实验室检测

酶促凝血	纤维蛋白溶解	血小板
INR/PT	D-二聚体	血小板计数
PTT	纤维蛋白原裂解产物	出血时间
纤维蛋白原	纤溶酶原激活物抑制剂-1	血小板功能分析
TT	血栓弹性图	快速血小板功能试验
抗凝血酶Ⅲ复合体		全血阻抗法血小板聚集测定
凝血酶原讲解片段 1+2		血栓弹性图
血栓弹性图		

注：INR，国际化标准比值；PT，凝血酶原时间；PTT，部分凝血酶时间；TT，凝血酶时间。

1. **血小板** 血小板减少其血小板计数$< 100 \times 100^9/L$，血小板计数在$< 80 \times 10^9/L$存在相对手术禁忌。服用抗血小板药物者

应查血栓弹力图评估血小板的抑制率。

2. 凝血酶原时间（PT）/INR　INR＝（患者 PT/正常对照 PT），PT 是凝血因子Ⅶ、Ⅴ、Ⅹ、Ⅱ和纤维蛋白原消耗和/或功能障碍的敏感指标。

3. 部分促凝血酶原激酶时间（PTT）　PTT 是内源性或接触活化途径的标准检测指标，是凝血因子Ⅺ、Ⅸ和Ⅷ消耗或功能障碍敏感指标。

4. 纤维蛋白溶解系统　纤溶活性最主要是测定纤溶蛋白原的降解产物(FDP)和 D－D 二聚体。

5. 血栓弹力图　在血凝块形成过程中，血栓弹力图(TEG)可以通过评估血液的黏滞性实时提供有关血凝块形成的动力学及其稳定性信息。它能全面测量止血功能(包括细胞、体液和纤溶过程)，并能识别低凝和高凝这两种状态(图 13－7)。

扫描二维码
查看图 13－7

处理

1. 遗传性凝血因子缺乏的处理

（1）Ⅷ因子和Ⅸ因子缺乏症(血友病 A 和 B)：补充相关凝血因子。

（2）Ⅺ因子缺乏症(血友病 C)：补充新鲜冷冻血浆(FFP)。

（3）Ⅶ因子缺乏症：重组因子Ⅶa 可以用于替代疗法。

（4）Ⅹ因子缺乏症：输注 FFP 或者凝血酶原复合物来提升。

（5）Ⅴ因子缺乏症：PT 和 PTT 延长的。每 12 h 给予 10 ml/kg FFP 是唯一的治疗选择。

2. 抗凝治疗患者的术前处理　纠正受损凝血功能的时间框架取决于神经外科患者治疗的紧迫性以及相关凝血干扰因素。表 13－3 总结了逆转抗凝血药物和抗血小板药物的有效措施。

表 13 - 3　抗凝血药物/抗血小板药物及其紧急逆转方案

抗凝/抗血小板药物	逆　转	实验室检查	备　注
华法林	1. 维生素 K, 5~10 mg Ⅳ 2. 3 -因子 PCC, 4 000 IU 3. 低剂量 rF Ⅶ a, 1. 0 mg	PT/INR	1. FFP, 10~15 ml, 如果没有 PCC 2. 慢速静注维生素 K, 0.5~1 mg/min 3. 给药后 24 h 内每 6 h 监督 INR 是否反跳
普通肝素	1. 停止输注 2. 鱼精蛋白, 1 mg 每 U 活性肝素	PTT	1. FFP 禁忌证 2. 慢速给药(< 5 mg/min) 以防止鱼精蛋白引起的支气管狭窄和低血压
低分子量肝素	1. 鱼精蛋白, 1 mg 每 1 mg LMWH 2. 考虑活化 PCC(FEIBA) 3. 考虑 rF Ⅶ a	抗 Ⅹ a 试验	鱼精蛋白只提供部分逆转
直接凝血酶抑制剂	1. 无特定解药 2. DDAVP, 0. 3 μg/kg 3. 考虑冷沉淀剂	PTT	注意低钠血症, 抽搐, ICP 升高 w/DDAVP
戊糖	rF Ⅶ a, 30~90 μg/kg	抗 Ⅹ a 试验	
阿司匹林	1. 输注 1 U 血小板 2. 考虑 DDAVP, 0. 3 μg/kg 3. 考虑 rF Ⅶ a, 30~90 μg/kg	考虑 PFA - 100	
氯吡格雷或噻氯吡啶	1. 输注 2 U 血小板 2. 考虑 DDAVP, 0. 3 μg/kg 3. 考虑 rF Ⅶ a, 30~90 μg/kg	考虑血小板聚集	注意低钠血症, 抽搐, ICP 升高 w/DDAVP

注:FEIBA,FⅧ旁路抑制剂;HIT,肝素诱导的血小板减少症。

　　(1) 抗血小板药物:术前 7~10 d 必须停止用药,急诊手术或出现明显出血者输注血小板,术前可以用 0. 3 μg/kg 的醋酸去氨加压素(DDAVP),该药能增强血小板对血管壁的黏附。

（2）口服抗凝药：术前立即停药，凝血酶原复合物（PCC）可以逆转抗凝治疗，疗效优于新鲜冷冻血浆，推荐剂量为 20～40 IU/kg。同时须另外使用维生素 K(5～10 mg)。

（3）肝素（UFH）和低分子量肝素（LMWH）：每 100 U 肝素应当给予 0.5 mg 鱼精蛋白，如果超过 2 h，应当每 100 U 肝素给予 0.25～0.375 mg 的鱼精蛋白，每 1 mg LMWH 给予 1 mg 鱼精蛋白，LMWH 治疗中出现难治的出血时可应用 rFⅦa。

3. 凝血功能障碍的术中的处理

（1）血小板：血小板低于 30×10^9/L 的患者存在出血风险，应该输注血小板，应维持血小板数值不低于 50×10^9/L。

（2）纤维蛋白原：手术期纤维蛋白原水平不应低于 1.5～2.0 g/L，建议进行纤维蛋白原替代治疗。

（3）PCC：在严重出血的情况下（INR 为 1.5～3.0），推荐初始剂量为 15～30 IU/kg PCC，单次剂量不应该超过 40 IU/kg。

（4）重组 FⅦa(rFⅦa)：由于 rFⅦa 的半衰期很短，建议剂量为 90～120 μg/kg，2 h 后重复给药。

（5）抗纤溶药：氨甲环酸[10～15 mg/kg 初始剂量，1～5 mg/(kg·h)]有助增加止血的效果。

4. 高凝状态和术后静脉血栓栓塞的处理　密切监测化验指标，评估下肢静脉超声，高凝状态的患者术后密切监测并且尽早地开始服用抗凝药物。症状性静脉窦血栓形成时，应立即进行化验，同时静脉注射肝素治疗。

（虞　剑　胡　锦）

第十三节　放射外科

立体定向放射外科（stereotactic radiosurgery）是指利用外部电离辐射束（γ射线、X射线或带电粒子束）和立体定向系统的精确定位，将放射线聚焦于某一局部靶区内引起所需要的生物学效应，摧毁该区域内的所有组织，达到类似外科手术的效果，而靶区外组织因放射剂量呈梯度锐减从而免受损伤或仅呈轻微的可逆性损伤。

放射外科不同于常规放射治疗，无创伤、无感染和并发症少。正如目前市面上大多数放射外科设备都以刀来命名，其技术核心在于少分次，高剂量，精准性，保功能，同外科手术如出一辙。其优势体现在：①采用大分割短疗程，通常1~5次，在一周内完成治疗，大大节省了患者入院时间。②每次使用的分割剂量较高，治疗效果不受肿瘤本身组织病理放射敏感性差异的限制，因此特别适合治疗放射抵抗的肿瘤。③可以实行聚焦照射，产生的剂量分布形状在三维形态上与肿瘤形状精确吻合，而肿瘤靶区之外的等剂量曲线像洋葱皮一样快速跌落，可以在给予肿瘤高剂量照射的同时更好的保护视路、下丘脑、垂体等正常组织。④具有高精度图像引导功能，治疗期间可以进行实时靶区追踪，及时纠正误差，实施精准照射。

常用设备

目前按治疗部位可将放射外科分为头部放射外科和体部放射外科。按照设备放射源的不同可将放射外科分为三大类：

1. 伽玛刀放射外科　为多钴源的放射装置，包括：多个^{60}钴放射源构成的放射源系统、准直器系统、移动式治疗床（包含患者自动摆位系统）、控制系统、治疗计划系统以及立体定向架和三维坐标定位盒。目前临床上使用的 Leksell 伽玛刀有 4 种：C 型、4C 型和 Leksell Gamma Knife Perfexion（PFX）和 Leksell Gamma Knife Icon，国产伽玛刀包括澳沃伽玛刀（SupeRay）、马西普伽玛刀（Infini）、尊瑞伽玛刀、月亮神伽玛刀、超级伽玛刀等。

2. 直线加速器放射外科　以加速器为主的多元化放疗设备通过智能数字化控制系统集成了高速高精度多叶光栅（Agility）或者多孔准直器，再附加先进的四维实时影像采集功能，确保了治疗过程的快速和精准。目前可以通过很多新型直线加速器设备来实现放射外科治疗，包括：Cyberknife、EDGE、TOMO、Truebeam、Versa HDTM 等。

3. 带电粒子束放射外科　由回旋加速器或同步加速器产生高能 LET 射线。常用的包括质子刀和重离子束治疗。

病理生理学

1. 细胞水平　生物组织受高剂量照射后，可引起直接和间接反应。前者为细胞原子发生电离离解，产生自由基。直接和间接反应均引起一系列生物学变化，导致细胞内重要结构的破坏。一般光子照射（如 γ 或 X 线）以间接反应为主（占 75%），粒子束则以直接反应为主。

2. 组织水平　单次高剂量（14～25 Gy）照射，靶组织发生下列变化：①坏死：照射 3～4 周，出现边缘清晰的坏死灶，周边组织少量出血和急性炎症细胞反应；②吸收：坏死细胞被吞噬细胞清除，伴胶质细胞增生；病灶周边呈慢性炎症反应，如新生毛细血管增生、血管内皮增厚、淋巴细胞增生，此期历时 1 个月；③修复：上述各种反应消退，胶质瘢痕形成，病灶趋稳定。照射后肿瘤退变先从照射中心开始,逐渐向边缘扩展,表现为肿瘤毛细血管与肿瘤细胞间的液体交换受破坏,瘤细胞皱缩退变。

放射生物学

按照放射外科靶区内组织结构及其放射敏感性,可将 SRS 靶区组织分为 4 类。Ⅰ类靶区组织是指晚反应正常组织与晚反应靶组织相互混杂,以 AVM 为此类靶区组织的代表,AVM 在 SRS 治疗后畸形血管闭合的机制是血管内皮细胞增生导致小血管闭塞。Ⅱ类靶区组织是晚反应正常组织包绕晚反应靶区组织,以脑膜瘤为此类靶组织的代表,SRS 单次高剂量照射导致肿瘤细胞失去增殖能力和血管缓慢闭塞,阻止肿瘤生长。Ⅲ类靶区组织是指早反应靶区组织与晚反应正常组织相互混杂,以低级别星形细胞瘤为此类靶组织的代表。Ⅳ类靶区组织是指晚反应正常组织包绕早反应靶组织,以转移瘤为此类靶组织的代表。靶区组织的分类及周围正常组织耐受剂量是给予处方剂量的主要决定因素。

根据照射次数可将放射外科分为单次放射外科治疗(single fraction radiosurgery,SRS)和分次放射外科治疗(stereotactic radiotherapy,SRT)。单次 SRS 治疗基于高剂量射线对肿瘤细胞的直接杀伤作用,射线摧毁细胞的 DNA 和细胞结构,不考虑肿瘤是否对常规放疗的敏感性。其次,单次大剂量照射会造成肿瘤血管内皮的损伤,导致血管逐渐闭合。单次放射外科治疗主要针对小体积病灶,最大的缺陷是受病灶大小限制。当病灶体积增大,为减少并发症,处方剂量应相应减少。通常将肿瘤直径 3 cm 作为一个界限,当病灶大于此,若仍接受常规单次治疗剂量照射,将增加正常组织损伤。分次放射外科更符合 4R 理论,即在分次照射间期会发生:① 细胞亚致死损伤的修复(repair of sublethal damage);②细胞在细胞周期内的再分布(redistribution within the cell cycle）；③细胞再增殖（repopulation）；④乏氧细胞的再氧合（reorxygenation）。在分次照射期间的亚致死损伤的修复和细胞的再增殖过程,对正常组织起到了保护作用,同时由于乏氧肿瘤细胞再氧合以及一些细胞经过照射重新进入细胞周期的放射敏感时相,在再一次照射时增加了射线对肿瘤的杀伤力。因此,分次放射外科利用肿瘤组织与正常脑组织的不同放射敏感性,可以保护正常组织,间接提示可以治疗某些选择性大肿瘤,而治疗不良反应相对较轻,缺点是治疗计划制订复杂程度稍高。

适应证

无法手术或拒绝手术切除患者的首选治疗;伴术后残留病灶患者需根据患者特征、疾病范围、病理学高危因素和影像学表现,进行术后辅助治疗或补救治疗;术后复发患者;曾接受过不同形式放射治疗后再次复发患者。

管理要点

1. 治疗前评估　在放射外科治疗之前,患者应进行全面的神经系统及相关的眼科和神经内分泌功能评估。对于之前接受过不同形式放射治疗的患者,应对之前的治疗记录和附近危及器官的剂量进行全面评估。

2. 计划制订　采用多模态影像定位并辅助靶区勾画。勾画内容有：①大体肿瘤体积（gross tumor volume，GTV）是指磁共振上显示的肿瘤强化区域。②临床肿瘤靶体积（clinical tumor volume，CTV）是指包括影像学之外显微镜下的肿瘤边界在内肿瘤范围。良性肿瘤边界清晰,GTV 一般不外扩,因此放射外科治疗颅内良性肿瘤时,GTV 通常等于 CTV。③计划靶区体积（planning target volume，PTV）是设计放疗计划时因考虑照射中器官运动和摆位中靶位置及靶体积的变化而扩大的照射范围。危及器官勾画:危及器官包括眼球、晶体、下丘脑、垂体及垂体柄、视路、脑干、皮肤等。通常在磁共振图像上勾画这些危及器官。当肿瘤压迫或包绕危及器官时,优先勾画出危及器官,然后再勾画肿瘤。

3. 剂量给予　处方剂量给予必须满足附近危及器官的约束条件(详见"立体定向放射治疗正常组织限量英国专家共识"及"AAPM TG101 报告"),必要时可牺牲靶区覆盖。为了便于比较治疗剂量,需引入放射生物线性二次方程 (linear quatraticformulation,LQ)模型和等效生物剂量(biological equivalent dose,BED)的概念,从而进行等效生物剂量的换算。

4. 治疗后随访　接受放射外科治疗的患者应接受常规临床随访,必要时还需包括眼科和神经内分泌检查,以及影像学检查。每次随访时需进行肿瘤尺寸及体积评估,同时对不良反应进行评估分级并翔实记录。

不良反应

中枢神经系统肿瘤接受放射外科治疗后最常见的不良反应包括放射性脑损伤、垂体功能减退、相关颅神经损伤、颈内动脉狭窄和辐射诱发的继发性恶性肿瘤等。放射外科治疗相关不良反应与照射剂量和照射容积密切相关,影响并发症的因素还有:病灶部位、合并其他系统病变、患者年龄、手术或放疗史、Karnofsky 生存质量评分(KPS)等。改进适形性、采用更陡的剂量梯度和剂量雕刻技术有助于降低放射外科治疗相关不良反应。

(王　鑫)

第十四节 颅内压监测指征和增高的管理

一、颅内压监测

指征

（1）重型颅脑损伤患者（GCS 评分 3～8 分）。

（2）中型颅脑损伤患者（GCS 评分 9～12 分），应根据临床表现、影像资料、是否需要镇静以及合并伤情况综合评估，如患者有颅内压增高可能，也可行颅内压监测。

（3）有明显意识障碍的蛛网膜下腔出血、自发性脑出血及出血破入脑室系统需要脑室外引流者，根据患者具体情况决定实施颅内压监测。

（4）脑肿瘤患者的围手术期可根据术前、术中及术后的病情及监测需要，进行颅内压监测。

（5）隐球菌脑膜炎、结核性脑膜炎、病毒性脑炎，如合并顽固高颅压者，可以进行颅内压监测并脑室外引流辅助控制颅内压。

监测方法

脑室内置管是目前 ICP 监测的金标准，其在监测颅内压的同时，可通过脑室外引流来降低颅内压。该方法相对准确、漂移少。如果脑室受压变形或较小，放置困难时可考虑脑实质内监测，准确性较高，但无脑室外引流作用。硬脑膜下和硬脑膜外放置由于准确性较差已越来越少应用。

控制阈值

2016 年"颅脑创伤救治指南"推荐颅脑创伤患者的 ICP 控制

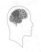

阈值为 22 mmHg 以下。

◈ 二、颅内压增高的管理

对于颅内压增高的管理,应遵循阶梯式的颅内压控制策略,即首先选择基础治疗,如果压力不能控制则选择一线治疗,再不能控制最后选择二线治疗。

基础治疗

(1)体位:头位抬高 30°,保持颈部和躯干轴线,通过增加静脉回流来降低颅内压。

(2)避免低血压和低有效血容量,通过 CVP 或 Picco 监测仪等监测血流动力学,避免脑低灌注引起的脑缺血以及后续颅内压增高;对于颅脑外伤,推荐 50～69 岁患者维持收缩压 ≥ 100 mmHg,15～49 岁或＞70 岁患者维持收缩压≥110 mmHg。推荐颅脑外伤患者 CPP 控制在 60～70 mmHg 为宜。

(3)控制高血压,对于原发高血压的患者,在保证脑灌注压的情况下,合理地控制血压,避免脑血流过度灌注,增加颅内压,增加再出血和血肿扩大的风险。

(4)管理好重症患者气道,严密监测血气分析,避免低氧血症,维持 PCO_2 在 30～35 mmHg 为佳,避免过度通气后的脑血管痉挛和 CO_2 蓄积后的脑血管过度扩张及脑血流过度灌注而增加颅内压;保障 PO_2＞80 mmHg,SPO_2＞95％。

(5)控制体温于正常水平或轻度低体温以降低脑代谢率。

(6)必要的镇静措施,保持患者处于 Ramsay 镇静评分处于3～4 分、Riker 躁动镇静评分 3～4 分或 BIS 达 65～85 为佳。

一线治疗

1. 脑室外引流 对于颅脑外伤患者,推荐持续脑室外引流比间断引流更能有效控制颅高压。

2. **渗透性治疗** 快速静滴甘露醇($0.25\sim1\,g/kg$),每 $4\sim6\,h$ 可重复 1 次,脑疝时每次 $1\,g/kg$,用药间隔时间可缩短到 $2\,h$,在定期、快速静脉滴注甘露醇的同时应维持血浆渗透压在 $300\sim310\,mmol/L$,同时注意监测患者尿量,复查肾功能、电解质。甘油果糖 250 ml 静滴,每 $12\sim24\,h$ 1 次或呋塞米 $10\sim40\,mg$ 静脉推注,每天 $2\sim4$ 次,与甘露醇交替使用。可以考虑给予浓度 $2\%\sim23.4\%$ 的高渗盐溶液,浓度$>3\%$的高渗盐溶液最好通过中心静脉给予。对于合并有血容量不足及低血压患者首先考虑高渗盐溶液。甘露醇有利尿作用,对于血容量不足及血压$<90\,mmHg$ 的患者禁忌使用,而高渗盐溶液除降低颅内压以外,可以增加血容量升高血压。输注高渗盐溶液之前应查血钠水平,低钠血症患者慎用,以防发生脑桥中央髓鞘溶解,输注期间应监测电解质水平、血常规及凝血功能。对于颅脑损伤患者,不推荐给予激素降低颅内压。

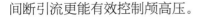 **二线治疗**

1. **去骨瓣减压术** 上述颅内压控制策略仍不能有效控制颅内压时,可考虑行去大骨瓣减压术控制颅高压,推荐去骨瓣减压面积不小于 $12\times15\,cm$ 或直径不小于 $15\,cm$,骨瓣设计应尽量避免残余骨窗缘对疝出脑组织形成嵌顿卡压。

2. **亚低温** 对于一线治疗仍不能控制的颅高压,可谨慎考虑亚低温治疗控制颅高压并警惕并发症。对于弥散性脑损伤患者,不推荐早期短时程(伤后 48 小时)的预防性亚低温治疗。亚低温应采取长时程缓慢复温的方式进行,以免过早复温导致颅内压反跳。

3. **过度通气** 对于一线治疗不能有效控制的颅高压或是突发脑疝时的紧急措施,可以考虑临时过度通气,但长时间过度通气对于颅内压的控制效果有限,不推荐长时间使用。不推荐将

PCO_2 降至 25 mmHg 以下。

（袁　强）

第十五节　术中电生理监测、直流电刺激术

术中神经电生理监测（intraoperative neurophysiological monitoring，IONM）是指应用各种神经电生理技术，监测手术中处于危险状态的神经系统功能完整性的技术。

术中电生理监测的方法包括：①运动诱发电位（motor evoked potential，MEP）；②躯体感觉诱发电位（somatosensory evoked potential，SSEP）；③听觉诱发电位（auditory evoked potential，AEP）：包括脑干听觉诱发电位（brainstem auditory evoked potential，BAEP），耳蜗电图（electrocochleogram，ECochG），听觉动作电位（nerve action potential，NAP）；④肌电图（electromyogram，EMG）：包括半侧面肌痉挛微血管减压术中监测，颅神经监测，脑干图，神经根术中监测，H 反射试验；⑤闪光刺激视觉诱发电位（visual evoked potential，VEP）；⑥脑电图（electroencephalogram，EEG）。

◈ 一、运动诱发电位

MEP 术中监测通过电或磁刺激运动皮质及其传导通路，下行经过皮质脊髓束，最终以复合肌肉动作电位（CMAP）的形式产生可以测量的电生理信号。临床上常使用 CMAP 的潜伏期和波幅作为监测指标。MEP 是更值得信赖的运动通路监测方法，SSEP 不能很好地反映脊髓前部血供状况，MEP 可以更早预测脊髓运

动功能损伤。颅内肿瘤手术时直接皮质刺激可以标记运动功能区。

适应证

邻近运动皮质和皮质下运动通路的颅内占位手术中定位大脑运动皮质和皮质下运动通路,监测运动神经通路的完整性,预测术后运动功能状况;监测颈动脉内膜剥脱或颅内动脉瘤手术时的皮质及皮质下缺血。

报警标准

推荐报警标准:①CMAP 的消失可以作为脊髓手术时的报警阈值,也可根据脊髓手术部位考虑将波幅下降超过 80％设为报警阈值;②CMAP 波幅下降超过 50％作为大脑、脑干和面神经手术、动脉瘤手术时的报警阈值;③CMAP 需要增加刺激强度超过 100 V 时为报警阈值;④D 波在脊髓手术中波幅下降超过 50％为报警阈值,在颅内中央沟附近手术时波幅下降超过 30％～40％为报警阈值。

刺激模式及参数

1. 经颅电刺激运动诱发电位（transcranial electrical MEP，Tce - MEP） 广泛应用于脑运动区手术,监测运动传导通路的完整性。MEP 也用于监测颅内动脉瘤手术时的皮质及皮质下缺血。

（1）刺激参数:刺激电极固定于头皮 C_1、C_2 或 C_3、C_4 前方 1～2 cm,即手和上肢代表区的头皮简易定位;当手术切口范围较大时,可适当置于 C_3、C_4 后方,亦可获得较好的四肢 CMAP。刺激波为单相方波或双相方波,刺激强度为 100～800 V,刺激间歇时间为 2 ms(1～10 ms),刺激间期(波宽)为 0.05～0.5 ms,串刺激 5～9 个/次。

（2）记录参数：皮下针电极置于需要监测的肌肉肌腹处。头面部监测眼轮匝肌、颞肌、口轮匝肌、咀嚼肌；上肢监测三角肌、肱二头肌、肱三头肌、前臂屈肌群、拇短展肌、小指展肌；躯干监测如肋间肌、腹直肌；下肢监测股四头肌、胫骨前肌、腓肠肌、趾短屈肌、拇收肌。根据不同的手术类型记录对应的肌群。记录所获CMAP 的波幅和潜伏期。脊髓硬脑膜外放置记录电极，可记录到脊髓 D 波替代 CMAP。

2. 直接皮质电刺激（direct corticoelectrical stimulation, DCS）　运用术中直接电刺激技术进行皮质功能定位，是目前脑功能区定位的金标准。DCS 定位大脑运动皮质主要适应证是位于功能区内或附近（如中央区、辅助运动区、放射冠和内囊）的肿瘤。

（1）刺激参数：一般采用双极刺激器，刺激波为双相方波脉冲，脉冲频率 50 或 60 Hz，波宽 1 ms，刺激强度一般为 1～4 mA，刺激时间为 1 s。自 1 mA 开始，0.5 mA 递增（等同于单相波的 1 mA）。当同步皮层电极记录到后放电，以不诱发出后放电的最大电流或诱发出运动反应或抑制运动反应的最小电流作为刺激电流，在整个监测过程中保持该刺激强度。运动皮质直接电刺激以引出患者对侧肢体收缩或记录到相应的 CMAP 为阳性。由于不同个体敏感性、电传导及电流溢出的不同，引起脑电图后放电的刺激强度变异较大，但刺激强度不宜超过 8～10 mA，以免癫痫发作。具体刺激强度以不引发癫痫、脑电图记录到后放电、肌电图记录到肌肉活动为准。单极皮质电刺激采用与经颅 MEP 相似的非连续短刺激，低强度电流或串刺激相对较少诱发癫痫和引发较小的肢体动作，设刺激间歇时间为 2～4 ms，刺激间期为 0.2～0.5 ms，串刺激为 5 个/次，刺激强度可为恒流或恒压，恒压为 20～100 V。

（2）记录参数：记录采用一对针式电极插于需要监测的相应

肌肉处,放置部位同 Tce‐MEP。

（3）注意事项:使用 SSEP 相位倒置技术定位中央沟后行直接皮质电刺激;按照 5 mm×5 mm 逐一刺激功能区;同一部位不可以连续刺激 2 次以上。

3. 直接皮质下电刺激（direct subcortical stimulation, DsCS） DsCS 定位运动传导通路常用于术中确定病变切除后的边缘、白质区域、内囊,明确肿瘤与运动传导通路——锥体束的关系和切除范围,定位锥体束的边界,用于脑深部肿瘤如胶质瘤等手术的监测。

运用单极进行皮质下直接电刺激识别运动通路是常用的胶质瘤术中电生理监测技术。皮质下电刺激可以较可靠的提示重要的白质传导束,并提示其距刺激点的距离,但是无法精确表述传导束的具体位置和走向,故一般将皮质下直接电刺激与 DTI 成像联合使用。

（1）刺激参数:单极刺激为串刺激,刺激间期 0.5 ms,刺激间歇时间为 2～4 ms,串刺激为 5 个/次。刺激强度与距传导束距离存在 1 mm/1 mA 的关系,即 1 mA 刺激阳性则离锥体束距离约为 1 mm,电流强度小于 20 mA。

（2）记录参数:记录采用一对针式电极插于需要监测的相应肌肉处,具体位置同 Tce‐MEP。

（3）注意事项:在合理控制刺激参数前提下,应用高达 16～20 mA 的刺激强度的皮质下电刺激也不易导致患者术中癫痫,高电流皮质下电刺激在一定程度上提高了发现阳性位点的概率,为手术提供更多的锥体束空间位置的信息;皮质下电刺激的脑组织应避免过多血液和其他液体蓄积周围,导致电流分流或短路,使得监测获得假阴性结果。

4. 经皮质电刺激运动诱发电位的连续监测（持续 MEP）经皮质电刺激运动诱发电位的连续监测,即通常讲的持续 MEP,

主要用于涉及运动区及运动传导通路的肿瘤手术时,实时的监测运动通路的完整性。

(1)刺激强度:在手术区域邻近的功能皮质表面贴敷固定条形硬脑膜下电极,或直接应用 SSEP 定位中央沟的条形硬脑膜下电极。采用条形电极其中一点作为阳极,FPz 作为参考电极,单相,波宽 0.2～0.5 ms,刺激强度 30～50 mA,5～9 个方波的串刺激。或以直接接触功能皮质表面条形电极的 2 点为刺激阴、阳极,采用恒流,电流强度以引出患者对侧肢体肌肉稳定的 CMAP 为基线,在肿瘤切除过程中根据手术情况持续行频率为每分钟 1 次或 3～5 min 1 次的经皮质电刺激,所获得的 CMAP 与基线比较。在颅内深部邻近脑干及接近锥体束手术操作时可增加刺激频率。

(2)注意事项:推荐用条形硬脑膜下电极作为记录电极定位运动-感觉区,然后再利用原电极片作为刺激电极行持续的经皮质电刺激 MEP;当监测出现阳性结果时可先暂停手术,检查是否有导致假阳性的因素;当监测出现阳性结果时,可配合皮质下电刺激进行验证;以条形电极的 2 点作为刺激回路,激发兴奋的皮质范围有所限定;根据手术切除范围调整电极位置,多半以对侧手臂肌肉能够获得稳定 CAMP 基线为标准。

华山医院术中运动功能定位和监测参数见表 13-4。

二、体感诱发电位

SSEP 是常见的感觉诱发电位之一。SSEP 指刺激周围神经(上肢正中神经、尺神经,下肢胫后神经、腓总神经),在大脑皮质区记录到的电位。它在一定程度上反映了特异性躯体感觉传入通路、脑干网状结构及大脑皮质的机能状态。

适应证

(1)监测感觉通路的完整性。

表 13-4 华山医院术中运动功能定位和监测参数

方式	麻醉方式	刺激器	刺激类型	恒流/恒压	刺激强度	刺激频率(HZ)	串间刺激间距(ms)	波宽(ms)	优点	缺点	推荐级别
经颅MEP	全麻	针状电极	单相/双相方波(串刺激5-9)	恒流(或恒压)	50~200 mA (100~400 V)	250/333	4 ms (1~10 ms)	0.075 (0.075~1)	不需要暴露皮层	术中脑塌陷	★★★
经皮质MEP	全麻或唤醒	条状电极	单相/双相方波(串刺激5-9)	恒流(或恒压)	10~50 mA (20~100 V)	250/333		0.25 (0.1~1)	可靠	监测肌肉范围有限	★★★
皮质电刺激	唤醒	双极刺激器	双相方波	恒流	1~4 mA	60	16 ms 左右	1	准确可靠,癫痫率比较低	需要唤醒	★★★
皮质电刺激	全麻	双极刺激器	双相方波	恒流	1~4 mA	60	16 ms 左右	1	易于诱发运动	易发癫痫率(5%~25%)	★
皮质电刺激	全麻	双极刺激	双相方波(串刺激5-9)	恒压	30~100 V	300~500	2 ms	0.075	定位准确性高,不易诱发癫痫		★★★
皮质电刺激	全麻	单极	双相方波(串刺激5-9)	恒流	10~50 mA (20~100 V)	500~1000	1~3 ms	0.05	不易诱发癫痫(0~4%)	定位准确性不高	★★
皮质下电刺激	全麻或唤醒	双极	单相/双相方波	恒流	1~10 mA	60	15 ms 左右	1	—	不能准确定位深度	★★
皮质下电刺激	全麻或唤醒	单极	单相/双相方波(串刺激5-9)	恒流	1~10 mA	250	2 ms (2~4 ms)	0.25 (0.1~1)	刺激强度与距传导束距离存在1mm/1mA的关系	—	★★★

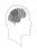

（2）监测经过脑干（如后颅窝手术）和大脑皮质的感觉神经通路的活性。

（3）利用诱发电位的位相倒置确定中央沟，鉴别大脑半球功能区。

（4）体感诱发电位广泛用于动脉斑块剥脱、动脉瘤夹闭、动静脉畸形切除等脑血管病；也常用于脊柱如脊柱矫形，脊柱退行性疾病等的手术治疗。

监测指标

术中体感诱发电位的变化，主要观察波幅和潜伏期变化。

报警标准

常用的预警标准为波幅降低超过 50% 或潜伏期延长 10% 以上。

刺激参数

刺激部位上肢腕部正中神经（腕横纹正中上 2 cm）或尺神经（尺侧腕屈肌腕横纹处或肘部尺神经沟处），下肢内踝部胫后神经（内踝后 2 cm）或腓骨头的腓神经；刺激波为恒流单相脉冲，刺激强度 15～25 mA，在下肢胫后神经刺激时可能适当增加，刺激间期 0.1～0.3 ms，刺激频率 2.1～4.7 Hz。

记录参数

记录部位原则为位于记录点下方，位于手术危险区域，以确保监测通路通过位于危险状态下的神经区域；上肢为锁骨上窝处的 Erbs 点，颈 2～5 椎体水平放置颈部电极，头皮电极记录点为 C3′、C4′；下肢为腘窝电极，腰电位位于 T_{12} 或 L_1 水平，颈 2～5 椎体水平放置颈部电极，头皮电极 CZ。直接皮质记录时常使用条形或网格状阵列电极，带通滤波范围 30～500 Hz，重复信号平均次数 300～500 次，信号分析时间上肢为 50 ms、下肢为 100 ms。

三、 听觉诱发电位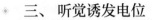

AEP 包括脑干听觉诱发电位(BAEP)、耳蜗电图(ECochG)和听觉动作电位(NAP)。

1. BAEP 脑干听觉诱发电位的波峰可以记录到 Ⅰ～Ⅶ 的波,各波与解剖位置有大致对应关系:Ⅰ 为听神经颅外部分,Ⅱ 为听神经颅内部分、耳蜗神经核,Ⅲ 为耳蜗神经核,Ⅳ 为外侧丘系、上橄榄核复合体,Ⅴ 为下丘脑、对侧的外侧丘系,Ⅵ 为内侧膝状核,Ⅶ 为丘脑辐射。术中监测一般使用 Ⅰ、Ⅲ、Ⅴ 来指导手术。

适应证

监测听神经和脑干的功能,可用于桥小脑角手术及其他后颅窝手术中,如听神经瘤、斜坡肿瘤、三叉神经微血管减压术等。后循环动脉瘤、动静脉畸形等手术中经常联合 BAEP 和 SSEP 监测。

监测指标

诱发电位的潜伏期延长、波幅降低有重要意义。

报警标准

经典报警标准是 Ⅴ 波波幅下降超过 50%,潜伏期延长 0.80 ms 以上。常规记录 Ⅰ、Ⅲ、Ⅴ 波形的反应潜伏期和 Ⅰ、Ⅴ 波形的波幅以及 Ⅰ～Ⅲ、Ⅲ～Ⅴ、Ⅰ～Ⅴ 的峰间潜伏期,任何大于基线 1.5 ms 的潜伏期延长或波幅变化大于 50% 都需查找原因。

刺激参数

刺激类型为刺激声音为宽带咔嗒音,刺激频率为每秒 5～12 次,常用 11.9 次减少伪差,为快速得到结果可使用每秒 50 次。刺激极性为一般使用交替性咔嗒音,但对于严重高频听力丧失的患者,使用稀疏或压缩咔嗒音效果较好。刺激强度声压水平为 100 dB pe SPL、听力水平为 60～70 dBHL,非声音刺激侧 60 dB pe

SPL(30～35 dBHL)空白干扰音。

记录参数

记录部位 3 个记录电极,头顶阳性电极(Cz),两侧乳突阴性电极(M1,M2)或者耳垂(A1,A2),系统带通低通为 10～30 Hz,高通为 2 500～3 000 Hz,信号分析时间为 10～15 ms,信号平均次数为 1 000～4 000 次。

2. 耳蜗电图　在听神经瘤手术中当 BAEP 难以鉴别时,ECochG 可以被作为 BAEP 监测的替代方法。EcochG 为客观检查法,不依赖患者的反应,ECochG 采用一个从骨膜插入到覆盖在中耳岬骨部软组织上的针电极来记录,参考电极置于同侧乳突。EcochG 产生的动作电位包括 N1、N2、N3,其中 N1 同步放电神经元量最多,波幅最高,故常用 N1 的波幅和潜伏期作为 EcochG 的动作电位。N1 代表产生于听神经外侧部分的电活动,保留 N1 电位可至少保留最低听力的需求。

3. 听觉动作电位　NAP 是由直接放在听神经上或脑干附近的电极来记录的,可直接记录颅内段蜗神经的复合动作电位,且其信号处理基本无延迟,听觉损伤反馈及时,可提供对听神经功能敏感的实时监测。当记录电极置于内耳道附近时,它代表产生于听神经外侧部分的电活动;当电极放在内侧脑干附近时,代表的是产生于内侧听神经和耳蜗神经核的电活动。

四、肌电图

通过肌电图可以了解支配肌肉的神经功能状态,并可在术中有目的地刺激神经以评价运动神经通路的完整性或在术野确定神经的位置。肌电图分为自由描记肌电图和激发肌电图。理论上肌电图记录可以用来监测任何带有运动成分的神经。

适应证

最常用于桥小脑角手术中监测面神经功能和微血管减压手术，在脊柱、脊髓、神经根手术等可能造成运动神经损伤的手术中也可应用。

监测指标

肌群收缩反应、复合肌肉动作电位、自由描记肌电图。

刺激参数

刺激方式为恒流刺激，刺激间期为 $0.1\sim0.2$ ms，刺激频率 $1\sim10$ Hz，正常神经刺激反应阈值 $0.05\sim0.2$ A，记录部位导联设置在目标神经支配的肌肉。

报警标准

自由描记肌电图出现任何形式的肌电反应都说明神经受到一定程度的激惹或损伤。激发肌电图为直接刺激运动神经元轴突产生的肌电反应。单个爆发的肌肉收缩反应通常与直接的神经受激惹有关，连续爆发的肌肉收缩反应通常与持续牵拉、压迫有关，手术中出现这两种肌肉收缩反应尤其是后者时要及时查找原因。

半侧面肌痉挛微血管减压术中监测

刺激面神经颞支或颧支的同时从颏肌记录 EMG，即可得到异常肌肉反应，也可在刺激下颌缘支的同时在眼轮匝肌记录 EMG。异常肌肉反应于面神经和责任血管之间置入绝缘片之后消失。

1. 刺激参数　刺激波为方波脉冲，脉冲频率 $1\sim2$ Hz，50 Hz，刺激波宽 $150\sim200$ μs。刺激电极置于面神经颞支（外耳道与眼角连线的中点），用 $5\sim10$ Hz 的刺激频率，5 mA 的刺激强度，同时观察面肌的抽搐来确定刺激电极的位置。在所有电极放置好后，刺激强度可调低以确定激发异常肌肉反应的最低阈值，通常为小于

1.5 mA。在异常肌肉反应的监测中,以 1～2 Hz 的频率和高于阈值 20%～30% 的强度重复刺激可产生稳定的异常肌肉反应。

2. 记录参数　记录采用两对针式电极分别插于眼轮匝肌和颏肌,滤波设置为 10～3 000 Hz。

3. 注意事项　如果第 1 次刺激开始时异常肌肉反应不存在,可增加刺激频率值至 50 Hz 并持续数秒,之后使用常规频率 1～5 Hz,可以激发异常肌肉反应;若还不能获得异常肌肉反应可用 TOF 监测肌松水平;如果异常肌肉反应在硬脑膜或蛛网膜切开时即完全消失且通过应用短时间 50 Hz 的刺激不能重新激发异常肌肉反应,则责任血管往往是一个宽松的动脉袢;术中已从面神经移离一根血管,但并不能终止异常肌肉反应,则应继续探查面神经根部至脑干发出端。

颅神经监测、脑干图、神经根监测、H 反射试验

详见《现代神经外科学》(第三版)中第一篇第 8 章"神经电生理学检查和术中应用"。

◈ 五、 闪光刺激视觉诱发电位

视觉通路手术的目的是保护视觉功能和改善已经存在的视力损害,运用视觉诱发电位监测可以指导手术路径的确定。

适应证

适用于术中监测视网膜、视神经、视交叉、视束到视皮质的视觉通路完整性,常应用于鞍区手术、视神经管减压手术、枕叶视皮质区手术等视觉通路上的手术操作。

刺激器

一般采用发光二极管眼罩或 LED,红色高频闪光透过眼睑刺激患者眼睛。

参考位置为 FZ 或 CZ，记录位置为 OZ 或 O1、O2；滤波范围为低通 5 Hz，高通 500 Hz 和 P100；分析时间为 200～500 ms，平均次数 100～500 次。一般认为视觉诱发电位的 P100 成分与第一视区相关，故记录 P100 成分的潜伏期和波幅。

六、 语言及其他认知功能的定位

为了最大程度的保护包括语言在内的高级认知功能，唤醒手术已成为当前国内外神经外科公认的保护手段和措施。这是目前对脑功能皮质中枢定位的金标准。

适应证

（1）功能区或涉及功能皮质及皮质下功能通路的病灶，主要是脑胶质瘤手术或癫痫手术。功能区包括指优势半球的语言区或双侧运动区，以及高级认知功能区域。

（2）年龄在 14 岁以上。

（3）认知功能基本正常，术前无或轻度语言功能障碍且能够完成术前制订的任务。

（4）同意接受唤醒麻醉手术者。

禁忌证

（1）年龄小于 14 岁（相对禁忌）。

（2）严重的认知功能障碍或语言障碍，无法完成相应的任务。

（3）术前评估具有严重高颅压。

（4）由于恐惧等因素拒绝接受唤醒麻醉手术者。

神经心理学评估

目前临床常用的评估量表包括 Karnofsky 生存质量评分（KPS），简单精神状况量表（MMSE），利手测试国际上通用的为爱

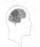
丁堡利手检查。语言的评估国际上常用的有波士顿失语检查或西部失语症检查(WAB)等;国内常用的语言评估量表有中国康复研究中心失语症检查法(CRRCAE)、汉语失语成套测验(aphasia battery in Chinese,ABC)以及 WAB 的汉化版。

术中语言皮质定位技术流程

通常采用双极刺激器(直径 1 mm,正负极间距 5 mm)。参数设置如下:阳极为刺激电极,阴极为参考电极;脉冲间隔 1 ms,脉冲频率 50 或 60 Hz,电流 1~6 mA,逐步上调,同时记录皮质后放电,一旦出现即停止刺激,并下调 0.5 mA 作为刺激电流强度。采用四点或六点条形电极,平敷于刺激区前后缘硬脑膜下,紧贴皮质表面,记录皮质后放电。患者清醒状态下刺激运动区时询问患者躯体感觉,并观察有无肢体不自主运动。刺激语言区时,观察患者语言反应。语言常用的任务范式包括数数(1~50),图片命名("这是……")和单词阅读(这个词汇是……)。对于语言、认知等刺激,刺激时间应当延长,通常设为 3~4 s,运动一般为 1 s。患者胸前置无线麦克风,便于应答清晰可辨,同时摄像头记录患者语言活动,并监测其面部抽搐情况。阳性结果判定标准:同一部位共刺激 3 次,如果其中 2 次出现语言功能抑制(语言中断、命名障碍或失读)即认定为阳性区域;言语中断需要与构音障碍进行鉴别,构音障碍多是由于不随意肌肉的收缩引起(例如口唇或咽肌)。当手术野皮质暴露范围仅有语言功能阴性区,不再为寻找阳性位点而扩大皮质显露。注意事项如下:不能连续两次刺激同一个位点;首先进行运动定位,因为运动易于发现;认知或语言任务,刺激应当先于图片展示;肿瘤侵袭的区域增加了阻抗,因此刺激参数的强度应当较正常脑组织增加,尤其是对于那些肿瘤侵袭功能区的部位;注意让患者休息以利恢复,避免假阴性及刺激疲劳;为了降低癫痫,可以更换刺激模式,即刺激与假刺激进行交替。

(路俊锋 陈 亮)

第十六节 术中荧光显影技术

荧光技术是通过各种染料标记观察目标(包括局部区域、细胞、血管、微生物等),然后通过特殊的显像技术(如荧光显微镜、波普分析仪等)显示所标记的观察目标的状态,是自然科学研究广泛运用的技术。在临床上,荧光造影、荧光染色技术通过某个途径(一般是通过静脉注射)染色剂进入人体,然后通过荧光显微镜观察病变部位(如眼底、肝脏、肾脏、脑血流等)的染色情况,为进一步诊疗提供信息。

在神经外科领域,术中荧光显影技术主要使用的荧光染料有:吲哚菁绿(ICG)、5-氨基酮戊酸(5-Aminolevulinic acid,5-ALA)、荧光素钠。

一、吲哚菁绿

ICG 主要运用在脑脊髓血管病手术,是术中快速判断血管情况的有效工具。可用于动脉瘤(AN)、动静脉畸形(AVM)、动静脉瘘、缺血性脑血管病手术。

1. 动脉瘤 可快速显示动脉瘤夹闭情况,如有无血管痉挛、瘤颈残留、载瘤动脉或穿支动脉不通畅、瘤腔内是否残留血流等情况,便于术中即时调整手术策略。

2. 动静脉畸形 AVM 切除手术所面临的最主要的挑战是 AVM 病灶的定位和确认全切。残留的 AVM 病灶可能再次破裂

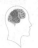
出血。神经导航技术的运用一定程度上解决了病灶定位的问题，局限性在于无法准确区分供血动脉以及动脉化的引流静脉，以及判断病灶的残留。术中 ICG 造影技术能够弥补这一缺陷。根据 ICG 过程中，血管显影的先后，可以比较准确地区分供血动脉和引流静脉。

3. 硬脑膜动静脉瘘（DAVF） ICG 能够直观显示血流走向，区分供血动脉和动脉化的引流静脉，判断瘘位置和引流静脉方向，并判断瘘口闭合是否完全。

4. 缺血性脑血管病血管重建手术 缺血性疾病主要包括烟雾病（Moyamoya）、动脉狭窄闭塞等。颅内外搭桥（EC‑IC 搭桥）是最主要的治疗方式。通过 ICG 可观察 EC‑IC,吻合口及桥血管通畅程度、远端的皮质灌注情况、较术中多普勒超声更为直观和准确。

颈内动脉内膜剥脱术是治疗颈内动脉起始段狭窄或闭塞的主要方式。ICG 能够观察颈动脉血管通畅情况、血流动力学改变情况（颈内动脉再通手术），及是否有血栓形成。

注意事项：ICG 在人体内无代谢产物,以原型排出。在人体的半衰期 3～4 min,不良反应很轻微。但仍有少数患者有过敏休克、呼吸困难、荨麻疹的不良反应。因此术前皮试阳性有价值,阴性者并不保证无不良反应。对慢性肾功能不全者慎用。

◈ 二、5‑氨基酮戊酸

5‑ALA 是在神经外科脑肿瘤手术(尤其是恶性胶质瘤)中经常用到的荧光剂。相比于其他荧光剂只能通过不完整血脑屏障渗透到脑肿瘤细胞中,5‑ALA 的代谢产物 PPIX 的浓度与肿瘤细胞的活性程度密切相关,因此荧光显微镜观察的效果更有特异性,优势明显,不过价格高,目前国内应用不多。

5－ALA 在神经外科的运用主要是确定高级别胶质瘤侵润范围,提高切除率。蓝色激发光仅仅能够激发那些直接被照射的 PpⅨ。激发光不能穿透组织,因此直到到达肿瘤并且去掉了阻挡荧光的组织碎片和血液后,才能看见荧光。这样直接在蓝光下观察整个颅腔非常重要。最常见的未被切除的原因是被垂下的组织边缘遮盖,或者存在卫星结节,没有被激发光照到,因此没有发出荧光。

PpⅨ作为一种辅助工具,应与其他信息融合,包括术前查体、结构与功能 MRI、PET 和术中电生理检查等。在脑功能区如果看到微弱荧光,应该避免切除可能是浸润到功能区散在的瘤细胞。

注意事项:①服用 5－ALA 后应避免光线直射(日光、手术灯)以免引发日光性皮炎(晒伤)。②不能与其他光毒性物质同时服用,如四环素、磺胺类药等。③肝功能不正常者慎用。

三、荧光素钠

国内应用较多。荧光素钠是一种具有强黄绿色荧光的荧光剂,属非靶向示踪剂,不能像 5－ALA 进入肿瘤细胞内与其特异性结合。且分子量大,一般不通过血脑屏障。由于高级别胶质瘤和其他浸润性生长的肿瘤血-脑屏障被破坏,荧光素钠得以通过,在肿瘤组织内蓄积。黄绿色荧光在波长 560 nm 的光线下易于观察,可以帮助定位胶质瘤的组织边界。虽然病理学结果显示,FLS 荧光不如 5－ALA 荧光的精准,但仍具有一定临床实用性。

注意事项:荧光素钠不良反应少见,但应用前应皮试。

(蔡加君　陈　亮)

739

第十七节　颅骨缺损及其重建

◈ **一、颅骨缺损**

颅骨缺损(defect of skull)最常见于开放性颅脑损伤及神经外科术后。

病因

（1）颅脑外伤：包括意外伤害、火器伤及儿童生长性骨折。

（2）去骨瓣减压术后。

（3）骨髓炎。

（4）颅骨肿瘤。

（5）颅骨先天性畸形。

临床表现

（1）无症状。

（2）"环钻术"综合征。

（3）脑膨出和神经定位体征。

（4）骨硬化。

诊断

（1）有颅脑外伤或手术史。

（2）触诊可扪及颅骨缺损部位。

检查

（1）颅骨 X 线平片。

（2）头颅 CT 及颅骨三维重建。

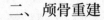

二、颅骨重建

颅骨缺损重建,即颅骨成形术(cranioplasty),是颅骨缺损主要治疗措施,能达到重建颅骨完整性的目的。

适应证

(1) 直径≥3 cm。

(2) 直径<3 cm,但位于影响美观的部位。

(3) "环钻术"综合征,造成精神负担,影响工作和生活者。

(4) 继发癫痫。

手术时机

(1) 颅骨肿瘤切除术后可一期修复颅骨缺损;若不能一期修复,伤口愈合1~3个月后行颅骨成形术。

(2) 延迟颅骨修补:①颅内压增高,待颅内压正常和神经系统症状稳定后;②有明显或潜在感染,待感染痊愈后6~12个月;③头皮愈合不良。

(3) 4岁以下儿童如硬脑膜外层骨膜完整,可观察1年。

材料和方法

1. 自体骨移植 ①膜化骨,包括自体颅骨瓣、颅盖骨;②软骨化骨,包括肋骨、髂骨;③带血管蒂的骨瓣。自体骨作为移植物是否成活,取决于毛细血管的长入和周围骨的成骨。

2. 异体材料 ①有机玻璃板,即聚甲基丙烯酸甲酯(polymethyl methacrylate,PMMA);②硅橡胶涤纶网;③骨水泥,即丙烯酸酯骨水泥及磷酸钙骨水泥;④钛合金网;⑤聚醚醚酮(polyetheretherketone,PEEK)。

3. 骨移植替代物 ①磷酸钙陶瓷;②陶瓷羟基磷灰石;③碳纳米管羟基磷灰石。

4. 3D 打印技术　是以影像数据为基础,利用塑料颗粒、生长因子、金属粉末及陶瓷等元素为原材料,通过材料的逐层精确堆积,快速制造任意构型的数字化成型技术。

5. 骨诱导因子　如骨形态生成蛋白(bone morphogenetic proteins,BMP),具有较强的刺激成骨作用,可以与具有诱导成骨的替代材料结合制成复合人工颅骨材料。

并发症及防治

颅骨重建的手术死亡率极低,但并发症发生率较高。

1. 皮下积液　最常见的并发症,术中悬吊硬脑膜减少硬脑膜与修补材料间的无效腔。术后发现皮下积液量较大,可局部穿刺抽液加压包扎,一般经 2～3 次抽液后可治愈。

2. 伤口顽固性疼痛　对症止痛和局部理疗,修补材料固定脱落需重新手术固定。

3. 排异反应　表现为头皮变薄、皮下积液、皮肤破溃和伤口流出黄色稀薄液体,细菌学培养阴性,清创缝合后会再次破溃。皮肤斑贴试验确定是否有变应原性金属材料的存在,去除该修复体并可采用抗原脱敏疗法。

4. 其他　切口感染、硬脑膜破溃、脑内血肿、蛛网膜下腔出血、移植物外露,以及供区(如胸或髂部)并发症如气胸或血胸等。

儿童颅骨成形术

处于生长发育阶段的儿童,异体材料随着周围骨的生长而松动、移位。因此,年幼儿童颅骨成形术常用颅盖骨、肋骨、髂骨等自体骨移植,可望有周围骨成骨,一般不用异体材料。

三、颅底缺损重建

颅底缺损重建(reconstruction of skull base defects)主要涉及

颅底术后,为防止脑脊液漏、脑膜脑膨出而进行的颅底硬脑膜、骨板缺损的修复。

材料

1. 硬脑膜缺损

（1）自体组织:最理想的硬脑膜修补材料,如颅骨膜、颞肌筋膜等。

（2）异体材料：①异体硬脑膜,冻干人体硬脑膜是目前较理想的异体硬脑膜修补材料；②特制生物膜。

（3）生物医学材料：①涤纶、尼龙、硅橡胶膜等,有时异物反应明显,临床已较少使用；②聚四氟乙烯（Gore Tex）,组织相容性好；③人工脑膜,应用时可以使硬脑膜张力更低,更安全,但易与脑组织黏附且有时存在组织排斥。

2. 颅底骨缺损

（1）自体组织:髂骨、肋骨、颅骨外板等,修复成功率高,无组织排异反应,但取材要造成新的创伤,增加手术风险。

（2）人工合成材料:钛合金筛孔板,钴铬钼合金,离子键水泥聚合物、聚甲基丙烯酸甲酯珊瑚人工骨、有机玻璃等。

方法

由于颅底手术后造成的颅底缺损范围、类型不一,因而重建方法多种多样。多层重建、恢复原有解剖层次结构是颅底重建的技术要求。

1. 自体带血管蒂组织

（1）颅骨膜瓣、帽状腱膜瓣:血供来源于前方的眶上动脉、滑车上动脉,侧方主要来源于颞浅动脉的分支。它们血供丰富、取材方便,适用于各种颅底缺损重建。

（2）额肌瓣:是以颞浅动脉为主要供血动脉的额部组织瓣。该瓣坚强有力、表面光滑、成活良好。

（3）颞肌复合组织瓣：有颞肌瓣、颞肌筋膜瓣、颞肌骨膜瓣、帽状腱膜颞肌瓣等。供血动脉为颞浅动脉，只要保留一条深部分支，肌瓣即可成活。

（4）鼻中隔黏膜瓣，中、下鼻甲黏膜瓣：鼻内黏膜瓣最主流的方法是鼻中隔带蒂黏膜瓣，该方式明显降低了经鼻手术后脑脊液漏的概率。

（5）胸大肌复合组织瓣。

（6）背阔肌皮瓣。

（7）斜方肌复合组织瓣。

2. 吻合血管游离组织瓣移植　常用带蒂游离大网膜，优点为血供丰富，适应性好且抗感染能力强；缺点为需行开腹手术。

3. 可吸收封闭胶、胶水　对于组织之间的贴合至关重要。

4. 方法的选择　临床上尽可能采用简单方便、成功率高、患者痛苦少的方法：

（1）无脑脊液漏：可仅运用人工合成替代材料，额外再使用游离黏膜或者脂肪可以增加修补强度。

（2）低流量脑脊液漏：带血管蒂与不带血管蒂的材料使用并无差异。

（3）高流量脑脊液漏：带血管蒂材料以及多层修补。

（4）胸大肌复合组织瓣、背阔肌皮瓣、斜方肌复合组织瓣和吻合血管游离组织瓣移植等术式应严格掌握适应证：①肿瘤广泛侵犯以致局部无可利用的修复组织；②手术后复发性肿瘤；③放射治疗后局部血供差等。

（5）迄今对颅底骨的重建仍有分歧：颅底骨板缺损较小时（最大径＜3 cm），可不必用骨片修复颅底，减少颅内感染及排异反应等问题。

（徐宏治）

第十八节　神经重建和再生

一、成年脑内神经干细胞与神经再生

神经干细胞（NSCS）指具有分化为神经元、星形胶质细胞及少突胶质细胞的能力，能自我更新并能提供大量脑组织细胞的一类细胞，成年脑内存在神经干细胞。

1. 成年脑内神经干细胞的分布　成年侧脑室的脑室下区（subventricular zone，SVZ）和海马齿状回的颗粒下区（subgranular zone，SGZ）是神经干细胞聚集区。正常情况下神经再生伴随于成年动物的一生，但随着年龄增长其神经再生水平和能力有下降趋势。在啮齿类动物（小鼠和大鼠）的脑内，SVZ区域的神经干细胞不断沿着嘴侧延长区向嗅球（olfactory bulb，OB）迁移，构成了嘴侧迁移流（rostral migratory stream，RMS），并最终分化为嗅球的中间神经元。这是啮齿类动物脑内神经再生特有的现象。

在成年猕猴脑内，SVZ区产生的新生神经元不断经RMS迁徙到OB，这一点与啮齿类动物相似。人类大脑与啮齿类动物的大脑有明显不同，人类大脑前额叶高度发达，啮齿类动物的嗅脑却相对很大。在成年脑内SVZ区也有神经再生，也存在类似的RMS。前额叶深部腹侧区域可分离克隆出具有神经干细胞特征的细胞。中枢神经系统其他区域也能够分离出神经干细胞，如小脑、脑干、下丘脑等。

2. 成年啮齿类动物脑内神经干细胞　在胚脑发育阶段，脑室区是一个神经上皮细胞高度增殖的区域，神经上皮细胞不断对称分裂自我更新,同时还进行不对称分裂产生子代细胞。随着神经组织不断增加,神经上皮细胞开始变长,其细胞突起从脑室表面延伸到皮层表面。这些神经细胞称为放射状胶质细胞(radial glia),是胚脑时期神经发生的主要细胞来源。放射状胶质细胞进行不对称分裂以维持自我更新,并产生神经母细胞。这些神经母细胞在放射状胶质细胞突起的帮助下,向其最终位于皮质中的位置迁徙。

在胚脑发育后期或者出生后,放射状胶质细胞也成为星形胶质细胞和少突胶质细胞的来源,这些细胞形成了不同脑结构,并且形成脑室表面的室管膜细胞。位于 SVZ 的星形胶质细胞样 NSCs 来自胚胎时期的放射状胶质细胞。在啮齿类动物脑内,SVZ 区 NSCs 含有一部分星形胶质细胞(即 B_1 星形胶质细胞),这些细胞与另一部分非神经发生相关性星形胶质细胞(即 B_2 星形胶质细胞)不同。B_1 星形胶质细胞位于室管膜细胞(E 细胞)下方,部分 B_1 星形胶质细胞含有一个短的顶端突起(含有单纤毛凸向脑脊液),以及一个底部突起(接触 SVZ 区血管丛)。这种分布形式使得 B_1 细胞能够接受来自脑脊液和血液的信号,正如放射状胶质细胞在胚脑发育时期一样。最终,B_1 细胞不对称分裂形成短暂扩增的神经祖细胞(C 细胞),然后再产生神经母细胞(A 细胞)。新生的神经母细胞沿着 RMS 向 OB 不断迁徙,到达 OB 后,这些不成熟神经元分化为中间神经元,并与局部神经环路整合。

3. 成人脑内神经干细胞　成人脑内 SVZ 区的组织构架与啮齿类动物不一样。在发育的过程中,SVZ 区的放射状胶质细胞产生神经元和巨胶质细胞,这两种细胞不断丰富形成脑组织。人类主要的区别在于存在一种外层 SVZ,其中也含有放射状胶质细胞,进行神经发生,使得脑皮层不断发育,这是构成人类大脑更复杂结构的基础。SVZ 区的神经发生中心和外层 SVZ 在人出生后仍保持增殖能力,产生新的神经元,扩充形成前额皮层,也就是嗅球。

在 2 岁的时候,SVZ 区的神经发生停止,SVZ 区形成一个与啮齿类动物不一样的结构(图 13-8)。人类 SVZ 包括 4 层,第 1 层由室管膜细胞组成,它与脑室腔接触。紧挨这一层的是脱细胞层(第 2 层),是在生后形成的,是由神经母细胞耗竭造成

扫描二维码
查看图 13-8

的,这一层含有大量星形胶质细胞的突起,与连接复合物和一些小胶质细胞相连接。这一层显然是星形胶质细胞相互之间、以及星形胶质细胞与室管膜细胞之间进行信号交换的区域。紧邻此层的是第 3 层,这一层含有大量的星形胶质细胞丝带,形态各异,此层框架类似于围绕在 SVZ 区迁徙的神经母细胞周围的胶质细胞网络结构,唯一的区别在于成年脑内此胶质细胞网络结构内不含神经母细胞。第 4 层是一个过渡区域,含有少量细胞,与其下方的脑实质相似。

4. 成人脑内神经再生的特点　通过 Ki67 染色可以发现,成人 SVZ 区有些星形胶质细胞有自我增殖能力。但是如前所述,成人 SVZ 区和 RMS 均找不到神经母细胞。实际上,成人嗅球已基本没有新生神经元的再生。有趣的是,成人脑内新生的神经细胞大多数是少突胶质细胞,而不是神经元,这说明少突胶质细胞突起和髓鞘的维持在成人脑内更有意义。因此,成人脑内的 NSCs 存在于 SVZ 区,但是其功能尚未完全阐明。

5. 成年脑内神经再生的调控机制　成年脑室的脑室下区(SVZ)和海马齿状回的颗粒下区(SGZ)是两个神经干细胞聚集区,维持着成年脑内神经再生,以及在脑受伤后进行神经修复和神经功能重建。成年脑内神经再生调控可分为内源性和外源性两种调控机制。内源性调控是指神经干细胞自身的转录因子及其他功能蛋白对其的调控;而外源性调控则指神经干细胞所处的微环境对其的调控,包括细胞因子、细胞间直接接触作用及细胞外基质

等，这些分子可通过特定的信号途径影响神经干细胞的增殖、分化等。神经干细胞的内源性调控目前研究最多的是 *bHLH*（basic helix-loop-helix）基因，它表达碱性螺旋-环-螺旋转录子（bHLH）。*bHLH* 基因是决定神经细胞分化命运的重要功能基因之一，包括神经发生素（neurogenins）（*Ngn1* 和 *Ngn2*）、*NeuroD* 及 *Mash1* 基因等。而外源性调控机制则包括以下几个因素：细胞外基质、局部细胞束缚信号、远隔部位信号分子和神经递质等。

◈ 二、 神经干细胞在神经系统疾病治疗中的应用

神经系统疾病包括脑、脊髓损伤，脑缺血、脑出血，脑肿瘤以及神经退行性疾病（如帕金森病）等。

1. 颅脑损伤　2001年，华山医院首次在世界上培养出成人神经干细胞，而且利用患者的自体神经干细胞移植治疗开放性脑外伤，取得令人满意的治疗效果。具体方法是从开放性脑外伤患者破碎的脑组织中分离出神经干细胞，在体外培养扩增，然后移植回脑损伤区域，移植方案见图13-9。

扫描二维码
查看图13-9

在临床移植前，还需要做大量的前期工作，以评估神经干细胞移植的安全性和有效性。华山医院团队经过完善的体内外安全性观察后，对开放性脑外伤患者进行了自体神经干细胞移植治疗，同时以损伤情况相似的患者作为对照。在移植2年后的随访过程中，通过正电子发射计算机断层扫描（PET）、功能核磁共振（fMRI）、运动诱发电位（MEP）等客观技术评价发现自体移植神经干细胞可促进患者损伤区代谢改善和功能恢复。

该团队在此基础上，率先开展了超顺磁性氧化铁粒子（superparamagnetic iron oxid，SPIO）标记神经干细胞脑内移植

后的临床示踪研究,通过 MRI 检测结果说明,实体观察神经干细胞在人脑内的迁移运动是可行的,首次实现了干细胞临床移植后的无创性示踪,为开展移植后疗效评价提供了依据。

2. 脊髓损伤　脊髓损伤(spinal cord injury, SCI)常导致严重的运动障碍和感觉缺损,因为脊髓损伤后神经再生能力有限且损伤后的环境不适宜细胞生长。近年来利用外源性干细胞移植治疗脊髓损伤受到极大关注,干细胞移植被认为可能是唯一有效的方法补充损伤的细胞及组织缺损。目前许多细胞类型在脊髓损伤移植治疗中得到研究,但其中最主要的还是神经干细胞的移植治疗较为有效。

有报道,少突胶质祖细胞(由人类胚胎干细胞分化而来)在实验性 SCI 中促进髓鞘再生及神经保护。也有报道利用人类胎脑来源干细胞,在小动物 SCI 模型中分化为髓鞘形成性少突胶质细胞及突触形成性神经元,促进脊髓功能恢复。具体方法是,直接在损伤部位进行干细胞移植,同时给予免疫抑制治疗,移植后观察感觉、运动以及肠道和膀胱的功能情况。

近年来,基于干细胞的 SCI 治疗研究逐渐得到推进,但是效果各异。当前科学家们积极寻找可以提高干细胞移植效果的策略,比如,利用干细胞结合生物相容性材料,以及引入/释放生长因子的基因疗法等。另一个值得关注的问题是,干细胞移植治疗 SCI 的临床研究同样需要对潜在风险及收益进行评估。

3. 脑卒中　截至目前,在 https://clinicaltrials. gov/网站官方登记的"神经干细胞治疗脑中风临床试验"一共 6 项。基于这些临床研究,"干细胞移植是安全的"这一观点开始被人们所接受。现在越来越多的研究还证明,在脑卒中区域出现新生的神经元,这为神经干细胞移植脑卒中进一步提供了理论依据(图 13 - 10)。

4. 神经退行性疾病　有研究者将8~9周人

扫描二维码
查看图 13 - 10

胚分离出的多巴胺能前体细胞移植入帕金森病（Parkinson's disease，PD）患者的一侧纹状体中，发现这些神经元不仅能在人脑中存活下来而且使患者脑内的多巴胺水平明显提高，进而缓解了患者的震颤症状。美国麻省总院从一例69岁男性PD患者身上获得诱导多能干细胞（induced pluripotent stem cells，iPSCs），将其分化为多巴胺前体细胞，然后移植到该患者脑内豆状核，18～24个月后该患者的临床症状得到改善。

目前关于阿兹海默症（Alzheimer's disease，AD）中神经再生的水平是有争议的。动物实验发现，在APP蛋白（amyloid precursor protein）突变的AD小鼠模型中，神经再生的水平是下降的；而在转基因小鼠模型（含有不同突变的早老素）中，神经再生有增加也有减少。野生型早老素和可溶性APP蛋白都与神经再生相关，但它们的表达下调可能与AD中神经再生变化部分相关。研究发现，在死后AD患者中SGZ区的细胞增殖是增加的；PD患者的SGZ和SVZ区的细胞增殖是减少的；而在亨廷顿病（Huntington's disease，HD）患者的SVZ区的细胞增殖是增加的。在上述这些神经系统退行性疾病中神经再生的变化，可能是由于特定神经细胞选择性死亡和炎症造成的。因此，神经再生在这些疾病中应用仍有待进一步的深入研究。

◈ 三、小结与展望

在啮齿类和灵长类动物模型研究中，用胚胎干细胞来源的神经细胞移植治疗脑外伤、脑缺血等中枢神经系统疾病取得一定疗效。但是胚胎干细胞移植面临着伦理学、供体组织缺乏、免疫排斥反应导致移植组织存活率低等问题，从而限制了其临床应用。而自体神经干细胞移植在一定程度上克服了这些缺点，成为目前干细胞移植的主要细胞来源，是今后临床干细胞移植的主要研究方向。

目前成体神经干细胞临床应用越来越受到重视,但是,尚有许多问题亟待解决:移植神经干细胞或移植干细胞诱导分化后的神经元,何者更为有效? 神经干细胞迁移以及与宿主细胞融合的细胞内、外环境调节控制机制? 是否有产生肿瘤的风险? 但是神经干细胞的研究和应用已经为人脑再生医学开辟了新的路径,将推动人类对自身大脑生物学特征认识的深入和临床神经科学的发展。

(汤海亮　朱剑虹)

第十九节　人体金属植入物及其注意事项

金属植入物在神经外科中应用相当广泛,这些患者很多可以长期生存,而植入物一般不会二次手术取出。

一、颅骨重建

开颅术是目前神经外科手术的主要方法。术后一般需要回置游离骨瓣,重建颅骨完整性,以达到保护颅骨腔内容物和美容要求。目前常用钛金属颅骨固定系统固定。

1. 颅骨锁　由两个圆盘及一根贯通两个圆盘的螺杆组成。使用时分开两个圆盘,将颅骨锁置于骨瓣周围,下盘放置在硬脑膜外和颅骨内板之间,上盘置于颅骨外。放好游离骨瓣后,用配套器械收紧螺栓,使其固定于骨瓣和骨窗之间,剪除多余螺杆。若骨瓣位于静脉窦附近,可能造成静脉窦损伤、破裂出血、气体栓塞等情况。对于这些部位的使用需慎重。

2. 微型板配合螺钉　可以用螺丝刀将其固定于颅骨骨瓣和骨窗边缘。其操作更为精细而简便,固定效果好。

3. 人工颅骨植入　去骨瓣减压术一直是控制恶性颅高压的常用方法,但随着患者病情恢复重返社会,缺损的颅骨无论是在外观、心理、生理上都会造成不良影响。颅骨修补术既可以保护脑组织,又可以满足患者的美容需求。目前常用的金属修补材料为钛合金。钛合金没有磁性,不易腐蚀,质量轻,可塑性好,具有足够的机械强度,厚度较小,置入体内较方便,使用钛钉固定简易牢靠。

注意事项

1. 钛板对放疗的影响　一般认为可以忽略不计,尤其是在立体定向放射外科治疗中。但是,对于钛板修补者,可能需要轻度提高局部的照射剂量。无论是普通放射还是立体定向放射治疗,局部增加的剂量应<7%,且随着单次剂量增加,相应增加的比例减小。

2. 颅骨修补的颞肌萎缩或疼痛　无论是开颅手术还是去骨瓣减压,都要尽量保留颞肌的血供。去骨瓣减压时使用人工硬脑膜可以防止颞肌和硬脑膜的粘连,减少二次手术修补颅骨分离颞肌时对颞肌的损害。术后建议可以嚼口香糖锻炼颞肌强度,以减少颞肌萎缩或收缩时疼痛。

3. 过敏和组织反应　钛合金导致的过敏或组织反应较少见,但一旦出现多需要取出金属植入物。颅骨修补前,应做钛合金片过敏试验。

4. 磁场　钛金属植入物是非铁磁性的,在磁场中一般不足以引起运动和位移,MRI检查仍然可以安全进行。必要时,查询说明书。

5. 对影像学随访的影响　金属材质表面会反射或折射 X 线，故行 CT 扫描时会形成伪影，调整窗位窗宽可以减轻伪影影响。进行 MRI 扫描时，金属的磁化率差异会导致植入物周围组织成像扭曲。

二、脑室-腹腔分流

脑室-腹腔分流系统分成 3 个部分：脑室端导管、阀门和腹腔端导管。阀门是分流系统中最重要的组成部分，可以控制脑脊液引流量，同时外界磁场可以调节阀门流量。根据控制脑脊液引流的机制，可以将分流管分成定压管、可调压管、定量管等。

脑室-腹腔分流术常见并发症包括出血、癫痫、感染、过度引流综合征和分流管的脱落、断裂、移位等，严重者可能致残致死。

注意事项

1. 术后调整　大多数患者在分流术后第 1 年内需要根据临床表现和影像学变化调整阀门压力 2~3 次，以防止引流不足或者引流过度。

2. 过敏　分流管过敏十分罕见，多表现为反复分流术失败。脑脊液培养阴性，但可以找到大量的嗜酸性粒细胞。一旦出现过敏反应，就需要移除分流管。可以考虑行内镜下第 3 脑室造瘘或更换其他材质的分流管。

3. 磁场　分流管的调压阀门常含有金属成分，因此磁场，尤其是强磁场可能改变调压阀门的压力设定。如复查 MRI 后，往往需要重新调整到原来的压力设定。

三、动脉瘤夹闭及栓塞

动脉瘤破裂是最常见的引起自发性蛛网膜下腔出血的病因。

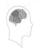

患者有很高的致死率和致残率。开颅夹闭和介入栓塞是主要的治疗手段。现在的动脉瘤夹和弹簧圈大多由钛合金制成。虽然在磁场中移位和加热的问题没有，但行 MRI 检查仍可能出现伪影等问题，尤其是在高场强磁共振扫描时。

◈ 四、颅内支架

支架的使用起到了重建血管壁和维持正常脑血流的作用。由于介入治疗的微创、高效，所以现在支架在神经外科中的应用越来越广泛。但由于支架置入一般是永久性的，也给患者以后的生活造成了不同程度的影响。受限于现有材料，机体仍然会把支架识别为异物，所以支架术后局部仍然易形成血栓造成堵塞。患者需要服用抗血栓药物一段时间直到支架表面被血管内皮细胞完全覆盖。

注意事项

1. 防止血栓形成　一般推荐在颈动脉支架（裸金属）术后推荐使用阿司匹林加氯吡格雷的"双重"抗血小板治疗 30～90 d。不推荐无限期延长"双抗"治疗。

2. 与金属性相关的问题　现在的支架材料多为镍钛合金，一般不会引起金属探测器警报，不会生锈，磁共振检查不会有危险。但主管医师应该为患者提供足够的信息，并制作随身携带的识别卡片，以备在患者需要紧急医学救助的情况下，为其他医师提供必要的信息。

◈ 五、脊柱内固定

无论是脊柱手术还是椎管内手术，为了加强脊柱的稳定性，会使用金属板和螺钉进行内固定。与其他金属植入物相似，钢材质的植入物需要避免进入强磁场环境,而其他非顺磁性物质行 MRI 检查也会产生伪影。

注意事项

有脊柱金属植入物的患者在通过安检时可能触发警报。故这类患者如果有长途旅行的要求,则有必要申请一份医院出示的金属植入物证明文件。检测率与患者胖瘦、植入金属密度、累及节段等无关。

六、脑深部电刺激

脑深部电刺激装置是治疗特发性帕金森病的有效且安全的方法之一。

术后短期内,由于手术的微损毁效应,患者的症状不借助 DBS 即可有一段时间的改善,可能持续几天至几个月。一旦这"蜜月效应"消失,就要开始调整电极的刺激量。在随后的一段时间内会逐渐撤除左旋多巴的用量并逐渐调大电极刺激量,直到患者可以无障碍地活动为止。在某些极端的自然状态下,会产生强的电磁场,需要注意 DBS 的电源开关被重新设置。应避免进入强电磁场的区域。

注意事项

1. 电池 分可充电和不可充电两种,应在电量耗竭前处理。

2. 术后精神状况变化 术后患者常常出现精神症状,如抑郁和躁狂,尤其是在调整刺激参数和撤药不当的时候更容易发生。严重者需要药物对症治疗。

3. 磁共振检查 如果 MRI 检查是必要的,请详细阅读产品说明书并咨询熟悉磁共振原理的放射科医生意见。一般可行 1.5 T MR 扫描,特定型号可行 3.0 T MR 扫描,应查阅说明书,详细了解可用的扫描参数及单次最长扫描时间限定。

七、脊髓电刺激

脊髓电刺激用于治疗多种慢性疼痛。脊髓刺激器通过外科手术埋于皮下，连接的细小电极则被置于脊髓硬脑膜外腔。产生的脉冲电流可以作用于脊髓背侧，从而抑制其他伤害性刺激的传入，达到减轻缓解疼痛的治疗目的。

注意事项

1. 活动及移位　在出院后的 6 周内，尽量不要做弯腰、举重物、转腰及其他肢体过伸的动作，更不要进行任何其他的激烈活动，以免在伤口完全愈合前发生电极移位的情况。

2. 参数调整　脉冲电流的参数可能需要调整，主管医师应该在病例上详细记录脉冲宽度、幅度和频率。

3. 电磁影响　正常使用情况下，刺激器不会受到移动电话和微波炉等的影响。刺激器可能会触发金属探测器的警报，并且在通过安检时可能会导致脉冲电流发生变化，这种影响是暂时的。目前不同的刺激器系统对磁共振、超声、除颤仪、高频电刀、心脏起搏器等影响不一，所以在进行相应检查或治疗前应该详细了解刺激器的信息和相应限制。

八、颅内压监测

颅内压监护能实时持续的监测颅内压的变化，可以更准确地调整治疗方案。受到很多神经外科医生的重视。其通过颅内传感器与床旁监护仪相连，以直观反映颅内压变化。传感器可以放在侧脑室内、脑实质内、蛛网膜下腔或者硬脑膜表面，但各有利弊。

注意事项

不慎重的磁共振扫描会导致患者脑组织热损伤，并且会烧毁传感器。进入磁共振室前需要断开所有连接,但和患者颅内传感器连接的导线需要妥善处理。一般将导线缠成一定大小的线圈贴在头皮上,而不要直接呈线性拉伸。

(吴　刚)

第二十节　人工智能在临床医学的应用

一、人工智能发展简史

1950 年,马文·明斯基(Marvin Minsky)与邓恩·埃德蒙(Dean Edmond)建造了世界第一台神经网络计算机,可以看作是人工智能(AI)的一个起点。同年,"计算机之父"阿兰·麦席森-图灵(Alan Mathison Turing)提出了"图灵测试",即如果一台机器能够与人类开展对话而不被辨别出机器身份,那么这台机器就具有智能,被当作 AI 水平的重要测试标准之一。1955 年,著名计算机专家约翰·麦卡锡(John McCarthy)在美国汉诺思小镇的达特茅斯学院(Dartmouth College)发起了"达特茅斯夏季 AI 研究计划",标志着 AI 的诞生。

AI 在医学领域的应用早有先例,最具代表性的就是"计算机辅助诊断"(computed-aided diagnosis,CAD)的概念,其他广为熟知的医学 AI 系统包括"医学专家系统"(MYCIN)、和 Internist-I 内科计算机辅助诊断系统等等。但是早期 AI 辅助诊断的敏感性、特异性、准确性、阳性确诊率均不高于医学专家,后期虽然应用深度学习的智能产品如 IBM 公司的 Watson 肿瘤诊断系统有很大提高,但由于用精选合成的数据而非真实世界的数据,训练出来的模型,不适用于临床,使它从初期媒体吹嘘的"神医"变成后期的"庸医"。因此这些智能健康、疾病诊断的产品在临床没有推广,原因后述。但是,AI在公共卫生和临床医学其他方面的应用令人"刮目相看"。例如,新冠肺炎疫情的监控、刷脸和人体识别、健康码、行程码、核酸检查;智慧医院建设、影像学读片等,均显示 AI 的超人记忆力、分辨力和计算力。

二、人工智能的特征性指标

(一) 人工智能的经典分类

AI 在技术方法上可以分为"早期统计学方法"和"现代机器学习方法"两大类,其中"早期统计学方法"包括回归分析、聚类分析、离群点检测、度量学习和因果分析,主要采用经典统计学方法建模进行结局的预测。"现代机器学习方法"包括监督学习、非监督学习、半监督学习、集成学习、深度学习、强化学习。目前所应用技术方法多为"现代机器学习方法",本节也将围绕这一技术方法展开介绍。

(二) 常见的人工智能算法和评价指标

要实现"现代机器学习方法",就必须具备"合适的算法"和"准确的评价指标"两大核心要素。目前比较常见的算法包括逻辑回归(LR)、支持向量机(SVM)、卷积神经网络(CNN)、深度神经网络(DNN)、决策树(DT)、随机森林(RF)、朴素贝叶斯(NB)。每种算法均有其优缺点,其中深度神经网络最适用于医学影像分析。

选用了合适的算法之后,就要根据算法建立预测模型(包括验证组),模型的有效性决定了该算法是否能够应用于临床,对于临床诊疗带来帮助。模型的有效性通常通过一些统计学指标来评价,包括准确性(accuracy)、灵敏度(sensitivity)、特异度

（specificity）、阳性预测值（PPV）、阴性预测值（NPV）、ROC 曲线下面积（AUC）等。

三、人工智能在神经外科的应用

（一）疾病诊断、治疗与预后预测

1. 诊断　包括术前诊断、术中快速实时诊断、癫痫病灶定位三方面，应用的输入信息为医学影像数据、EEG、病理切片、病史文字、临床表现等。例如，对脑肿瘤的病理诊断：

（1）组织学诊断：一项源于癌症基因图谱（TCGA）和癌症影像档案（TCIA）数据库资料的研究（34 例 GBM 和 71 例 LGG 的 2D T_1 增强 MRI），提取肿瘤局部和全脑灰质度、组织质地等体素特征，用双逻辑回归分类训练和活检病理金标准比对，再用留一法交叉验证（leave-one-out cross-validation），产生 AI 诊断模型，辅助医生诊断，能够有效提高诊断的准确率。

（2）分子诊断：华山医院课题组利用 T_2 FLAIR MRI 提取包含肿瘤位置、图像灰度、肿瘤形状、肿瘤纹理和小波变换在内的 671 个高通图像特征，建立对胶质瘤 *IDH1* 基因的无创预测模型，准确率 ROC 曲线下面积达到 0.86。进一步提取脑胶质瘤分割网络中的深层图像特征进行预测，在引入磁共振多模态序列的情况下，ROC 曲线下面积可以达到 0.95。

（3）甲基化诊断：全基因组甲基化检测是一种较组织学和分子诊断更为先进的病理诊断方法，可以对无法定义的肿瘤进行分类，稳定性极佳。德国一项研究用甲基化芯片（450K）分析 3 000 份中枢神经系统肿瘤标本和对照组标本，建立随机森林分类，用监督法学习甲基化特征，无监督法验证，最终与 WHO 中枢神经系统肿瘤分类对比，92.8% 是 AI 正确，并且能对 WHO 无法分类的病例进行定义,显示了 AI 诊断有助于 WHO 分类。

2. 治疗 主要涉及脑功能的定位、瘤内异质性显示、脑电极植入位点判断和术中电生理监测以及精准医学的蛋白质预测,从而实现无创、精准、高效个体化治疗方案的制订和实施。

3. 术后管理和预后预测 是目前 AI 在医学诊疗中应用最为广泛的一个领域,例如预测脑胶质瘤患者临床预后和对放化疗敏感性、预测动脉瘤破裂后血管痉挛的可能性及预后、预测脑外伤患者术后的预后等。

(二)手术机器人在神经外科中的应用

1. 主动式机器人 可以替代医生完成部分甚至全部手术操作,医生扮演监督者的角色。射波刀是迄今唯一成功上市的全自动机器人,目前已推出第六代射波刀,华山医院神经外科截至 2019 年 12 月底应用第五代射波刀治疗中枢神经系统病变 6 260 例,取得良好的疗效。

2. 半主动式机器人 基于医生提供的判断和技术操作,完成许多精细、大量重复的工作,包括 NeuroArm 机器人操作臂、机器人辅助脑血管介入治疗平台等。

3. 被动式机器人 辅助外科医生开展相关手术操作包括神经导航系统、机器人辅助鼻内镜颅底手术系统等。

4. 其他外科机器人 ROBOCAST(欧盟,2010)、ROSA (Medtronic,2007)、给予 NISS 和 NeuroMate 等,主要应用于立体定向活检、放置电极或药物。

(三)基于人工智能影像组学的工作流程

经典影像组学技术在实施的过程中,首先需要纳入标准化的影像数据和组织学和分子病理数据,比如 MRI 数据(扫描参数一致、层厚一致、模态一致等),分子病理数据(如 IDH 突变),如果

MR 为非一致性数据，可以先行数据建模，完成数据从"非一致性"向"一致性"转化，再进行后续的分析流程。基于已获得的数据，后续流程包括 4 个方面："肿瘤分割""特征提取""特征筛选"和"模型建立"。一项可靠的工作流程必须经过大样本、多中心数据的验证，最终才能决定是否能够应用于临床。

四、挑战和对策

（一）人工智能与人类

AI 可分弱（单一）AI、强（通用）AI 和超级 AI。当前 AI 处于弱 AI 阶段，但无论 AI 发展到哪个阶段，还只是工具，反映在临床医学上，它替代不了医生，因为临床医学诊治患者除技术外，还需人文关怀。关于超级 AI 是否会实现，目前仍有争论，鉴于当前弱 AI 在军事等方面的应用，已显示出不可忽视的巨大潜在风险，对于强 AI 和超级 AI，我们应如何对待？很显然我们应该居安思危和防患于未然。

（二）人工智能与临床医学

目前 AI 在临床医学的应用面临的问题：①绝大多数研究是回顾性，仅注重"4 率"（敏感、特异、准确和 AUC），却"4 无"（安全、有效、不良反应、不足）；②算法和研究以病而非患者为中心，造成重视"4 率"，忽视患者；③转化医学"风声大雨点小"，研究成果难以用于临床。因此，首先要转变我们的观点，以患者而非疾病为中心，开展大样本、多中心、前瞻性的临床真实世界的试验，在信息采集方面要充分考虑数据的完整性、准确性、多维度、丰富性和代表性，目前比较公认的做法是多组学的融合。其次是伦理问题，任何 AI 研究都要求数据洗脱，并且研究机构签订保密协议，保证患者的隐私。最关键的一个问题就是 AI 的可解释性，破解 AI 算法的

"黑箱"，现在的 AI 模型只能说是一种数据"输入-计算-产出"的产品，这方面美国 Deepmind 公司在一项研究中已经对 AI 的可解释性提供了一些佐证，未来还需要更多的相关研究结果。AI 在神经外科中的应用还必须体现出类似于多学科合作的精神与工作模式，需要有神经外科医生、算法科学家、软件开发工作者、数据处理人员、芯片研发人员、机械工程师、伦理学家等共同参与。无论科技发展如何，神经外科医生的"三基"（基本理论、知识、技术）培养和专科培养不能少，不能以机器替代神经外科医生，必须提倡机器加神经外科医生的理念，这样才能更大程度发挥 AI 的优势和作用。例如前述的 Watson 肿瘤诊断系统，虽然它接受一定数量的肿瘤病例的训练，对一些肿瘤能做出诊断和治疗意见，但是在临床真实环境中，仍难免会出差错，加之没有专科医生监督，造成对不需化疗患者接受化疗等医疗错误。

（史之峰　周良辅）

第二十一节　脑机接口及其应用

脑机接口（brain computer interface，BCI；brain machine interface，BMI）通过分析中枢神经系统活动并将其转换为人工输出到达效应器，从而替代、恢复、增强、补充或改善原中枢神经系统输出。1973 年，美国加州大学洛杉矶分校的 Vidal 首次使用"脑机接口（BCI）"一词来表述脑与外部环境直接信息传输通路，并提出了脑机接口的一般架构。自 20 世纪末 BCI 技术步入了快速发展期，在 20 多年中全球各类科技计划投入了大量的研究资源，众多的研究机构开展了各类 BCI 实验。

BCI 常用效应器即外部设备包括电脑光标、虚拟键盘、发音器、机械假体或辅具等。由于受神经控制或向神经系统传递外界各种感觉信息，机械假体又称为神经假体（neuroprosthesis），为继发于脊髓外伤、脑卒中或脑外伤的瘫痪，各种失明失聪以及意识障碍患者带来新的希望，因此 BCI 的开发具有广阔的市场前景和重大临床意义。

◈ 一、构成部件

BCI 主要可分为 3 个部分：信号采集、数据解码和效应输出。

1. 信号采集　除 fMRI、功能性近红外光谱（functional near infrared spectroscopy，fNIRS）、脑磁图（MEG）等常见的记录大脑活动的技术外，脑电活动是 BCI 的主要数据来源，依据电极接触位置可分为侵入式和非侵入式两类。一般而言，侵入式所获得的电信号质量好，但带来的创伤也大，因此平衡创伤与信号质量之间的关系尤为重要。

依据采集部位的不同，脑电电极可分为：①皮质内电极，按照不同空间结构排布组合，如线束和阵列，可实现场电位和单细胞电活动记录。此类电极具有较高的信噪比和空间分辨率，采集到的脑电信号可较为准确及直观地用于解码。Utah 电极、Neuralink 等均为此类产品；②皮质表面电极，此类电极贴附于皮质表面，相较前者避免了因侵入造成的周围胶质增生对电极的包裹，生物兼容性好，相对于头皮电极更接近皮质，具有更高的空间分辨率和信噪比优势；③头皮电极，作为非侵入脑电对被试的损伤最小，因而广泛应用于临床和科研记录数百万神经元的综合电信号，由于头皮和颅骨的阻挡，脑电信号时空分辨率较差，难以捕捉高频信号，抗干扰能力差，对于控制效应器的任务多需要长时间训练和电磁屏蔽的空间环境。

2. **数据解码**　数据解码是 BCI 的关键技术,常见的神经信号解码有以下 3 种。

(1) 感觉运动节律(sensorimotor rhythm):大脑内源性振荡节律被认为是由创建复杂反馈回路的丘脑皮质神经网络引起的。这些反馈回路中神经元的同步放电产生振荡,这些振荡以特定的节律发生,并与特定的生理活动相关。探索这一振荡模式,可以实现脑电活动的解码。

(2) 事件相关电位(event related potential,ERP):外源性事件相关电位是在特定视觉、听觉或体感刺激之后的固定时间中发生的脑电响应。从脑电图记录中导出 ERP 的最常见方法是根据刺激开始对齐信号,通过识别与动作及随后大脑并发活动相关的电位可以实现脑电活动的解码。

(3) 尖峰动作电位和局部场电位(spikes and local field potential):动作电位和局部场电位主要通过侵入性技术植入的微电极获得。局部场电位反映了小范围内具有相近功能的神经元簇群共同电活动。它们是后续生理动作的最直观反映。因此记录及解码该类信号往往可以直观表明其生理含义。

3. **效应输出**　效应输出部分的主要目的是把输入特征(自变量)转换为实现用户意图的设备控制命令(因变量)并将其传输到效应器上。理想情况下,转换算法会将所选特征转换为输出命令,以准确、可靠地实现用户的意图。此外,有效的转换算法将自适应输入特征中的自发变化,并且还将鼓励和促进用户获得对特征的更好控制。效应器根据患者的具体需要可以是神经假体、电控轮椅、自身运动障碍的肢体、屏幕上的光标等。

相比于外置的假体,患者自身的肢体是更为理想的效应输出器。功能电刺激(functional electrical stimulation,FES)是指利用电刺激肌肉、神经或脊髓,使未受损的外周肢体完成运动功能。目前,FES已广泛应用于外周神经运动系统。已有的 FES 系统可以通过简单的开关控制一些预置的运动模式,包括利用上肢完成抓握、下肢完成站立乃至行走等动作。

基于神经康复的脑机接口技术被认为是脑卒中后瘫痪肢体康复治疗的一种新方法。该方法有利于诱发来自感受器大量信息的传入性活动以及来自大脑中枢的大量运动冲动信息的传出性活动,能加速脑侧支循环的建立,促进病灶周围组织或健侧脑细胞的重组或代偿,极大地发挥脑的可塑性,促进大脑皮质功能的重组,最终促进患者肢体运动功能的重新恢复。

二、 存在问题和发展方向

1. 如何从长期植入的电极获得高质量的稳定信号　针电极置入皮质可造成出血、水肿,这些反应会对电极性能造成影响,使得结果不稳定。这种影响一般会在几周内削减,但是脑组织对植入物的炎症反应会持续存在,最终电极的接触尖端被胶质包裹,周围神经元密度下降,获取信号减弱。据报道,CerePort 电极阵列植入后,记录到动作电位的波幅在 31.7 个月中平均每个月下降 2.4%,能够工作的电极数量也不断减少。因此,对于患者今后数十年的寿命而言,电极工作寿命需要大幅度延长。另外,设备的微型化、耐用性能的提升等均是今后的发展方向,这离不开神经外科、神经生物学、工程学、计算机学的全方位合作。

2. 非创伤性脑机接口　目前开展通过声学信号、电磁波、纳米技术基因增强的神经元,以及纳米光束等途径来实现对大脑神经元的控制的研究。

3. 安全性保证　BCI 研究需要保证生命安全和数据安全,一方面,要预防来自手术和在体植入物的风险;另一方面,需要保证脑电数据安全,面对 BCI 技术日新月异的发展要具有前瞻性的眼光实施信息安全措施,做好本地备份存储,把控数据上网及数据出口。

4. BCI 的闭环研究　　BCI 的终极目标是使患者与外界自如、实时、双向交往。目前 BCI 的操作模式是单向的,即患者产生意愿后,通过 BCI 实践意愿,而意愿相关的信号均是在训练阶段记录并存储的,患者难以根据外界的神经反馈实时操纵 BCI。已有研究团队开始探究建立传入与传出有机结合的"双向"模式,最典型的潜在应用是感知信息的神经反馈,譬如假肢的自然触觉功能再造,可以通过电刺激、振动刺激、机械触压刺激等来实现。另一个潜在应用领域是功能性电刺激技术,其原理是通过电刺激对神经系统的功能进行主动调控,实现病损神经功能的康复,目前相对比较成熟的技术是节律运动控制。

脑机接口研究汇聚了神经科学与神经工程学、信息与控制科学、制造科学等多学科领域的前沿技术,是脑科学与类脑智能技术的重要组成部分,它可为神经科学研究提供技术转化和实施的载体,对神经系统信息的认知亦有重要的带动作用。

(吴泽翰　陈　亮)

第二十二节　常见综合征

1. 无运动性缄默(akinetic mutism)　　丘脑或脑干上行网状激活系统病损所致。患者能注视周围环境及人物,但不能活动或言语,貌似清醒。故又名睁眼昏迷。

2. 阿-罗(Argyll-Robertson)瞳孔　　中脑顶盖病变所致,常见于神经梅毒。表现为双瞳孔不等、缩小、边缘不规则,光反应迟钝或消失,而调节反应存在。

3. Beevor 征　患者仰卧抬头时,脐孔向上移位。常见于胸10 脊髓病变。

4. Benedikt 综合征　病侧动眼神经麻痹,对侧肢体锥体外系症状(如舞蹈、徐动、震颤)。病变位于中脑被盖区,累及红核、联合臂、动眼神经束。

5. Brown-Sequard 综合征　脊髓病变节段以下同侧肢体中枢性瘫痪和深感觉缺失,对侧肢体痛温觉丧失。不典型表现为瘫痪重侧肢体浅感觉存在,瘫痪轻侧肢体浅感觉却缺失。

6. Bruns 征　强迫头位,发作性头痛、呕吐和眩晕,为脑室内外占位病变特有表现。

7. 海绵窦综合征　表现为眼球各向转动麻痹,睑下垂,瞳孔大,眼球突出,眼睑或结合膜充血水肿。颅神经 V_1(或 $V_{2\sim3}$)区麻木。颈内动脉海绵窦瘘(CCF)者可闻及血管杂音。

8. Claude 综合征　病侧动眼神经麻痹,对侧肢体共济失调。为中脑红核及其附近病损所致。

9. 后破裂髁综合征(collet-sicard syndrome)　为颈静脉孔综合征与舌下神经麻痹。

10. Cushing 综合征　向心性肥胖、满月脸、多血质、水牛背、皮肤菲薄,可见皮下瘀斑和紫纹,并有高血压、月经紊乱、多毛、痤疮、皮肤色素沉着等。常由颅内(如垂体瘤)或颅外(如肾上腺、支气管)肿瘤引起。

11. 去大脑皮质综合征(decorticate syndrome)　双侧大脑皮质广泛损害、功能丧失,而皮质下功能仍保存。表现为无意识睁眼、闭眼或转动眼球,但眼球不能随光线或物品而转动,对外界刺激无反应。有强握、吸吮、咳嗽等反射,有无意识的吞咽活动。四肢肌张力高,双侧锥体束征阳性。上肢屈曲,下肢伸直称去大脑皮质强直。四肢呈伸直性强直则称去脑强直。

12. 丘脑综合征（Dejerine-Roussy syndrome） 表现为病变对侧半身感觉障碍、对侧肢体轻度瘫痪、对侧半身自发性疼痛、病侧肢体共济失调并有舞蹈样或指划动作。

13. Forbes-Albright 综合征 表现为闭经、溢乳、性功能减退。由垂体瘤（PRL 型）引起。

14. Foville 综合征 脑桥一侧近中线病变。表现为双眼不能向病侧水平凝视，病侧周围面瘫及对侧肢体中枢性瘫痪。

15. 枕骨大孔综合征 为第 IX、X、XI、XII 对脑神经麻痹，有小脑征及延髓、颈髓损害所产生的锥体束征和感觉障碍。

16. Foster-Kennedy 综合征 病侧视神经萎缩，对侧视盘水肿，常伴病侧失嗅。常见于鞍旁、蝶骨嵴或嗅沟肿瘤。

17. Gerstmann 综合征 主侧顶叶病损引起手指失认、失算、失写和不能左右分辨。

18. 岩尖综合征（Gradenigo syndrome） 眼不能外展，颅神经 V_1 区麻痹。

19. Horner 综合征 因一侧眼交感神经麻痹，产生同侧瞳孔缩小，眼裂狭小和眼球凹陷，并有同侧眼结膜充血和面部无汗。

20. 闭锁综合征（locked-in syndrome） 由脑桥腹侧基底部皮质脊髓束和皮质脑干束损害而引起。患者意识清楚，仅能以眼球活动示意，四肢瘫痪，又称去传出状态、脑桥腹侧综合征或 Monte-Cristo 综合征。

21. 延髓内侧综合征 表现为对侧肢体中枢性瘫痪、偏身深感觉障碍和同侧舌肌萎缩和瘫痪。

22. Millard-Gubler 综合征 由脑桥腹外侧病变引起，表现为病侧眼球不能外展、周围性面瘫、对侧肢体中枢性瘫痪，可有对侧偏身深感觉障碍。

23. Nelson 综合征　Cushing 综合征患者切除双侧肾上腺后发生皮肤和黏膜色素沉着。由垂体瘤（Nelson 瘤）引起。

24. 眶尖综合征　第 Ⅱ、Ⅲ、Ⅳ、Ⅵ、V_1 对脑神经麻痹。

25. 眶上裂综合征　第 Ⅲ、Ⅳ、Ⅵ、V_1 对脑神经麻痹。

26. Parinaud 综合征　双侧中脑顶盖受累，引起双眼垂直运动麻痹，尤以上视为著。

27. 颞叶发育不全综合征（Robinson syndrome）　病理特点为先天性颞叶缺少，由蛛网膜囊肿填充。多为一侧性，少数为双侧性。表现为颞部隆起，并伴有癫痫。

28. 垂体性恶液体质综合征（Simmonds syndrome）　垂体瘤晚期严重损害下丘脑引起。表现为全身情况不良、应激不能，失水、饥饿、感染、麻醉、手术等因素下易发生垂体前叶功能减退危象，出现低血糖性昏迷、低体温性昏迷、水中毒性昏迷或低血钠等。

29. 面脑血管瘤病（Sturge-Weber 综合征）　病理特点为颜面血管痣和脑皮质血管瘤，临床表现为癫痫、对侧轻偏瘫或感觉障碍、同向偏盲、青光眼、智力障碍、性器官发育不良等。

30. 小脑上动脉综合征　由脑桥外侧缺血损害引起眩晕、恶心、呕吐、眼颤（前庭核损害），双眼不能向病侧水平凝视（脑桥视中枢损害），向病侧倾倒和同侧肢体共济失调（脑桥臂、结合臂、齿状核损害），同侧 Horner 征，对侧偏身痛觉、温觉障碍（脊丘束损害）。

31. Terson 综合征　玻璃体膜下出血或玻璃体内出血。多见于前交通动脉瘤破裂，因颅内压增高和血块压迫视神经鞘，引起视网膜中央静脉出血。此征有特殊意义，因为在脑脊液恢复正常后它仍存在，是诊断蛛网膜下腔出血的重要依据之一，也是患者致盲的重要原因。

32. 强直瞳孔（Tonic pupil 或 Adie pupil）　一侧瞳孔明显扩大，对光和调节反应近乎消失，但持久强光（20～30 s 以上）照射可使瞳孔缓慢缩小,眼球会聚较久(约 5 min)也可见瞳孔缓慢收缩。常伴跟腱反射消失。多见青年女性,病因不明。

33. 植物生存状态(vegetative state) 表现为智能活动丧失,但能睁眼,眼球无目的活动,随意运动丧失,肢体对疼痛刺激有时有屈曲性逃避反应,主动饮食能力丧失,有时有吞咽、咀嚼、磨牙动作。不会说话,不能理解言语,大小便失禁。主要由于大脑皮质、皮质下结构、脑干部分或全部受损所致。可见于严重颅脑外伤后、脑血管病、脑炎、脑病、中毒等。

34. 颈静脉孔综合征(vernet syndrome) 病侧舌后 1/3 味觉缺失,软腭和咽喉感觉丧失,声带及软腭肌瘫痪,斜方肌和胸锁乳突肌瘫痪。

35. Von Hippel-Lindau(VHL)综合征 脑血管母细胞瘤伴视网膜血管瘤,肾、胰和肝血管瘤。

36. Wallenberg 综合征 延髓外侧病损引起,表现为眩晕、恶心、呕吐、眼颤(前庭核损害),吞咽、构音障碍,同侧软腭、咽喉肌及声带瘫痪,咽反射消失(舌咽、迷走神经损害),同侧头面部疼痛或有麻刺感,同侧面部痛、温觉障碍(三叉神经脊髓束核损害),向病灶侧倾倒和同侧肢体共济失调(绳状体、小脑半球、脊髓小脑束损害),同侧 Horner 征(下行交感纤维损害),对侧偏身感觉障碍(脊丘束损害)。

37. Weber 综合征 大脑脚底病损,表现为病侧动眼神经麻痹,对侧中枢性偏瘫。

（岳　琪）

第二十三节　脑死亡、心死亡与器官移植

死亡的传统观念是指心跳和呼吸停止，即"心死亡"。脑死亡的概念在 20 世纪下半叶随着生命支持技术的发展而被提出。脑死亡指全脑包括脑干在内的全脑功能不可逆的丧失。脑死亡患者虽然心跳存在，但脑功能永不恢复，患者意识无法恢复。脑死亡后，心血管和内分泌等系统会变得不稳定，各组织器官功能和组织结构也相继走向不可逆损害。

一、脑死亡

判定标准

1968 年哈佛特设审查委员会发表了第 1 个广为采纳的哈佛脑死亡标准。我国 2013 年颁布"脑死亡判定标准与技术规范（成人）（质控版）"，2019 年发布"中国成人脑死亡判定标准与操作规范（第二版）"，将脑死亡定义为"脑死亡指包括脑干在内的全脑功能不可逆转的丧失，即死亡"。

1. 判定的先决条件

（1）昏迷原因明确：原发性脑损伤引起的昏迷原因包括颅脑外伤、脑出血和脑梗死等；继发性脑损伤引起的昏迷原因主要为心搏骤停、麻醉意外、溺水和窒息等。对昏迷原因不明确者不能实施脑死亡判定。

（2）排除各种原因的可逆性昏迷：包括急性中毒；镇静催眠药、抗精神病药、全身麻醉药和肌肉松弛药过量、作用消除时间延长和中毒等；休克；低温（膀胱、直肠、肺动脉内温度≤32℃）；严重

电解质及酸碱平衡紊乱；严重代谢及内分泌功能障碍。

2. 临床判定

（1）深昏迷：拇指分别强力按压受检者两侧眶上切迹或针刺面部，面部未出现任何肌肉活动。GCS评分为2T（运动＝1分，睁眼＝1分，语言＝T）。检查结果需反复确认。

（2）脑干反射丧失：

1）瞳孔反射：双侧直接和间接对光反射检查均无缩瞳反应即可判定为瞳孔对光反射消失。脑死亡者多数双侧瞳孔散大（＞5 mm），少数瞳孔可缩小或双侧不等大。因此，不应将瞳孔大小作为脑死亡判定的必要条件。眼部疾患或头面复合伤可影响瞳孔对光反射检查，判定结果应慎重。

2）角膜反射：用棉花丝触及角膜周边部，观察双眼有无眨眼动作。刺激双眼角膜后，无眨眼动作，即可判定为角膜反射消失。即使未见明确眨眼动作，但上下眼睑和眼周肌肉有微弱收缩时，不应判定为角膜反射消失。

3）头眼反射：用手托起头部，撑开双侧眼睑，将头从一侧快速转向对侧，观察眼球是否向反方向转动。头部向左侧或向右侧转动时，眼球无反方向转动，即可判定为头眼反射消失。

4）前庭眼反射：注射器抽吸0～4℃ 0.9％氯化钠溶液20 ml，注入一侧外耳道，注入时间20～30 s，同时撑开两侧眼睑，观察有无眼球震颤。注水后观察1～3 min，若无眼球震颤即可判定为前庭眼反射消失。

5）咳嗽反射：用长度超过人工气道的吸引管刺激受检者气管黏膜，刺激气管黏膜时无咳嗽动作，判定为咳嗽反射消失。

上述5项脑干反射全部消失，即可判定为脑干反射消失，但需反复检查确认。如果5项脑干反射检查缺项，应至少重复可判定项目2次（间隔5 min），并增加确认试验项目。

（3）无自主呼吸：判定无自主呼吸，除了机械通气显示无自主触发外，还需通过自主呼吸激发试验验证。

开展自主呼吸激发试验的先决条件：体核温度$\geqslant 36.5℃$；收缩压$>90\ mmHg$；$PaO_2 \geqslant 200\ mmHg$；$PaCO_2\ 35\sim 45\ mmHg$；慢性$CO_2$潴留者，可$PaCO_2 > 45\ mmHg$。

抽取动脉血检测$PaCO_2$。脱离呼吸机，即刻将输氧导管通过人工气道置于隆突水平，输入100%氧气$6L/min$。密切观察胸、腹部有无呼吸运动。脱离呼吸机$8\sim 10\ min$后，再次抽取动脉血检测$PaCO_2$。恢复机械通气。

如果先决条件的$PaCO_2$为$35\sim 45\ mmHg$，试验结果显示$PaCO_2 \geqslant 60\ mmHg$或$PaCO_2$超过原有水平$20\ mmHg$仍无呼吸运动，即可判定无自主呼吸。如果先决条件的$PaCO_2 > 45\ mmHg$，试验结果显示$PaCO_2$超过原有水平$20\ mmHg$仍无呼吸运动，即可判定无自主呼吸。

自主呼吸激发试验过程中，一旦出现明显血氧饱和度下降、血压下降、心率减慢或心律失常等，即刻终止试验，此时如果$PaCO_2$升高达到判定要求，仍可进行结果判定；如果$PaCO_2$升高未达到判定标准，宣告本次试验失败。为了避免自主呼吸激发试验对确认试验的影响，可放在脑死亡判定的最后一步。

3. 确认试验

（1）EEG检查：当EEG长时程（$\geqslant 30\ min$）显示电静息状态（脑电波活动$\leqslant 2\ \mu V$）时，符合EEG脑死亡判定标准。

（2）短潜伏期体感诱发电位（short-latency somatosensory evoked potential，SLSEP）：双侧N9和/或N13存在，双侧P14、N18和N20消失，符合SLSEP脑死亡判定标准。

（3）经颅多普勒超声：颅内前循环和后循环呈振荡波、尖小收缩波或血流信号消失。以上3项中至少2项阳性。

确认试验须至少 2 项符合脑死亡判定标准。如果 EEG 或 SLSEP 与 TCD 联合，可降低判定的假阳性率，提高判定的一致性。如果 TCD 检查受限，可参考血管造影或数字减影血管造影检查结果。

4. 判定次数　在满足脑死亡判定先决条件的前提下，3 项临床判定和 2 项确认试验完整无疑，并均符合脑死亡判定标准，即可判定为脑死亡。如果临床判定缺项或有疑问，再增加 1 项确认试验项目（共 3 项），并在首次判定 6 h 后再次判定（至少完成 1 次自主呼吸激发试验并证实无自主呼吸），复判结果符合脑死亡判定标准，即可确认为脑死亡。

◆ 二、死亡与器官移植

器官移植是通过手术或其他方式，将器官导入另一个个体体内，代替已丧失功能的器官的技术，在终末期器官衰竭患者的治疗中使用。从 2015 年开始，我国器官移植的唯一合法来源是志愿捐献器官。公民在心脏死亡后进行的器官捐献，称循环死亡后捐献（donation after cardiac death，DCD）。

1. 器官捐献标准　国内目前"心死亡"和"脑死亡"两套标准同时存在，并制定"中国心脏死亡器官捐献分类标准"，分为：中国一类（C-Ⅰ），国际标准化脑死亡器官捐献；中国二类（C-Ⅱ），国际标准化心脏死亡器官捐献；中国三类（C-Ⅲ），过渡时期脑心双死亡标准器官捐献，此类器官供体符合脑死亡诊断标准，但家属不能接受在心脏跳动状态下进行器官捐献，按 DCD 程序施行捐献，即撤除生命支持，待心脏停搏后实施捐献。

2. 脑死亡器官捐赠者的重症管理　脑死亡器官捐献者的重症管理目的在于确保潜在可移植器官能够以最佳的方式存活，因此在器官切取之前要经过短时间的优化治疗，并满足"飞利浦

100"准则（Phillip's Rule of Hundreds）：收缩压＞100 mmHg，PaO_2＞100 mmHg，尿量＞100 ml/h。严重不稳定患者无法满足"飞利浦100"准则时，需要及时抢救可移植器官。

（孙一睿）

第二十四节　生物医学数据库

生物医学数据涵盖了疾病诊治、医学研究过程中的文字、图像、参数等一系列内容，这些数据在计算机和数据库技术的支持下，已成为医学领域实施科学管理和研究的重要资源。这些数据对于疾病诊治、医学研究、信息共享有着极其重要的作用。

生物医学数据库大致可分为以下几大类型：①医学文献检索数据库，涵盖国内外各类医学文献，题录文摘或者全文数据库；②数值和事实型数据库，包括分子生物学数据库和临床医生事实型数据库；③多媒体型数据库，包括影像数据库、病案数据库、数字切片库、生物样本库等。

一、医学文献检索数据库

医学文献检索数据库具有文献收录范围广泛、学术期刊的电子化、文献检索功能强大、检索平台提供原始链接、文献取用即时方便的特点。在这些医学文献检索数据库中搜索到的文献都可以通过相关度、引用量以及下载量进行排序，然后对目标论文进行筛选。将筛选到的热点论文的题录导入到相关统计软件如文献计量学软件（VOSviewer）中，就会显示目前该领域什么是热点性研究以及趋势。

1. 国外主要医学文献检索数据库

（1）MEDLINE 和 PubMed：MEDLINE 数据库是美国国立医学图书馆(the National Library of Medicine，NLM)开发的当今世界上最具权威性的医学文献数据库。

PubMed 系统是由 NLM 的国家生物技术信息中心(National Center for Biotechnology Information，NCBI)开发的用于检索 MEDLINE、PreMedline 数据库的网上检索系统。

（2）ClinicalKey 临床精钥：ClinicalKey 临床精钥是爱思唯尔公司推出的临床决策支持工具。它是一个临床知识解决方案，主要提供智能临床搜索引擎、快速的内容交互参考、相互作用，配伍禁忌查询、可靠的诊疗信息、医学计算工具、全面的药品信息等服务。

（3）EMBASE 数据库：EMBASE. com 是出版公司 Elsevier 在 2003 年推出的针对生物医学和药理学领域所提供的基于网络的数据库。

（4）OVID 数据库：OVID，即 Ovid Technologies，是全球数据库提供商，由 Mark Nelson 于 1984 年创建，于 2001 年 6 月与美国银盘(SilverPlatter Information)公司合并，组成全球最大的电子数据库出版公司。

（5）临床决策支持系统：Up To Date 是基于循证医学原则的临床决策支持系统，帮助全世界的医师在诊疗时做出正确决策。Up To Date 公司开发了 Up To Date 的中文产品——Up To Date 临床顾问，帮助中国医师了解实用临床用药信息，促进国内合理用药与合理医疗。

2. 中国主要医学文献检索数据库

（1）中国生物医学文献数据库：中国生物医学文献数据库 (China Biology Medicine disc，CBMdisc)是由中国医学科学院医学信息研究所于 1994 年研制开发的综合性中文医学文献数据库。CBMdisc for Internet(CBMWeb)是基于网络的检索软件,可直接利用 Internet 进行检索。

（2）其他中文期刊数据库:中文数据库多是综合的数据库,包括中国知网、中文科技期刊数据库/维普数据库、中国科学引文数据库。

3. 中英文论文查重方法　任何以论文形式发表的学术及研究成果,查重是必需的步骤。常用的中文论文查重网站有:知网、万方、维普、PaperPass 等。常用的英文论文查重网站有:Turnitin、iThenticate、Grammarly 等。

◈ 二、 数值和事实型数据库

1. 分子生物学数据库　分子生物医学数据库可以分为 4 个大类,即基因组数据库、核酸和蛋白质一级结构序列数据库、生物大分子(主要是蛋白质)三维空间结构数据库、以上述 3 类数据库和文献资料为基础构建的二次数据库。获取这些信息除了访问专门数据库外,还可以访问信息中心,最具影响力的有美国国家分子生物学信息资源中心(NCBI)、欧洲生物信息学研究所(EBI)等。

（1）基因数据库:国外主要数据库有美国基因组数据库、美国基因组研究所数据库、美国国家基因组资源中心（NCGR）的基因组序列数据库、美国基因组研究所的微生物数据库。特别的中国脑胶质瘤基因组图谱(CGGA)数据库发布了 2 000 例中国脑胶质瘤样本的功能基因组学数据,并向全世界研究者免费开放。基因数据库包含各种生物来源与人工构建的基因、基因元件、载体、基因组 DNA、宿主细胞和工程细胞株等。

（2）核酸数据库:主要有美国核酸数据库（The Nucleic Acid Database, NDB）、印度生物信息学核酸结构数据库

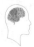

(Bioinformatics Nucleic Acid Structure Database，BNASDB)：收集和传播核酸的结构信息。它主要提供已知序列名称、DNA 或 RNA 全序列及其特性,如起始和终止密码的位置、限制酶切位点、编码区、以及推导的翻译产物蛋白质序列等信息。

（3）蛋白质数据库：包括 PDB(Protein Data Bank)、英国蛋白质的结构分类数据库(Structural Classification of Proteins，SCOP)、约翰·霍普金斯大学生物信息 Web 服务器(The Johns Hopkins University BioInformatics Web Server)。在我国北京大学物理化学研究所有美国蛋白质数据库的镜像站点。蛋白数据库不仅提供生物大分子结构包括原子坐标、一级、二级、链接结构,而且提供三位结构可视化。

2. 临床医生事实型数据库　最著名的是美国临床医生保健数据库(Healthcare Series)，是美国 Micromedex 公司出版的临床实践事实信息系列数据库。该数据库分五大类,共 23 个子库,每一个专门数据库可查找某些特定信息。

三、多媒体型数据库

1. 影像数据库　随着数字化信息时代的来临,诊断成像设备中各种先进计算机技术和数字化图像技术的应用为医学影像信息系统的发展奠定了基础。国内外各大医院及研究中心普遍使用的医学影像数据库就是影像归档和通信系统(Picture Archiving and Communication Systems，PACS)。

2. 病案数据库　随着医院的信息化建设,数字化病案库已逐步替代纸质病案。病案数据库可以提供病案信息检索;病案信息及病案影像浏览;病案数据库日志管理;数据库的数据维护和备份;打印管理和防伪技术;随访信息登记和病例跟踪。近年来使用亚专科、专病数据库成为趋势。

3. 数字切片库　数字切片是利用全自动显微镜扫描系统,结合虚拟切片软件系统,把传统玻璃切片进行扫描、无缝拼接,生成一整张全切片图像(whole slide image,WSI)的数字切片(也称虚拟切片)。对于疾病的诊断与研究有着重要意义。

4. 生物样本库　生物样本库(Biobank)是系统收集和存储手术切除的人体正常和病理组织、血液样品,以及完整病例信息、治疗效果、预防等方面的信息平台。国内外均已逐步建立完备的生物样本库。

(1) 生物样本库伦理管理:随着我国生物样本库建设项目的逐步推进,其涉及的伦理问题和信息化问题越来越引起人们的重视。必须制定有序而缜密的生物样本库访问规则,加强生物样本库的伦理管理。

(2) 脑库建设:脑科学研究是当今的科技前沿,也是认识、理解自然及人类本身的"终极疆域"。美国以及欧洲国家已经建立了规范化的脑库。

上海脑库依托华山医院和复旦大学上海医学院于 2016 年开始筹建,建立"五库一体系",包括正常组织库、全脑库、疾病组织库、临床信息库、影像库及质量管理体系。

四、临床试验数据库

临床试验指任何在人体(患者或健康志愿者)进行的系统性研究,以证实或揭示试验药物或技术的疗效和安全性。目前,国内外有一些用于检索并注册的临床试验数据库。

1. 美国临床试验数据库　美国临床试验数据库(ClinicalTrials. gov)是一个基于网络的数据库,为患者和他们的家庭成员、卫生保健专业人员、研究人员和公众提供了一个易于访问临床试验的信息平台,提供公共或个人支持的各类疾病的临床研究信息。

2. 中国临床试验注册中心数据库　中国临床试验注册中心（Chinese Clinical Trial Registry，ChiCTR)是由卫计委指定代表我国参加世界卫生组织国际临床试验注册平台的国家临床试验注册中心，是世界卫生组织国际临床试验注册平台的一级注册机构，注册实验信息可全球功能共享。在完成账号注册、创建项目、上传完整的项目内容并且审核通过后即可获得注册号。

五、神经外科与大数据

近年来，随着神经外科疾病的诊治、病因机制的探索、流行病学调查等方面研究的发展逐步趋向更深入、更精准，各类医学信息所体现的特征逐步向大数据方向发展。

1. 医学大数据的特征　总体而言，将医学大数据概括为"8 V"特征：海量的医学数据（volume)、数据种类的多样性（variety)、数据产生的迅速性（velocity)、数据及数据处理方法的可变性（variability)、数据的真实性（veracity)低价值密度到高价值产出的特性（value)、数据的多功能性（versatility)。

2. 医学大数据的局限和面临的挑战　医学大数据依然面临诸多挑战，比如大数据复杂多样的格式、大数据的滥用、大数据的同质性和准确性、大数据的保密性和伦理管理、大数据的共享问题等。

综上所述，大数据及相关前沿技术是未来医学科技发展的重要工具，神经外科医师应不断学习并熟练掌握流行病学、生物统计学，甚至是具备一定的编程能力，将大数据、人工智能、云计算、互联网等技术切实应用到神经外科的疾病探索及精准防治中。

（顾士欣）

第一节　神经外科一般护理

神经外科一般护理主要指中枢神经系统(脑和脊髓)疾病的护理。

一、术前护理

1. 心理评估及护理　充分评估患者的心理及社会支持状况,交谈时注意隐私保护。功能区疾病行唤醒手术的患者,配合多学科诊疗团队对患者进行图片命名、语言、计算等方面的模拟训练。

2. 饮食与营养　宜以低脂、高蛋白、高维生素的易消化食物为主。因疾病导致神经功能受损引起吞咽障碍、饮水呛咳者,遵医嘱予鼻饲饮食。

3. 病情观察

(1) 意识评估:根据患者情况,采用各类意识评估量表。格拉斯哥昏迷量表(GCS)是应用最为广泛的意识评价量表。气管插管或气管切开者可采用字母替代法,将 GCS 中言语项用"T(Trache-)"或"切""插"表示,仅评价眼动和运动两项。失语患者若使用 GCS 评估,其言语项按实际评分。镇静治疗的患者,可采用镇静评分,如 RASS 镇静程度评估表(Richmond Agitation-Sedation Scale)。认知障碍患者可采用简明精神状态检查表及认知障碍严重程度的分级等评估表进行评价。

（2）倾听患者主诉，结合生命体征、意识、瞳孔等的观察结果，如有变化及时联系医生对症处理。若出现发作性剧烈头痛，伴有喷射性呕吐、肌力减弱时，要立即通知医生处理，警惕脑疝的发生。肿瘤压迫脑组织产生局灶症状，如肢体麻痹或瘫痪、共济失调及精神症状等，为预防意外需家属陪伴，并做好交班工作。吞咽困难、咳嗽无力患者，床旁备吸痰设备。

4. 癫痫的护理　癫痫史患者禁止测量口温，加强巡视，确保患者的安全。保持环境安静，护理操作轻柔，要注意避免一切不必要的刺激。遵医嘱按时按量给予抗癫痫药物，癫痫发作时的护理见癫痫护理。

5. 手术前准备

（1）适应性训练：吸烟患者至少提前 2 周戒烟，指导患者做深呼吸运动及有效咳嗽排痰；颈前入路手术者根据医嘱执行气管推移训练；脊髓脊柱手术者，指导其支具佩戴及轴线翻身；保持大便通畅，3 d 无大便者可用缓泻剂，避免用力排便导致颅内压或腹内压增高。指导患者床上使用便器，使其在卧床期间适应排便方式的改变。

（2）手术野皮肤准备：术前 1 周每日洗发，保持头部清洁。开颅手术及高颈位手术患者术日晨或手术室内剃头，检查头部皮肤有无损伤。术前导航定位患者，按医嘱实施剃发，嘱患者保护好定位标志，勿剥脱。局部剃发患者，术前连续 3 d 用含有葡萄糖氯己定的洗发液洗发。介入治疗者保持腹股沟处或手腕部皮肤清洁。

（3）术前 1 d 遵医嘱完成各项术前准备，与手术室护士共同术前访视及评估。告知患者及家属术后进入监护室和术后的注意事项，有伤人或自伤（如拔管倾向）等状况者，为避免不良结局的发生，给予保护性约束。

（4）无胃肠道动力障碍患者,术前6 h禁食固体食物,术前2 h禁食清流质。若患者无糖尿病病史,推荐术前2 h饮用400 ml含12.5％碳水化合物的饮料,可缓解饥饿、口渴、焦虑情绪,降低术后胰岛素抵抗和高血糖发生率。

（5）对术前睡眠差及心理紧张患者,遵医嘱给予镇静剂。

6. 手术晨准备

（1）个人准备:根据要求束发、剪鼻毛,或用葡萄糖氯己定溶液消毒头部后戴手术帽。协助患者脱去内衣,换上干净病服,排空膀胱。去除身上任何可卸下的异物,如假牙、隐形眼镜及戒指等。

（2）若发生异常情况,如腹泻、月经来潮、发热等及时通知医师。

（3）准备好病历、CT或MRI片等以便带入手术室。

（4）由责任护士护送患者到手术室,与手术室护士核对姓名、住院号、影像学资料等。

◈ 二、 手术患者转运交接

患者出手术室或复苏室后,一般在专科重症监护室监护1 d,此后由医师评估是否返回病房。手术室、复苏室、监护室及病房间需做好交接班,保证治疗和护理的连贯性。

1. 病房转运至手术室　病房护士护送患者至手术室与巡回护士交接,内容包括:患者身份、手术标记,患者意识状态、生命体征、血型、禁食;去除化妆、假牙、首饰、隐形眼镜等,查看备皮情况、是否有留置导管及术前特殊用药,查看术前检查项目齐全,清点所携带的影像学资料等物品数量并记录。

2. 手术室转运至麻醉后监测治疗室（postanesthesia care unit, PACU）　神经外科全麻手术患者,手术结束同时具备稳定的循环状态,麻醉师和巡回护士一起将患者送至PACU进行麻

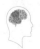

醉后恢复,与 PACU 护士交接内容包括:患者身份、实际手术方式、术中有无特殊情况发生、患者意识状态、生命体征、皮肤评估、各类管道通畅确认。所携带的影像学资料等物品数量并记录。如患者进入 PACU 需要行进一步的呼吸治疗,需提前告知 PACU 工作人员,由 PACU 工作人员做好相关准备工作。转运途中做好监护。

3. 麻醉后监测治疗室转运至监护室

(1)神经外科专科手术术后,应由神经外科主治医生、麻醉医生或麻醉护士评估,其是否符合转运至监护室指征。

1)带气管插管患者:循环基本稳定,不用或使用血管活性药物,血压改变在手术前水平的 20% 内,无明显血容量不足和出血。

2)已拔出气管内导管患者:自主呼吸良好,正常呼吸 5 min 后 $SpO_2 \geqslant 92\%$,Aldrete 评分 $\geqslant 9$ 分,生命体征平稳超过 15 min,无明显出血,定向力恢复(能说出自己的名字和空间定位)。

(2)麻醉医生、手术医生、PACU 护士一起将患者送至监护室,与监护室护士交接内容包括患者身份、实际手术方式、术中有无特殊情况发生、患者意识状态、生命体征、皮肤评估、各类管道通畅确认。所携带的影像学资料等物品数量并记录。

三、术后护理

1. 病情评估

(1)幕上疾病:连续观察 GCS、瞳孔、脉搏、呼吸及 SpO_2(必要时),每小时 1 次,共 6 次;以后 2 h 1 次,共 12 次。血压每小时 1 次,共 6 次;以后 2 h 1 次,共 3 次。若病情需要,可根据医嘱继续观察。

(2)幕下疾病:连续观察 GCS、瞳孔、血压、脉搏、呼吸及 SpO_2(必要时),每小时 1 次,共 6 次;以后 2 h 小时 1 次,共 12 次。若病情需要,可根据医嘱继续观察。尤其脑、延髓等部位的肿瘤术后,应严密观察呼吸节律和频率变化,警惕发生呼吸骤停。

(3) 介入手术:GCS、瞳孔、血压、脉搏、呼吸及 SpO_2 的观察同幕下疾病。还需连续观察足背动脉搏动、足温及伤口渗血情况,每半小时 1 次,共 8 次。若病情需要,继续观察。

(4) 脊髓脊柱手术:高颈位患者,其 GCS、瞳孔、血压、脉搏、呼吸、四肢肌力及 SpO_2 的观察同幕下疾病,其余节段同幕上疾病。一旦发生损伤平面以下弛缓性瘫痪,病理反射消失,大小便失禁等脊髓休克的表现,及时通知医生。高颈位患者严密观察呼吸,颈椎前路手术还需观察声音有无嘶哑,颈部有无增粗及皮下瘀斑等。

2. 体位及活动　如无特殊情况,头部抬高 $15°\sim30°$,以利颅内静脉回流,减轻脑水肿。需搬动或翻身时动作轻柔,保持头颈部自然正中位,避免颈部扭曲致脑干移位,影响呼吸中枢致呼吸功能紊乱。脊髓脊柱术后轴线翻身,胸椎手术后禁做含胸及拥抱动作。保护性约束患者,注意肢体处于功能位,倾听患者主诉,定期松解和评估,尽早解除。

3. 饮食与营养　一般术后 6 h 内禁食禁饮,6 h 后酌情给予清流质,以后逐渐改为半流质、普食。后组颅神经受损患者,术后第 1 天由医师评测吞咽功能,未发生呛咳者可进流质。昏迷、吞咽障碍、暂时不能进食者或入量不足者,按医嘱给予鼻饲或肠外营养。

4. 伤口及引流管护理　保持头部伤口敷料清洁干燥,引流管无菌、通畅、固定,观察并记录引流液的色、质、量。任何引流异常均应及时告知医师。

5. 并发症的预防及护理

(1) 术后恶心、呕吐:按医嘱使用止吐剂,做好气道保护,及时清理呕吐物或分泌物,防止误吸。

(2) 术后血肿:多发生在术后 $24\sim48$ h。如出现意识改变、头痛呕吐、烦躁不安、血压增高等症状,需及时通知医师,做好急诊 CT 检查及手术的准备。

（3）脑水肿:术后 3～5 d 为脑水肿高峰期。控制输液量,同时正确使用脱水剂,维持水、电解质平衡。各项操作分散进行,避免增高颅内压的因素。

（4）癫痫:遵医嘱给予抗癫痫药物。密切注意观察癫痫的先兆症状,如额颞部肿瘤和颅内动脉搭桥术后,出现头痛或突然头痛加重、烦躁不安、局部肢体感觉障碍等,应引起高度重视,及时通知医生。

（5）肺部感染:鼓励患者咳嗽及早期活动。保持呼吸道通畅,有效排痰,防止吸入性肺炎、神经源性肺水肿、窒息、夜间呼吸睡眠暂停等情况发生。必要时,床旁备吸氧和吸引设备、简易呼吸器及气管切开包。

（6）静脉血栓栓塞综合征（venous thromboembolism, VTE):高危患者注意观察肢体的皮肤温度、色泽、弹性、腿围等。尽量避免下肢静脉穿刺。尽量避免瘫痪肢体静脉穿刺。术后鼓励协助患者早期活动和腿部锻炼,指导踝泵运动,以促进静脉回流。机械预防可采用压力袜和间歇性充气加压（IPC）。使用抗凝治疗者,须注意有无出血倾向,如牙龈出血、血尿等。

（7）应激性溃疡:术后遵医嘱应用抑酸、保护消化道黏膜等药物。若患者出现顽固性呃逆、胃液呈咖啡色、黑便等,及时留取胃液标本检查,监测生命体征,警惕休克的可能。保持呼吸道通畅,开放静脉通路,遵医嘱放置胃肠减压、应用止血剂,必要时输血。

（8）运动或感觉障碍:术后充分评估患者情况,与术前进行对比,根据其生活自理能力给予合适的照顾与护理。保持肢体功能位,指导患者强化自我护理能力,尽量使用健侧肢体并协助患侧肢体进行被动活动,主动参与饮食及卫生等日常活动。感觉障碍区域禁止冷、热敷,禁止涂擦刺激性药品,避免烫伤及皮肤损伤。眼睑闭合不全和角膜感觉丧失、角膜溃疡者,清洁眼部、防止眼部干燥、促使眼睑闭合是护理的重点,遵医嘱应用人工泪液、抗生素滴眼液及眼药膏、保护性的角膜接触镜片等。

(9)术后精神障碍:应为患者创造安静、舒适、光线适宜的环境,在精神状况恢复前给予保护性约束。遵医嘱给予药物治疗,注意观察药物疗效及不良反应。

6. 健康教育

(1)饮食与营养:高蛋白、富含维生素、易消化饮食,忌浓茶、浓咖啡、油腻、刺激性和辛辣食物,戒烟酒。

(2)药物指导:详细交代药物的作用、服用剂量及注意事项,尤其激素类、抗癫痫类等药物。请患者按时服药,切忌自行停药或减量。

(3)头部伤口的保护与清洁:头部伤口拆线后即可用无香料洗发液洗头,但不可浸泡切口,洗发时动作轻柔,勿搔抓及摩擦切口,痂皮不可剥去,让其自行脱落。切口愈合后1个月内不可使用护发产品,比如护发素、喷雾或油,3个月内勿染发或烫发。如有切口红肿、疼痛或渗漏等症状及时复诊。去骨瓣患者,术后注意局部保护,外出戴防护帽,避免去公共场所,以防发生意外;未发生感染的伤口,出院后3个月可来院做颅骨修补术;术后如有切口感染,则半年后修补。

(4)活动与安全:积极参与力所能及的社会活动,最大限度地促进机体康复并重返社会。有癫痫史的患者不单独从事危险性活动,如游泳、登高、驾驶车辆及在火炉旁或高压电机旁作业等,如出现肢体麻木、眩晕、心悸、幻嗅等症状,提示可能会有癫痫发生,此时应立即平卧,避免摔伤。

(5)康复锻炼:术后患者可存在肢体偏瘫、面瘫、缄默性失语、吞咽障碍等,建议在专业康复师指导下进行康复训练。眼睑闭合不全及鼻饲患者做好相应宣教。

（6）定期随访：嘱患者定期随访,遵医嘱复查 CT 或 MRI 检查。如遇头痛、呕吐、视力下降等,及时到医院进行就诊。后续需放疗、化疗、免疫或电场治疗的患者,做好相应健康教育。

（金煜峰　石卫琳　靳　兰）

第二节　颅脑损伤及重症护理

◈ 一、术前护理

1. **病情观察**　评估颅脑损伤的程度,有无头痛、呕吐、眩晕等主诉。检查身体各部位有无合并伤,对全身伤情作出全面的、准确的估计。患者若出现休克、颅内血肿及脑疝等前期症状,应立即通知医师。

2. **积极配合抢救**

（1）根据伤情,取合适卧位。

（2）保持气道通畅,给氧或人工通气。如呼吸、心搏骤停,要迅速进行心肺复苏。及时清除呼吸道分泌物或血凝块。有耳鼻出血、脑脊液漏的患者,忌经鼻腔负压吸引分泌物,以免加重颅底损伤和感染。

（3）建立或维持静脉通道,失血性休克者应建立 2 条以上的通路,保证晶体、胶体溶液在规定的时间内快速输入。对穿刺困难者协助医生行中心静脉置管术。

3. **脑脊液漏的护理**　患者需绝对卧床。保持口鼻腔及外耳道清洁,每日可用0.9%氯化钠溶液棉签清洁鼻前庭或外耳道,但禁止冲洗、滴药或堵塞,正确记录脑脊液色质量。避免大声咳嗽、擤鼻涕、打喷嚏及用力排便。腰大池外引流者,做好相应护理。

4. 术前准备 抽血检验血型、血常规,并配好同型血,同时常规给予破伤风抗毒血清,必要时导尿。配合医师实施各类检查,尽速做好手术前准备。

二、术后及重症护理

1. 病情观察

(1)心电监护,密切观察患者意识、瞳孔、肢体活动度等变化。记录24 h出入量,按医嘱监测中心静脉压、脑灌注压、电解质及血糖等指标。机械通气患者,监测参数,及时处理报警。

(2)镇静镇痛治疗者,定时评估镇静及疼痛分值,有脑电双频指数(bispectral index,BIS)监测者,以BIS 61～80为镇静目标。停药后注意观察药物的反跳作用及自主神经功能障碍。

(3)多模态监测:护士需要了解监测的目的、正常范围及警戒阈值,保证监控正常运行。颅内压监测者(intracranial pressure monitoring,ICP),注意防止测压管感染、出血、脱管、错位等并发症,当ICP>20 mmHg并持续15 min以上及时通知医生。局部脑组织氧饱和度(regional cerebral oxygen saturation,$rcSO_2$)>85%、<55%或低于基线20%～30%,提示神经系统并发症的可能,在排除干扰因素后需及时通知医生。

2. 体位管理 根据医嘱取合理体位。适当抬高床头有助于控制颅高压,保持头颈部呈正中位,以改善静脉回流,降低ICP。去骨瓣减压患者避免骨窗受压。

3. 饮食与营养 手术当天禁食,术后第1天起遵医嘱进食。无法自主进食的患者,肠内营养一般在伤后24～48 h开始,遵循浓

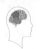

度由低到高、容量从少到多、速度由慢到快的原则。

4. **伤口管理**　观察伤口敷料有无渗血渗液,局部有无肿胀及伤口疼痛情况。留置血肿腔引流或脑室外引流者,注意引流高度,保持畅通,观察并记录引流液色质量。

5. **高热护理**　应用药物和物理降温的综合措施,实施体温控制(控制体温 36.0～37.5℃)。降温过程中要注意监测体温,预防及控制寒战、冻伤、压力性损伤、心律失常、低血压、反跳性颅内压增高及电解质紊乱等并发症。

6. **特殊并发症的护理**

(1) 神经源性肺水肿:通常在伤后 24～72 h 发病,表现为呼吸困难、心动过速、发绀及粉红色泡沫痰等。

1) 按医嘱使用脱水剂,各项操作分散进行,避免一切引起颅内压升高的因素。

2) 气道管理,保持呼吸道通畅,预防呼吸机相关肺炎。

3) 严格控制输液速度,避免大量快速补液。

(2) 顽固性呃逆:

1) 按压眶上神经刺激迷走神经以降低膈神经的兴奋性。

2) 气管切开者,可使用气管内抽吸法刺激气管黏膜,诱发咳嗽反射,从而干扰呃逆反射,使呃逆停止。

3) 清醒患者,指导其屏气或分散其注意力。

4) 按医嘱使用中枢兴奋剂或中药制剂。

(3) 外伤性癫痫:详见本章第五节"专科护理和多学科融合护理"。

(4) 创伤后遗忘:见于约 70% 的脑外伤患者。护士可应用个体化的现实定向训练加以改善,如在患者床前放置白板;交流用短句;随时提醒患者时间、地点及人物;制订规律的日夜作息时间等。

(5) 做好昏迷相关并发症,如暴露性角膜炎、压力性损伤、失用综合征及下肢深静脉血栓（deep venous thrombosis，DVT）等预防及护理。

7.健康教育

（1）活动与安全：颅骨缺损患者注意保护骨窗局部，外出佩戴防护帽。骨折及其他活动障碍患者，避免生活环境中的障碍物，指导患者使用步行辅助器械。外伤性癫痫患者，避免单独外出、登高、骑车、驾车、游泳等，以防意外。脑震荡者待症状完全消退不再需要药物治疗后才可继续运动，以免多次脑震荡造成长期脑损伤从而影响思维。

（2）康复指导：伤后恢复期在康复师指导下进行语言、运动、记忆力等训练。

（3）复诊指导：遵医嘱随访。如原有症状加重、头痛、呕吐、不明原因发热，手术部位发红、渗液、积液等应及时就诊。

（金煜峰　石卫琳）

第三节　脑脊髓血管疾病的护理

◈ 一、术前护理

（1）密切观察生命体征、瞳孔、意识，四肢肌力及感觉，重点监测血压。观察症状进展，特别注意头痛的变化情况。脊髓血管疾病患者应注意背痛、间歇性跛行、急性瘫痪等脊髓缺血或出血症状。

（2）环境安静，患者保持情绪稳定，忌用力排便。注意休息和保暖，避免感冒。

（3）控制高血压，遵嘱使用降压药，避免一切可致血压升高的因素。

（4）对症护理：动静脉瘘及海绵窦瘘突眼者，用消毒棉签擦拭眼内分泌物，遵医嘱使用眼部抗感染药物。做好癫痫预防及发作护理。两便功能障碍者，做好肛周皮肤护理；做好留置导尿管护理及排便训练。

（5）脑出血患者，应卧床休息，抬高床头 15°～30°，翻身等操作时动作宜慢。

（6）术前使用钙离子拮抗剂，如尼莫地平等，应微量泵 24 h 维持，避光使用；同时需有常规补液共同输注，以减轻对血管壁的刺激，并观察血压、面色，倾听主诉。乙醇过敏者禁用尼莫地平注射液。

（7）术前行抗凝治疗者，服药前询问患者过敏史及服药史。抗凝期间严密监测凝血功能，观察患者齿龈、皮下等有无出血倾向，各种注射后适度延长针眼按压时间。

二、术后护理

（1）病情观察：

1）保证血压的平稳是护理的重点。维持血压在适当范围内，以防诱发脑梗死、脑出血等并发症的发生。

2）关注短暂脑缺血发作情况及神经功能障碍表现，倾听患者主诉，及时发现并发症。

（2）体位：

1）介入治疗：平卧位，穿刺侧肢体根据止血方式制动 4～12 h 或遵医嘱。禁做屈髋、屈膝动作。对意识障碍和烦躁患者，应适当约束。

2）开颅治疗：病情稳定后可抬高床头 30°；烟雾病旁路移植术

后,头部偏向健侧,减少患侧伤口压迫;颈动脉内膜剥脱术后,应使头颈部成直线,避免头颈部扭转或过度震动。

（3）术后需抗凝治疗者同术前护理。

（4）控制癫痫,保持呼吸道通畅,避免颅内压增高,预防再出血。

（5）神经根痛患者可按摩肢体,分散注意力缓解疼痛,使用药物止痛者观察效果。

（6）准确记录出入液量,监测中心静脉压,合理安排补液量及输液速度,匀速输液,维持体液平衡。

（7）留置尿管期间,锻炼患者膀胱收缩功能。指导缩肛运动锻炼括约肌功能。

（8）神经功能障碍患者护理:

1）关注神经功能缺损和认知功能障碍,防走失,做好患者安全的评估与健康教育。

2）瘫痪肢体保持良肢位,各个关节防止过伸或过展,早期康复锻炼。有感觉障碍的肢体禁热敷,避免烫伤。

3）吞咽困难患者需在评估后给予饮食,进食缓慢,防止呛咳。昏迷、严重进食困难者给予鼻饲。

4）采用多种方式,如需求图片、沟通小卡片等帮助言语障碍患者沟通理解。

（9）健康教育:

1）伤口护理:介入治疗者,注意穿刺点伤口有无皮下血肿;旁边移植术后者,禁用弹力帽等包扎,戴眼镜者去除患侧镜腿,避免压迫血管。

2）药物指导:按时服药,血压控制在适当范围。高血压者遵医嘱按时服用降血压药物,监测血压。如血压高于正常值,需及时就诊。癫痫患者继续遵嘱服用抗癫痫药物。需继续抗凝治疗者应注意观察出血情况，药物的增减及停药需根据医生的指导。

3）卒中后认知康复十分重要，可进行补偿训练策略（记笔记、贴便利贴帮助理解等）和直接修复认知训练（实践练习、记忆训练等）。

4）早期进行肢体康复锻炼，循序渐进。训练应个体化，并需要制定一个长期目标，尽可能使患者恢复一些生活能力。

5）动脉瘤夹闭术后患者出院后勿进行攀高、游泳、驾驶车辆以及在炉火旁或高压电机旁作业等危险操作，需待复查后确认病情稳定方可进行。

6）复查及门诊随访，3个月或半年复查 DSA 和头颅 MRA、CTA 等。

（张艳蓉）

第四节 鞍区肿瘤护理

◈ 一、术前护理

（1）评估患者有无视力下降、视野缺损，如有感官障碍，应进行预防跌倒等意外事件的健康教育并落实相应的防范措施。

（2）疼痛评估及护理，倾听患者主诉，观察生命体征、意识、瞳孔及视力、视野等，如有变化及时联系医生处理。

（3）专病评估及护理：

1）肢端肥大症：

A. 生长激素抑制试验：是判断生长激素是否高分泌、诊断和随访肢端肥大症的必要检查。告知患者整个试验期间只可服用糖水,3～5 min 内服完。

B. 患者多伴有肥厚性心肌病、睡眠呼吸暂停综合征、高血糖,注意监测心肺功能、血糖。

2）库欣病:

A. 皮质醇昼夜节律试验:评估肾上腺皮质功能。午夜一次小剂量地塞米松抑制试验是临床疑似皮质醇增多症患者的第 1 步筛查试验。48 h 标准大剂量地塞米松抑制试验是皮质醇增多症患者进一步的病因诊断。试验期间需要准时给药、采血、留取尿液标本,准确记录 24 h 尿量。

B. 岩下窦采血:是诊断库欣病的金标准,术后注意观察患者足温、足背动脉搏动等情况。

C. 由于皮质醇增高,易发生电解质紊乱、高血压、高血糖及肺栓塞,需要监测电解质、血糖、心肺功能和氧饱和度。

3）无功能垂体大腺瘤、颅咽管瘤和生殖细胞瘤等其他鞍区肿瘤:①观察患者有无多尿、电解质紊乱等垂体后叶功能低下的症状。②监测出入液量、尿比重和电解质。

（4）皮肤准备:①经鼻手术者剪双侧鼻毛,予抗生素和呋麻滴鼻液滴鼻。②开颅手术者剃头。③开颅和经鼻联合入路手术患者需剪鼻毛和剃头。

（5）术前 1 d 与手术室护士共同术前访视及评估,手术当天与手术室护士共同按照手术确认单逐项检查确认。

二、术后护理

（1）按神经外科一般护理中幕上肿瘤的观察,观察要点为瞳孔、意识、视力视野情况。遵医嘱记录每小时尿量及 24 h 出入液量。观察过程中如有异常,及时通知医师。

（2）尿崩症的护理:

1）遵医嘱观察记录 24 h 出入液量及每小时尿量。

2）当尿量增多、尿比重明显减低及尿色变浅时，警惕尿崩症发生。根据医嘱用药，使用过程中观察每小时尿量变化及药物疗效和不良反应。

3）排除引起多尿的其他因素，如脱水剂的应用，大量饮水，过量、过快补液等。

4）按医嘱监测电解质，血、尿渗透压，标本及时送检。

5）根据电解质化验结果指导饮食。

6）注意患者出现的脱水症状，一旦发现及早补液。

（3）伤口护理：

1）开颅手术患者保持头部伤口敷料清洁干燥。观察头部伤口引流液。

2）经鼻手术患者术后 24～48 h 拔除鼻腔填塞的膨胀海绵，观察鼻腔内渗血情况。遵医嘱用滴鼻液滴鼻，鼻腔干燥者可用消毒液状石蜡滴鼻。

3）开颅经鼻联合入路手术患者术后 48 h 内严密观察负压引流管情况，鼻腔是否有大量的渗血或渗液。

4）术中行填塞修补患者还需观察取脂肪或阔筋膜处伤口（大腿或腹部）情况。术后遵医嘱延长卧床时间。

（4）脑脊液鼻漏的护理：避免术后剧烈咳嗽和用力擤鼻涕，禁从鼻腔内吸痰或插胃管，保持鼻腔局部清洁，严禁填塞、冲洗、滴药。

（5）根据医嘱给予糖皮质激素治疗。大剂量使用糖皮质激素时需严格监测生命体征，在糖皮质激素减量过程中注意观察患者的意识状态。

（6）垂体功能和代谢的评估、监测。

1）监测皮质醇、甲状腺激素、性激素等，以评估垂体功能，是否需要药物替代治疗。

2）库欣病患者术后 3 d 内遵医嘱监测血皮质醇与促肾上腺皮质激素，以评估手术的效果以及判断是否需要补充糖皮质激素。

3）肢端肥大症患者术后 3 d 监测随机血清生长激素与胰岛素样生长因子-1，以评估手术疗效。

4）正确采血、留取 24 h 尿皮质醇标本并及时送检。

（7）健康教育：

1）饮食指导：及时补充水分，以保持出入液量的平衡，量出为入。

2）药物指导：激素类药物应在饭后服用，严格遵医嘱逐步减量，以免发生反跳反应。

3）经鼻术后伤口及活动指导：使用左氧氟沙星滴液滴鼻 3 周，3 周后使用洗鼻器清洗双侧鼻腔 6 个月。禁擤鼻涕、剧烈咳嗽，禁用力排便（可使用缓泻剂），术后 3 个月尽量避免低头弯腰的动作，警惕脑脊液鼻漏。

4）开颅术后头部伤口的保护与清洁：拆线后保持头部清洁，如有切口红肿、疼痛或渗漏等症状及时复诊。

5）定期随访：出院后 1 个月复查内分泌指标，3 个月后复查 MRI 并逐年随访。

（郎黎薇）

第五节　专科护理和多学科融合护理

一、脑疝

急救配合

（1）建立有效静脉通路，遵医嘱快速静脉输注脱水剂，如 20%

甘露醇。

（2）呼吸骤停者，按心脑复苏技术进行抢救，给予气管插管、呼吸支持。积极准备有创性干预措施，如经眶脑室穿刺。

（3）迅速清除呕吐物及呼吸道分泌物，保持呼吸道通畅，保证氧气供给。防止窒息及吸入性肺炎加重缺氧。

（4）监测生命体征变化，维持血压，从而保证颅内的血液灌注量。

（5）如手术指征明确，立即根据医嘱进行术前准备。

专科护理

（1）卧位：床头抬高 15°～30° 或遵医嘱，既有利于颅内静脉回流，减轻脑水肿，又有利脑供血。因昏迷，患者头部应侧位，防止呕吐误吸，翻身时动作轻柔；避免对颈静脉的压迫，颈托或气切固定带松紧适宜。

（2）匀速补液，防止短时间内输入过多液体，加重脑组织水肿，增高颅内压。

（3）脑室外引流者，见脑室外引流护理。

（4）保持两便通畅。遵医嘱予缓泻剂；有尿潴留者，留置导尿管，并实施留置导尿护理。

（5）鼻饲护理。

（6）防治压力性损伤。

◈ 二、癫痫

专科护理

1. 发作期护理

（1）快速准确评估：查看患者意识状态、生命体征、瞳孔大小，发作起始时间、持续时间，判断发作类型。

（2）保持呼吸道通畅：保持头部向一侧偏斜，避免窒息及误吸，给予氧气吸入。

（3）注意保护，防止意外伤害：就地平卧，注意保护头部，避免舌咬伤，不要过度用力按压患者，以免造成骨折。

（4）对症治疗：开放静脉通路，遵医嘱使用抗癫痫药物。

2. 间歇期护理

（1）保持环境安静，避免光、声刺激。患者不可单独离开病区活动。

（2）注意有无精神症状。少数患者抽搐停止后，意识在恢复过程中，有短时间的兴奋躁动。加强安全护理，以防自伤或他伤。

（3）给予清淡饮食，少进辛辣食物，禁用烟、酒，避免过饱。

（4）按时规律服药，不可间断，不可私自减量。

（5）避免劳累，保证充足睡眠时间。

健康教育

（1）保持生活规律，心情舒畅，保证每天 7～9 h 睡眠时间。

（2）详细向患者及家属说明癫痫治疗的长期性、药物不良反应及生活中注意事项。服用抗癫痫药期间，不可自行停药或减量，定期复查药物血浓度。

（3）饮食指导：推荐天然、全谷物食物，高蛋白食物，多吃各类蔬菜和水果。少吃精加工碳水化合物，避免谷氨酸钠（味精）、人工糖（阿斯巴甜）及卡拉胶等食物添加剂及银杏。高浓度的钠盐可致神经元过度放电，从而诱发癫痫，故因少食盐。

（4）不可从事有危险和对心理生理要求较高的工作，防止过度疲劳从而引起发病，随身携带疾病辨别卡，以便再发作时可以被发现送医及随诊使用。

（5）保持心情舒畅，可适度参与社交活动。

(6) 定期进行门诊随访。

三、 脑血管病神经功能障碍的融合护理

（1）多学科团队共同介入患者的疾病管理：包括指导患者饮食、用药、合并症如血压、血糖监测，不良生活习惯改变如吸烟史、饮酒史等，早期建立病情记录卡做好监管和指导。保证通便，避免精神紧张，避免屏气动作。

（2）采用相应的评估工具对肢体功能进行评估，卧床期间注意良肢体位摆放，生命体征平稳后，尽早进行肢体功能锻炼。

（3）责任护士使用 MoCA 量表、MMSE 量表于术前、术后或出院随访时进行认知评估。控制血管危险因素，配合医生药物治疗。积极护理干预（交谈、心理支持、认知训练、活动锻炼等），通过难度递增的任务，改善精神行为症状。

（4）吞咽障碍的患者，协同神内科、康复科及营养科共同做好饮食管理，防误吸引发的并发症，同时需注重口腔护理、呼吸功能训练。个性化指导均衡的营养摄入。

（5）构音障碍的患者，在交流评估后进行呼吸、发音、语速、韵律等训练。失语症患者应早期治疗，如个体化干预、团体治疗、音乐治疗。

（6）对患者的健康教育应该是涵盖生理功能锻炼并兼顾心理、生理康复等在内的系列指导。同时强调家庭、社区支持的重要性。

四、 垂体瘤多学科融合护理

（1）泌乳素垂体腺瘤患者需联合生殖医学科，对其生育需求进行评估和指导。

（2）肢端肥大症患者需联合心内科、呼吸科做好血压和猝死

风险管理,并指导患者提高其自我管理能力。

（3）库欣病患者需联合呼吸科和血管外科做好血栓的预防、筛查、治疗和随访工作,同时联合内分泌科做好血糖管理工作。

（4）利用宣教手册、融合医学和艺术的沉浸式科普教育、多媒体宣教片开展宣教。

（5）根据不同的病种,建立患者微信群、病友俱乐部等互动平台,为患者提供一站式的用药指导、营养康复和心理疏导等服务。

（6）创新性采用芳香疗法和音乐疗法来舒缓患者的负面情绪,从而改善其就医体验。

（7）对肢端肥大症/巨人症患者使用可调节的多功能病床保障患者的休息。

（8）指导尿量及入液量记录,根据电解质等结果指导水、钠、钾食物摄入。

五、 脊髓脊柱病神经康复护理

（1）多学科早期介入患者的疾病管理:包括指导患者气管推移训练、呼吸训练、咳嗽反射训练、支具的佩戴、营养管理、大小便训练。

（2）采用评估工具对四肢肌力、深浅感觉进行评估,卧床期间轴线翻身、踝泵训练、注意肢体良肢位摆放,禁用热水袋防烫伤。

（3）神经功能康复训练:采用主动与被动方式。在患者脊柱稳定性良好的状况下进行颈椎和腰椎活动锻炼。

1）呼吸功能训练:有效咳嗽、缩唇呼吸、腹式呼吸（体位、时间、频率）。

2）神经肌肉刺激:坐起训练、站立训练。

A. 坐起活动训练:关节活动度训练和肌力训练。

B. 站立活动训练:直立床训练、坐站训练站立和平衡训练。

3）日常生活训练:自理活动和功能性活动。

4) 膀胱功能训练:盆底肌训练、挤压膀胱排尿法、定时夹放导尿管,必要时间歇导尿。

5) 直肠功能训练、腹部按摩法、手指直肠刺激、必要时使用开塞露和口服缓泻剂促进排便。

(张艳蓉　殷志雯　陆　琳)

第六节　常用诊疗技术护理配合

◈ 一、脑室外引流

(1) 卧位:平卧位,或遵医嘱抬高床头并同步抬高同样高度外引流装置。

(2) 妥善固定引流装置:脑室外引流管高度为引流管最高点高于侧脑室前角水平 10~15 cm(平卧:外眦与外耳道连线中点的水平面;侧卧:正中矢状面)或遵医嘱。

(3) 对意识障碍、躁动者给予保护性约束,以防患者自行拔管发生意外,避免二次损伤。

(4) 保持引流管通畅,引流管不可扭曲受压。观察引流液色、质、量,如有异常及时通知医师。

(5) 搬动或转运患者前先夹闭引流管,搬运结束后及时开放引流装置。

(6) 观察保持头部伤口和各个接口处的敷料干燥,如有潮湿,及时通知医师。

(7) 拔管前遵医嘱抬高引流管高度或夹闭引流管,同时密切观察患者有无头痛、呕吐等颅高压症状。若出现上述症状,立即降低引流管高度或开放引流,并通知医师。拔管后观察伤口有无脑脊液漏。

二、 腰大池外引流

(1)卧位:平卧位或遵医嘱。

(2)妥善固定引流装置,高度为引流管最高处距腰椎管水平3～4 cm或遵医嘱,引流袋低于腰椎水平。

(3)遵医嘱改变体位时同步调节引流管高度。注意过度或过快引流有诱发脑疝危险,表现为意识障碍与呼吸停顿、不规则、打鼾等。

(4)保持穿刺点及各个接口处的敷料干燥,如有潮湿,及时通知医师。

(5)拔管:拔管前遵医嘱抬高引流管高度或夹闭引流管,同时密切观察患者有无发热、头痛及呕吐等颅高压症状。若出现上述症状,立即降低引流管高度或开放引流,并通知医师。拔管后观察伤口有无脑脊液漏。

三、 颅内压监测

颅内压(ICP)监测是将微型压力感受器探头安置于颅腔内,另一端与ICP监护仪连接,将ICP压力变化动态转变为电信号,显示于示波屏或数字仪上,并用记录器连续描记压力曲线。是诊断颅内压变化较迅速、客观和准确的方法。

操作前护理

1. 评估 患者意识状态配合程度,向患者及家属说明操作的目的、过程及有关配合注意事项。

2. 用物准备 颅内压监护仪准备(开机,调节至0点,设ICP

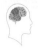

报警的上、下限)导线连接正确。

操作过程

1. 核对　患者姓名、住院号。

2. 体位　抬高床头 15°～30°,保持中位,避免前屈,过伸,侧转,影响脑部静脉回流。

3. 操作要点　洗手,监测 ICP 数值,读取数值时排除影响 ICP 增高因素,如翻身、拍背、咳嗽、疼痛、吸痰、胸腔内高压、腹内压增高、颈静脉回流障碍等。观察生命体征;保持呼吸通畅,吸氧。

操作后护理

(1) 患者安置舒适体位。妥善固定导管与导线,防止管道阻塞、扭曲、打折及传感器脱出。

(2) 健康指导:医护人员及患者应避免 ICP 探头被水或呕吐物浸湿而无法读取数据。建议使用塑料薄膜包裹探头及导线连接口进行防水处理。

◈ 四、 数字减影血管造影检查

造影前护理

(1) 向患者解释进行检查的目的,告知操作部位(股动脉)、方法及注意事项。如检查结束后穿刺肢体需绝对制动,不可将腿弯曲及抬高床头,取得患者配合。

(2) 嘱患者多食粗纤维食物,保持大便通畅,不可用力排便。戒烟、酒。注意休息和保暖,避免感冒。

(3) 皮肤准备:清洁穿刺处皮肤。

(4) 术前训练患者床上大小便,患者进入介入室前应排空膀胱。

造影后护理

(1) 平卧位。穿刺肢体需绝对制动 4～12 h 或遵医嘱,嘱患者禁做屈髋、屈膝动作。

（2）观察穿刺部位伤口敷料是否渗血、是否形成皮下肿块、肢体温度及足背动脉搏动 30 分钟 1 次，共 8 次。测血压每小时 1 次，共 2 次；以后 2 h 1 次，共 2 次。若病情需要，可根据医嘱继续观察。

（3）检查后常规禁食 4～6 h 或遵医嘱。

（4）观察语言、运动和感觉功能。如有病情变化，及时通知医师。

（5）观察排尿情况，有尿潴留者留置导尿管。

五、长程视频脑电监测

将录像装置与脑电监测系统结合起来，对患者的临床表现和脑电活动进行同步记录，为癫痫临床诊断和癫痫术前评估定侧定位提供客观准确的资料。

适应证

（1）鉴别诊断：确定发作性事件是否为癫痫发作。

（2）确定癫痫发作类型。

（3）对癫痫起源灶进行定侧和定位。

种类

（1）颅外：选用头皮脑电图。

（2）颅内：选用立体定向脑电图、硬脑膜下电极脑电图。

监测前护理

（1）向患者及其家属介绍监测目的、方法，告知其监测注意事项，消除顾虑。

（2）病房清洁舒适，温度 22～26℃，湿度 50％～60％。

（3）嘱患者清洁头皮，做好个人卫生。

第十四章　神经外科患者的护理

805

（4）准备癫痫日志，记录发作情况及用药减药情况。

监测期间护理

（1）患者衣着宽松舒适，不得佩戴任何金属物。

（2）患者日常情况下处于视频监护范围，避免遮挡。

（3）监护期间多闭目安静休息，避免不必要的活动。

（4）嘱患者勿牵拉电极线，若电极脱落，及时通知医护人员复位。

（5）床旁、电极及放大器周围不要放置电器、手机等避免电磁源干扰。

（6）床栏保护，家属24 h不间断陪护，确保患者安全。

（7）严格根据医生医嘱服用抗癫痫药物。

（8）发作时按脑电发作事件按钮作为标记，并及时打铃通知医护人员。

（9）癫痫发作处理流程：

1）立刻掀开被子使患者全身充分暴露。

2）避免对患者进行不必要的搬动，减少干扰，不要遮挡摄像镜头。

3）观察患者生命体征和瞳孔情况，避免外伤。

4）观察患者发作时和发作后的临床表现。

5）呼唤询问患者姓名或嘱其做抬手抬腿等简单动作，观察其意识状态、语言和运动功能。待患者意识恢复后，询问患者对发作时的记忆和感受、发作先兆。

6）对于癫痫频繁发作或发作时间>5 min且不能自行缓解的患者，及时采用药物干预并启动癫痫持续状态的处理流程。

监测后护理

（1）取下电极后温水清洁头皮，头皮破损者用碘伏涂擦，严重者及时告知医生,遵嘱处理。

(2) 遵嘱进行药物指导。

(3) 做好癫痫患者疾病及生活指导。

(4) 遵嘱定期门诊随访。

◈　六、肿瘤电场治疗

肿瘤电场治疗(tumor treating fields,TTFields)是一种新型物理治疗方式,作为一种便携式无创设备,通过贴敷于头皮的电场贴片产生低强度、中等频率的交变电场干扰肿瘤细胞有丝分裂等机制发挥作用。目前已在胶质母细胞瘤(glioblastoma,GBM)的治疗中取得疗效,并得到国内外众多专家共识、指南的推荐。

适应证

TTFields 适用于经组织病理学或影像学诊断的复发性小脑幕上 GBM 及新诊断的小脑幕上 GBM。

治疗前准备

(1) 头颅 MRI 定位脑肿瘤的位置,生成个性化贴片图。

(2) 清洗头部皮肤,剃头,必须将头发完全剃光,以手掌触摸头皮无摩擦感。

(3) 75% 乙醇擦拭头皮,待头皮干燥。

治疗后注意事项

(1) 每天至少使用 18 h 的电场治疗。

(2) 至少每 4 d 更换 1 次电场贴片,更换贴片需改变位置(2 cm 范围内),使原贴片下的皮肤短暂休息。

(3) 环境要求:通风,室内外温度以患者头皮不出汗为易。

(4) 报警的处理:脱落、佩戴时间不足都会出现报警,需做相

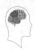

应处理。

（5）电极片引起低温灼伤致皮肤红肿、水泡，应及时请皮肤科治疗。

（石卫琳　张　铮　柴敏茵）

体表面积拟算表

身高	体表面积	体质量
cm 200	m² 2.7	kg 140
	2.6	135
195		130
	2.5	125
190		120
	2.4	115
185	2.3	110
180		105
	2.2	100
175	2.1	95
170	2.0	90
		85
165	1.9	80
160	1.8	75
	1.7	70
155		65
150	1.6	60
145	1.5	55
140	1.4	50
135	1.3	45
130	1.2	40
125	1.1	35
	1.0	
120		30

附录二 常用量表

附表 2-1 格拉斯哥昏迷评分量表（GCS）

睁眼反应		言语反应		运动反应	
自主睁眼	4	正常	5	遵嘱动作	6
呼唤睁眼	3	回答错误	4	刺痛定位	5
刺痛睁眼	2	只能讲单词	3	刺痛逃避	4
不睁眼	1	只能发声	2	刺痛屈曲	3
		不发声	1	刺痛伸展	2
				无反应	1

附表 2-2 格拉斯哥预后评分表（GOS）

评分	描述
5	恢复良好，能正常生活，有轻度神经障碍
4	中度病残，但生活能自理
3	重度病残，意识清楚，生活不能自理
2	植物生存
1	死亡

附表 2-3 Karnofsky 预后评分表（KPS）

评分	描述
100	优：很健康，无症状和体征
90	良：健康，正常活动，有轻微症状和体征
80	好：需经努力才能参加社会活动，有中度症状或体征
70	中：生活能自理，不能参加社会活动
60	次：生活能大部分自理，但偶尔需要他人帮助
50	差：生活不能自理

续　表

评分	描述
40	残:需要特别护理和照顾
30	重残:需住院,病情重
20	重危:需积极的支持治疗
10	垂死:濒临死亡
0	死亡

附表 2-4　Barthel 日常生活能力评分表

检查项目	评分		
	自理	需帮助	完全依赖
饮食	10	5	0
洗澡	5	0	/
梳洗(洗脸、刷牙、梳发)	5	0	/
穿衣	10	5	0
大便(有时需通便者=需帮助)	10	5	0
小便(有时需导尿者=需帮助)	10	5	0
上厕所	10	5	0
上床或起坐(轻微帮助得 10 分,能坐但需完全帮助得 5 分)	15	5~10	0
行走(需 1 人帮助步行得 10 分,可在轮椅上独立活动得 5 分)	15	5~10	0
上楼梯	10	5	0

总分:各项相加,100 分为生活自理,61~99 分为轻度功能障碍,41~60 分为中度功能障碍,≤40 分为重度功能障碍。

附表 2-5　美国耳鼻喉-头颈外科学会(AAO-HNS)听力分级系统

分级	纯音测听(dB)	言语识别力评分(%)	临床效用
A	≤30	≥70	有效
B	>30 且≤50	≥50	有效
C	>50	≥50	可帮助的
D	任何水平	<50	无功能

811

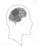
附表 2-6　面神经功能的临床分级(House-Brackmann 量表)

分级	功能	描述
1	正常	各区面肌运动正常
2	轻度功能障碍	(1) 肉眼观:仔细检查时有轻微无力,可有很轻的连带活动 (2) 静止状态:面部对称,肌张力正常 (3) 运动状态:额部正常,稍用力闭眼完全,口角轻度不对称
3	中度功能障碍	(1) 肉眼观:明显不对称,但不影响容貌;连带运动明显 (2) 静止状态:面部对称,肌张力正常 (3) 运动状态:额部减弱,用力后闭眼完全,口角用全力后轻度不对称
4	中重度功能障碍	(1) 肉眼观:明显面肌无力和/或不对称 (2) 静止状态:面部对称,肌张力正常 (3) 运动状态:额部无运动,闭眼不完全,口角用全力后不对称
5	重度功能障碍	(1) 肉眼观:几乎察觉不到运动 (2) 静止状态:面部不对称 (3) 运动状态:额部无运动,闭眼不完全,口角轻微运动
6	完全瘫痪	无运动

附表 2-7　SAH 改良 Fisher 分级

改良 Fisher 分级	CT 表现	血管痉挛发生率(%)
0	未见 SAH 或 IVH	0
1	局灶性或弥漫性 SAH,厚度<1 mm,无脑室出血	24
2	局灶性或弥漫性 SAH,厚度<1 mm,有脑室出血	33
3	局灶性或弥漫性 SAH,厚度>1 mm,无脑室出血	33
4	局灶性或弥漫性 SAH,厚度>1 mm,有脑室出血	40

附表 2-8　WFNS 分级

WFNS 分级	GCS 评分	主要局灶性神经功能缺失
0		无
1	15	无
2	13~14	无
3	13~14	有
4	7~12	有或无
5	3~6	有或无

（岳　琪）

一、头围正常值

新生儿出生时平均头围为 34 cm，前 6 个月增长较快，为 8～10 cm，后 6 个月增加 2～4 cm，1 岁时平均约 46 cm，2 岁时平均达 48 cm，5 岁时达 50 cm，15 岁时接近成人头围，为 54～58 cm。

二、脑和脊髓的体表定位法

1. 有临床简便定位方法

（1）中央沟投影线：鼻根与枕外隆凸连线的 50％向后 2 cm 处至颧骨中点的连线。

（2）外侧裂投影线：鼻根与枕外隆凸连线的 75％处与额骨颧突的连线。

2. 脊髓体表定位　成人脊髓占椎管的上 2/3，一般多终止于第 1～2 腰椎平面，颈髓较相应脊柱节段高 1 节，上、中胸髓较相应脊柱节段高 2 节，下胸髓高 3 节。腰髓位于第 10～12 胸椎，骶髓位于第 12 胸椎至第 1 腰椎平面。

（1）脊髓节段与相应椎体、棘突的关系见附表 3 - 1。

附表 3 - 1　脊髓节段与相应椎体、棘突的关系

脊髓	椎体	棘突
C_4	C_3	C_3

续 表

脊髓	椎体	棘突
C_8	C_6	C_6
T_2	T_1	T_1
T_5	T_4	T_3
T_8	T_7	T_6
T_{12}	T_{10}	T_9
L_5	L_1	L_{12}
S	$L_{1\sim2}$	$T_{12}\sim L_2$

（2）脊椎与体表标志的关系：

颈部第 1 个后突的棘突 ························· C_7 棘突

两肩胛冈内端的连线 ························· T_3 棘突

两肩胛骨下角的连线 ························· T_7 横突

脐 ························· L_3 横突

两髂嵴顶端的连线 ························· L_4 棘突

两髂骨后上棘的连线 ························· S_2 椎体

三、颅脑结构的表面标记

1. 翼点 眼眶上缘水平线与颧弓中点垂直线相交点，为额、顶、颞及蝶骨大翼四骨会合处。

2. 星点 外耳道中心后方 3.5 cm 及外耳道枕骨隆凸连线上方 1.5 cm，为顶、枕骨和颞骨乳突部会合处。

3. 前囟和人字尖 在眉间与枕外隆凸连线上，眉间后 13 cm 处为前囟，枕外隆凸上方 6.5 cm 处为人字尖。

4. 静脉窦 眉间与枕骨隆凸的连线为上矢状窦，枕骨隆凸与星点的连线为横窦。

5. 硬脑膜中动脉 主干在翼点分叉，其前支骨沟位于冠状缝

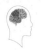

后约 2 cm 处。

6. 中央沟　眉间至枕骨隆凸连线中点后方 2 cm 处的一点，由此点与灰状线成 67.5°角，向两侧前下方划一线，此线上 9 cm 长的一段为中央沟的位置。

7. 大脑外侧裂　由翼点至顶骨圆凸划一直线，此线前 2/3 为大脑外侧裂的位置。

四、颅腔及其内容

1. 颅腔容积　一般为 1 400～1 500 ml。

2. 颅内容　脑体积为 1 150～1 350 cm³，平均 1 250 cm³，单位时间内脑血容量约 75 ml，占颅腔容积的 5.5％，但颅腔血流灌注量变化较大，可占颅腔容积的 2％～11％；脑脊液量为 150 ml 左右，占颅腔容积的 10％。

五、脑血循环

安静时脑血流量占心输出量的 15％，双侧颈内动脉供给全脑血流量的 4/5，椎动脉供给全脑血流量的 1/5。全脑血流量为 750～1 000 ml/min，或每分钟 50～55 ml/100 g 脑组织。脑血循环时间，从颈内动脉入颅到静脉窦出颅为 4～8 s，平均为 6 s。脑循环对全身动脉压的最低要求为 9.31 kPa(70 mmHg)。

六、脑的代谢

1. 代谢率　平时占全身基础代谢的 10％，思维时占 25％。

2. 脑耗氧量　占全身氧消耗量的 20％，6 岁左右的儿童脑耗氧量可达全身氧消耗量的 50％。成人脑氧耗量 40～50 ml/min，或平均每分钟 3.3 ml/100 g 脑组织。脑组织氧储备极微，血流中断 10～15 s 意识即可丧失。

3. 脑葡萄糖需要量　为 75～100 mg/min,或平均每分钟 5.4 mg/100 g 脑组织。脑所需葡萄糖占全身葡萄糖总消耗量的 17%。

◈ 七、脑脊液

1. 产生　85%～95%由脑室脉络丛产生,5%～15%由脑脊髓血管周围间隙、脑室、脊髓中央管的室管膜上皮细胞产生,产生速度为 0.3～0.45 ml/min,每天分泌总量可达 500 ml 以上,并使整个脑脊液替换 3～4 次。

2. 吸收　约 4/5 脑脊液经矢状窦旁的蛛网膜颗粒吸收,1/5 由进入脊髓静脉的蛛网膜绒毛吸收。

3. 分布　成人脑脊液总量为 100～200 ml,平均 150 ml,婴儿 40～60 ml,幼儿 60～120 ml,较大儿童 80～120 ml。脑室:侧脑室各 10～15 ml,第 3、4 脑室 5～10 ml,脑蛛网膜下腔 25～30 ml,脊髓蛛网膜下腔 70～75 ml 脑室系统占 1/4,蛛网膜下腔和基底池占 3/4。正常脑脊液清亮、无色透明。含水分 98.75%～99.18%,固体物质 0.83%～1.77%,pH7.32±0.03,比重 1.006～1.009。

4. 细胞数　腰穿脑脊液中白细胞总数不超过 $10\times10^6/L$ 主要为小淋巴细胞;枕大池液为$(1\sim2)\times10^6/L$。

5. 蛋白　蛋白定性潘氏(Pandy)试验阴性。正常脑脊液中蛋白量为血浆蛋白的 0.5%。蛋白含量:新生儿 400～1500 mg/L,幼儿 400～800 mg/L,儿童 160～560 mg/L。成人终池 150～400 mg/L,枕大池 100～250 mg/L,脑室 50～150 mg/L。

6. 糖含量　10 岁以下儿童为 2.0～4.7 mmol/L(35～85 mg%),10 岁以上 2.7～4.4 mmol/L(50～80 mg%),新生儿 3.9～5.0 mmol/L(70～90 mg%)。枕大池 2.7～4.3 mmol/L (50～75 mg%),脑室 3.0～4.4 mmol/L(55～80 mg%)。

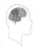

7. 氯化物（以 Cl⁻ 计） 120～130 mmol/L（425～460 mg％）。

8. 颅内压（腰穿时脑脊液压力） 成人侧卧位 0.78～1.76 kPa（80～180 mmH$_2$O），儿童侧卧位 0.4～0.93 kPa（40～95 mmH$_2$O），脑脊液随呼吸搏动为 0.098～0.196 kPa（10～20 mmH$_2$O），随脉搏搏动为 0.019 6～0.039 2 kPa（2～4 mmH$_2$O），通常放液 1 ml，可使压力下降 0.098 kPa（10 mmH$_2$O）。

◈ 八、临床检查有关数值

1. 眼底 动脉：静脉＝2：3。视盘直径 1.5 mm。

2. 视野 白色视标：颞侧 90°，鼻侧 60°，上侧 60°，下侧 70°。周边视野：25°～30°以外区域；中心视野：10°以内；中间视野 10°～25°。色视野：次序：白＞黄＞蓝＞红＞绿。各依次＜10°，黄、蓝色 50°～70°，红色 40°～50°，绿色 30°～40°。

3. 视力 远视力（5 m）1.0～1.5，4 m 读视力表第一行为 0.08，3 m 读第一行为 0.06，2 m 读第 1 行为 0.04，1 m 读第 1 行为 0.02。近视力 30 cm 1.0～1.5。最小分辨力 100 μm（0.1 mm）以上。

4. 瞳孔 室内自然光线下平均直径为 4 mm（一般为 2.5～5.5 mm）。亮光线下可缩直径至 1 mm，暗环境中可扩直径至 8 mm。60 岁以上的老年人瞳孔则缩小，明室为 2～3 mm，暗室为 2.5～4 mm。

5. 两点辨别觉最小距离 指尖 3～8（mm），手掌 8～12（mm），手背 30～40（mm），前胸 40（mm），背部 40～70（mm），上臂及大腿 75（mm）。

（邹 翔）

附表 4-1　常用抗癫痫剂血浓度

抗癫痫药物	每日限定剂量(mg)	有效血药浓度(μg/ml)
卡马西平	1 000	6~12
安定	20	NA
氯硝西泮	8	0.013 2~0.072
加巴喷丁	1 800	NA
拉科酰胺	300	NA
拉莫三嗪	300	2~15(存在争议)
左乙拉西坦	1 500	NA
奥卡西平	1 000	7.5~20(羟基卡马西平)
苯巴比妥	100	15~30
苯妥英	300	10~20
普瑞巴林	300	NA
托吡酯	300	NA
丙戊酸钠	1 500	50~100
维加巴因	2 000	NA
唑尼沙胺	200	NA

（邹　翔）

附录五 神经外科常用抗生素简介

附表 5-1 神经外科常用抗生素简介

药物	抗菌谱	给药方法	脑脊液浓度(mg/L)	脑组织浓度(ug/g)	脑脓肿脓液浓度(mg/L)	主要不良反应	备注
青霉素 G (Penicillin G)	革兰阳性菌(除耐药金葡菌)、革兰阴性球菌,除脆弱拟杆菌外的多数厌氧菌,螺旋体,放线菌皆敏感	10万~300万 U,炎症状态下,2 g IV q6 h;治疗细菌性脑膜炎时,剂量可增至每日2 000~3 000万 U,分4~6次静脉滴注。儿童每日5万~20万 U/kg分4次	CSF中浓度为同期血药浓度 5%~10%	炎症状态下,2 g IV:脑浓度为0.32(0~1.38),同期血浓度为7.5	脑浓度240万~4 000万 U/d, IV,脓液浓度为0~15	过敏反应(过敏性休克),大剂量可引起青霉素脑病	青霉素 G 钾盐不作静脉推注
氨苄西林钠 (氨苄青霉素,Ampicillin)	除对青霉素 G 敏感菌有活性外,对奇异变形杆菌,沙门菌,某些大肠埃希菌,痢疾杆菌也有作用	静脉给药剂量为每日100~200 mg/kg,分3~4次,每日最高剂量不超过300 mg/kg。静脉滴注浓度不宜超过30 mg/ml	CSF中浓度为同期血药浓度13%~14%	脑浓度为0.4平均血浓度21.0	炎症状态下,2 g IV;脑浓度4 g/d口服或IM,脓液浓度为0.5~3.5,血浓度为0.5~10	过敏反应(皮疹较多见),口服可有胃肠道反应	

续　表

药物	抗菌谱	给药方法	脑脊液浓度（mg/L）	脑组织浓度（μg/g）	脑脓肿脓液浓度（mg/L）	主要不良反应	备注
阿莫西林（Amoxicillin）	同上。抗菌作用与氨苄西林钠同。对粪肠球菌和沙门菌属的作用强于门氨苄西林者；对流感嗜血杆菌和厌氧菌略逊于氨苄西林	一般口服制剂为主。250～500 mg q6 h 口服。每日 50～100 mg/kg IM 或 IV	炎症状态下，CSF 中浓度为同期血药浓度 13%～14%			同上	国外有注射制剂
哌拉西林（Piperacillin）	对肠杆菌目细菌、铜绿假单胞菌、革兰阳性球菌（除肠球菌 G 金黄色葡萄球菌）、脆弱拟杆菌皆有较好作用；对流感嗜血杆菌、淋球菌敏感	2～4 g q6～8 h IV。每日最高剂量 不超过 16 g。儿童每日 100～300 mg/kg，分 3～4 次	炎症状态下，脑组织浓度为 CSF 中浓度 为同期血药浓度 30%	血清浓度的 0.03%～2%		皮疹，胃肠道反应，偶有血清转氨酶增高、白细胞、中性粒细胞下降嗜酸粒细胞增多	化脓性脑膜炎疗效满意
哌拉西林-他唑巴坦（Piperacillin-Tazobactam）	他唑巴坦与临床上重要致病菌产生的 β 内酰胺酶不可逆结合，使之失	常用剂量：3.375 g q6 h 或 4.5 g q8 h 静脉滴注	脑膜无炎症时，脑脊液内药物浓度较低；脑脊				

822

续　表

药物	抗菌谱	给药方法	脑组织浓度（ug·g）	脑脊液浓度（mg/L）	脑脊液血液浓度（mg/L）	主要不良反应	备注
	活。与哌拉西林-他唑巴坦对多数革兰阳性球菌和革兰阴性杆菌均具有良好抗菌活性			液有炎症时,同期脑脊液血液度缺乏临床数据			
头孢唑林（Cefazolin）	对革兰阳性菌的活性较强,对革兰阴性菌的作用相对较差。对产青霉素酶和不产青霉素酶的金黄色葡萄球菌,化脓性链球菌,肺炎链球菌,无乳链球菌,凝固酶阴性葡萄球菌,白喉棒状杆菌,炭疽芽孢杆菌均具良好抗菌活性	成人常用剂量每次500 mg~1g,每6~8h一次。严重感染每次1~1.5g,每6小时1次,静脉滴注。本品用于预防手术感染时,一般术前30 min静脉内给药1g;手术时间超过3h者术中加用1g,术后每6~8h 0.5~1g,用药24h		很难透过血脑屏障,炎症状态下,脑脊液中浓度为同期血药浓度1%~4%,不能在脑脊液中达到有效治疗浓度			肾功能减退患者应用大剂量时可出现脑病反应　易与青霉素类存在交叉过敏

药物	抗菌谱	给药方法	脑脊液浓度(mg/L)	脑组织浓度(μg/g)	脑脓肿脓液浓度(mg/L)	主要不良反应	备注
头孢呋辛(Cefuroxime)	革兰阳性菌如葡萄球菌属(金黄色葡萄球菌和表皮葡萄球菌)、链球菌属,革兰阴性菌如柠檬酸杆菌属,产气肠杆菌,大肠埃希菌,奇异变形杆菌,沙门菌,志贺菌属,克雷伯菌属,流感嗜血杆菌,均对本药敏感	成人一般感染或中度感染750 mg/次,每日3次,IM或IV。重症感染每次剂量可增加至1.5 g,q6~8 h给药一次,总量可达3~6 g/d	细菌性脑膜炎患者每每8 h静脉滴注3 g或IV 60~75 mg/kg,脑脊液中浓度为0.1~22.8 mg/L				
头孢噻肟(Cefotaxime)	肠杆菌目细菌,流感嗜血杆菌和淋奈瑟菌属对本品高度敏感;对革兰阳性菌(主要链球菌属,包括肺炎链球菌)敏感青霉素不也有作用	0.5~2 g,q6 h,IV。每日最大剂量不超过12 g	炎症状态下,脑脊液中药物浓度为同期血药浓度10%,可达到有效治疗浓度			药疹,个别患者有静脉炎,念珠菌二重感染	

续 表

药物	抗菌谱	给药方法	脑脊液浓度(mg/L)	脑组织浓度(ug/g)	脑脓肿脓液浓度(mg/L)	主要不良反应	备注
头孢曲松(Ceftriaxone)	对革兰阴性菌有杀灭作用，如流感嗜血杆菌、脑膜炎奈瑟菌、淋病奈瑟菌（包括耐氨苄西林钠的菌株）、大肠埃希菌、克雷伯杆菌属、枸橼酸杆菌、奇异变形杆菌、吲哚阳性变形杆菌、沙门菌属、志贺菌属；对革兰阳性菌（主要链球菌属，包括肺炎链球素不敏感肺炎链球菌）	成人和12岁以上儿童1~2 g，每日1次，IV；严重感染者可将剂量增至1~2 g，每日2次，IV	可透过炎性脑膜，在脑脊液中达有效治疗浓度。50 mg/kg、75 mg/kg后3 h的脑脊液的药物浓度分别为5.6（1.3~18.5）mg/L和6.4（1.3~44）mg/L			轻微的腹泻、皮疹、头痛、静脉注射过快偶有静脉炎发生	
头孢哌酮(Cefoperazone)	对铜绿假单胞菌敏感，对革兰阴性菌和阴沟弱脆杆菌作用较差	2 g q6~8 h IV，或IM，儿童100~200 mg/kg，分3~4次。每日最大剂量12 g	不易透过血脑屏障。不能在脑脊液中达到有效治疗浓度	小鼠放射自显影测定未测出		药疹，个别人有血清转氨酶升高，酒醉样反应，出血倾向	

药物	抗菌谱	给药方法	脑脊液浓度 (mg/L)	脑组织浓度 (ug/g)	脑脓肿脓液浓度 (mg/L)	主要不良反应	备注
头孢哌酮-舒巴坦 (Cefoperazone-Sulbactam)	舒巴坦与头孢哌酮的复方制剂对不动杆菌属细菌的抗菌活性增强。对产β内酰胺酶和不产β内酰胺酶革兰阴性杆菌(包括铜绿假单胞菌)具有良好抗菌活性	头孢哌酮-舒巴坦2:1制剂每日2~3次静脉点滴给药,每次1.5g~3g。近年来,舒巴坦单剂投入临床使用,每日最大剂量可用至8~9g	不易透过血脑屏障,不能在脑脊液中达到有效治疗浓度				
头孢他啶 (Ceftazidime)	对多数β-内酰胺酶稳定。抗菌谱广,对大部分革兰阴性菌有效,如铜绿假单胞菌及其他假单胞菌属,肺炎克雷伯菌及其他克雷伯菌属,奇异变形杆菌,摩根菌变形杆菌,大肠埃希	成人一般每次给予1g,每日3次或每日2g,严重感染可增至2g,每日3次	脑膜有炎症时脑脊液/血清药物浓度20%~40%			偶见斑丘疹,荨麻疹等皮肤过敏反应,罕见中毒性表皮坏死,发热,瘙痒,支气管痉挛和/或低血压	

药物	抗菌谱	给药方法	脑脊液浓度（mg/L)	脑组织浓度（ug/g)	脑脊肿脓液浓度（mg/L)	主要不良反应	备注
	菌等肠杆菌目，志贺菌属，脑膜炎奈瑟球菌，流感嗜血杆菌及副流感嗜血杆菌等						
头孢他啶-阿维巴坦（Ceftazidime-Avibactam)	对多数革兰阳性杆菌具有良好抗菌活性，特别是产KPC型碳青霉烯酶的碳青霉烯类耐药的肠杆菌科细菌，特别是肺炎克雷伯菌；对厌氧菌无抗菌活性	每8h1次，每次2.5g静脉滴注	阿维巴坦临床数据较少。免子脑膜炎模型中，脑脊液浓度为血药浓度的38%	同上			主要用于产KPC型碳青霉烯酶的碳青霉烯类耐药肠杆菌科细菌，特别是肺炎克雷伯菌的细菌性脑膜炎
头孢吡肟（Cefepime)	对革兰阴性菌，包括肠杆菌目细菌中非产ESBL菌株，活性较头孢噻肟、头孢曲松和头孢他啶	成人常用剂量，1g q12h IV，严重感染时，剂量可增至2g bid~tid	脑膜有炎症时，同期脑脊液/血液浓度10%～20%			胃肠道症状过敏反应	

续表

药物	抗菌谱	给药方法	脑脊液浓度(mg/L)	脑组织浓度(ug/g)	脑脓肿脓液浓度(mg/L)	主要不良反应	备注
	他唑等略差，对铜绿假单胞菌活性与头孢哌酮、哌拉西林相仿；对不动杆菌属和铜绿假单胞菌活性较头孢他啶略差						
亚胺培南 (Imipenem)	对以下病原菌均具有抗菌活性。革兰阴性需氧菌：无色杆菌、不动杆菌，产气肠杆菌、阴沟肠杆菌、大肠埃希菌、加德纳血杆菌属、流感嗜血杆菌（包括产生 β 内酰胺酶产生株）、克雷伯菌属、淋病奈瑟	成人治疗剂量如下：轻度：每次 250 mg，q6 h 1次，总量1g/d；中度，每次 500 mg ～1g，q8~12h 1次，总量 1.5～2 g/d。严重的敏感细菌感染：每次 500 mg，q6 h 1次。总量2 g/d	在脑膜有炎症时脑脊液/血清药物浓度 10%～20%。与脑组织亲和力强	局部皮肤皮疹、瘙痒、荨麻疹等过敏反应，中枢神经系统紊乱，可有肌阵挛、精神障碍，错乱状态，癫痫发作，粒细胞减少，患者用后常有恶心、呕吐		一般不用于既往有癫痫发作、癫痫病基础的中枢神经系统感染	

续　表

药物	抗菌谱	给药方法	脑脊液浓度 （mg/L）	脑组织浓度 （ug/g）	脑脓肿脓液 浓度（mg/L）	主要不良反应	备注
	球菌（包括产生青霉素酶菌株），脑膜炎奈瑟球菌（包括产生青霉素酶菌株），变形杆菌属，奇异变形菌属，革兰阳性需氧菌；金黄色葡萄球菌（包括产生青霉素酶菌株），革兰阴性厌氧菌：脆弱拟杆菌属，革兰阳性厌氧菌；放线菌属，微需氧链球菌；消化球菌属						

续表

药物	抗菌谱	给药方法	脑脊液浓度(mg/L)	脑组织浓度(ug/g)	脑脊肿脓液浓度(mg/L)	主要不良反应	备注
美罗培南 (Meropenem)	同上。对革兰阴性菌抗菌活性较亚胺培南略高;对链球菌属,粪肠球菌,MRSA等革兰阳性菌抗菌活性略逊于亚胺培南	成人常用剂量:每次0.5~1g,每8~12h给药1次;细菌性脑膜炎可增至每次2g,每8h给药1次	在脑膜有炎症时脑脊液/血清药物浓度20%左右	同上。癫痫发作风险略低于亚胺培南,但仍需谨慎			碳青霉烯类药物与丙戊酸钠合用时,可导致后者浓度低于治疗浓度,增加癫痫发作风险
万古霉素 (Vancomycin)	对革兰阳性球菌具有强大作用。包括MRSA等金黄色葡萄球菌,链球菌属,肠球菌属等。对厌氧革兰阳性杆菌具有良好抗菌活性	0.5~1.0g,每12h一次静脉滴注。口服用于治疗艰难梭菌,每日4次,每次0.125g~0.25g	脑膜有炎症时,静脉滴注1g后,脑脊液内浓度可达2.5~5mg/L,为同期血药浓度的7%~20%	可在脑组织内达较高药物浓度		一定的肾毒性,耳毒性;容易形成皮疹(红人综合征)	需要监测血药浓度包括峰浓度和谷浓度

续表

药物	抗菌谱	给药方法	脑脊液浓度(mg/L)	脑组织浓度(ug/g)	脑脓肿脓液浓度(mg/L)	主要不良反应	备注
利奈唑胺(Linezolid)	对葡萄球菌属、肠球菌属、链球菌属均显示良好的抗菌活性,对脑膜炎伊丽莎白菌、拟杆菌属具有一定抗菌活性。对支原体属和衣原体属、结核分枝杆菌、鸟分枝杆菌亦有一定抑制作用	每次600 mg 每日12 h 给药一次,静脉或者口服	脑膜有炎症时,脑脊液药物浓度可达同期血药浓度60%~70%	可在脑组织中达到有效治疗浓度		骨髓抑制,特别是血小板和白细胞下降	因以抑菌作用为主,不首先推荐用于细菌性脑膜炎;但因脑组织内浓度高,可用于脑脓肿。与5-羟色胺类药物潜在的相互作用
达托霉素(Daptomycin)	对革兰阳性菌具有良好抗菌活性,特别是对葡萄球菌属是目前抗革兰阳性菌药物中杀菌作用最强的	6 mg/kg体重每日一次给药,严重感染可用至8 mg/kg剂量	目前达托霉素用于治疗金黄色葡萄球菌中枢神经系统的临床数据较少	数据较少,少数报道中可以在脑脊液中测到一定浓度的达托霉素		肌痛,血液中肌酶水平升高	

续　表

药物	抗菌谱	给药方法	脑脊液浓度 (mg/L)	脑组织浓度 (ug/g)	脑脓肿脓液浓度 (mg/L)	主要不良反应	备注
多西环素 (Doxycycline)	广谱,对革兰阳性菌的抗菌活性优于革兰阴性菌。体外对部分厌氧菌亦具抗菌作用。细菌耐药现象严重,目前临床主要用于立克次体病,布氏杆菌病,回归热,支原体肺炎,衣原体感染	静脉滴注。每日2次,每次100 mg。首剂0.2 g,以后0.1 g, qd~bid,口服	在炎性状态下,脑脊液/血液药物浓度为26%			皮疹,感光性,胃肠道反应,肝损害,牙齿黄染二甲胺四环素,可引起前庭神经功能紊乱	剂量(尤其静滴剂量)不应增大,暂不推荐用于8岁以下儿童
替加环素 (Tigecycline)	抗菌谱广,对革兰阳性菌包括MRSA,耐药肠球菌属和革兰阴性杆菌具有良好抗菌活性,特别是碳青霉烯类革兰阴性杆菌,	每次50~100 mg,每日2~3次,首剂加倍	不易透过血脑屏障。静脉给药脑脊液中不能达到有效浓度			胃肠道反应较大,肝功能损害,胰腺炎	

附录五　神经外科常用抗生素简介——

831

药物	抗菌谱	给药方法	脑脊液浓度 （mg/L）	脑组织浓度 （ug/g）	脑脓肿脓液 浓度（mg/L）	主要不良反应	备注
氯霉素 （Chloramp- henicol）	包括肺炎克雷伯 菌、鲍曼不动杆 菌。对铜绿假单 胞菌无效 具有广谱抗微生物 作用，对流感嗜血 杆菌、肺炎链球 菌、淋病奈瑟菌及 脑膜炎奈瑟菌具 有杀菌作用。对 葡萄球菌属，化脓 性链球菌，草绿色 链球菌，伤寒及副 伤寒等沙门菌属， 大肠埃希菌，肺炎 克雷伯菌，奇异变 形杆菌及志贺菌 等有抑制作用。 对革兰氏阴性菌 的抗菌活性优于 对革兰氏阳性菌	0.5～0.75 g，q6 h IV，儿童每日 40 ～60 mg/kg	无论脑膜有误 炎症，氯霉 素可很好透 过血脑屏障 进入中枢神 经系统，脑 脊液浓度同 时期血药浓 度 35%～ 65%	无炎症 2 g， IV，脑浓度 为19.3（9.7 ～63.0）	2.4 g/d IV，脓 液内浓度＜ 5，血液浓度为 0～13	皮疹、造血功 能抑制、灰 婴综合征、 中毒性精神 病	中枢神经系统浓 度高为本品特 点。慎用婴幼 儿

药物	抗菌谱	给药方法	脑组织浓度(ug/g)	脑脊液浓度(mg/L)	脑脓肿脓液浓度(mg/L)	主要不良反应	备注
磷霉素(Fosfomycin)	广谱抗菌药,对金黄色葡萄球菌、大肠埃希菌、铜绿假单胞菌等均具有抗菌活性	成人 4~16 g/d,儿童 每日 160~300 mg/kg,分 2~4 次静滴,口服 2~4 g/d,儿童每日 100~150 mg/kg 分 4 次口服。每日最大剂量最大可用至 20 g		炎症时脑脊液浓度为血液浓度的 50% 以上。IV8 g,即刻 4 和 8 h 脑脊液浓度分别为 147,132 和 159(高而持久),即刻高峰血浓度为 272		胃肠道反应(包括 IV 给药)、肌注局部疼痛明显	口服仅用于尿路、肠道感染。磷霉素钠制剂宜用葡萄糖水溶解
庆大霉素(Gentamicin)	对革兰阴性杆菌具有强大抗菌活性,铜绿假单胞菌也有较强作用	每日 3~5 mg/kg,分 2~3 次静脉滴注分 3 次,IV。鞘内注射,每次 5~10 mg	低	难以透过血脑屏障。包括有炎症时,常用注射量 + 鞘内 4 mg,8 h 的脑脊液浓度为 19~46;脑室注射 5 mg,脑脊液浓度		血清浓度<10~12 μg/ml 可避免毒性反应发生,偶可引起呼吸抑制	160~240 mg/d,IM,血清浓度为 0.3~4.5,脓液浓度为 0.5~1.0 目前推荐做血药浓度监测

现代神经外科手册(第二版)

续 表

药物	抗菌谱	给药方法	脑脊液浓度(mg/L)	脑组织浓度(ug/g)	脑脊髓脓液浓度(mg/L)	主要不良反应	备注
阿米卡星(Amikacin)	抗菌谱与庆大霉素相同,对金葡菌,肠杆菌科菌和单假单胞菌的活性较庆大霉素为差,后两者菌株对庆大霉素耐药者对本品敏感	每日15 mg/kg分2~3次,IM或IV.鞘内注射4~10 mg/次(成人)	为12.8~40,脑室及腰穿脑脊液有效浓度(4~6)可维持近24 h		正常脑膜难以透入,炎症:7.5mg/kg;IM,脑脊液浓度<0.5mg/L。脑膜有炎症时脑脊液中药物浓度很低	与那霉素相同,不良反应多发生于血清浓度>40 μg/ml时	可用于治疗脑室炎和脑膜炎。目前推荐做血药浓度监测
复方磺胺甲噁唑(Sulfamethoxazole and Trimethoprime, SMZ-TMP)	甲磺胺甲噁唑起抗菌作用。对革兰阳性和阴性球菌,流感嗜血杆菌,伤寒、鼠疫杆菌,霍乱,奴卡菌,疟原虫皆有作用	口服:治疗细菌性感染:每次TMP 160 mg, SMZ 800 mg,每12 h 1次;治疗耶氏肺孢菌每次SMZ 18.75~	口服药物,可穿透血脑屏障至脑脊液中,达到有效治疗浓度。SMZ脑脊液浓度分	SMZ脑浓度为5.8~8.9,血浓度为62.4~100(猴)	SMZ 800 mg,脓液浓度为15.5~36	胃肠道反应,皮疹,血细胞减少,血尿,结晶尿,肝功能异常	

药物	抗菌谱	给药方法	脑脊液浓度(mg/L)	脑组织浓度(ug/g)	脑脓肿脓液浓度(mg/L)	主要不良反应	备注
		25 mg/kg，TMP 3.75~5 mg/kg，每 6 h 1 次。静脉给药：每次 SMZ 5~12.5 mg/kg 和 TMP 2~2.5 mg/kg，每 6 h 1 次	别为血浓度的 30%~50%、40%~80% 和 30%~50%				
甲硝唑 (Metronidazole)	几乎所有厌氧菌皆敏感，对阿米巴原虫、滴虫和某些螺旋体也有作用	400 mg（儿童 7 mg/kg），tid~qid 口服，500 mg（儿童 10 mg/kg）q8 h，IV	本品能透过血脑屏障，脑膜无炎症时甲硝唑在脑脊液中的浓度为同期血药浓度的 43%；脑膜有炎症时，脑脊液中药物浓度可达同期血药浓度的 90%以上		0.4 g 口服，IV q8 h，脓液浓度 20.7~45.0	轻度胃肠道反应，荨麻疹，白细胞减少，阴道及尿道烧灼感	

药物	抗菌谱	给药方法	脑脊液浓度（mg/L）	脑组织浓度（ug/g）	脑脓肿脓液浓度（mg/L）	主要不良反应	备注
多黏菌素（Polymycins）	对革兰阴性杆菌具有强大抗菌活性。目前用于碳青霉烯类耐药大肠埃希菌、肺炎克雷伯菌、鲍曼不动杆菌、铜绿假单胞菌的感染	多黏菌素B：1.5～2.5 mg/kg，分2～3次静脉滴注。鞘内注射：每日1次，3～4 d后可隔天给药，持续2周。多黏菌素E甲磺酸盐：2.5～5mg/kg，分2～4次静脉滴注。严重感染者给予负荷剂量，300 mg	不易透过血脑屏障。静脉用药脑脊液中不能达到有效浓度。一般静脉给合鞘内注射或脑室内注射给药			肾毒性和神经毒性	不能用于重症肌无力患者
环丙沙星（Ciprofloxacin）	对革兰阴性杆菌抗菌活性高，特别是对铜绿假单胞菌	每次200～400 mg静脉滴注，每日2～3次。最大剂量一日1.2 g	正常血脑屏障下，血药浓度与脑脊液内浓度比为30%～70%，脑膜炎症状态下，血药浓度与脑脊液内浓度比为70%～90%			过敏（皮疹），肝功能损害，有癫痫发作可能	不首先推荐用于有原发中枢神经系统疾病，特别是有癫痫基础的细菌性脑膜炎

续表

药物	抗菌谱	给药方法	脑脊液浓度 (mg/L)	脑组织浓度 (ug/g)	脑脓肿脓液浓度 (mg/L)	主要不良反应	备注
左氧氟沙星 (Levofloxacin)	对链球菌属(特别是青霉素不敏感肺炎链球菌)有良好抗菌活性,以及支原体、衣原体,分枝杆菌。对铜绿假单胞菌抗菌活性逊于环丙沙星	每日一次,每次500~750 mg,静脉滴注或者口服	同上			同上	同上
莫西沙星 (Moxifloxacin)	对链球菌属(特别是青霉素不敏感肺炎链球菌)有良好抗菌活性,以及支原体、衣原体,分枝杆菌。对厌氧菌有良好抗菌活性	每日一次,每次400 mg,静脉滴注或者口服	同上	在脑组织中可达到有效治疗浓度,对厌氧菌有效,可用于脑脓肿的治疗		同上	

药物	抗菌谱	给药方法	脑脊液浓度（mg/L）	脑组织浓度（ug/g）	脑脊肿脓液浓度（mg/L）	主要不良反应	备注
利福平 (Rifampicin)	革兰阳性菌（包括耐药金黄色葡萄球菌）、革兰阴性球菌，结核分枝杆菌和多数脆弱杆菌均敏感，革兰阴性杆菌敏感度不一	450～900 mg/d。每日1～2次口服，儿童每日10～20 mg/kg。静脉制剂，每日450～600 mg/d。成人日最大剂量不超过1 200 mg/d	口服450 mg，无炎症脑脊液浓度<0.5，炎症脑脊液浓度为1.5～2.5为高峰血液度的20%。在脑膜有炎症时脑脊液/血清药物浓度22%～30%			20%患者出现肝损害，胃肠道反应，大剂量间歇疗法可出现流感样症状	服药时大小便、唾液、泪液等可呈红色
异烟肼 (Isoniazid)	对结核分枝杆菌有高度活性，其他分枝杆菌多耐药	每日10～15 mg/kg；分3次口服或顿服，静脉每日1次	无论有无炎症，脑脊液浓度与血清浓度相同或超过相同者，200 mg bid，高峰脑脊液度为2.8			大剂量可有眩晕，神志模糊，昏迷抽搐，周围神经炎，肝损害、皮疹	

药物	抗菌谱	给药方法	脑脊液浓度(mg/L)	脑组织浓度(ug/g)	脑脊肺膜液浓度(mg/L)	主要不良反应	备注
乙胺丁醇(Ethambutol)	对结核分枝杆菌高度敏感,对其他分枝杆菌亦敏感	每日 25 mg/kg,顿服	口服 2 倍治疗量,正常脑脊液物未测出,结核性脑膜炎患者口服 25 mg/kg,高峰脑脊液浓度(2~4 h到达)约为血浓度的 10%~54%			视神经损害表现为视力减退、中心盲点和红绿色视觉丧失	
吡嗪酰胺(Pyrazinamide)	对结核分枝杆菌高度敏感	口服 每日 25~30 mg/kg,成人每日常用量 1.5 g,最大剂量不超过每日 2.5 g	可透过血脑屏障,血药浓度与脑脊液内浓度相近			肝功能损害常见,其次为痛风性关节炎	
氟康唑(Fluconazole)	对念珠菌属和多数新生隐球菌具有良好抗真菌活性。曲霉菌属对其耐药	一般 200~400 mg每日 1 次静脉滴注或口服给药。用于隐球菌性脑膜炎可用至 800~	脑膜无炎症时脑脊液内药物浓度为血药浓度 60%,脑膜			过敏反应(皮疹)、胃肠道反应、肝毒性	

续 表

药物	抗菌谱	给药方法	脑脊液浓度(mg/L)	脑组织浓度(ug/g)	脑脓肿脓液浓度(mg/L)	主要不良反应	备注
		1 200 mg 每日1次静脉滴注给药	炎症时脑脊液内药物浓度可达血药浓度80%				
伏立康唑 (Voriconazole)	对念珠菌属和多数新生隐球菌属和曲霉菌属均具有良好抗真菌活性	静脉滴注给药:第1天负荷剂量每次6 mg/kg×2次;随后每12 h 1次,每次4 mg/kg。口服给药:第1日,每12 h口服1次,每次400 mg;第2日起,每12 h 1次,每次200 mg	可透过血脑屏障。脑膜炎症状态下,脑脊液/血药物浓度22% ~ 100%	在脑组织中亦可达到有效治疗浓度		视觉障碍,皮疹等过敏反应,骨髓抑制,胃肠道不良反应,肝功能损害,心律失常(Q-T间期延长)	药动学非线性,需要监测血药浓度,调整用药剂量
卡泊芬净 (Caspofungin)	具有广谱抗真菌活性,对念珠菌属,曲霉菌属均具有良好抗真菌活性	首剂70 mg,每日1次静脉点滴;第2日起,每日1次,每次50 mg静脉点滴	不能穿透血脑屏障			不良反应相对较少	一般不用于治疗中枢神经系统感染

续表

药物	抗菌谱	给药方法	脑脊液浓度(mg/L)	脑组织浓度(ug/g)	脑脊肿胀脑脊液浓度(mg/L)	主要不良反应	备注
5-氟胞嘧啶(Flucytosine)	隐球菌,念珠菌和某些曲菌及着色霉菌对本品敏感,其他深部真菌均耐药	每日 100～150 mg/kg,分 4 次口服	隐球菌脑膜炎每服150 mg/kg,多次口服,脑脊液浓度为 36～390,≥血液浓度为 43～180			胃肠道反应,影响造血功能,肝损害	
两性霉素 B(Amphotericin B)	广谱抗真菌要。除着色霉菌,足肿菌,放线菌,诺卡菌对本品敏感性差或耐药外,其他深部真菌对本品皆敏感	每日 0.1～1 mg/kg 逐渐减量,静滴 qd 或 qod 或脑室内注射 0.1～1 mg/次,qod	静滴 0.37～1.2 mg/kg,正常脑脊液浓度为0.01～0.1,隐球菌脑膜炎20 mg静滴,脑脊液浓度为 0～0.5(<血液浓度10%)鞘内0.5 mg/次+1 mg/kg静滴,24 h脑脊液浓度1.0～1.5			静滴:寒战高热,肝肾损害,贫血,低血钾症,鞘内注射:下肢感觉异常,尿潴留,蛛网膜炎	中枢神经系统感染宜加鞘内或脑室内给药,注射给药加用皮质激素以减少反应

（秦晓华　王明贵）

1. 中华医学会神经病学分会中华医学会神经病学分会脑血管病学组. 中国脑出血诊治指南（2019）［J］. 中华神经科杂志，2019，52（12）：994-1005.
2. 中华医学会神经病学分会帕金森病及运动障碍学组，中国医师协会神经内科医师分会帕金森病及运动障碍学组. 中国帕金森病治疗指南（第四版）［J］. 中华神经科杂志，2020，53（12）：973-986.
3. 中国垂体腺瘤协作组. 中国肢端肥大症诊治共识（2021版）［J］. 中华医学杂志，2021，101（27）：2115-2126.
4. 周良辅. 现代神经外科学［M］.3版. 上海：复旦大学出版社，2021.
5. CARNEY N，TOTTEN A M，O'REILLY C, et al. Guidelines for the management of severe traumatic brain injury, fourth edition ［J］. Neurosurgery，2017，80（1）·6-15.
6. NABORS L B，PORTNOW J，AHLUWALIA M， et al. Central nervous system cancers, Version 3. 2020, NCCN clinical practice guidelines in oncology ［J］. J Natl Compr Canc Netw，2020，18（11），1537-1570.
7. SPAHN D R, BOUILLON B, CERNY V, et al. The European guideline on management of major bleeding and coagulopathy following trauma: fifth edition ［J］. Crit Care，2019，23（1）：98.

图书在版编目(CIP)数据

现代神经外科手册:第三版/周良辅主编.—上海:复旦大学出版社,2023.2
ISBN 978-7-309-16466-4

Ⅰ.①现… Ⅱ.①周… Ⅲ.①神经外科学-诊疗-手册 Ⅳ.①R651-62

中国版本图书馆 CIP 数据核字(2022)第 194542 号

现代神经外科手册(第三版)
周良辅 主编
责任编辑/王 瀛

复旦大学出版社有限公司出版发行
上海市国权路 579 号 邮编:200433
网址:fupnet@ fudanpress.com http://www.fudanpress.com
门市零售:86-21-65102580 团体订购:86-21-65104505
出版部电话:86-21-65642845
上海丽佳制版印刷有限公司

开本 890×1240 1/32 印张 26.875 字数 650 千
2023 年 2 月第 1 版
2023 年 2 月第 1 版第 1 次印刷
印数 1—7 100

ISBN 978-7-309-16466-4/R·1986
定价:150.00 元